新编
急危重症诊疗精要

主　编　张　伟　昌广平　鲁柏涛
副主编　孙国栋　王剑冰　杨松柳
　　　　刘　文　康现鑫　杨　威
编　委（按姓氏笔画排序）
　　　　王剑冰　哈尔滨医科大学附属第一医院
　　　　王喜波　哈尔滨医科大学附属第一医院
　　　　刘　文　哈尔滨医科大学附属第一医院
　　　　刘媛媛　哈尔滨医科大学附属第一医院
　　　　孙国栋　哈尔滨医科大学附属第一医院
　　　　杨　威　哈尔滨医科大学附属第一医院
　　　　杨松柳　哈尔滨医科大学附属第一医院
　　　　杨欣璐　哈尔滨市红十字中心医院
　　　　张　伟　遵义医科大学附属医院
　　　　昌广平　哈尔滨医科大学附属第一医院
　　　　康现鑫　哈尔滨医科大学附属第一医院
　　　　鲁柏涛　哈尔滨医科大学附属第一医院

西安交通大学出版社
XI'AN JIAOTONG UNIVERSITY PRESS
国家一级出版社
全国百佳图书出版单位

图书在版编目(CIP)数据

新编急危重症诊疗精要 / 张伟,昌广平,鲁柏涛主编.—西安:西安交通大学出版社,2022.9
ISBN 978-7-5693-2176-0

Ⅰ.①新… Ⅱ.①张… ②昌… ③鲁… Ⅲ.①急性病
-诊疗 ②险症-诊疗 Ⅳ.①R459.7

中国版本图书馆 CIP 数据核字(2021)第 106110 号

Xinbian Jiweizhongzheng Zhenliao Jingyao

书　　名	新编急危重症诊疗精要	
主　　编	张　伟　昌广平　鲁柏涛	
责任编辑	郭泉泉	
责任校对	秦金霞	
装帧设计	伍　胜	

出版发行	西安交通大学出版社
	(西安市兴庆南路 1 号　邮政编码 710048)
网　　址	http://www.xjtupress.com
电　　话	(029)82668357 82667874(市场营销中心)
	(029)82668315(总编办)
传　　真	(029)82668280
印　　刷	陕西奇彩印务有限责任公司

开　　本	787mm×1092mm　1/16	印张　17	字数　425 千字
版次印次	2022 年 9 月第 1 版　　2022 年 9 月第 1 次印刷
书　　号	ISBN 978-7-5693-2176-0
定　　价	88.00 元

前　言

　　随着我国经济水平的飞速发展、交通工具数量的增多、人员流动性的增加、民众寿命的延长等,突发的急危重症的发病率日益增高。临床急危重症病因复杂,具有发病急、进展快、病情重、需紧急处理的特点。急诊工作要求急诊医师能在紧急情况下对患者实施及时、准确、恰当的身心整体救治。急症救治水平的提高,对提高抢救成功率和降低病死率、致残率等起着重要的作用。为了提高急诊工作人员对临床急危重症的救治水平,帮助急诊工作人员掌握急危重症诊疗的新技术、新理论、新方案,我们特编写了本书。

　　本书共分 10 章,分别论述了急危重症常用的诊疗技术,心搏骤停与心肺复苏,休克,脓毒症与多器官功能障碍综合征,神经系统、呼吸系统、循环系统、消化系统、产科等的急危重症的临床诊疗等。本书内容丰富、资料翔实、系统全面、突出重点、指导性和实用性强,可作为医务人员急诊急救的重要参考书。

　　由于编写时间仓促和编者水平有限,书中难免存在一些不足和错误,恳请读者提出宝贵意见,热心批评指正。

编者

2022 年 4 月

目　录

第一章　急危重症常用诊疗技术 ……………………………………………………… 1

第一节　气管插管术 ………………………………………………………………… 1

第二节　气管切开术 ………………………………………………………………… 5

第三节　人工呼吸机机械通气 ……………………………………………………… 9

第四节　心脏电复律 ………………………………………………………………… 26

第五节　床旁血流动力学监测 ……………………………………………………… 30

第六节　连续性血液净化技术 ……………………………………………………… 39

第七节　重症超声 …………………………………………………………………… 48

第二章　心搏骤停与心肺复苏 ……………………………………………………… 72

第一节　概　述 ……………………………………………………………………… 72

第二节　心搏骤停的病因与诊断 …………………………………………………… 76

第三节　基础生命支持 ……………………………………………………………… 78

第四节　高级心血管生命支持 ……………………………………………………… 87

第五节　心肺复苏药物的应用 ……………………………………………………… 94

第六节　复苏后综合征 ……………………………………………………………… 98

第三章　休　克 ……………………………………………………………………… 106

第一节　感染性休克 ………………………………………………………………… 106

第二节　过敏性休克 ………………………………………………………………… 110

第三节　心源性休克 ………………………………………………………………… 111

第四章　脓毒症与多器官功能障碍综合征 ………………………………………… 115

第一节　脓毒症 ……………………………………………………………………… 115

第二节　MODS 概论 ………………………………………………………………… 127

第三节　炎症反应与 MODS 的病理生理机制 …………………………………… 130

第四节　MODS 的诊断与临床特征 ………………………………………………… 137

第五节　MODS 的治疗原则 ………………………………………………………… 141

第五章　神经系统急危重症 ………………………………………………………… 145

第一节　短暂性脑缺血发作 ………………………………………………………… 145

第二节　脑出血 ……………………………………………………………………… 148

第三节　脑梗死 ……………………………………………………………………… 151

第四节　蛛网膜下腔出血 …………………………………………………………… 157

第六章 呼吸系统危急重症 ……………………………………………………………… 168

第一节 肺　炎 ………………………………………………………………………… 168

第二节 ARDS ………………………………………………………………………… 176

第三节 围术期患者的呼吸功能管理 ………………………………………………… 182

第四节 肺动脉高压与肺源性心脏病 ………………………………………………… 200

第七章 循环系统急危重症 ……………………………………………………………… 209

第一节 急性心力衰竭 ………………………………………………………………… 209

第二节 严重心律失常 ………………………………………………………………… 214

第八章 消化系统急危重症 ……………………………………………………………… 224

第一节 重症患者的急性胃肠功能损伤 ……………………………………………… 224

第二节 食管胃静脉曲张破裂出血 …………………………………………………… 230

第三节 下消化道出血 ………………………………………………………………… 236

第四节 重症急性胰腺炎 ……………………………………………………………… 239

第九章 急性肾损伤与肾脏替代治疗 …………………………………………………… 248

第一节 急性肾损伤 …………………………………………………………………… 248

第二节 急性肾损伤的肾脏替代治疗 ………………………………………………… 253

第十章 产科急危重症 …………………………………………………………………… 257

第一节 产后出血 ……………………………………………………………………… 257

第二节 产褥感染 ……………………………………………………………………… 261

参考文献 ………………………………………………………………………………… 266

第一章

急危重症常用诊疗技术

第一节 气管插管术

将导管插入气管内建立人工气道的方法称为气管插管术。它是急危重症患者抢救及治疗的基本操作之一。其作用有：①保持呼吸道通畅；②便于呼吸管理或进行机械通气；③减少无效腔和降低呼吸道阻力，从而增加有效气体交换量；④便于清除气道分泌物或脓血；⑤防止呕吐或反流致误吸、窒息的危险；⑥便于气管内用药（吸入或滴入）；⑦特殊类型的气管导管，如支气管导管（双腔导管），可分隔两侧肺而起到单肺通气、便于手术操作及防止患侧肺污染健侧肺。因此，它在急危重症患者的抢救与治疗中有着极其重要的作用。

一、适应证

（一）实施机械通气

对需要接受有创机械通气的患者，首先应建立人工气道，提供与呼吸机连接的通道。人工气道主要用于呼吸骤停、心搏骤停、呼吸衰竭、呼吸肌麻痹和呼吸抑制者等。

（二）上呼吸道梗阻

意识障碍、口鼻咽及喉部软组织损伤、异物等均可引起上呼吸道梗阻。

（三）气道保护性机制受损

生理性的吞咽、咳嗽反射可以保护呼吸道，如意识改变或支配这些反射的脑神经（以迷走神经为主）受损或麻醉时，气道保护性机制受损，易发生反流、误吸乃至窒息。

（四）气道分泌物潴留

当咳嗽反射受损时，分泌物潴留易导致肺部感染及肺不张。此时，建立人工气道，清除分泌物是控制肺部感染的重要措施。

二、禁忌证

当进行紧急抢救时，经口气管插管无绝对禁忌证。但当患者存在上呼吸道烧伤、喉头水肿及颈椎损伤时，应慎重操作或选择其他建立人工气道的方法。其中，对各种原因导致上呼吸道水肿且已经出现呼吸困难者来说，狭窄已非常严重，一次插管不成功即可因操作导致水肿进一步加重而窒息，故应尽可能选用气管切开等方式解决气道问题，若别无选择，也应选用可保持患者基本通气要求的小号导管。对颈椎损伤患者原则上采用纤维光导支气管镜插管以避免加重颈椎损伤。

三、操作要点

根据插管途径的不同,可将插管分为经口腔插管术和经鼻腔插管术;根据插管时是否用喉镜显露声门,可将插管术分为明视插管术和盲探插管术;根据麻醉程度的不同,可将插管术分为清醒插管术和全麻下插管术。在临床急救中最常用的是经口腔明视插管术。

(一)经口明视插管术

(1)物品准备。①喉镜:成人用弯镜片,小儿用直镜片。②气管导管:经口插管,男性一般用 7.5－8 号气管导管,女性一般用 7－7.5 号气管导管,经鼻插管则用比经口插管小 0.5 号的气管导管;向套囊内注入气体看是否漏气,前端润滑。③管芯:前端勿超出斜口。④牙垫:急用时可用注射器代替。⑤设备:简易呼吸球囊连接氧气设备、吸引设备,必要时准备呼吸机、插管钳。

(2)麻醉问题。为顺利地进行气管插管,常需麻醉(吸入、静脉或表面麻醉),使嚼肌松弛,咽喉反射迟钝或消失。但用于急救时,是否麻醉应视患者的病情而定:①对嚼肌松弛、咽喉反射迟钝或消失的患者(如深昏迷、心肺复苏时),均可直接行气管内插管;②嚼肌松弛适当,但喉镜下见咽喉反射较活跃者,可对咽喉、声带和气管黏膜表面进行麻醉;③对躁动又能较安全地接受麻醉药的患者,可静脉注射地西泮 10～20 mg,硫喷妥钠 100～200 mg 或琥珀胆碱 50～100 mg,待肌肉完全松弛后插管,应同时做人工通气;④对估计气管插管有困难(如体胖、颈短、喉结过高、气管移位等),插管时可能发生反流、误吸、窒息(如胃胀满、呕吐频繁、消化道梗阻、上消化道大出血等),口咽喉部损伤并出血,气道不全梗阻(如痰多、咯血、咽后壁脓肿等)或严重呼吸循环抑制的患者,应在经环甲膜穿刺或经口施行咽喉喷雾表面麻醉后进行清醒插管。

(3)患者仰卧,头后仰,颈上抬,使口、咽、喉三轴线接近一直线。对于少数插管困难的患者,可于头下垫薄枕,使其略微前倾,此操作甚至可使患者由勉强窥视会厌变成完全暴露声门。

(4)术者用右手拇指推开患者的下唇和下颌,用食指抵住上门齿,必要时使用开口器。左手持喉镜沿右侧口角进入口腔,压住舌背,将舌体推向左侧,使镜片得以移至口腔中部,显露腭垂(为暴露声门的第 1 标志)。喉镜顺弧度前进,顶端抵达舌根,即可见到会厌(为暴露声门的第 2 标志)。

(5)成人弯型镜片前端应抵达会厌谷,向上提起镜片即显露声门,而无须直接挑起会厌;婴幼儿直型镜片前端应放在会厌喉面后壁,即插管体位的会厌下方,需要挑起会厌才能显露声门。暴露不佳时可略微调整镜片前端位置及轻微上挑,上挑时一般沿镜柄轴线,也可略向竖直方向,轻微上挑时注意以手腕为支撑点,严禁以上门齿做支撑点。助手轻按甲状软骨并调整按压方向有助于暴露声门。

(6)直视下插入气管导管。右手以握笔式持气管导管(握持部位在导管的中后 1/3 段交界处),沿喉镜片压舌板凹槽送入声门裂 1 cm(做心肺复苏时,建议仅于此时停止按压)后,拔出管芯再前进。把气管导管送至距声门 4～6 cm(儿童 2～3 cm)处。一般情况下,男性患者插入深度为距上门齿 22～24 cm,女性为 20～22 cm。确认插管深度后,对成人套囊充气 5～10 mL。

(7)确定导管是否在气管内。①出气法:快而轻地冲击样按压患者胸骨,耳听及脸颊感受管口是否有气流呼出。此法最为实用,所受干扰因素最少。②进气法:球囊通气,观察双侧胸廓是否均匀抬起,同时听诊两肺有无对称的呼吸音,而上腹部无气过水声,以确定导管已在气管内。然后安置牙垫,拔出喉镜。

注意:①进入食管也可因胃部积气外溢而致导管壁出现水雾;②对重症哮喘、大面积实变、大量积液等患者行球囊通气后可无呼吸音且胸廓起伏微弱,此时需确保目视导管进入声门并坚持正压通气;③肺及胸壁传导良好的患者,即使气管导管进入食管也可听到"呼吸音",此时应结合胃部是否有过水声、逐渐隆起及血氧饱和度(SO_2)变化来综合判断;④危重患者,插管后 SO_2 上升可作为位置正确的依据,反证意义不大;⑤呼吸机波形符合设置模式、进出潮气量差值小且稳定,或患者呛咳时呼吸机出现高压,则考虑位置正确;⑥按压胃部,观察导管是否有气流溢出,注意区分是否由口腔溢出;⑦插管后双侧呼吸音不对称除考虑导管过深外,可结合叩诊及气管是否居中判断是否由其他原因引起;⑧呼气末二氧化碳水平正常或升高确定气管导管位于气管内,明显减低接近于 0,则考虑气管导管位于食管内或为心脏停搏;⑨胸部 X 线片有助于调整导管深度,导管以前端距隆突 2～3 cm 为宜。

(8)固定导管,确定导管在气管内以后再进行外固定:用两条胶布十字交叉,将导管固定于患者面颊部;第一条胶布应把导管与牙垫分开缠绕 1 圈后,再将两者捆绑在一起。

(二)其他类型插管术

1.经鼻盲探插管

准备:对鼻咽腔用 1‰利多卡因进行表面麻醉,用麻黄碱滴鼻,收缩黏膜血管,使鼻腔通畅,鼻腔及导管前 1/2 涂润滑剂。

操作:右手持导管先沿鼻孔方向插入,导管斜口正对着鼻中隔,可减少对鼻甲的损伤。导管插入鼻孔后,即与鼻纵线垂直沿鼻底经总鼻道出鼻后孔,在导管衔接管口处即可听到呼吸声,左手托起患者头部,调整头位,右手持导管并倾听导管口吸气声,最响亮时迅速进行探插。如清醒探插常出现呛咳,则证明插管成功。

经鼻盲探插管受阻时的纠正方法具体如下。①误入梨状窝:如盲探插管受阻,管口呼吸声中断,在颈侧近喉结处可见隆起。应退管 2～3 cm,向反方向旋转 45°～90°,再向中线探插,同时用左手压甲状软骨使声门接近插管路径。②误入会厌谷:在颈部可见甲状软骨上方隆起,常为头位过度后伸,导管前端置于会厌谷,应稍退导管,使头位抬高前屈,再沿最大气流声探插导管。③导管误入食管:导管探插阻力消失而管口呼吸声中断。多为头前屈过度,导管误入食管所致,应稍退导管,将头后伸,使导管向前转向插入气管。④导管误入咽后间隙:多为导管抵鼻后孔遇阻力时施行暴力探插所致。应将导管逐渐后退,听到气流声后,稍将导管旋转 90°,重新探插,多能离开"盲道"抵达咽喉腔。如盲探插管困难,又允许经口置入喉镜,则可明视下用气管插管钳把出鼻后孔的鼻导管夹住送入声门内,如此做法效果更为确切。

2.纤维光导支气管镜引导插管法

本法尤其适用于对插管困难病例施行清醒插管,无须将患者的头颈摆成特殊位置,又避免了插管的麻醉或用药可能发生的意外,故更能安全地用于呼吸困难处于强迫体位或呼吸循环处于严重抑制状态患者的气管插管。建议采用经鼻插管,除非存在双侧鼻道狭窄、颅底骨折等问题,因经口插管一旦出现咬管,即使隔着导管也会严重损坏纤维光导支气管镜。插管时先润滑鼻道、导管内外及纤维光导支气管镜,将气管导管套在纤维光导支气管镜镜杆上,由鼻腔到鼻咽部再到声门一路以视野中的"最大黑洞"前行即可,到达会厌后方时先不触碰会厌,调整角度近距离对准声门,于患者吸气时快速插入,然后再引导气管导管进入气管,深度以纤维光导支气管镜抵住隆突后退 3 cm 可见导管尖端为宜。此法插管较可靠,但耗时长,一般需 4～5 分钟,出血、痰多时耗时更长,在进行心肺复苏等紧急情况下不宜采用。

气道水肿明显及大量痰液、出血患者应用纤维光导支气管镜插管并非易事,插管过程镜头易被痰液、血液遮盖而视野不清,反复退出清洗而耽误抢救时间,此时可直接将导管经鼻插入 14～16 cm,并按经鼻盲探插管法调整位置再行纤维光导支气管镜插管。因气道水肿、痉挛而插入后无法分辨气管与食管的患者其实并不少见,此时气管环可水肿至完全看不见,气道也可完全痉挛致前后壁紧贴,快速辨别的方法为使纤维光导支气管镜一直前行,途中窥见支气管分叉即为气管,前进至完全深入而管路仍不变窄即为食管。

3.其他方法

其他方法大致为以上几种方法的改动与结合。

纤维光导喉镜引导插管法的操作结合维维光导支气管镜与经口插管法的操作进行。

可视喉镜法为普通喉镜前端加一摄像头并将图像传导至镜柄上方屏幕,操作过程与经口法无异,与塑形管芯配合,可大幅度提高初学者的成功率。

另有顺行、逆行引导气管插管法,随着纤维光导支气管镜的广泛应用,且引导丝在导管插入过程存在被插入盲道而起不到引导作用的情况,这种方法现已少用。

支气管插管(双腔导管)在急救中少用。

四、注意事项

(1)经口腔明视插管操作不应超过 30～40 秒,如一次操作不成功,则应立即通过面罩给氧。待 SO_2 上升后再操作。

(2)气管导管套囊的管理注入导管套囊内的气量以辅助或控制呼吸时不漏气和囊内压不超过 20～30 mmHg 为宜,一般注气 5～10 mL。高容低压套囊无须定期放气与充气。

(3)防止意外拔管:①正确、牢靠固定气管插管,每日检查,并及时更换固定胶布或固定带;②检查气管插管的深度,过浅易脱出;③对烦躁或意识不清者,用约束带将其手臂固定,防止其拔管;④对呼吸机管道不宜固定过牢,应具有一定的活动范围,以防患者翻身或活动头部时导管被牵拉而脱出。

(4)吸痰是气管插管后保持呼吸道通畅的主要措施,其具体要求是:①有效;②尽可能避免交叉感染;③尽可能避免气管黏膜损伤;④不因吸痰而引起或加重缺氧;⑤积极预防因吸痰而致心搏骤停。每次吸痰前把手洗净并消毒,以手指持管,轻轻送入有痰部位吸引。所处部位有无痰液正在吸出、是否贴壁等是可以用手感受到的,声音也有所不同。无痰时匀速外退,退至有痰部停住吸引至干净继续外退。吸引过程中感觉贴壁时(顿住、无痰音及气音),立即放开吸痰管外侧的通气口,稍外退后再行吸引。床旁应准备多根无菌吸痰管,每根吸痰管只用一次。先吸导管内,再吸口腔、鼻腔。为避免吸痰时引起或加重缺氧,应注意:①每次吸痰前后,应输给高浓度氧;②视患者自主呼吸强弱,一次吸痰时间原则上不超过 10～15 秒,具体视 SO_2 及生命征体变化、呼气末正压通气(positive end expiratory pressure, PEEP)依赖性而定;③除有特殊需要外,吸痰管不要太粗,负压不要太大;④不能边送入吸痰管边吸引,以免吸痰管管口贴壁引起气道损伤,可在启动吸引器后、进行吸引前用手指压闭吸痰管外端,待吸痰管进入有痰部位后再松指吸引。

(5)气管切开时机,气管切开可减少解剖无效腔,部分恢复声带功能,改善气道分泌物廓清,增加患者的舒适感,有可能允许患者经口进食。对于数周内拔管无望者,宜早行气管切开,切开时机最好在1周左右,也有学者建议在2或3周。对于小儿、年轻女性及需反复插管[如慢性阻塞性肺疾病(chronic obstructive pulmonary disease,COPD)]患者,则需严格掌握切开指征。

(6)防止并发症。①缺氧:每次操作时间不超过30~40秒,同时监测SO_2,一旦SO_2低于90%,则应停止插管,保证氧供。②损伤:有口腔、舌、咽喉部的黏膜擦伤、出血,牙齿脱落和喉头水肿。动作应规范,严禁以上门齿为杠杆上撬。③误吸:插管时可引起呕吐和胃内容物误吸,导致严重的肺部感染和呼吸衰竭。必要时在插管前放置胃管,尽可能吸尽胃内容物,避免误吸。④插管位置不当:导管远端开口嵌顿于隆突、气管侧壁或支气管,多见于导管插入过深或位置不当等。立即调整气管插管位置。⑤痰栓或异物阻塞管道:应进行有效的人工气道护理,如充分湿化、保温、气道抽吸等。⑥气道出血:可由吸痰操作不当引起。

(康现鑫)

第二节　气管切开术

气管切开术是切开颈段气管前壁并插入气管套管,使患者可以经过新建立的通道进行呼吸的一种手术。

一、适应证

(1)需要长时间接受机械通气的重症患者。

(2)喉阻塞,如喉部炎症、肿瘤、外伤、异物等原因引起的喉阻塞,呼吸困难明显而病因不能消除者。

(3)下呼吸道分泌物阻塞、严重颅脑外伤、胸部外伤、肺部感染、各种原因所致的昏迷、颅脑病变、神经麻痹、呼吸道烧伤或胸部大手术后等,咳嗽反射受抑制或消失,致下呼吸道分泌物潴留者。气管切开不仅可用吸引器通过气管套管充分吸出阻塞之分泌物,减少呼吸道的无效腔和阻力,增加肺部有效的气体交换,并可将药物直接送入下呼吸道,提高治疗效果;在呼吸停止时,还可施行人工呼吸器以控制呼吸。

(4)预防性气管切开术,作为口腔、咽、喉,或颈部大手术的辅助手术。

(5)极度呼吸困难、无条件行气管插管和无时间、不允许行正规气管切开术时,可行紧急气管切开术。

二、禁忌证

无绝对禁忌证,明显出血倾向时慎用。COPD反复合并呼吸衰竭者应权衡利弊,避免过早行气管切开。

三、操作要点

(一)传统气管切开法

1.体位

一般取仰卧位,垫高肩部,头后仰正中位,使颈段气管保持在颈中线上并与皮肤接近,便于手术时暴露气管。若后仰使呼吸困难加重,则可使头部稍平,或待切开皮肤分离筋膜后再逐渐将头后仰。如呼吸困难严重不能平卧时,可取半坐位或坐位,但暴露气管比平卧时困难。

2. 消毒与麻醉

常规消毒(范围自下颌骨下缘至上胸部)、铺巾,以1‰普鲁卡因溶液或1‰~2‰利多卡因溶液做颈部前方皮肤与皮下组织浸润麻醉。当病情十分危急时,可不消毒麻醉而立即做紧急气管切开术。

3. 切口选择

①横切口:在环状软骨下约2 cm处沿皮肤横纹横行切开长2~3 cm的皮肤、皮下组织。②纵切口:术者站于患者右侧,以左手拇指和中指固定环状软骨,用食指抵住甲状软骨切迹,以环状软骨下约2 cm为中点,沿正中线切开皮肤与皮下组织(切口长度约3 cm),暴露两侧颈前带状肌交界的白线。纵切口所需手术时间稍短,但遗留瘢痕明显。现今在常规气管切开术中,纵切口已逐渐被横切口取代。但对病情严重、颈部粗短或肿胀的患者,宜采用纵切口并使切口加长,以便操作及缩短手术时间。

4. 分离气管前组织

用血管钳沿中线分离组织,将胸骨舌骨肌及胸骨甲状肌向两侧分开。分离时,可能会遇到怒张的颈前静脉,必要时可切断、结扎。如覆盖于气管前壁的甲状腺峡部过宽,在其下缘稍行分离后,用拉钩将峡部向上牵引,需要时可将峡部切断、缝扎,以便暴露气管。在分离的过程中,始终保持头正中位,切口双侧拉钩的力量应均匀,并常以手指触摸环状软骨及气管,以便于手术操作始终沿气管前中线进行。注意不要损伤可能暴露的血管,并禁忌向气管两侧及下方深部分离,以免损伤颈侧大血管和胸膜顶而致大出血和气胸。

5. 确认气管

分离甲状腺后,可透过气管前筋膜隐约看到气管环,并可用手指摸到环形的软骨结构。当确认有困难时,可用注射器穿刺,视有无气体抽出,以免在病情紧急时把颈部大血管误认为气管。在确认气管已显露后,尽可能不分离气管前筋膜,否则,切开气管后,空气可进入该筋膜下,并下溢致纵隔气肿。

6. 切开气管

确定气管后,于第3至第4软骨环处,用尖刀于气管前壁正中自下向上挑开两个气管环。尖刀切勿插入过深,以免刺伤气管后壁和食管前壁,引起气管食管瘘。切口不可偏斜,否则插入气管套管后容易将气管软骨环压迫塌陷;切开部位过高易损伤环状软骨而导致术后瘢痕性狭窄。如气管套管需留置时间较长,为避免软骨环长期受压坏死或发生软骨膜炎,可将气管前壁切成一圆形瘘孔。

7. 插入气管套管

切开气管后,用弯血管钳或气管切口扩张器插入切口,向两侧撑开。再将带有管芯的套管外管顺弧形方向插入气管,并迅速拔出管芯,放入内管。若有分泌物自管口咳出,则证实套管确已插入气管;若无分泌物咳出,则可用少许纱布纤维置于管口,视其是否随呼吸飘动;否则,即为套管不在气管内,需拔出套管重新插入。

8. 创口处理

套管插入后,仔细检查创口并充分止血。如皮肤切口过长,可缝合1或2针,一般不缝下端,因下端缝合过紧,气管套管和气管前壁切口的下部间隙可有空气溢出至皮下组织而致皮下气肿。将套管两侧缚带系于颈侧部固定,注意松紧要适度,不要打活结,以防套管脱出而突然窒息。可用止血带套于缚带外以减轻皮肤损伤。最后在套管底板下垫一切口纱。

有时在行气管切开术前,可先插入气管插管,以便有充裕的时间施行手术。也可插入纤维光导支气管镜以便于寻找气管。

9.紧急气管切开术

紧急气管切开术适用于病情危急、需立即解除呼吸困难者。方法是以左手拇指和中指固定喉部,在正中线自环状软骨下缘向下,一次纵行切开皮肤、皮下组织、颈阔肌,直至气管前壁,在第2至第3气管软骨环处向下切开2个软骨环,立即用血管钳撑开气管切口,或用刀柄插入气管切口后再转向撑开,随后迅速插入气管套管,呼吸道阻塞解除后,按常规方法处理套管和切口。

(二)经皮扩张气管切开法

(1)体位、消毒麻醉、切口选择同传统切开法。在麻醉进针至2 cm左右时开始回抽,回抽出气体后快速注射所剩麻醉药至气管内以减轻切开过程的呛咳程度,同时记住进针深度(局麻会使深度比实际增加2～3 mm)。对于原有气管插管者,此步极易刺破套囊导致漏气,故切开前应充分吸痰并后退导管套囊至声门下。

(2)切开皮肤,建议不切开皮下组织,宽度2～2.5 cm即可。对于有凝血功能障碍的患者,深度更应尽可能表浅。

(3)穿刺钢丝引导套管,按麻醉过程预计深度估算进针深度,于切口中点垂直进针或略向下肢倾斜,钢针斜面朝向下肢,接近目标深度时回抽,无气体则采用"突发突止"的暴发式进针法,到达目标深度后回抽出气体,固定钢针,前推钢丝引导套管1 cm,退出钢针。

笔者用纤维光导支气管镜观察可见,若缓慢进针(包括后续步骤),气管前后壁可被挤压至近乎紧贴,反而容易损伤气管后壁。若到达预定深度仍无法回抽出气体,确认患者头、气管、进针正中位及进针方向,然后每次继续前进2～3 mm即回抽。对带气管导管者,钢针穿刺到导管时有不同于人体组织的"韧"感。

(4)沿钢丝引导套管置入引导钢丝,钢丝弯头向下,退出钢丝引导套管。

(5)扩张,套入预扩张器后由穿刺路径扩张,挤压有突破感证明穿破气管环,退出预扩张器后可有少量气体溢出。若达目标深度仍无突破感,考虑为预扩张器偏离原路径进入盲道,应退钢丝3～4 cm看是否扭曲并依扭曲方向判断偏离的方向以便于调整,并理直钢丝,避免钢丝对扩张器边缘造成磨损。预扩张后将有引导管的气切包置入引导管,没有者直接行扩张器扩张,步骤同前者,扩张气管环时仍有突破感,同样注意按原来的路径。对有引导管的气切包用扩张器扩张后直接进入下一步,对没有引导管的气切包接着用专用扩张钳套入钢丝至接近气管深度,扩张气管以浅组织,退出后夹钳再次套入,挤压突破气管环后再次扩张。此时可有大量气体溢出。部分气切包无须应用扩张钳。

(6)将事先充分放气并润滑的套管套入钢丝后沿扩张路径置入,退出管芯后有气体呼出即为插管成功,连管芯带钢丝一起退出。套囊充气,用缚带固定套管。一般无须缝合。

经皮扩张气管切开术需用专门气管切开包、扩张钳,但出血少,除非有严重的凝血功能障碍,否则即使应用抗血小板药物治疗的患者也可手术。

四、注意事项

(一)应注意气管切开的正确部位

在气管两侧、胸锁乳突肌的深部,有颈内静脉和颈总动脉等重要血管。在环状软骨水平,上述血管距中线位置较远,向下逐渐移向中线,于胸骨上窝处与气管靠近。气管切开术应在以胸骨上窝为顶、胸锁乳突肌前缘为边的安全三角区内沿中线进行,不得高于第 2 气管环或低于第 5 气管环。

(二)选择合适的气管套管

术前选好合适的气管套管是十分重要的。气管套管多用合金制成,分外管、内管和管芯三个部分,应注意这三个部分的长短、粗细是否一致,管芯插入外管和内管插入外管时,是否相互吻合无间歇而又灵活。套管的长短与管径的大小要与患者的年龄相适合。一般成人女性用 5 号(内径 9.0 mm、长度 75 mm)、男性用 6 号(内径 10 mm、长度 80 mm)气管套管。在合理的范围内,应选用较粗的套管,它有以下优点:①减少呼吸阻力;②便于吸痰;③套管较易居于气管中央而不易偏向一侧;④气囊内注入少量气体即可在较低压力下使气管密闭。应用塑料套管则型号在男性可用 8 号,在女性可用 7.5 号,并建议采用配备声门下吸引管的套管。

(三)保证气管套管通畅

保证气管套管通畅是术后护理的关键。应随时吸除过多的和擦去咳出的分泌物。内管一般 12 小时清洗和煮沸消毒 1 次。如分泌物过多,则应根据情况增加次数(4～6 小时 1 次),但每次取出内管的时间不宜过长,以防外管分泌物结成干痂堵塞,最好有同号的两个内管交替使用。外管 10 天后每周更换 1 次。外管脱出或临时、定期换管时,应注意:①换管全部用具及给氧急救药品、器械,都应事先准备好;②换管时给予高浓度氧吸入;③首先吸净咽腔内的分泌物;④摆好患者体位,头颈位置要摆正,头后仰;⑤术后 1 周内,气管软组织尚未形成窦道;若套管脱出或必须换时,重新插入可能有困难,要在良好的照明条件下,细心地将原伤口扩开,认清方向,借助于气管切开扩张器,找出气管内腔,而后送入,也可吸痰后剪断吸痰管保留足够长度于套管内,拔除旧套管时不拔出吸痰管,为插入新套管起引导作用。

(四)维持下呼吸道通畅

室内应保持适宜的温度(22 ℃)和湿度(相对湿度 90％以上),以免分泌物干稠结痂堵塞套管和减少下呼吸道感染的机会。可用 1 或 2 层无菌纱布以生理盐水湿润后覆盖于气管套管口。每 2～4 小时向套管内滴入数滴含有糜蛋白酶或 1‰碳酸氢钠溶液,以防止气管黏膜炎症及分泌物过于黏稠。

(五)防止套管阻塞或脱出

气管切开后患者若再次发生呼吸困难,则可能为如下三种原因,应及时处理。①套管内管阻塞:迅速拔出套管内管,呼吸改善,说明内管阻塞,清洁后再放入。②套管外管阻塞:拔出内管后仍无呼吸改善,滴入无菌液体,并吸出管内的渗出分泌物后呼吸困难即可缓解。③套管脱出:脱管的原因多见于套管缚带太松,或是气囊漏气,或为活结易解开;套管太短或颈部粗肿;皮下气肿及剧烈咳嗽、挣扎等。如脱管,应立刻重新插入。应经常检查套管是否在气管内。

(六)防止伤口感染

每日至少更换消毒剪口纱布和伤口消毒一次,并酌情应用抗生素。

（七）拔管

气道阻塞或引起呼吸困难的病因去除后，可以准备拔管。先可试行塞管，用软木塞或胶布先半堵，后全堵塞套管各 12～24 小时（堵管 24～48 小时），使患者经喉呼吸，患者在活动与睡眠时呼吸皆平稳，则可拔管，拔管时做好抢救准备。当确保上呼吸道无梗阻时，可于半堵管数小时后拔管并进行床边观察。拔出套管后，用蝶形胶布将创缘拉拢，数日内即可愈合；如不愈合，再考虑缝合。拔管后 1 或 2 天仍应准备好气管切开器械与气管套管。拔管困难的原因，除因呼吸困难的原发病未愈外，还可能为气管软骨塌陷、气管切口部肉芽组织向气管内增生、环状软骨损伤或发生软骨膜炎而致瘢痕狭窄，也可因带管时间长，拔管时患者过于紧张与恐惧而发生喉痉挛等。需针对不同情况予以相应处理。

（八）术后并发症的防治

气管切开术常见的并发症有以下几种。①皮下气肿：最常见。多因手术时气管周围组织分离过多、气管切口过长或切口下端皮肤缝合过紧等所致。切开气管或插入套管时发生剧烈咳嗽，易促使气肿形成。吸气时气体经切口进入颈部软组织中，沿肌肉、筋膜、神经、血管壁间隙扩散而达皮下。轻者仅限于颈部切口附近，重者可蔓延至颌面部、胸部、背部、腹部等。皮下气肿一般在 24 小时内停止发展，可在 1 周左右自行吸收。严重者应立即拆除伤口缝线，以利于气体逸出。范围太大者应注意有无气胸或纵隔气肿。②气胸与纵隔气肿：当呼吸极度困难时，胸腔负压很大而肺内气压很小，气管切开后，大量空气骤然进入肺泡；加上剧烈咳嗽，肺内气压突然剧增，可使肺泡破裂而形成气胸。手术时损伤胸膜顶也是直接造成气胸的原因。过多分离气管前筋膜，气体可由此进入纵隔，致纵隔气肿。少量气体可自行吸收，对严重者可行胸腔穿刺排气或引流；对纵隔气肿者可由气管前向纵隔插入钝针头或塑料管排气。③出血：分为原发性出血和继发性出血。前者较常见，多因损伤颈前动脉、颈前静脉、甲状腺等，术中止血不彻底或血管结扎线头脱落所致。术后少量出血，可在套管周围填入无菌纱条，压迫止血。若出血多，则立即打开伤口，结扎出血点。继发性出血较少见，其原因为气管切口过低，套管下端过分向前弯曲磨损无名动脉、静脉，引起大出血。当遇有大出血时，应立即换入带气囊的套管或麻醉插管，气囊充气，以在保持呼吸道通畅的同时采取积极的抢救措施。④拔管困难：其原因见前述。应行喉镜检查、气管镜检查、喉侧位 X 线拍片等，了解气管套管的位置是否正常、气道局部有无感染，查明原因并加以治疗。⑤气管切开段再狭窄：拔管后气管切开段结缔组织增生，瘢痕挛缩，可导致气管切开段再狭窄。⑥其他：可能有伤口与下呼吸道感染、气管食管瘘、气管狭窄、气管扩张和软化等。

（昌广平）

第三节　人工呼吸机机械通气

呼吸功能包括外呼吸与内呼吸，呼吸机只能替代和改善外呼吸，因此应该称为机械通气机或人工通气机。鉴于人们长期的应用习惯及呼吸机的不断改进和完善，依靠呼吸机解决的肺功能障碍已越来越多，故将机械通气（人工通气）或机械通气机（人工通气机）说成呼吸机也无妨。

呼吸机是借助人工呼吸机的机械力量，产生辅助患者的呼吸动作，达到增强和改善呼吸功能目的的一种治疗方法或措施。能引起呼吸衰竭的疾病和因素很多，当这些疾病和因素在短期内无法控制或去除时,仅缺氧或二氧化碳潴留就足以导致患者死亡。呼吸功能纠正缺氧和二氧化碳潴留,不但能挽救患者生命,还能为原发病治疗赢得时间,是急诊与重症医学发展中不可缺少的治疗手段。

正常呼吸动作有赖于呼吸中枢调节下的呼吸肌、胸廓、气管、支气管树、肺和肺泡等器官和组织的共同协调运动,呼吸功能脱离呼吸中枢的控制和调节,人为地产生呼吸动作,满足呼吸功能的需要。尽管呼吸机的类型或模式不同,工作原理不尽相同,但其最终目的都是改善呼吸功能,纠正缺氧和二氧化碳潴留。

一、具体作用环节

(一)人为产生呼吸动作

呼吸功能替代呼吸中枢、神经、肌肉等,产生、控制和调节呼吸动作,适用于任何原因引起的呼吸停止与减弱,如脑外伤、脑出血、脑梗死、脑炎与脑膜炎等中枢性呼吸衰竭;各种神经、肌肉疾患引起的呼吸肌麻痹性呼吸衰竭,如多发性神经根炎、高位截瘫、重症肌无力、食物或药物中毒引起的呼吸肌麻痹等。

(二)改善通气

呼吸机可以改善通气到足够的潮气量(tidal volume,TV)和每分钟通气量(minute ventilation at rest,VE),即便对有气道阻力增加和顺应性下降的患者,也能通过不同的方式和途径,克服气道阻力增加和顺应性下降引起的 TV 和 VE 下降,改善通气功能。与改善换气功能相比,呼吸机改善通气的能力远大于改善换气的能力,除非有气道阻塞,否则各种原因造成的通气功能障碍均能依靠呼吸机得以纠正。

(三)改善换气

虽然呼吸机的主要功能是改善通气,但也可以通过不同的模式和功能,在一定程度上改善换气功能,如通过提高吸入气氧浓度(fractional concentration of inspired oxygen,FiO_2)、延长吸气时间或吸气末屏气、应用 PEEP 等,改善肺内的气体分布,增加氧的弥散,减少肺内分流(Q_s/Q_t),纠正通气/血流(V_A/Q)比例失调,最终达到改善换气功能的目的。

(四)减少呼吸做功

呼吸机可以不依赖神经和肌肉的兴奋、传导与收缩,产生呼吸动作,并依靠正压气流,克服各种原因引起的气道阻力增加,降低呼吸肌的氧消耗,减少呼吸做功。

(五)纠正病理性呼吸动作

呼吸机同样是利用气道内正压,纠正病理性呼吸动作,如由多发、多处肋骨骨折所致连枷胸引起的反常呼吸运动,不但能纠正由连枷胸反常呼吸运动引起的缺氧与二氧化碳潴留,还能克服由连枷胸反常呼吸运动导致的纵隔摆动,纠正由纵隔摆动引起的血流动力学障碍而导致的休克。

二、呼吸机的分类

呼吸机的分类方法很多。

(一)按使用类型分类

按使用类型可分持续指令通气(continuous mandatory ventilation,CMV)和辅助机械通气(assistant mechanical ventilation,AMV)。CMV 指在自主呼吸消失或减弱的状态下,完全由呼吸机产生、控制和调节患者的呼吸动作与呼吸功能;AMV 指在自主呼吸存在的状态下,由呼吸机辅助或增强患者的呼吸动作,达到改善呼吸功能、纠正缺氧与二氧化碳潴留的目的。目前,市场上拥有的多为多功能型呼吸机,用 C/A 键表示 CMV/AMV,CMV 与 AMV 不取决于呼吸机的类型,而取决于患者是否有呼吸动作。对有自主呼吸的患者而言,就是 AMV;对无自主呼吸的患者而言,就是 CMV。

(二)按吸气、呼气相切换的方式分类

按吸气、呼气相切换的方式可将呼吸机分为定压型呼吸机、定容型呼吸机及定时型呼吸机。定压型呼吸机以压力切换,定容型呼吸机以容量切换,定时型呼吸机以时间切换。通常容量与时间切换组合,构成定容型呼吸机;压力与时间切换组合,构成定压型呼吸机。定压型呼吸机受气道阻力影响明显,容量不恒定,也不保证;有气道阻力增高的患者,需要克服气道阻力的压力增加,采用定压型呼吸机和通气模式常会出现 TV 不足,故不适合应用定压型呼吸机和定压型通气模式。定容型呼吸机虽然容量能保证,但由于不能随意增减 TV,且流速固定,患者常因出现流速饥饿而感到不适,镇静药物使用多,呼吸机治疗时间长;另外,容量保证了,气道峰压不容易控制,气压伤发生率高。因此,目前人们已逐渐主张尽量用定压型呼吸机或定压型通气模式。随着科学技术的发展,鉴于定压型呼吸机、定容型呼吸机各有利弊,呼吸机已日趋倾向于多功能型,即兼有容量、压力、时间等调节或切换功能,又称多功能型呼吸机,除便携式抢救呼吸机外,市场上已很少有单独的定压型或定容型呼吸机,以往传统的定压、定容、定时分类方法,仅适用于对多功能型呼吸机配置的不同通气模式的解释与理解。

(三)按通气频率分类

按通气频率可将呼吸机分为高频通气呼吸机与常频通气呼吸机。高频通气呼吸机初始于20 世纪 60 年代末,呼吸频率通常＞60 次/分,是借助高压气源向气道内节律性地、短促地喷气,并以较小的 TV、较高的通气频率达到间歇正压通气(intermittent positive pressure ventilation,IPPV)的目的;具有低气道压、低胸膜腔内压、对循环干扰小、无须密闭气道、FiO_2 保证等优点,故不需要建立人工气道,气体弥散好。高频通气呼吸机可分为高频正压通气呼吸机、高频喷射通气呼吸机、高频振荡通气呼吸机三种;常频通气呼吸机的呼吸频率可以任意调节,但一般＜60 次/分。

(四)按适用对象分类

按适用对象可将呼吸机分为婴儿型呼吸机、小儿型呼吸机、成人型呼吸机。成人型呼吸机的主要适用对象为体重 30 kg 以上的患者。成人呼吸机按应用场合的不同可分为简易呼吸器和常规呼吸机。简易呼吸器就是俗称的捏皮球方式,它是一种特殊的简易呼吸器,一般只具有一个气囊和呼气活瓣,吸/呼、TV、压力、流速及呼吸频率均可由操作者根据病情调节;因体积小,便于携带和安放,是临床不可缺少的装置,尤其适用于各种场合下的急诊抢救,搬运途中,机器故障或停电、停气时的临床替代。

(五)按呼吸机治疗对人体的危害分类

按呼吸机治疗对人体的危害可将呼吸机分为有创呼吸机与无创呼吸机。有创与无创的主要区别在于与呼吸机相连的方法。有创呼吸机治疗是通过经口、鼻气管插管或气管切开与呼吸机相连;无创呼吸机治疗则是通过口、鼻面罩或鼻罩与呼吸机相连,经口、鼻气管插管或气管切开损伤大,口鼻面罩或鼻罩损伤小。有创呼吸机通常结构复杂,功能齐全,几乎适用于所有

类型的呼吸衰竭;无创呼吸机结构与功能简单,主要适用于某些慢性呼吸衰竭的早期阶段(如COPD 缓解期治疗或急性加重时的早期阶段),神经、肌肉疾患的早期阶段等。虽然有些有创呼吸机配置了实施无创通气的装置,可以替代无创呼吸机实施无创通气,但无创呼吸机基本不能替代有创呼吸机实施有创通气。

三、呼吸机的功能

呼吸机拥有的功能很多,尤其是经过近年来的发展,各种不同类型的功能相继出现。本章仅就常用的呼吸机功能简介如下。

(一)呼气末 PEEP

正常在 IPPV 通气模式下,呼气时压力降为零,而 PEEP 是指呼吸机所具备的,能在呼气末仍保持一定水平正压的功能。

1. 临床应用

呼气末 PEEP 主要适用于由 Q_s/Q_t 增加所致的低氧血症,如以急性呼吸窘迫综合征(acute respiratory distress syndrome,ARDS)为代表的临床疾病。PEEP 纠正 ARDS 低氧血症的作用机制是避免和防止小气道的闭合,减少肺泡萎陷,降低 Q_s/Q_t,纠正由增加所致的低氧血症;增加 FRC,有利于肺泡-毛细血管两侧气体的充分交换(O_2 与 CO_2);肺泡压升高,在 FiO_2 不变的前提下,能使 $P_{(A-a)}O_2$ 升高,有利于氧向肺毛细血管内弥散;PEEP 使肺泡始终处于膨胀状态,能增加肺泡的弥散面积,也有助于氧的弥散;肺泡充气的改善,能使肺顺应性增加,在改善肺的通气、弥散、V_A/Q 失调的同时,还可减少呼吸做功。

2. 最佳 PEEP 选择

最佳 PEEP 选择是能使萎陷的肺泡膨胀至最好状态、Q_s/Q_t 降低至最低水平、PaO_2 被提高至基本满意水平,而对血流动力学影响和肺组织气压伤降低至最低程度的 PEEP 水平。随疾病和病情严重程度的不同,最佳 PEEP 水平亦不同;即使是同一个患者,在疾病发生和发展的不同阶段,所需要的最佳 PEEP 也可能不同。最佳 PEEP 选择一直是受关注的热点,至今仍无十分简便易行的方法。有研究者主张通过观察压力-容量曲线(F-V)环下拐点(DIP)的方法,寻找最佳的 PEEP 水平;有研究者主张在 CT 扫描下,依据萎陷肺泡复张的状况,选择最佳的 PEEP;临床应用最多的,还是选择循环能承受、$FiO_2 < 60\%$、$PaO_2 > 60$ mmHg 时的最低PEEP 水平。在应用过程中,还需要根据氧合改善与恶化的具体情况,随时调节 PEEP 水平。

3. 内源性 PEEP 或自发性 PEEP

因呼气时间短或呼吸阻力过高,致肺泡内气体滞留,使肺泡内压在整个呼吸周期均保持正压,相当于 PEEP 的作用,称内源性 PEEP 或自发性 PEEP。其多由疾病造成,如当某种疾病使呼吸道阻力增加时,呼气所需的时间延长,在呼吸频率增加的情况下,由于呼气时间的缩短和同等时间内气道阻力增加所致的呼出气的减少,吸入的气体明显多于呼出的气体;随肺泡内气体逐渐增多,肺泡内压逐渐增加,内源性 PEEP 即由此产生。克服内源性 PEEP 的常用方法是应用相同水平的 PEEP。

(二)呼气延长或延迟和呼气末屏气

根据等压点学说,呼气延长或延迟可减少气道(小支气管)的动态压缩,有助于气体排出。COPD 患者习惯于噘嘴样呼吸,目的在于使等压点向远端(口腔端)移动,减少气道的动态压缩,有利于呼气。

(三)叹息

叹息即指深吸气。不同呼吸机设置的叹息次数和叹息量不尽相同,一般每 $50\sim100$ 次呼吸周期中有 $1\sim3$ 次相当于 $1.5\sim2$ 倍于潮气量的深吸气,它相当于正常人的呵欠。叹息的目的是使那些易于陷闭的肺泡定时膨胀,改善这些部位肺泡的通气状态,防止肺不张。叹息对长期卧床和接受机械通气治疗的患者有一定价值。

(四)吸气末屏气

临床应用进行某些肺功能测定,如静态吸气压、静态顺应性等;也可用于令患者被动性、强制性在充分吸气的状态下拍胸部 X 线片。

(五)反比通气

正常情况下,吸气时间总是少于呼气时间,吸/呼(I/E)多在 $1:(1.5\sim2)$。进行反比通气时,吸气延长,并大于呼气时间,I/E 可在 $(1.1\sim1.7):1$。吸气延长有利于气体分布,能改善氧合、纠正缺氧、减少二氧化碳排出,多用于治疗由各种原因所致的低碳酸血症。反比通气最大的缺点是对血流动力学的影响,吸气延长,胸膜腔内压增加时间也延长,回心血量减少明显,血压下降。此外,吸气延长,胸膜腔内压增加时间延长,气压伤发生的可能性大。临床上一般很少选用反比通气。

(六)自动流量

自动流量是呼吸机的一项功能,通过将呼气阀打开,允许患者在任意时间段进行自主呼吸,避免当患者呼气时,因呼气阀尚未打开,气道峰压过高而产生肺损伤。

(七)自动气道补偿

自动气道补偿是在接受机械通气治疗的过程中,由于人工气道建立(气管插管或切开),气道管径缩小,能引起气道阻力增加,自动气道补偿的功能就是专为克服这些额外气道阻力的增加而设计的。按照气管插管或切开选择的管径的大小,事先测算出克服这些气道阻力增加额外需要做的功,当选择了自动气道补偿功能后,呼吸机会自动补偿气道阻力增加需要的额外压力,以此来减少呼吸做功。

四、呼吸机的类型、模式和功能选择

合理选择和应用不同类型的呼吸机、模式和功能,也是呼吸机临床应用的重要内容。

(一)呼吸机的类型选择

市场上拥有的呼吸机类型很多。不同类型的呼吸机有不同的临床特点,适用于不同的患者。各单位财力有限,不可能具备所有类型的呼吸机,在实际应用过程中,应根据本单位所拥有的呼吸机类型,做合理地选择。选择呼吸机类型时,一般应从以下几个方面考虑。

1.肺功能状况

虽然呼吸机主要应用于由各种原因造成的呼吸衰竭,但依据呼吸衰竭的发生机制,肺功能受损的严重程度可能截然不同。通常由肺部病变引起的呼吸衰竭,肺功能受损严重,对呼吸机的模式、功能等性能要求高;由肺外疾病引起的呼吸衰竭,肺功能受损轻,对呼吸机要求不高。如神经、肌肉疾病,高位截瘫等引起的呼吸衰竭,产生的原因主要是呼吸肌功能障碍,患者的气道阻力、肺顺应性等可能基本正常;由脑部病变引起的中枢性呼吸衰竭也是同样,如脑外伤、出血、梗死、炎症等引起的呼吸衰竭,除非合并肺部感染或 ARDS,否则肺功能可以完全正常。这种类型的呼吸衰竭,通常均对呼吸机要求不高,对呼吸机模式和功能的需求也不多。对呼吸机要求高的还是肺功能损害严重的疾病,如各种类型的肺炎、肺间质性疾病、支气管哮喘、ARDS、肺挫伤等,由于肺组织结构改变严重,产生的肺功能损害严重,气道阻力和胸肺顺应性改变明显,缺氧产生的机制复杂,对呼吸机模式和功能的需求很多;缺氧是引起呼吸频率增快的主要因素,当自主呼吸快而不规则时,同步性能再好的呼吸机也可能不能满足患者的需求。在这些情况下,虽然需要借助药物(如呼吸抑制剂)等协同,但选择同步性能好、模式与功能齐全的呼吸机也很重要。

2.呼吸机治疗的场所与状况

危重病抢救可以发生在任何场所,接受呼吸机治疗的场所与状况,与呼吸机的类型有很大关系。如在危重病患者的搬运途中,就需要选择简易、轻便、有蓄电池装置的呼吸机,在短时间搬运患者做某些特殊检查与治疗或翻身、吸痰、更换导管等状况下,简易呼吸器就是最好的选择;汽车、飞机、轮船等交通工具上的抢救,简易呼吸器固然好,但远不如电动、气动的便携式呼吸机好;急诊抢救室与 ICU 等固定抢救的地点,尤其是 ICU,为了提高抢救成功率,选择性能良好、模式与功能齐全的呼吸机十分必要。鉴于不是所有呼吸衰竭的患者都有严重的肺功能损害,呼吸机的成本也是医疗资源的重要内容,ICU 内并不需要所有的呼吸机均为高档、多功能的,通常高、中、低档搭配是合理的。

(二)呼吸机通气方式的选择

呼吸机通气方式的选择指选择辅助或控制、同步或非同步、有创或无创、高频通气或常频通气等,可从以下三个方面因素考虑。

1.自主呼吸状况

对自主呼吸规则、强弱正常,不存在自主呼吸突然停止可能性的患者,适合选用辅助和同步的通气方式;反之,为减少呼吸做功、避免自主呼吸突然停止造成的危害,适合选用控制和非同步的通气方式。

2.呼吸道分泌物多寡

呼吸道分泌物多的患者,不适合应用无创呼吸机。

3.气道密闭的程度

气道密闭不好或无法密闭(如行五官、口腔科手术)的患者,无法建立人工气道。气管导管气囊漏气,一时无法更换时等,均适合选用高频通气,因为不需要密闭气道便能解决缺氧的问题;否则,仍以常频机械通气为主。

(三)呼吸机模式和功能的选择

呼吸机模式和功能很多,各种不同类型的呼吸机上拥有的模式和功能较多,符号也多。出于商业运作的考虑,不少呼吸机模式和功能的名称等术语,受专利的保护和限制,同样的模式和功能在不同类型的呼吸机上却可能使用不同的名称。合理应用这些模式和功能,是应用呼吸机的精粹之处。临床上常用的有 IPPV、PCV、VCV、C/A、CPAP、SIMV、PSV、BiPAP、SIMV+PSV(PC 型 SIMV+PSV 和 VC 型 SIMV+PSV)、PRVC、VAPSV、PRVC+SIMV、

APRV、PAV、PEEP、Autoflow、ATC 等①。在选择和应用各种通气模式和功能时,首先要对呼吸机拥有的通气模式和功能的设计原理有初步的认识和理解,其次要分析和掌握患者的病理生理,应用过程中还应根据病情变化,不断调整和改变通气模式和功能。归纳选择呼吸机模式和功能时需要考虑的因素如下。

1. 缺氧纠正情况

接受呼吸机治疗后,缺氧未得很好地纠正,应及时应用和调整各种通气模式和功能,使缺氧状况迅速得到纠正。关于模式,选择时应该先从定压和定容方面考虑,虽然目前为预防和减少气压伤,便于患者舒适,避免定容模式中可能存在的流速饥饿,有主张多用定压模式的趋势,但若患者有气道阻力增加的疾病,则不宜选择定压型模式;应用定压型模式最大的顾忌是容量能否被保证。定容型模式适用于所有的呼吸衰竭患者,需要注意的是气道峰压。当有胸肺顺应性下降和气道阻力增加时,为保证容量,可能会出现高气道峰压,有条件的可选择 PRVC 和VAPS 模式,尤其是对有气道阻力增加的患者,最能体现这两种模式的优势;当条件不允许时,只能借助药物(镇静和肌肉松弛剂)和病因治疗,以求尽早降低气道阻力,再考虑合适的通气模式。当考虑功能时,一般先从产生缺氧的机制分析,由肺内分流所致的缺氧,应首先考虑应用不同水平的 PEEP;由气道阻力增加、时间常数不等、气体分布不均所致的缺氧,可从在吸气时间上下功夫,如延长吸气时间、选择方波或正弦波、应用吸气末屏气和反比通气等;如分析为弥散障碍引起的缺氧,则提高 FiO_2 至 100% 是最佳选择;为防止长期卧床所致的肺底部小灶性肺不张因素参与,也可选择叹息功能。临床上出现较多的还是多种混合因素共同造成的低氧血症,选择的方法就是同时应用提高 FiO_2 至 100%、PEEP、延长吸气时间、选择方波或正弦波等。

2. 二氧化碳潴留情况

虽然接受呼吸机治疗的患者,二氧化碳潴留纠正不良的情况并不多见,但也需要考虑;二氧化碳排出受呼气影响,纠正二氧化碳潴留一般不首先依靠增加呼吸频率和 TV,而是应延长呼气时间,使 I:E 至1:2、1:2.5、1:3等;必要时还需要借助药物解痉、平喘等。笔者曾遇见食管癌术后呼吸机支持期间顽固性高碳酸血症,呼吸机模式与参数调节无效,最后发现是低氯血症导致的代谢性碱中毒、呼吸代偿造成的高碳酸血症,通过补氯(10%盐酸精氨酸)使低氯血症得到纠正后,高碳酸血症就会缓解。

---

①PCV 为 pressure control ventilation 的缩写,指压力控制通气;VCV 为 volume control ventilation 的缩写,指容积控制通气;A/C 为 assist-control ventilation 的缩写,指辅助辅控制通气;CPAP 为 continuous positive airway pressure 的缩写,指持续气道正压通气;SIMV 为 synchronized intermittent mandatory ventilation 的缩写,指同步间歇指令通气;PSV 为 pressure support ventilation 的缩写,指压力支持通气;BiPAP 为 biphasic positive airway pressure 的缩写,指双相气道正压;PRVC 为 pressure-regulated volume control ventilation 的缩写,指压力调节容积控制通气;VAPSV 为 volume-assured pressure support ventilation,指容积保障压力支持通气;APRV 为 airway pressure release ventilation 的缩写,指气道压力释放通气;PAV 为 pressure assist ventilation,指压力辅助通气;autoflow 指自动气流;ATC 为 automatic tube compensation 的缩写,指自动导管补偿。

3.呼吸肌的力量

当患者呼吸肌力量不足时,吸气力量不够,可借助 PSV 功能,增强或锻炼呼吸肌的力量,使吸气的力量逐渐增强,直至达到满意的水平。

4.气道阻力

如前所述,气道阻力正常的患者呼吸机治疗的效果容易满意;当气道阻力增高时,还可借助呼吸机所具有的特殊功能,降低气道阻力,如呼气延长或呼气末屏气功能就能通过减慢气体流速、减少气道动态压缩的机制,达到降低气道阻力的作用,对有气道阻力增高的患者有较好的作用;必要时同样需要借助药物,如严重支气管哮喘、支气管痉挛导致的气道阻力,酌情使用糖皮质激素十分必要,有时还需要使用镇静剂与肌松剂。

5.脱机前准备或过渡

无论脱机的难易程度如何,常规经历脱机模式还是十分必要的。脱机前准备或过渡应用最多的模式还是 SIMV＋PSV,脱机的难易程度不同,则 SIMV＋PSV 过程的时间长短不一;对脱机容易的患者来说,数小时内就能将指令通气频率从 16 次/分降至 8 次/分,最后完全脱机;脱机困难的患者,可能要经历数天或数周。也有应用其他模式进行脱机,如 PSV、VSV、MW 等,各人的体会和经验不同,应用和掌握的方法也不同,不强求一致,但应注意脱机的安全性和可靠性。

6.慢性肺部疾病

对各种慢性肺功能不全或障碍患者来说,在疾病的早期或缓解期,及时依靠无创呼吸机作为家庭治疗的主要方法十分有前景,这种方法不但能维持和保障肺功能,提高生活质量,还能显著减少急性发作住院率,降低病死率,起到事半功倍的治疗作用。

原则上讲,在选择呼吸机模式和功能时,熟悉各种类型呼吸机配置的模式和功能十分重要,不同类型呼吸机的模式和功能,出于设计原理或结构的不同,可能存在差异,应用时应注意观察。对不熟悉的模式和功能,不要盲目使用,以免造成不良影响。

五、呼吸机连接方式的类型

呼吸机连接方式也是呼吸机应用的重要内容,合理选择和应用各种连接方式,直接关系着呼吸机治疗的临床疗效和并发症预防。

(一)接口或口含管连接

接口或口含管连接指借助接口或口含管将患者与呼吸机相连接。应用这种方法时,必须使用鼻夹,以避免呼吸机供给的气体从鼻腔外溢。将口含管置于咽喉部,呼吸机供给的气体既可以进入肺内,也可以进入胃肠道,这主要取决于患者会厌的活动方向。这种类型连接方式主要适用于神志清醒和能配合的患者,临床应用不多,原因是容易因体位变动和吞咽动作不全而漏气。

(二)面罩和鼻罩连接

1.面罩连接

面罩连接是将大小适中的面罩扣于患者的口鼻部,使面罩将口鼻部完全遮盖,然后再通过面罩将患者与呼吸机连接的方法。面罩较口含管舒适,无损伤且安全,适用于需反复接受呼吸机治疗的患者。其缺点是手法固定太费力；四头带固定时，太松时密闭不好容易漏气，太紧时会感到不舒适而难以接受。此外，当患者配合不好或不协调时，容易引起胃肠胀气。当对意识障碍的患者应用面罩吸氧或呼吸机治疗时，需要助手将患者的上腹部按压，以减少胃肠道胀气。当面罩作为应用机械通气的连接方式时，时间不宜过长，除上述不利因素外，也不利于进行口腔护理和气道湿化、吸引。

2.鼻罩连接

鼻罩连接是将大小适中的鼻罩扣于患者的鼻部，将鼻部完全遮盖的连接方法。当应用鼻罩连接机械通气时，虽然也属于无创性人工气道，但与口鼻面罩的不同之处是应要求患者将口唇紧闭，否则将可能漏气。鼻罩固定的方法与口鼻面罩相同，可以采用人工方法，即令操作者或患者本人单手将鼻罩固定在鼻部；也可以借助四头带将鼻罩固定在鼻部。鼻罩较口鼻面罩更舒适，也不影响患者饮食、饮水与排痰。当作为辅助性机械通气时，鼻罩不影响患者讲话，因为少量漏气对这类患者的辅助性机械通气影响并不大。

3.喉罩连接

喉罩连接是近年才开始应用的连接方式。它是借助大小适中的喉罩，置放于喉头，周边有用于密封的气囊。优点同样属于无损伤性，较口含管和面罩有利的方面是无引起胃肠道胀气的顾忌，易于耐受。缺点是不利于气道湿化和吸引，不适合用于呼吸道分泌物多的患者。

(三)气管插管连接

气管插管连接分经口气管插管连接和经鼻气管插管连接两种，各有利弊。

1.经口气管插管连接

此方法应用普遍，易于掌握，其缺点是口腔护理困难，容易引起呼吸道逆行感染，固定也有困难，容易滑脱。

2.经鼻气管插管连接

此方法较经口气管插管连接易被耐受，维持时间长，一般可维持1周以上，当气道护理适当时，可维持的时间更长；经鼻插管较经口插管容易固定，不影响口腔护理。其缺点是导管细，无效腔大，当气道护理有一定困难；当气道护理不当时，管腔内容易形成痰痂，并可能将导管完全或不完全性阻塞，使气道护理更加困难，严重时还可能阻塞气道，使气道压力升高，影响呼吸机的临床疗效。

(四)气管切开造口置管连接

气管切开造口置管无效腔最小，导管易于固定，气道湿化和分泌物吸引便利，患者舒适，易于耐受，不影响口腔护理和饮食，意外拔管后由于瘘口已经形成，很容易重新置入，可以长期耐受，适用于长时间接受呼吸机治疗的患者；其缺点是损伤大，有一定的并发症，如感染、出血、压迫坏死及术后留有瘢痕等。此方法一般不适用于需要反复接受呼吸机治疗的患者。

六、呼吸机连接方式的选择

呼吸机连接方式各有利弊，选择合适的连接方式是机械通气治疗中应考虑的因素。

(一)病情的急缓程度

对病情紧急、容不得耽误时间的患者，应采用最快、最简便易行且又有效的方法，一般选择经口气管插管连接;时间紧,缺氧严重到有可能立即造成患者死亡的危险程度时,应用面罩加压给氧,待缺氧有所缓解后,再考虑建立能维持较长时间的人工气道。

(二)接受呼吸机治疗的时间

短时间内接受呼吸机治疗的患者,经口气管插管、面罩、鼻罩、喉罩,甚至口含管均可,当估计肯定在数小时以上时,只能考虑经口气管插管连接或喉罩连接,面罩连接和口含管连接最多只能维持数小时;估计应用时间较长(72小时以内),仍可考虑应用经口气管插管连接;超过72小时以上,最好直接选择能保留相对长时间的人工气道法,如经鼻气管插管和气管切开造口置管术,除非患者存在某些建立这两种人工气道法的不利因素时再考虑用其他方法。对应用时间估计有困难的患者,宁肯先选择效果肯定而又安全、容易耐受、损伤小的方法,如先选择经口或经鼻气管插管法,以后视病情发展,酌情改行气管切开造口置管术等。

(三)是否需要反复应用呼吸机

对某些慢性疾病,有反复接受呼吸机和建立人工气道的可能,不适合应用损伤大的方式,如气管切开造口置管术等,即使估计应用时间可能超过1周,也应尽量避免,除非确实因病情需要,如分泌物太多或其他类型人工气道无法实施时。

(四)气道分泌物的多寡

对分泌物多的患者,为便于气道湿化和充分吸引,可以不考虑使用面罩连接和喉罩连接等,直接选择气管插管或切开即可。

(五)意识状况

对意识状况好、能配合的患者,倘若估计接受呼吸机治疗时间短,呼吸道分泌物也不多时,可考虑应用口含管连接、面罩连接或喉罩连接等,这样可不必担心造成胃肠道胀气的可能;如果患者意识状况不好,又不能配合时,即使可以应用口含管连接、面罩连接或喉罩连接,也应尽量避免,以免引起胃肠道胀气,影响患者的呼吸功能。

(六)气道梗阻的部位

对因呼吸道梗阻需接受呼吸机治疗的患者,所建立的人工气道必须超过梗阻水平;倘若梗阻的部位在喉部,只能选择能越过喉部的气管插管和切开法,而口含管连接、面罩连接或喉罩连接等可能均无济于事;倘若梗阻部位在喉部以下水平,即使选择气管插管和切开,所置的导管必须得超过梗阻水平。

当选择呼吸机的连接方法时,应考虑多方面因素。最佳的方法是所选择的人工气道既能保证机械通气的合理应用,又能在最大程度上减轻患者的痛苦,减少损伤和并发症。

七、呼吸机应用的适应证与禁忌证

能引起呼吸衰竭的疾病和因素很多。当这些疾病和因素在短期内无法控制或去除时,仅缺氧或二氧化碳潴留就足以造成患者死亡。呼吸机的合理应用,能纠正缺氧和二氧化碳潴留,不仅能直接挽救患者生命,而且能为原发病的治疗赢得时间。因此,呼吸机是治疗各种类型呼吸衰竭和各种原因引起的缺氧与二氧化碳潴留最直接而有效的方法与措施。呼吸机的适应证很多,由大多数原因引起的缺氧与二氧化碳潴留,均是呼吸机治疗的适应证,而禁忌证却寥寥无几。

(一)适应证

1.具体的应用范围

(1)各种原因所致心搏、呼吸停止。

(2)中毒所致的呼吸抑制和呼吸衰竭。

(3)神经-肌肉系统疾病：能造成中枢性或周围性呼吸抑制和停止，包括由外伤引起的高位截瘫等。呼吸机的应用不但能使这些患者的生命得以保全，而且能让他们依靠呼吸机长期维持生命，并使生活质量得以提高。

(4)脑部疾病：脑卒中(出血和缺血)，脑外伤，脑炎(细菌、病毒、原虫、寄生虫等)，脑部手术，癫痫持续状态(原发或继发)，各种原因所致的脑水肿，脊髓、神经根、呼吸肌肉等受损造成的呼吸抑制、减弱和停止等，均可依赖呼吸机纠正缺氧状态。

(5)胸、肺部疾病：ARDS、严重肺炎、肺部大手术后、COPD、危重哮喘、胸部外伤(如肺挫伤)、开放性或闭合性血气胸、多发多处肋骨骨折所致的连枷胸等，只要出现无法纠正的低氧血症，均是应用呼吸机的适应证。

(6)循环系统疾病：虽然急性肺水肿是呼吸机治疗的适应证，但由于心源性肺水肿多为心脏疾病引起，以往学术界总认为呼吸机治疗能加重心脏负担、减少回心血量，将急性心肌梗死、心力衰竭导致的缺氧排除在呼吸机治疗之外。随着呼吸机临床应用的普及，心源性肺水肿已成为呼吸机治疗的适应证，这也就使得心脏大手术后的常规呼吸机支持显得十分必要。

2.应用的时机与具体指征

虽然任何原因引起的呼吸停止或减弱(<10次/分)均是应用呼吸机的指征，但多数患者等到发展至上述阶段，可能为时已晚。低氧血症的判断标准是 $PaO_2 < 60$ mmHg，但在很多情况下，在接受氧疗的条件下(面罩或鼻塞、鼻导管吸氧)，PaO_2 可能 >60 mmHg，却存在严重的组织缺氧，具体表现在呼吸频率增快、呼吸急促或窘迫、心率增快、血压升高、神志不清等，这时已经是应用呼吸机的指征。很多临床学者并不能认识到这点，总是等到 PaO_2 进行性下降时才考虑行气管插管或切开连接呼吸机，以至于延误抢救，多数情况下可能已经来不及，仅在建立人工气道的过程中就可能因为严重缺氧而造成死亡。因此，在考虑应用时机与具体指征时，原则上是宁早勿晚，宁可错用，不能不用，患者耐受人工气道建立的过程中可能存在风险的能力是越晚越差；在很多情况下，虽然 PaO_2 和 SO_2 能勉强维持在正常水平，但患者会出现极度的呼吸急促或窘迫、心率增快、血压升高、神志不清或谵妄等，及时应用呼吸机治疗后，虽然可能 PaO_2 和 SO_2 还维持在原来水平，但其他症状可以完全缓解，间接提示这些症状的产生与组织缺氧有关，可见即便 $PaO_2 < 60$ mmHg，如果同时伴有组织缺氧的临床表现，同样是及时使用呼吸机的指征。

(二)禁忌证

严格意义上讲，呼吸机治疗没有绝对禁忌证。在任何情况下，对危重患者的抢救和治疗，均强调权衡利弊。对病情复杂者，需选择利最大、弊最小的治疗方案。除未经引流的气胸和肺大疱是呼吸机治疗的禁忌证外，其余均是相对禁忌证，如低血容量性休克在血容量未补足以前，严重肺大疱和未经引流的气胸，肺组织无功能，大咯血气道未通畅前，心肌梗死(相对)，支气管胸膜瘘，缺乏应用机械通气的基本知识或对机械通气机性能不了解等。

八、呼吸机与自主呼吸的协调

呼吸机与自主呼吸的协调,是呼吸机治疗的重要内容,两者不合拍或不同步,被称为呼吸机拮抗。当呼吸机与自主呼吸不协调时,首先应寻找呼吸机拮抗的原因,并尽快去除;其次,应借助药物的作用,控制和消除呼吸机拮抗,减少并发症。

(一)呼吸机拮抗的原因

当自主呼吸相对正常时,呼吸机与患者的同步很容易协调,几乎很少发生呼吸机拮抗。发生呼吸机拮抗,首先考虑与病情变化有关,其次才考虑呼吸机同步性能或参数方面的问题。

1.患者方面的因素

患者方面能引起呼吸机拮抗的因素很多,应逐一分析和排除。

(1)使用前未采取过渡措施:初接受呼吸机治疗或接受呼吸机治疗后气道湿化和吸引等,均需临时停用呼吸机治疗,再次连接呼吸机时,自主呼吸频率与机器设置的呼吸频率不一致或差距很大,如未采取一定的过渡措施(暂时性地提高呼吸机的呼吸频率、以手控的方式或捏皮球的方法进行人工过度通气,使自主呼吸有所抑制等),就很容易出现呼吸机拮抗。

(2)缺氧未能纠正:缺氧能刺激颈动脉体和主动脉体化学感受器,使呼吸加深、加快,当呼吸加深或加快至一定水平,呼吸机同步功能无法满足时,就可能产生呼吸机拮抗。

(3)急性左心衰竭:所致的肺泡和间质水肿,可因弥散障碍引起严重的低氧血症,使呼吸频率加快和幅度增加,此时呼吸机很难与其合拍。

(4)中枢性呼吸频率(律)改变:中枢系统疾病能直接引起呼吸频率(律)改变,如癫痫发作或持续状态、抽搐等;呼吸节律不规则可能表现在呼吸暂停(屏气)、潮式呼吸、叹息样呼吸;呼吸频率过度增快或不规则时,常使呼吸机协调困难。

(5)咳嗽、分泌物堵塞、体位不当:可直接或间接地引起呼吸机拮抗。

(6)精神或心理因素:能引起呼吸频率(律)的改变,如疼痛和精神紧张等,能引起呼吸频率增快和不规则,并由此引起呼吸机与自主呼吸的不协调。

(7)代谢性酸中毒:能引起明显的呼吸频率过快和呼吸幅度过深,并可能由此引起呼吸机拮抗。

(8)发热、抽搐、肌肉痉挛:机体代谢率增高、氧耗量增加,并可能产生过度通气,引起呼吸机拮抗。

2.呼吸机方面的因素

(1)呼吸机同步性能:是保障呼吸机与自主呼吸同步、协调的重要机制;随机器所应用同步装置类型及其敏感性的不同而异,流速触发较压力触发装置敏感很多。

(2)同步功能的触发灵敏度触发装置故障或失灵,也可能出现呼吸机拮抗。

(3)管道漏气所致的通气不足:如果报警装置和其他监测手段能及时发现和处理,一般不至于严重到引起因通气不足所致的呼吸机拮抗,但当监测设备不完全或操作者缺乏经验时可能出现。

当两方面因素无法分清时,应首先设法排除患者方面的因素。

(二)药物处理

呼吸机与自主呼吸不协调的原因去除后仍不协调或短时间内无法去除时,可采用药物处理,以减少由呼吸机拮抗所致的危害。这些药物作用的环节是抑制自主呼吸,常用的药物分为以下两类。

1. 镇静和镇痛药

地西泮(安定),每次 10～20 mg,静脉注射;咪达唑仑,每次 5 mg,静脉或肌内注射;每次15～30 mg,持续静脉滴注;吗啡,每次 5～10 mg 静脉注射,起效快,呼吸抑制作用强,因其能扩张肺血管,降低肺循环阻力,对急性左心衰竭、心源性肺水肿疗效好;这些药物用于呼吸机治疗的患者,无须顾忌对呼吸的抑制,但必须注意血压下降和久用后成瘾等不良反应;对术后患者可应用哌替啶静脉注射(每次 50～100 mg),或与异丙嗪氯丙嗪等合用,作为冬眠合剂持续静脉滴注或间断肌内注射,并通过镇静、抗癫痫和抽搐,协调呼吸机;芬太尼,每次 0.1～0.2 mg 静脉注射;丙泊酚能使患者处在自然睡眠状态,当完全控制呼吸时,则需与肌松剂合用。

2. 肌松剂

肌松剂直接作用于横纹肌,使其松弛,是临床麻醉常用的药物。应用肌松剂前,一定要先给予镇静剂,消除意识,减少痛苦;当撤除呼吸机治疗时,应先停用肌松剂;应用非去极化肌松剂的拮抗剂(新斯的明)前 5 分钟,可先静脉注射阿托品 1 mg,以防严重心动过缓或心脏停搏。肌松剂的种类繁多,按作用机制分去极化、非去极化、混合型肌松剂。去极化肌松剂与神经-肌肉接头后膜的受体结合,通过膜通透性的改变,改变肌肉的静止膜电位,并产生能引起肌纤维束收缩的动作电位。常用琥珀酰胆碱,每次 1～2 mg/kg,静脉注射,然后再加入液体中持续静脉滴注(0.1%～0.2%)。非去极化肌松剂与乙酰胆碱竞争位于神经-肌肉接头后膜上的受体,与受体暂时性结合不引起膜通透性的改变,故不改变静止膜电位,从而阻断了正常乙酰胆碱与受体结合所产生的引起肌肉收缩的动作电位,常用的制剂是氯筒箭毒碱、苯磺酸阿曲库铵、三碘季胺酚、泮库溴铵。混合型肌松剂开始为去极化作用,随后又为非去极化作用,常用药物以溴己氨胆碱为代表,作用缓慢而持久,有蓄积作用,2 小时仅从尿液中排出 5%,8 小时排出 75%;与琥珀酰胆碱有协同作用,呼吸抑制时间长,适用于长时间手术或呼吸抑制的患者。原则上,依靠肌松剂协调呼吸机的患者,多为呼吸功能很差的患者,多数患者接受呼吸机治疗后,随着缺氧的纠正,呼吸机很容易协调。

九、呼吸机的撤离

呼吸机治疗的时间随病情而异,少时可仅数小时、数天或数周,多时可数月或数年。合理掌握脱机时机和指征,能有效缩短呼吸机应用的时间,减少各种呼吸机相关性并发症的发生。

(一)脱机指征

在衡量患者能否成功脱机前,应分析和考虑以下几点。

1. 导致呼吸衰竭的原发病或诱因是否已经解除或正在解除之中

如果呼吸衰竭是由肺炎引起,则应考虑肺炎是否被控制或正在控制之中;如果呼吸衰竭是由心力衰竭引起,则应考虑心力衰竭是否被控制或正在控制之中;如果呼吸衰竭是由外伤性肺挫伤引起,则应考虑肺挫伤是否已修复;如果呼吸衰竭是由神经肌肉疾患引起,则应考虑神经、肌肉疾病是否已经好转等。

2.通气和氧合能力良好

考核通气和氧合能力的主要标准是呼吸机条件已降低至较低水平,如 $FiO_2<50\%$,SIMV 指令通气频率降低至 8 次/分,PEEP<5 cmH_2O,患者仍能保持相对正常的呼吸(呼吸频率<20~24 次/分)状态和氧合($SO_2>95\%$、$PaO_2>60$ mmHg)状态。

3.主动咳嗽和排痰能力强

主动咳嗽和排痰能力是排出呼吸道分泌物、保持呼吸道通畅的主要保障,影响因素很多,应该分别考核。

(1)呼吸肌力量受很多因素的影响,如营养状况、体力、肢体活动状况等,营养状况差、体力弱、肢体活动受限的患者呼吸肌力量弱,脱机拔管后,排痰能力下降,即使短时间内可能脱机成功,一旦排痰不畅,感染反复或加重,还可能出现呼吸衰竭。判断呼吸肌力量可以通过观察手的握力、腿的蹬力、咳嗽反射的强度等来综合判断。

(2)意识状况:是主动咳嗽和排痰、维持气道通畅的重要因素,有意识障碍的患者,即使没有呼吸衰竭,也有建立人工气道的指征。因为对不能主动咳嗽和排痰的患者,只能通过被动吸引来排出呼吸道分泌物、保持呼吸道通畅。对有意识障碍的患者,条件成熟时可以考虑脱机,但解除人工气道要慎重,以免由于痰液引流不通畅而造成感染加重或发生窒息等。

(二)呼吸机撤离的指标

呼吸机撤离的指标可分为三种类型,如反映通气、氧合、呼吸用力等方面。

1.通气功能指标

能考核通气功能的指标很多,如肺活量(vital capacity,VC)、TV、第一秒用力呼气容积(foried expiratory volume in one second,FEV_1)、最大吸气压、但真正能用在临床的指标很少,原因是 $VC>10\sim15$ mL/kg;$TV>5\sim8$ mL/kg;$FEV_1>10$ mL/kg;最大吸气压 >-20 cmH_2O;MV(静态)<10 L;每每分钟最大自主通气量 $>2\times$ 每分钟静息通气量>20 L;VC、FEV_1、每分钟最大自主通气量等指标需要患者主动配合,受患者对测定方法理解和能否较好配合的影响。

2.氧合功能指标(动脉血气分析)

(1)当 $FiO_2<40\%$ 时,$PaO_2>60$ mmHg。

(2)当 FiO_2 100% 时,$PaO_2>300$ mmHg;$P_{(A-a)}O_2>300$ mmHg。

(3)Qs/Qt<15%,$SO_2>85\%$。

(4)$V_D/V_T<0.6$。

3.浅快呼吸指数和吸气初始 0.1 秒时口腔闭合压

浅快呼吸指数和吸气初始 0.1 秒时口腔闭合压是近年来学术界主张应用的指标。前者以 ≤105 为预计撤机成功,后者以≤6 cmH_2O 为可能预计撤机成功。

4.主动咳嗽和排痰能力

主动咳嗽和排痰能力是排出呼吸道分泌物、保持呼吸道通畅的主要保障,影响因素很多,应该分别考核。

5.自主呼吸试验

目前,国外学者主张应用最多、最普遍的脱机方法就是自主呼吸试验(spontaneous

breathing trial,SBT),这也是一种间断脱机的方法,但对脱机时间的掌握更加规范,通常每天测试一两次或更多,经 T 管给氧或低水平压力支持($5\sim7$ cmH$_2$O)或 CPAP(5 cmH$_2$O),实施SBT$30\sim120$ 分钟,如果该过程中无焦虑或大汗、无辅助呼吸肌参与呼吸动作、心率(HR)$<$120 次/分、无须血管活性药物支持下血流动力学稳定、FiO$_2$$<$50%时 PaO$_2$$>$60 mmHg 或SO$_2$$>$90%,即判断脱机成功;相反,如果呼吸频率$>$35 次/分持续$>$5 分钟、SO$_2$$<$90%、HR$>$140 次/分、收缩压$>$180 mmHg 或$<$90 mmHg,出现焦虑和大汗,等出现上述表现中任意一项,即判断为脱机失败,中断 SBT,次日继续上述试验,直至达到上述标准后,才认为脱机成功,可以拔管。如此随机对照,比较 SBT 组与常规方法脱机组的再插管率和 ICU 病死率,发现采用 SBT 组患者再插管率和 ICU 病死率均低于对照组,但 1 次/天 SBT 和 2 或 3 次/天 SBT 组,无显著差别,提示 1 次/天 SBT 可能优于 2 或 3 次/天 SBT 组。这类研究通常剔除了气管切开的患者,仅选择经口或鼻气管插管的患者,可能与脱机、拔管失败导致的再插管率和病死率是研究主要观察的指标有关,气管切开患者有永久人工气道,基本不需要考虑再插管率。

(三)撤离呼吸机的方法

　　呼吸机撤离的难易取决于原先肺功能状况与是否有肺部并发症。撤离容易的患者可以直接撤离,即先逐步降低呼吸机条件(PEEP 水平和 PSV 水平),观察氧合水平;撤除机械通气后,生命体征稳定,通气水平和氧合水平符合标准,可以拔除人工气道。撤离困难的患者可以分次或间断撤离;先采用一定的通气模式作为撤除呼吸机的过渡措施,如应用 SIMV,逐渐降低 SIMV 呼吸次数,当至 5 次/分时,如能较好地维持通气水平和氧合水平,则意味着脱机已有一定的把握;当进行 PSV 时,逐渐增加 PSV 的压力支持水平,以利于肺、胸廓的充分膨胀,做被动性的肺功能锻炼;以后逐渐降低 PSV 压力,当降至一定水平或完全撤除后,仍能维持较好呼吸时,可以试行脱机。对呼吸肌衰竭患者加强营养和被动性呼吸肌锻炼,先应用 PSV,增加肺的膨胀度,再逐渐降低 PSV,并应用 SIMV 的通气模式,当 PSV 全部撤除后,再逐渐降低SIMV 的通气支持次数,直至达到 5 次/分时;若氧合状况满意,则考虑脱机。间断脱机是将脱机的时间分开,先是逐小时,即每日分次脱机;以后视病情逐渐增加每日脱机的次数或延长每次脱机的时间;最后改成逐日或白天脱机、夜间上机等,直至完全停用。间断脱机适用于脱机困难的患者,间断脱机的时间,依脱机的难易程度而异。

　　当改变通气模式或间断脱机后,仍能维持较好的通气水平和氧合水平时,方可拔除人工气道。对病情复杂的患者,即使暂时脱机成功,也应慎重拔除人工气道,因为撤离失败屡有发生。再次应用机械通气治疗的难易程度,主要取决于人工气道的重新建立。对有人工气道的患者,再次行机械通气治疗并不困难;拔除人工气道后,重新建立人工气道费时、费力,还会增加痛苦;严重时会给患者的生命带来威胁。因此,对病情发展难以预料的患者,应适当延长人工气道拔除前观察的时间。

　　拔管后气道护理是脱机成败的关键。加强气道护理能促进呼吸道分泌物排出,保持气道通畅,预防肺部感染。其主要方法有超声雾化吸入、捶/叩背振荡、刺激咽喉部产生咳嗽与排痰、应用抗生素和祛痰药等。

(四)脱机困难的原因和处理

1.撤机困难的原因

　　撤机困难的原因主要可能为原发病因未能解除、呼吸肌疲劳和衰弱、心理障碍等。

2.脱机困难的处理

脱机困难的处理:尽早、尽快控制和去除原发病因;采用特殊的呼吸模式与功能,尽早锻炼呼吸肌的力量,预防呼吸肌疲劳与衰竭;加强营养支持治疗,增加呼吸肌力量;树立信心,克服心理障碍;原有慢性呼吸功能不全,尽早做腹式呼吸,增强和改善呼吸功能。对脱机困难的患者需要做相当长时间的观察、摸索和调试。大部分患者最终可能获得成功;部分患者需要长期接受呼吸机治疗。

十、常见并发症

(一)气压伤

气胸和皮下气肿、纵隔气肿是气压伤较常见的临床类型。气压伤多为闭合性,胸内压的高低取决于破裂口的类型。对气压伤的处理方法是排气减压或停止呼吸机治疗。避免所有可能诱发气胸的因素,如慎用 PEEP 和 PSV 等主要预防措施。皮下和纵隔的气体可来源于肺组织,也可来源于呼吸道呼出的气体,如气管切开引起的皮下气肿和纵隔气肿。气压伤常见的诱发因素是胸部外伤,其次是某些特殊检查或治疗。

(二)呼吸系统并发症

如过度通气、通气不足和呼吸机相关性肺炎(ventilator-associated pneumonia,VAP)。前两者主要依靠呼吸机参数调节和设置来预防,后者是临床呼吸机治疗过程中十分棘手的难题。VAP 的病原学特征是多种细菌和真菌同时存在的混合感染,诱发因素很多,如气道开放时空气和环境因素、抵抗力下降、医疗器械污染等。有研究表明,胃肠道反流和误吸是医院获得性肺炎和 VAP 的主要来源。加强气道护理,是预防和治疗肺部感染的主要措施,其作用可能超过应用抗生素的作用。

(三)气管及邻近组织损伤

1.气管食管瘘

气管食管瘘指气管与食管之间相通,气体由瘘口进入胃肠道,胃肠道消化液也可经瘘口进入呼吸道的病变。它是十分危险的并发症,常见于气管与食管的直接损伤。

2.喉损伤

喉损伤是气管插管的重要并发症,其主要临床类型是喉部水肿,多发生在拔管数小时至一天左右,其产生的原因是导管与喉部黏膜的机械性摩擦和损伤。

3.气管损伤

气管损伤可引起出血、气管食管瘘、狭窄。

4.血管损伤

气管导管或套管对周围黏膜压迫损伤、感染等侵蚀邻近的大血管等均可引起血管损伤。

(四)胃肠道系统并发症

胃肠道系统并发症主要是胃肠道充气。当应用面罩连接呼吸机、气管插管误入食管、并发气管食管瘘等时,胃肠道充气更容易发生;预防胃肠道充气的方法是及时安放胃管和应用胃肠减压。

十一、保护性肺通气策略

随着呼吸机临床应用的日益普及,呼吸机治疗可能引起的急性肺损伤,包括肺气压伤、容量伤、生物学损伤等,日益受到关注。近年来,保护性肺通气策略已经成为国内外学者普遍关注的热门话题。强调该策略的目的是在最大限度发挥呼吸机治疗临床价值的同时,警惕呼吸机治疗可能带来的不利影响。

(一)可容许性高碳酸血症

可容许性高碳酸血症指在进行呼吸机治疗期间,可以允许 $PaCO_2$ 波动在正常高值或稍高于正常水平,以减少为增加 CO_2 排除或降低 $PaCO_2$ 至正常水平而带来的高 TV 引起的高峰压和气压伤等。需要强调的是,这并不意味着就允许 $PaCO_2$ 持续波动在较高水平,一般对 COPD 患者,即使允许 $PaCO_2$ 水平高于正常,≤60 mmHg 是普遍可以接受的水平,再高可能就是不能接受的水平了。

(二)低 TV 与相对高的 PEEP 水平

以往进行呼吸机治疗时多主张高 TV(10~15 mL/kg)和低 PEEP(10~15 cmH₂O),理由是高 PEEP 容易产生气压伤。现在越来越多的临床研究和试验研究发现,高 TV 更容易造成高峰压,并由此引起气压伤、容量伤,甚至生物伤(血液和肺泡灌洗液中许多炎性细胞因子水平增加);而高 PEEP(≥10~15 cmH₂O)却并没有预计的那样对肺组织产生危害。因此,现在多主张低 TV,甚至 4~8 mL/kg 即可。我们在临床实践中,鉴于接受呼吸机治疗的患者发生 $PaCO_2$ 降低的病例远多于出现 $PaCO_2$ 增高的病例,故早已将 TV 设置的标准改为 5~10 mL/kg;将 PEEP 设置为≥10~15 cmH₂O 的病例数仍然不多。笔者对高 PEEP 的理解仍为能低则低,除非一定要用高水平 PEEP 才能纠正低氧血症;高 PEEP 并不意味着高水平 PEEP 对肺组织就肯定没有危害,只是与高 TV 相比,后者可能带来的危害更大。

(三)高浓度吸氧

鉴于 FiO_2 过高可能引起的氧中毒早已被临床和实验研究证实,在呼吸机应用过程中应该尽可能应用 $FiO_2<60\%$,这也是保护性肺通气策略的措施之一。一般来说,临床医护人员普遍顾忌提高 FiO_2,尤其是吸纯氧。然而,提高 FiO_2 是纠正弥散障碍的主要方法,临床上需要提高 FiO_2 或吸纯氧多为无奈之举,尤其是当缺氧由弥散障碍引起的时候(急性肺泡性肺水肿),此时如果过分顾忌高浓度吸氧造成的损害,弥散障碍所致的严重缺氧就足以造成患者在短期内死亡或肺水肿因缺氧未纠正而继续加重。权衡利弊,此时提高 FiO_2 以纠正缺氧(甚至将 FiO_2 设置为 100%)也是十分必要的。

(四)单肺通气

当两侧肺组织病变严重程度不一致时,为减少健康肺组织在接受呼吸机治疗时可能因过度膨胀所致的肺损伤或患侧肺与健侧肺的交叉感染等,有学者主张通过双腔人工气道,分别连接两个呼吸机,进行双侧肺的单肺通气;各台依据所连接肺的需要,设置不同的参数。类似研究在国外已经用于临床,国内尚未见有人尝试,估计操作复杂,耗资耗财,临床很难普及。

(昌广平)

第四节　心脏电复律

心脏电复律是用较强的脉冲电流,通过心肌,使心肌各部分在瞬间同时除极,以终止异位心律,使之恢复窦性心律的一种方法。它是药物与人工心脏起搏以外的治疗异位快速性心律失常的方法,具有作用快、疗效高、比较安全与简便的特点,但它不能防止心律失常的复发。该方法最早用于消除心室颤动(ventricular fibrillation,VF),故称为电除颤,后来进一步用于纠正心房颤动、心房扑动、阵发性室上性心动过速和室性心动过速等,故称为电复律,又通称心脏电休克。

一、心脏电复律器

心脏电复律器就是进行心脏电复律时所用的装置,也称心脏电除颤器。它由电极、蓄电和放电、同步触发、心电示波仪、电源供应等几部分组成。直流电复律器是将几千伏的高电压存储在 $16\sim32~\mu F$ 的大电容中,然后将电容所存储的电能,在几毫秒的极短时间内,直接(体内复律,电极接触心肌)或间接(体外复律,电极接触胸壁)地向心脏放电,从而达到复律或除颤的目的。这种高能脉冲电流波形既往多采用顶端呈椭圆的单相衰减正弦波。根据电除颤器发放脉冲是否与 R 波同步,又分为同步电复律与非同步电复律。同步电复律是指除颤器由 R 波的电信号激发放电,即电流刺激落在心室肌的绝对不应期,从而避免在心室的易损期放电导致室性心动过速(ventricular tachycardia,VT)或 VF,主要用于除 VF、心室扑动以外的快速性心律失常,电复律前一定要核查仪器上的“同步”功能,使其处于开启状态。非同步电复律既非同步电除颤是指电除颤器在心动周期的任何时间都可放电,主要用于 VF、心室扑动,此时已无心动周期,心电图上也无 QRS-T 波,无从避开心室易损期,应即刻于任何时间放电。

近年来已广泛使用双相波电除颤器,行双相波形电除颤,即一次充电、两次放电除颤。其除颤阈值低、复律除颤成功率高、对心肌的损伤也较小,已逐渐取代了既往的单相波电复律器。目前,已有不同波形的双相波形电除颤器,即双相截断指数波形和直线双向波形电除颤器。前者的首次电击能量为 $150\sim200~J$,后者的电击能量选择为 120 J。研制成功并已广泛应用的自动体外除颤器(automated external defibrillator,AED)具有自动分析、操作简单、携带方便的特点,已成为基本生命支持中的重要组成部分。

二、心脏电复律的机制

利用电能终止异位快速性心律失常的基础是:①异位快速性心律失常多为环行或折返现象所致,低能量脉冲电流或恰为足量的电流通过心脏,能使折返环路中的一部分心肌除极,而不再接受从折返环传递过来的冲动,从而中断这一折返途径而终止心动过速;②其次是因异位兴奋灶的自律性增高(包括触发活动)所致的心律失常,在短时间内给心肌通以高能量脉冲电流,可使心肌各部分(处于应激或不应激期)在瞬间同时除极,暂时地使各处异位兴奋灶失去自律性能,此时心脏起搏传导系统中具有最高自律性的窦房结,可以恢复其主导功能再行控制整个心动周期和心律。

电刺激的直接作用,在使所有心肌细胞除极的同时,也使心脏自主神经系统兴奋。电复律后短暂出现各种类型的期前收缩是由于交感神经兴奋、心肌有局部性肾上腺素能介质释放所致。电复律后出现心动过缓,则提示副交感神经被激惹。

心脏电复律过程中所用的高压电流仅能在极短的时间内起作用,复律能否成功取决于下列三种因素。①所用电击能量的大小:过小的电能量不足以使心肌整体除极或参与折返环路心肌除极,将不能消除异位兴奋灶或中断折返环路等机制。②心肌异位起搏点兴奋性的高低:如心肌异位起搏点的兴奋性过高,则使心肌整体除极后,心搏仍有可能再为异位起搏点所控制。③窦房结起搏功能状况:如窦房结起搏功能低下,则心肌整体除极后,窦房结将仍无控制心搏的能力。

当出现 VF 时,心室肌所处激动位相很不一致,一部分心肌尚在不应期,而另一部分心肌已经复极,故在任何时候通以高压脉冲电流都足以使所有心肌纤维同时除极,这称为非同步电复律或非同步电除颤。在其他异位快速性心律失常中,心室肌激动位相是一致的,任意通以高压脉冲电流时,如电流在心动周期的兴奋期或相对不应期中(尤其是易损期中)通过,则可诱发 VF 而危及生命。因此,对 VF 以外的异位快速性心律失常施行电复律时,电流的发放必须与患者的心搏同步,将电流发放在患者 QRS 波群 R 波的降支或 R 波开始后 30 毫秒以内的心室绝对不应期中,才能达到心肌整体除极而不诱发 VF 的目的,这称为同步电复律。一般即利用患者自己的 R 波作为同步触发放电。鉴于同步电复律需要患者自己的 R 波来触发放电,在 VF 时由于 R 波消失,因而无从触发放电,只能用非同步电复律。

三、非同步电除颤

(一)适应证

VF 及心室扑动是非同步电除颤的绝对适应证。当发生 VF 或心室扑动后,患者已失去知觉,电击时无须任何麻醉剂,应在积极行心肺复苏(cardiopulmonary resuscitation,CPR)时即刻进行非同步除颤。选用的电功率宜大,如 300~360 J(单相波除颤仪)或 150~200 J(双相波除颤仪),以期一次除颤成功。若 VF 波幅小,可注射肾上腺素,以增大颤动波,使再次除颤有希望成功。如诱发 VF 的因素仍存在(电解质与酸碱平衡失调、缺氧、心肌梗死、休克等),则需同时积极加以处理,以防 VF 再发。有时 VT 或预激综合征合并快速心房颤动均有宽大的 QRS 和 T 波,除颤仪在同步工作方式下无法识别 QRS 波,因而不放电。此时也可用非同步电除颤,以免延误病情。

(二)电除颤的操作要点

电除颤的操作步骤:①首先通过心电(图)监护确认存在 VF;②打开除颤器电源开关,检查选择按钮是否置于"非同步"位置(一般为除颤器开机后的定式),将能量选择键调至所需的除颤能量水平;③在电极板上涂以导电糊或包以数层浸过盐水的纱布,将电极板上缘分别置于胸骨右缘第 2 肋间及左腋中线第 4 肋间,两个电极板至少相隔 10 cm;④按下"充电"按钮,将除颤器充电到所需水平,并关闭氧气;⑤环顾患者四周,确定操作者和周围人员与患者无直接或间接接触;⑥对电极板施加一定的压力(3~5 kg),以保证有较低的阻抗,有利于除颤成功;⑦再次观察心电示波,确认有电复律指征,双手拇指同时按压放电按钮,当观察到除颤器放电后再放开按钮;⑧放电后立即观察患者的心电图,观察除颤是否成功并决定是否需要再次进行电除颤,若首次电除颤未能成功,则宜继续心肺复苏 2 分钟后再次除颤,所用能量同首次或稍高于首次;⑨除颤完毕,关闭除颤器电源,将电极板擦干净,收存备用。

四、同步电复律

(一)适应证

除 VF(室扑)外,凡异位快速性心律失常药物治疗无效者,均是同步电复律治疗的指征。临床上主要有两种情况需同步电复律治疗:①急性的快速异位心律失常,如 VT、室上性心动过速、阵发性快速心房颤动(扑),尤其是 WPW 引起的心房颤动;②持续性心房颤动或心房扑动。在复律前应了解其发病原因,做出针对性的积极处理。

(1)VT:当 VT 的心室率>150 次/分时,常引起明显的血流动力学障碍。当药物治疗效果不佳、出现心力衰竭、休克等情况或 VT 发生于急性心肌梗死(acute myocardial infarction,AMI)时,宜及时进行同步电复律,所需能量一般为 100~200 J,即时成功率可达 90%~97%。由洋地黄中毒所致的 VT 禁忌电击。

(2)心房颤动:是同步电复律最常见的适应证。对预激综合征并发心房颤动伴血流动力学障碍者来说,电复律是首选的治疗方法。慢性心房颤动的复律则需仔细权衡利弊,有下列情况者可考虑行电复律治疗:①心房颤动在半年以内、心脏病变较轻或已做过满意的二尖瓣手术;②甲状腺功能亢进或其他诱因经治疗控制后心房颤动继续存在;③经足量洋地黄及其他药物治疗心室率无法控制;④经复律后能维持 3~6 个月并有明显症状改善的复发病例。对心房颤动进行电复律所需的能量一般为 100~200 J。

(3)心房扑动:慢性心房扑动的药物治疗效果较差,而同步电复律所需的能量较低,仅需50~100 J,即时转复成功率高达 98%~100%,可作为首选的治疗方法。尤其是对伴有心室率快、血流动力学障碍的患者(如心房扑动 1:1 传导时)来说更有同步电复律的适应证。

(4)室上性心动过速:对用刺激迷走神经的方法和药物治疗无效者,可选用直流电同步电复律,电复律的能量一般为 100~150 J,成功率仅为 75%~85%。对已用洋地黄类药物者则宜考虑采取食管快速心房起搏治疗。

(5)其他:异位性心动过速的性质属室上性(如室上性心动过速伴心室差异性传导)抑或室性尚未明确,以致选用药物有困难;对预激综合征并快速性心律失常者,临床上应用药物有困难,可考虑采取同步电复律治疗。对反复短阵发作(几秒钟)的各类异位快速心律失常者不宜用电复律治疗,因发作能自行停止,而电复律并不能防止其复发。

(二)禁忌证

(1)下列情况绝对禁用电复律:①洋地黄中毒引起的心律失常;②室上性心律失常伴高度或完全性房室传导阻滞,即使转为窦性心律也不能改善血流动力学状态;③阵发性心动过速反复频繁发作者(不宜多次反复电复律);④病窦综合征伴发的快-慢综合征;⑤近期有动脉栓塞或经超声心动图检查心房内存在血栓而未接受抗凝治疗者。

(2)下列心房颤动患者对电复律有相对禁忌证:①拟进行心脏瓣膜病外科手术者;②洋地黄过量或低血钾患者,电复律应在纠正后进行;③甲状腺功能亢进伴心房颤动而未对前者进行正规治疗者;④心力衰竭未纠正或有风湿活动、急性心肌炎者;⑤心脏明显扩大者。

(三)电复律操作的要点

为了对可能发生的并发症做及时处理,行电复律前除了准备心电监护和记录、全身麻醉药物等外,尚应准备心肺复苏的药品、设备,如抗心律失常药、升压药、心脏起搏器、氧气、抽吸器、气管插管和人工呼吸器等设备。复律前应多次检查复律器的同步性能。患者应禁食数小时，并在复律前排空小便，卸去义齿，建立静脉输液通道。操作要点如下。

（1）体位：患者宜仰卧于硬木板床上，不与周围金属物接触，将所有与患者连接的仪器接地，开启复律器电源。

（2）心电监护：除常规描记心电图外，还应选择 R 波较高的导联进行示波观察。置电复律器"工作选择"为 R 波同步类型，再次检查与患者 R 波同步的准确性。

（3）麻醉：用地西泮（安定）20～40 mg 以 5 mg/min 的速度静脉推注，边注射边令患者数数，当其中断数数处于朦胧状态、睫毛反射消失、痛觉消失时，即可进行电复律。地西泮目前已逐渐被丙泊酚（负荷量1～3 mg/kg）及咪达唑仑（负荷量 0.03～0.3 mg/kg）所替代。麻醉前后应给患者吸氧。

（4）安置电极：电极板的放置位置有以下几种。①胸前左右法：将一个电极置于右锁骨下方、胸骨右缘第 2 肋间处，电极板中心在右锁骨中线；将另一电极置于左乳头下方心尖处，电极板中心在左腋前线上，两电极板相距应在 10 cm 以上。此法最常用。②胸部前后法：将一个电极置于前胸部胸骨左缘第 4 肋间，电极板中心在左锁骨中线；将另一电极置于背部左肩胛下区，电极板中心在左肩胛中线处。将两电极板涂以导电糊或包以浸过生理盐水的纱布，置于上述位置。

（5）充电：按充电按钮，充电到预定的复律能量。

（6）复律：按"放电"按钮，进行电复律。此时患者的胸部肌肉和上肢将抽动一下。随即观察心电图变化，了解复律成功与否，主要是密切观察放电后 10 余秒的心电图情况，此时即使出现 1 或 2 次窦性心律，也应认为此次电复律是有效的。此后心律失常的再现，正说明窦性心律不稳定或异位兴奋灶兴奋性极高。如未转复，则可增加复律能量，间隔 2～3 分钟再次进行电击。对用地西泮麻醉的患者，如需再次放电，常需给原剂量的 1/2～2/3 再次麻醉。如反复电击 3 次或能量达到 300 J 以上仍未转复为窦性，则应停止电复律治疗。

（7）密切观察：转复窦性心律后，应密切观察患者的呼吸、血压、心率与心律变化，直至患者清醒后 30 分钟，卧床休息 1 天。

五、电复律的并发症及其防治

电复律较安全，且疗效迅速。其并发症一般不多，也较轻，发生严重并发症者多为病例选择、操作不慎或电复律前处理不当所致。其并发症有如下几种类型。

（一）皮肤灼伤

几乎所有的患者在电复律后电极接触部位均有皮肤灼伤，可见局部红斑，尤其是操作时按压不紧、导电糊不足时尤为明显。通常无须特殊处理。

（二）心律失常

心律失常多数在复律后即刻出现，主要有各种期前收缩和逸搏，分别为电刺激和窦房结暂时受抑制所致，无须特殊处理。如室性早搏频发呈二联律或短阵 VT，则可静脉注射利多卡因或胺碘酮治疗。VF 极少出现，可由心脏本身的病变程度、低血钾、洋地黄中毒、酸中毒、对奎尼丁过度敏感等多种因素所致，对此应立即予以非同步电除颤治疗。心房颤动电击后转为心房扑动，可能是复律能量小，仅使环行节律减慢而未能使其终止所致；也有心房扑动电击后转为心房颤动者，可能是电击恰在心房的易损期所致。凡遇上述情况，应先观察片刻，若仍不转复,则可加大能量再次电击。

(三)心肌损害

心肌损害的临床表现为局部性 ST 段暂时抬高,血清门冬氨酸氨基转移酶、氯酸脱氢酶、肌酸激酶含量轻度升高,低热,血压暂时性轻度下降等。心肌损害的程度与复律能量、电极面积及两电极安置的距离有关。因此,应避免使用不必要的高能量,宜用适当大的电极,并避免两电极距离过近。

(四)栓塞

栓塞的发生率为 1.2%~5.0%,多发生于心房颤动持续时间较长、左心房显著增大的患者,尤其是以术前未接受抗凝治疗者为多。栓塞多发生于电复律后 24~48 小时内。对过去有栓塞史者术前、术后给予抗凝治疗可起到预防作用。

(五)急性肺水肿

急性肺水肿多发生在二尖瓣和(或)主动脉瓣病变伴心房颤动电复律后 1~3 小时内,发生率为 3%,可能由经电击后虽恢复了窦性心律,但左心房、左心室功能不全所致。对急性肺水肿应按急性左心衰竭处理。极少数急性肺水肿可能由肺栓塞引起,按肺栓塞处理。

六、AED 的操作方法

AED 的使用已成为基本生命支持的重要组成部分。AED 面板上有 3 个按钮。①绿色:开关(ON/OFF)。②黄色:分析(Analysis)。③红色:电击(Shock)。操作时尚有声音和文字提示。其操作步骤具体如下。①开机:按绿色开关按钮。②连接:将一次性使用的除颤电极贴在患者胸廓的前-侧位,即前电极放在右上胸锁骨下胸骨右缘,侧电极则放在躯干的左下胸乳头左侧,电极中心点放在左腋中线上,并将电极与 AED 连接,仪器迅速提示正在分析,并告知分析结果。③放电除颤:如 AED 语音提示建议电击除颤,要求相关人员离开患者身体,按压红色电击按钮,即开始电击除颤。对持续 VF/VT 患者,可做 1 次电击(双向波者电击能量为150~200 J)。抢救者在除颤后,不应立即检查脉搏,而应先再次做心肺复苏。自胸外按压开始,在 5 个循环(约 2 分钟)CPR 后再检查脉搏。如无脉搏,继续行 CPR 2 分钟,再次除颤。

(康现鑫)

第五节　床旁血流动力学监测

血流动力学监测是对危重患者进行救治时非常重要的心功能监测手段,临床上分为有创和无创两类,以间断或持续的方式进行床旁监测。其目的是:①通过右房压(right atrial pressure,RAP)、肺动脉压(pulmonary artery pressure,PAP)、肺毛细血管楔压(pulmonary capillary wedge pressure,PCWP)、主动脉压(aortic pressure,AP)与心排血量(cardiac output,CO)等测定结果,了解低排血量、低血压、休克及心室充盈压改变的原因与程度;②诊断急性心肌梗死并发室间隔穿孔、急性二尖瓣功能不全、右室心肌梗死与心脏压塞等;③监测补液、扩血管药、正性肌力药与升压药的疗效,指导治疗。

一、血流动力学监测的适应证

血流动力学监测的适应证:①有助于确诊某些危重情况,如急性心肌梗死并发室间隔缺损或二尖瓣关闭不全,鉴别心源性肺水肿与非心源性肺水肿,急性下壁心肌梗死伴右心室心肌梗死,肺动脉栓塞,难以通过心电图确诊的心肌缺血(如合并左束支传导阻滞);②当病情复杂且不稳定,而其他检查(临床症状、X线片或容量负荷试验)难以提供可靠资料时,包括复杂心脏情况(如急性心肌梗死并发低血压)、显著血流动力学不稳定(需要正性肌力药、血管活性药或机械辅助治疗)及心功能不全、不稳定型心绞痛应用硝酸甘油或其他血管活性药静脉滴注治疗、循环血量或心血管状态不明确而又不宜进行利尿或容量负荷治疗,以及伴低血压的右室心肌梗死患者;③心脏病患者合并其他内科情况,如胃肠道大出血、脓毒血症、呼吸衰竭、肾衰竭、胰腺炎、血液透析等;④心脏病患者合并外科手术情况,尤其是有反复发作或新近发作的心肌缺血、心室功能不全、心律失常或液体与电解质失衡可能时,如心脏手术(多个心瓣置换合并严重肺部疾病、冠脉旁路手术、室壁瘤切除等),大血管手术(主动脉夹层、胸或腹主动脉瘤切除),前列腺切除,严重烧伤,多发伤;⑤心脏病患者合并产科高危情况(妊娠毒血症或胎盘早期剥离等);⑥评价新药对心血管系统的作用,保证用药安全。

二、有创血流动力学监测的基本设备

(一)Swan-Ganz 导管

Swan-Ganz 导管即气囊漂浮导管。早期的气囊漂浮导管有 3 个内腔,简称三腔管。导管顶端和距顶端 20～30 cm 处开孔,近顶端处还有通气囊的开孔,3 处开孔经相互隔离的管腔分别开口于导管尾端。在距导管顶端 4 cm 处安装热敏电阻,由导线经另一隔离的管腔与尾端接头相通的气囊漂浮导管,称为四腔管。在距四腔管顶端 25 cm 与 26 cm 处各安装 1 个环状电极,或在 17 cm 与 18 cm 处再各装 1 个环状电极,分别由导线经隔离的管腔通向尾端的气囊漂浮导管,称为多功能气囊漂浮导管。3 种漂浮导管的共同特点为当导管经静脉进入心腔后,充气的气囊有导向作用,使导管顺血流方向漂浮,在较短时间内自动地由右心房经右心室进入肺动脉,并嵌顿在肺动脉的较小分支内,提供床旁监测右心房、右心室、肺动脉和肺楔压等指标的可能。充气的气囊将导管的顶端包围,从而显著减轻或避免了导管顶端碰撞右室壁引起的室性心律失常。四腔管的热敏电极提供了用温度稀释法监测每搏量与心排血指数的可能。多功能漂浮导管在上述基础上外加 2 对电极,经适当滤波后可分别监测右心房与右心室腔内心电图,因而应用同一导管不仅能监测心腔内压力和心排血指数,还能同时监测心率和心律。必要时还可应用该组电极进行右心房、右心室或房室顺序心脏起搏,治疗缓慢心律失常或快速心律失常。

(二)中心静脉导管

中心静脉导管有单腔、双腔和三腔之分。

(三)动脉导管

略。

(四)压力换能器

一端与监测仪相连,另一端通过三通开关与漂浮导管第一管腔相连。通常安放的位置与患者的右心房在同一水平高度。

(五)床旁监测仪

床旁监测仪分别与压力换能器和心电图输入导联线相连。它能显示和记录压力曲线和读数,显示和记录心电图信号。

(六)三通开关及延长管

一端接漂浮导管第一管腔,另一端接肝素液(50 mg 肝素加入 500 mL 等渗液体中),再一端与压力换能器连接。非测压时肝素液和第一管腔相通,持续滴入肝素液以防管腔内凝血;测压时则使第一管腔与压力换能器相通。

(七)其他

备用抢救设备和药品、心排血量计算器等。

三、动脉压

有创动脉血压监测是临床上最常用的直接测压方法,也是监测动脉压最为精确的一种技术。

(一)适应证和禁忌证

其适应证包括:①体外循环下的心脏手术、大血管手术;②血流动力学不稳定(如无创测压有困难),即使压力低于 40 mmHg 仍可准确测量;③需频繁采集动脉血标本。

其禁忌证包括:①对 Allen 试验阳性者禁止行同侧桡动脉穿刺;②局部有皮肤感染;③存在凝血功能障碍。

(二)操作步骤与注意事项

常用的穿刺部位有桡动脉、尺动脉、足背动脉、肱动脉、股动脉、腋动脉。首选桡动脉,因为容易置管,相应并发症少,但患者在置管前必须接受 Allen 试验。具体方法:患者需将置管侧手臂抬高于心脏水平,握拳,操作者用拇指按在前臂尺动脉上,另一拇指按在桡动脉上,同时加压 5 秒,患者放低手臂,松开拳头,操作者松开压迫的尺动脉,如掌部、手指在 15 秒内恢复红色,为 Allen 试验阴性,如不能在 15 秒内恢复红色,则说明主要依靠桡动脉灌注,为 Allen 试验阳性。

(1)动脉压测量,应先确定压力零点水平,即将压力换能器固定在患者右心房中部水平线上,选择第 4 肋间隙腋中线水平作为零点水平。

(2)压力换能器与装有生理盐水或肝素盐水的加压袋相连接,以 3 mL/s 的速度连续冲洗管道,避免导管尖端有凝血块形成。

(3)零点校正方法:①关闭通向动脉导管的三通开关,打开冲洗装置,使管道充满液体;②打开压力换能器排气孔;③按压一次监测仪上的零点校正开关,使监测仪上的压力曲线及读数均回到零位;④零点校正完成,关闭排气孔。

(4)打开与血管相连的三通开关,监测仪上即显示压力曲线和读数。

(5)影响动脉压监测准确性的因素:①动脉导管固定不当或堵塞,表现为动脉波形变化,收缩压下降,波形变平坦,应充分可靠地固定导管;②管道内的气泡会降低压力传递的敏感性,降低数值,应排空管道内的气泡;③管道应有一定的硬度,应用尽可能少的三通开关和尽可能短的延长管,以保证压力波形正确传递,提高测定值的精确性。

(6)动脉压监测的临床意义,动脉压受心排血量、循环血容量、外周血管阻力、血管壁弹性和血液黏滞度等因素的影响,可反映循环功能的一个侧面。动脉压分为:①收缩压(systolic blood pressure,SBP),主要由心肌收缩力和心排血量决定,其作用是克服各脏器的临界关闭压;舒张压(diastolic blood pressure,DBP),主要由外周血管阻力决定,其作用是维持冠状动脉灌注压。平均动脉压(mean arterial pressure,MAP)在评估重要器官灌注压时最常用。脉压是收缩压和舒张压之差,反映每搏量及外周血管阻力,低于 30 mmHg 的脉压常见于低血容量、心动过速、主动脉狭窄、缩窄性心包炎、胸水和腹水,脉压增大可能由主动脉反流、甲状腺毒症、动脉导管未闭等所致。

四、中心静脉压

中心静脉压(central venous pressure,CVP)是位于胸腔内上、下腔静脉或右心房内的压力,它是评估血容量、右心前负荷及右心功能的重要指标,在临床抢救危重患者时被广泛应用。

(一)适应证和禁忌证

CVP 监测的主要适应证包括:①休克(主要是失血性休克和感染性休克);②心功能不全或心力衰竭;③需要大量输血和输液。

CVP 监测对有严重凝血功能障碍的患者是相对禁忌证,对血、气胸患者避免行颈内或锁骨下静脉穿刺。

(二)操作步骤与注意事项

通过颈内静脉、锁骨下静脉、颈外静脉、头静脉、腋静脉、股静脉可以提供中心静脉通路。如果穿刺时用超声显像,更可以明确中心静脉的解剖位置和血流情况,提高置管的准确性,减少并发症。

1.CVP 的测量方法

一般有两种:①换能器测压,通过装满液体的管道将血管腔与压力换能器相连接而测得,在监测仪上显示出静脉压力曲线和读数;②水压力计测压,因中心静脉压是低压系统,可用水压力计直接测压,应用中心静脉测量标尺,垂直固定于架子上,其零点位置定于第 4 肋间隙腋中线,测压管道通过三通开关与中心静脉导管相连。

2.影响 CVP 测量的因素

影响 CVP 测量的因素包括以下几点。①导管位置:中心静脉压导管置入的最佳位置应该是上腔静脉与右心房连接处的血管内,但大部分导管是置于上腔静脉内。②零点:以右心房中部水平线为准,体表投射位为第 4 肋间隙腋中线水平,患者体位改变时要及时调整。③气道内正压:胸腔压是经心包和腔静脉壁传递的,自主呼吸时,吸气降低 CVP,呼气升高 CVP,而在机械通气时正好相反。CVP 升高的程度取决于肺的顺应性和血容量,最好在呼吸周期的同一时期测量和比较,一般在呼气末期。应用 PEEP 时,正压会传递到右心房,引起静脉回流的减少和 CVP 升高,建议测 CVP 时在病情允许的情况下短暂关闭 PEEP。④导管的扭曲、受压、血管堵塞均会影响测得的值。

3.CVP 监测的临床意义

CVP 监测的临床意义包括以下几点。①CVP 降低的同时:血压升高,心脏功能增强;血压降低,血容量减少或静脉回流阻力增加。②CVP 升高的同时:血压升高,血容量增多或静脉回流阻力下降;血压降低,心脏功能减弱。

五、气囊漂浮导管

(一)适应证和禁忌证

肺动脉压监测对急性心肌梗死伴有如下情况者可能获益:①不易通过补液纠正的低血压;②充血性心力衰竭存在时的低血压;③血流动力学损害严重,需静脉使用缩血管剂或扩血管剂或主动脉内气囊反搏术;④机械损害或可疑机械损害,如心脏压塞、严重二尖瓣关闭不全、室间隔穿孔。

禁忌证同 CVP 监测的禁忌证。

(二)操作步骤与注意事项

(1)检查漂浮导管:具体如下。①检查气囊的完整性:向气囊内注入 1~1.5 mL 空气,判断气囊是否充气、有无偏心等,然后置入无菌生理盐水中观察其完整性。②检查导管是否通畅:可用肝素等渗液体冲洗管腔,然后关闭三通开关,保证空气绝对不能进入管腔。

(2)确定导管插入方法。导管插入的方法有静脉切开法和静脉穿刺法两种。后者较为简单,易为患者接受。不同部位插管比较见表 1-1。

表 1-1 不同部位插管的比较

静脉	优点	缺点
肘前静脉	较安全,插管时患者不必仰卧	多要切开,进入胸腔静脉困难,易致创口感染、静脉炎、静脉痉挛
颈内静脉(右侧)	解剖位置恒定,通向心脏途径短而直	误刺颈总动脉、气胸
锁骨下静脉(左侧)	同上	同上
股静脉	穿刺较易,且较安全	通向心脏途径较长

(3)确定导管进入的部位导管顶端插至右心房所需要送入导管的长度与导管插入不同部位的浅表静脉有关(表 1-2)。

表 1-2 漂浮导管插入途径及至右心房的距离

插入途径	至右心房的距离
右侧颈内静脉—锁骨下静脉—下腔静脉—右心房—右心室—肺动脉	约 25 cm
肘贵要静脉—肱静脉—锁骨下静脉—上腔静脉—右心房—右心室—肺动脉	左侧约 50 cm,右侧约 40 cm
股静脉—髂外静脉—髂总静脉—下腔静脉—右心房—右心室—肺动脉	35~45 cm
颈外静脉—锁骨下静脉—上腔静脉—右心房—右心室—肺动脉	约 25 cm
锁骨下静脉—上腔静脉—右心房—右心室—肺动脉	约 25 cm

(4)当导管顶端进入右心房后,将气囊充气,立即将开关关闭,使气体保持在气囊内。应注意注入气体的总量不能超过气囊的容量,以防止气囊破裂。将导管末端连接测压器,以观察压力的变化,若监测仪所示的压力波形随呼吸运动而明显移动,则证实已达右心房。此时静脉注射利多卡因 1 mg/kg,3 分钟后再送导管漂浮入右心室,可明显减少导管通过时室性心律失常的发生率。气囊充气后在血液中漂浮前进,一般在 1 分钟内即可以从右心房经右心室进入肺动脉,最后到达肺动脉分支楔嵌的位置。

(5)当漂浮导管插入右心房时,监测仪显示右心房压力曲线,此时总压力波幅(正常)约为4.0 mmHg;当漂浮导管进入右心室时,显示右心室压力曲线,收缩压较右房增高;当漂浮导管进入肺动脉时,出现肺动脉压力曲线,舒张压较右心室增高而收缩压不变;当导管漂浮前进至充气的气囊堵塞肺动脉分支时,可见压力波幅仅 2.0 mmHg,为具有 3 个波峰的压力波,即PCWP,相当于导管顶端与肺毛细血管、肺静脉和左心房间形成的静态血柱的压力,此时,肺动脉压力曲线消失,将气囊放气后,肺动脉压力曲线再度出现,说明导管位置正确。如气囊充气量<1 mL 已能记录到 PCWP,则提示气囊进入肺小动脉太深了;如充气量>1.5 mL 才显示PCWP,则提示气囊进入肺小动脉的深度不够。

(6)应用热稀释法测定心排血量应用四腔管连接心排血量监测仪,可间断监测心排血量及心脏指数。事先准备冰冻无菌的 5% 葡萄糖液 1 瓶,插入心排血量监测仪的温度测定探头,与监测仪连接。再将已送达肺动脉的气囊漂浮导管尾端的热敏电阻接头与监测仪连接,监测仪的计算机装置即能连续显示注射液的温度和患者的血温。启动监测仪,用无菌注射器抽取冰葡萄糖液 5 mL,立即用最快速度自导管尾端右心房孔开口推入(小于 4 秒)。冰葡萄糖液随血液进入右心室,与血液充分混合,凉的血液于心室收缩时进入肺动脉,该处热敏电阻测得的系列血温改变,由心排血量监测仪绘制成温度-时间曲线,监测仪同时显示心排血量和(或)心脏指数。2 分钟后可重复测定,取 3 次测定值的平均值作为心排血量和(或)心脏指数值。

(7)在某些大心脏(如右心扩大)、急性心排血量降低、三尖瓣病变和肺动脉高压等患者中,有时插入导管较困难。此时嘱患者深吸气,做 Valsalva 动作,用 5~10 mL 冰盐水冲洗导管或在导管内插入细引导钢丝,使导管变硬,这样有助于将导管插入肺动脉。

(8)导管保留时间依病情而定,一般为 1~4 天。在导管保留期间,对导管心房孔与肺动脉孔要用含肝素的液体缓慢持续点滴,以防导管内凝血。每次测定肺楔压后务必立即放气,以防肺血管受损或发生肺梗死。在导管保留期间可酌情使用抗生素,以预防感染。

(三)并发症及其防治

1.气囊破裂

①原因:多见于肺动脉高压患者或导管重复多次使用及气囊充气过多的情况。当充气后不再能复原就应怀疑气囊破裂,可注射 1 mL 生理盐水,不能回抽或回抽有血就可以证实,应立即拔出导管。②预防:插管前仔细检查导管,应注意充气量不超过 1.5 mL,充气速度不宜过快。

2.心律失常

①原因:系导管前端接触到心内膜所致,以室性期前收缩多见。②预防:插入导管前可预防性地注入利多卡因;在插管过程中出现心律失常时,应改变导管位置,必要时给予抗心律失常药物。

3.穿刺部位或全身感染及静脉炎

①原因:消毒不严,无菌操作技术不佳。②预防:严格消毒,注意无菌操作,定期更换敷料。置管时间尽量缩短,一旦发生感染,应予以拔管,并积极应用抗生素治疗。

4.导管扭曲打结

①原因:系导管软或插入过长所致,当过多的导管进入但仍未达预定的导管位置时,应高度怀疑有此种可能。②预防:插管前应注意选择导管,应避免导管插入过长。当导管发生扭曲

时,应退出或调换导管;当导管疑似打结时,应将导管轻送轻抽,使之松开。

5.气胸

在锁骨下静脉插管时,较易因误伤胸膜而致气胸。注意进针部位与针尖方向,可预防气胸发生。

6.血栓形成

①置管时间过长,如用 18 G 导管置管 1~3 天后的血栓发生率为 25%,用 20 G 导管置管 1~3 天后的血栓发生率为 10%,使用 22 G 导管能进一步减少血栓发生率。②置管过程中容易损伤血管内膜,阻碍导管周围的血流而形成血栓。③导管质量的影响,如使用聚四氟乙烯导管比用聚乙烯导管发生血栓的可能性少得多。④不同部位动脉穿刺血栓发生率:桡动脉为 17%,肱动脉为 44%,足背动脉的发生率较低。

7.肺栓塞

①原因:栓子多来自导管顶端的血凝块,以及冲洗时管道内的气栓等。漂浮导管在肺动脉中多次移动、气囊过度扩张等均可促使血栓形成并引起栓塞。②预防:对气囊应间断缓慢充气,充气量宜少,置管时间尽量缩短。对时间超过 48 小时者,可预防性地应用抗凝剂。

(四)监测的指标

直接测定的指标包括周围动脉压、RAP、右室压(right ventricular pressure, RVP)、PAP、PCWP 和 CO。按公式可根据上述参数计算出 MAP、心室每搏做功指数以及周围循环阻力、肺循环阻力等指标(表 1-3)。此外,重复测定同一患者 PCWP 连续增高时的心排血量,可绘制以 PCWP 为横坐标、以心排血量为纵坐标的此患者的心肌做功曲线,反映出在后负荷不变条件下心肌的内在收缩功能。

表 1-3　血流动力学的计算公式与正常值

监测指标	计算公式	正常值
平均动脉压(MAP)	=1/3(收缩压-舒张压)+舒张压	70~105 mmHg
平均肺动脉压(MPAP)	=1/3(肺动脉收缩压-舒张压)+肺动脉舒张压	9~16 mmHg
心脏指数(CI)	=心排血量(CO)/体表面积(m^2)	2.6~4.0 L/(min·m^2)面积(m^2)
每搏量(SV)	=心排血量(L/min)×1000/心率(HR)	70~130 mL
左室每搏做功(LVSWI)	=CI×(MAP-PCWP)/HR×13.6	(30~60)g·m/m^2
右室每搏做功(RVSWI)	=CI×(MPAP-CVP)/HR×13.6	(6.2±3.5)g·m/m^2
肺循环阻力(PVR)	=80×(MPAP-PCWP)/CO	(150~250)dyn·s/cm^5
体循环阻力(SVR)	=80×(MAP-RAP)/CO	(130~1800)dyn·s/cm^5

1.RAP

RAP 的正常值为 1~7 mmHg,其中收缩压为 3~7 mmHg,舒张压为 0~2 mmHg。RAP 升高见于右心衰竭、三尖瓣狭窄或关闭不全,以及任何可影响心室舒张期充盈的情况,如缩窄性心包炎、心肌病、肺动脉高压、阵发性心动过速等。

2. RVP

RVP 的正常值:收缩压为 20～30 mmHg,舒张末压<5 mmHg。其增高的原因有:①任何原因引起的肺动脉高压;②肺动脉狭窄;③右心室衰竭;④缩窄性心包炎;⑤右心室梗死。

3. PAP 和 PCWP

PAP 的正常值为 15～30/5～14 mmHg,其升高见于左心衰竭、二尖瓣病变、慢性肺部疾病、肺动脉高压等。PCWP 的正常值为 5～12 mmHg,当 PCWP>18 mmHg 时为肯定升高,当 PCWP>25 mmHg 时,则有肺水肿的可能;当 PCWP<8 mmHg 时,常有左心室充盈不足。根据心肌做功曲线,当 PCWP 在 15～18 mmHg 时,左心室做功最佳。PCWP 在一定程度上反映了肺静脉压,因为肺动脉与左心房之间无瓣膜,且正常血管床的阻力低,所以其也能间接反映左心房压。在心室舒张末期,二尖瓣开放,肺静脉、左心房与左心室呈共同腔室,此时 PCWP 与左心室舒张末压近似,故 PCWP 可作为反映左心室舒张末期压(left ventricular end diastolic pressure,LVEDP)的指标,在二尖瓣功能正常时是了解左心室功能的确切指标。肺动脉舒张压与 PCWP 密切相关,在无严重肺部病变的患者,肺动脉舒张压略高于 PCWP,较稳定地高出后者 1～4 mmHg,因而常以连续肺动脉舒张压监测取代 PCWP 连续监测,以避免 PCWP 监测时充气的气囊长久楔嵌引起肺动脉分支管壁损伤,甚至穿破,以及肺梗死等并发症。

六、脉波指示剂连续心排血量监测

脉波指示剂连续心排血量监测(pulse indicator continuous cardiac output,PICCO)是将肺热稀释法与动脉脉搏波形分析技术结合起来测定连续心排血量的一项微创血流动力学监测技术。只需配置中心静脉及动脉导管,无须放置肺动脉导管。尤其是利用热稀释法能够连续测定胸腔内血容量及血管外肺水这两个容量监测指标,可以更准确、及时地反映体内液体的变化。

(一)适应证

PICCO 的适应证有:①血流动力学不稳定状态;②休克;③脓毒血症;④肺损伤;⑤多器官衰竭等。

(二)操作步骤与注意事项

(1)置管:局麻下经右股动脉置入带温度传感器的 PICCO 动脉导管,经右侧颈内静脉或锁骨下静脉置入中心静脉导管,动、静脉导管与 PICCO 监测仪相连接。确定第 4 肋间隙腋中线水平后经与中心静脉导管相连的水温探头固定仓 10 秒恒速注入 10 mL 生理盐水(2～5 ℃),经过上腔静脉—右心房右心室—肺动脉—血管外肺水—肺静脉—左心房—左心室升主动脉—腹主动脉—股动脉—PICCO 导管接收端,换能器校零。计算机将整个热稀释过程画出热稀释曲线,并自动对该曲线波形进行分析,得出基本参数,然后结合 PICCO 导管测得的股动脉压力波形,得出每搏心排血量、心脏指数、动脉压、血管外肺水、肺水指数。

(2)换能器校零:置管后分别对股动脉换能器和中心静脉换能器校零,每 8 小时 1 次。方法:将换能器平第 4 肋间隙腋中线,与大气相通,按监测仪校零键,直至数值归零,再转动三通开关,使换能器与各导管相通,校零完成后可连续监测动脉压和中心静脉压。

(3)定标:每 8 小时 1 次。定标前中心静脉停止输液 30 秒以上,经中心静脉内快速(<

8 秒)注射生理盐水 10～15 mL,动脉导管尖端的热敏电阻测量温度下降的变化曲线,通过分析热稀释曲线,计算得出 CO。重复上述操作 3 次,取平均值,得出定标值。应避免频繁测定,增加心脏负荷。

(4)参数:具体如下。①连续监测的参数:每搏心排血量及指数、动脉压、心率、每搏量及指数、每搏量变化、外周血管阻力及指数。②利用热稀释法测定的参数:心排血量及指数、胸腔内血容量及指数、全心舒张末期容量及指数、血管外肺水及指数、心功能指数、全心射血分数、肺血管通透性指数。

(5)临床意义:①CO:反映心脏的输出功能,是组织供氧的保证。CO 下降表示血容量不足或心功能不全,CO 增高提示焦虑、运动、感染性休克等。②胸腔内血容量:是由左右心腔舒张末期容量和肺血容量组成,与心腔充盈量密切相关,它不受机械通气的影响。包括四个腔室舒张末期容量的总和,即胸腔内血容量＝全心舒张末期容量＋肺血容量。其参考值为 850～1000 mL/m³,数值过高提示血容量过多,数值过低提示血容量不足。③血管外肺水:包括细胞内液、间质液和肺泡内液,后两种过多可造成肺水肿。可用于危重患者肺水肿的监测。其参考值为 3.0～7.0 mL/kg,数值增加提示有肺水肿的可能,可在床旁定量判断肺水肿的程度,对 ARDS 患者有特殊意义。

七、无创血流动力学监测

无创血流动力学的监测,因其安全、简便、无痛苦而在临床上得到广泛的应用,包括心率、无创血压、脉搏 SO₂、心排血量等监测指标。在诸多监测参数中,CO 的监测是最重要的参数之一。目前,临床上常用的无创监测心排血量的方法有心阻抗血流图和超声心动图监测。

心阻抗血流图是通过每一心动周期胸部电阻抗的变化,监测心血管功能。其基本原理为人体组织是一个导电性能良好的导电体,尤其是充满导电离子的血液系统。当直流电通过胸部组织时,人体产生电阻。人体的胸腔长度是恒定的,血流的电阻率为 135～150 Ω/cm,每次心搏时,主动脉的内径相应地改变,而主动脉内血流是胸部主要的导电电解质,主动脉内径扩张导致胸部电阻的变化。根据欧姆定律:电流＝电压/电阻,可以测得电阻的变化。可见,在导体长度不变的情况下,容积变化与阻抗的变化密切相关。心阻抗血流图利用这一原理,采用高频(70 Hz)、恒定、低强度(2.5 mA)交流电通过胸部,探测胸部阻抗的变化,了解胸腔内的血流情况。

目前临床上常用的心排血量监测仪有多种型号,诸如 NCCOM2、NCCOM3、NCCOM3－R7、cardiodynamic 监测仪等。在将监测仪与患者相接时,局部皮肤要用酒精清洁干净,当在颈根部和剑突水平放置 4 对 8 个电极时,相邻两个电极要相距 5 cm。电极必须用银-氯化银电极,这样可以得到较小的阻抗值,减少干扰。通过心排血量监测仪,可以测得多项血流动力学参数,如心率、每搏量、心排血量、射血速率指数,其可反映心脏的收缩性;心室射血时间,其表示的是机械收缩间期;胸腔体液指数,其可反映肺泡间质和血管内液体分布;心脏指数,反映的是全身血流和组织灌注状态;每搏指数,反映的是心泵功能;舒张末期指数,反映的是前负荷;心收缩指数,反映的是心室充盈和收缩性;加速度指数,反映的是不依赖前后负荷变化的心肌收缩功能;体循环血管阻力指数,反映的是前后负荷变化;左心室每搏做功指数,反映的是心室克服后负荷每搏做功能力;射血分数,反映的是左心室容量排空的效应;以及平均动脉压。

超声心动图监测是利用高频超声波(2.5～10 MHz)反射的原理,由超声探头发射出的超声波束在人体各个层面传播时,不同的组织界面会有不同的声阻抗,在不同的组织界面上发出强度不等的反射波,通过压电效应将反射波检获,经过计算机处理在屏幕上显示心脏和周围结构的影像。M 型超声心动图是一维图像,是界面超声心动图;2D 超声心动图是二维图像,是切面超声心动图;彩色多普勒超声心动图结合了 2D 和多普勒技术,能够观察心脏的结构和运动情况,还能定量测算运动的速度、方向以及血液流速,再根据公式计算出心排血量。

食管超声心动图采用二维超声心动图和彩色多普勒结合的技术,能够更精确地进行连续的心排血量和无创心功能监测。在重症监护室中最常用的就是食管超声心动图检查。通过食管超声心动图检查,可以了解心脏瓣膜功能及有无赘生物、心室收缩性和舒张期松弛情况、心包情况等。通过测出的血流速度,可推算出心排血量。

(杨　威)

第六节　连续性血液净化技术

血液净化技术是各种持续或间断清除体内过多水分、溶质方法的总称,该技术是在肾脏替代治疗技术的基础上逐步发展而来的。血液净化技术主要包括肾脏替代治疗、血液灌流、免疫吸附、内毒素吸附和血浆置换等。肾脏替代治疗是利用血液净化技术清除溶质,以替代受损肾功能以及对脏器功能起保护、支持作用的治疗方法,基本模式包括血液透析、血液滤过和血液透析滤过三种。每一种血液净化方式都各有特点,且各适用于不同疾病或不同疾病状态。其中肾脏替代治疗在 ICU 中应用最为广泛。

血液透析净化技术在 20 世纪 40 年代开始应用于对尿毒症患者的治疗。随着人们对急性肾衰竭的病理生理和发病机制的研究及血液净化技术的不断革新,急性肾衰竭的预后已有所改观。近十几年来,急危重症病医学越来越受到重视,急危重症患者病情复杂,预后凶险,如多脏器功能障碍综合征(multiple organ dystunction syndrone,MODS)、ARDS、全身严重感染等,病死率达 30%～70%。人们越来越多地认识到机体受到严重的病理损害后,可出现全身失控的炎症反应,由此产生过量的炎症介质和细胞因子,它们可造成组织、细胞损伤,最终导致脏器功能损害。这些患者因其病情重,常需呼吸机支持治疗而难以搬动,且内环境紊乱、血流动力学不稳定,要求对其能在床旁进行血液净化治疗,传统血液净化技术已不能满足这一要求,这就需要有高效、稳定且操作简便的床旁血液净化技术。

连续性血液净化(continuous blood purification,CBP)技术,又称为连续性肾脏替代治疗(continuous renal replacement therapy,CRRT)技术,与呼吸支持技术、循环支持技术并称"ICU 三宝",是血液净化领域的新成就之一,是所有连续、缓慢清除体内水分和溶质的一组治疗方式的总称,它通过不断完善的滤过、吸附和超滤等技术,清除外来毒物、药物和体内产生的各种生物致病因子。CBP 不仅成为治疗重症急性肾衰竭的主要方法,也被广泛应用于非肾病领域,如肝衰竭、严重高脂血症、化学性中毒、严重脓毒症、严重创伤、严重烧伤、重症胰腺炎、多脏器功能障碍、药物治疗无效的重症肌无力、吉兰-巴雷综合征、多发性骨髓瘤及系统性红斑狼疮等,已成为各种急危重症患者的重要疗法之一。自 1995 年国际连续性肾脏替代治疗会议在美国举行以来,CRRT 已经从最初治疗重症急性肾衰竭扩展至对各种常见急危重症患者的救治,CRRT 这一名词已不能完全概括此项技术的实际临床价值,而连续性血液净化(CBP)较符合临床实际内容。目前,其临床应用范围已远远超过了肾脏替代治疗的范畴,扩展至非肾脏病治疗领域,在急危重症患者的救治中发挥了非常重要的作用。

自 1977 年连续性动-静脉血液滤过(continous arterio-venous hemofiltration,CAVH)应用于临床以来,由于其克服了传统的间歇性血液透析所存在的"非生理性"治疗的缺陷,而在临床上迅速推广应用。1982 年,美国 FDA 批准 CAVH 可应用于 ICU 以治疗急性肾衰竭,经过 30 多年的实践,CAVH 技术已衍生出一系列治疗方式,如连续性静-静脉血液滤过、连续性动-静脉血液透析滤过、连续性静-静脉血液透析滤过、连续性动-静脉血液透析、连续性静-静脉血液透析及缓慢连续性超滤,还产生了很多衍生模式,如延长低效每日透析、高通量血液透析、高容量血液滤过等,形成了一系列的 CBP 治疗系统。

一、血液净化治疗的原理

(一)血液透析

血液透析是根据半透膜平衡的原理,将患者的血液通过半透膜与含一定成分的透析液相接触,两侧可透过半透膜的分子(如水、电解质和中小分子物质)跨膜移动,达到动态平衡,从而使血液中的代谢产物,如尿素、肌酐、胍类中的分子物质和过多的电解质,通过半透膜弥散到透析液中,透析液中的物质(如碳酸氢根和醋酸盐等)也可以弥散到血液中,从而清除体内的有害物质,补充体内所需物质的治疗过程。其溶质运转的方式是弥散,即溶质从高浓度处向低浓度处运动,溶质运动的动力来自其本身无规则的热运动,也就是布朗运动。影响弥散运动的因素包括溶液浓度梯度、溶质分子量和半透膜的阻力。

(二)血液滤过

血液滤过是模仿肾脏的工作原理,其清除溶质的原理是对流。将患者的血液通过连接管道直接引入血液滤过器,通过滤过压和利用滤过膜的对流作用,将血液中的水分和中、小分子物质滤出,未被滤过的大分子物质和血液的有形成分连同置换液一道,经回路系统回输到体内,从而达到血液净化的目的。

与血液透析相比,血液滤过对大、中分子毒素的清除效果优于血液透析,但其对小分子毒素的清除则较差;另外,血液滤过能迅速清除水分,且对患者的血流动力学影响较小。

(三)血液透析滤过

血液透析对小分子毒素的清除效果较好,而血液滤过则对大、中分子毒素的清除效果较好,血液滤过透析解决了血液透析和血液滤过各自的缺陷。血液透析滤过是血液透析和血液滤过的联合,兼有两者的优点,即清除溶质时是弥散和对流同时进行,小分子毒素通过弥散来清除,而中、大分子毒素则通过对流来清除。

血液透析滤过的应用对象是需要血液滤过而又不好增加透析次数的患者以及在血液透析中易发生低血压和不能耐受超滤的患者。

(四)血浆置换

利用血浆分离装置和技术,分离出血浆,将细胞成分及预备的正常血浆一道回输体内,即为血浆置换。血浆置换治疗疾病的主要机制在于清除体内的致病因子(包括内源性致病因子和外源性致病因子),而这些致病因子存在于血浆中,以大分子的形式存在或与血液蛋白结合,既不能有效地用药物抑制和排出,也不能使用血液透析加以清除。血浆置换通过分离、去除血浆,也就去除了存在于血浆中的致病因子,同时还可以补充患者所缺乏的一些血浆因子,达到治疗疾病的目的。

(五)血液灌流

血液灌流是一种用吸附型的解毒装置,将患者的血液引入体外并经过血液灌注器,通过具有广谱解毒效应的吸附剂,清除体内有害的代谢产物或外源性毒物,达到血液净化的一种治疗方法。吸附剂有活性炭和树脂。不同的吸附剂对每种毒素的亲和力不同,其吸附的范围也不同。其适应证包括中毒和肝性脑病等。

(六)连续性血液净化

连续性血液净化治疗系统包括了一系列的治疗方式,如 CAVH、连续性静脉-静脉血液滤过、连续性静-静脉血液透析等。

CAVH 是模拟正常肾小球滤过功能,利用人体动、静脉之间的压力差,驱动血液通过一个小型高效能、低阻力的滤器,血浆中的水分被不断滤出,以对流的原理清除体内的毒素及水分,同时补充一部分置换液。血滤器由许多中空纤维管组成,其通透性能和膜孔隙大小可比拟为肾小球的基膜,这种膜可以有效地通过水分和血浆内的中、小分子物质,功能虽不如正常人体肾小球那样完美,但在紧急抢救的情况下可以起到调节生理平衡的作用,它是抢救急危重症患者必须配备的治疗手段。CAVH 的原理与血液滤过相似,在模仿肾小球的功能上比血液透析前进了一步,又由于它是连续滤过,故比血液滤过的更接近于人肾小球滤过功能,同时大大简化了治疗设备。它对中分子物质清除效率高,对小分子物质(如肌酐、尿素氮)清除的效率不如透析的。连续性静-静脉血液滤过的清除溶质原理与 CAVH 相同,避免了动脉穿刺的危险,需用血泵辅助。

连续性动-静脉血液透析滤过及连续性静-静脉血液透析滤过是在 CAVH 及 CWH 的基础上弥补 CAVH 及 CWH 对氮质清除不足的缺点,其原理是对流及弥散结合的治疗方式。在血滤器滤腔中加入置换液或透析液,兼顾 CAVH 及连续性静-静脉血流滤过的对流转运(清除中分子物质为主)和透析的扩散转运(清除小分子物质为主),透析作用将影响滤出效果。

连续性动-静脉血液透析及连续性静-静脉血液透析主要是以单纯弥散及少量对流原理清除溶质。方法类似于连续性动-静脉血液透析滤过,唯一的区别是将高通量滤器改为低通量的透析器,不需要输入置换液,透析液与血流方向相反输入透析器腔。它能更多地清除小分子物质,与 CAVH 比较每小时平衡液量减少。

缓慢连续性超滤也是 CAVH 中的一种类型,它为缓慢的超滤,以对流的方式清除溶质,但主要是脱水,不需补充置换液,也不用透析液。

(七)Hybrid 血液净化技术

由于重症疾病的复杂性和多因性,单纯使用一种血液净化方式或技术,有时达不到治疗效果,随着血液净化技术的不断发展,出现了将两种或两种以上血液净化技术同时或先后用于同一个患者身上的治疗方法,即 Hybrid 血液净化技术。这种将不同原理、不同方式的血液净化技术组合或结合起来的技术统称 Hybrid 血液净化技术。

狭义上,Hybrid 血液净化技术是指延长低效每日透析这一介于 CRRT 与间断血液透析(IHD)之间的肾脏替代治疗方式。广义上 Hybrid 血液净化技术包括所有不同原理、不同方式的血液净化技术的组合。常用的 Hybrid 血液净化方式包括延长低效每日透析、连续血液透析滤过、血液灌流＋CRRT、联合血浆滤过吸附、非生物型人工肝吸附再循环系统、成分血浆分离吸附、血浆置换＋CRRT、CRRT＋胆红素吸附等。这些 Hybrid 血液净化技术的组成技术有的是在同一治疗操作中同步进行，有的则是先后序贯进行。

二、CPB 治疗的特点和临床适应证

(一)CPB 治疗治疗的特点

CBP 除了具有血液透析的肾替代作用外，还具有以下优点：①因其能连续、缓慢、等渗地清除水分和溶质，故血流动力学稳定性好；②除血肌酐、尿素氮、电解质等小分子溶质外，CBP 还能清除许多导致急危重症发生和发展的炎性介质和毒性物质等中、大分子溶质；③在急危重症高分解代谢和多脏器功能障碍的状态下，有利于保持代谢物水平与酸碱、电解质的持续稳定；④CBP 能满足大量液体摄入的需要，同时控制了代谢产物的水平和血磷浓度，有利于肠外营养的实施。

(二)CBP 治疗的临床适应证

适应证包括：①复杂性急性肾功能不全；②伴有或不伴有急性肾功能不全的多器官功能障碍综合征；③感染性休克；④急性重症胰腺炎；⑤急性呼吸窘迫综合征；⑥严重水、电解质及酸碱失衡；⑦急性溶血；⑧药物中毒和毒物中毒；⑨肝功能不全；⑩降温、复温，尤其是热射病。

三、CBP 治疗在非肾脏病患者中的应用

近年来，CBP 技术日趋成熟，其在复杂性急性肾衰竭中的应用已形成共识，而其临床应用范围已远远超过了肾脏替代治疗领域，扩展至非肾脏病领域，成为各种急危重症患者救治中的多器官支持疗法之一。

(一)严重脓毒症与 MODS

脓毒症主要是由内皮细胞、血小板、白细胞、凝血系统及多种炎症介质共同参与及相互作用导致的全身性、系统性炎症反应。其可发展为严重脓毒症、脓毒症休克，甚至 MODS。MODS 是指患者在受到严重感染、休克、创伤、大面积烧伤、大手术等打击后，同时或序贯出现两个或两个以上的系统或器官功能障碍，不能维持内环境稳定的临床综合征。MODS 的发病机制尚未完全阐明，随着研究的深入，免疫学发病机制成为当前探讨的热点。炎症失控假说能较为确切、合理地解释这一机制，即 MODS 是由于机体受到创伤和感染等刺激而产生的过于强烈的炎症反应（即所谓"瀑布效应"），进而损伤自身细胞的结果。CBP 除了能够有效控制患者的液体平衡、氮质血症和电解质酸碱平衡外，还可稳定机体内环境，降低细胞因子、补体激活产物及蛋白酶等的峰值浓度，清除代谢废物（如花生四烯酸代谢产物等）而重建免疫平衡。CBP 可改善各脏器功能，在 CBP 治疗的过程中，患者的心血管功能能够维持比较稳定的状态，治疗后的平均动脉压、心脏指数、心排血量和 PaO_2/FiO_2 均上升；平均肺动脉压降低，动脉氧分压改善。高容量血液滤过可显著减少全身性感染伴 MODS 患者的血管活性药物用量，血液滤过后循环中心肌抑制因子降低，心肌功能得到改善；CBP 还有助于清除肺间质中过多的水分，并可提高动脉血氧分压，减少二氧化碳潴留，改善肺功能；血液滤过可降低血浆中促炎细胞

因子的浓度,减轻肺部局部炎症反应,降低肺毛细血管内皮细胞及肺泡上皮细胞的通透性,缓解肺水肿,改善心肺功能。

(二)重症急性胰腺炎

重症急性胰腺炎的发病机制是胰蛋白酶的活化,消化自身的胰腺组织,以及胰蛋白酶进入血管床,作用于各种不同的细胞,释放出大量的血管活性物质及炎症因子,如5-羟色胺、组胺、激肽酶、肿瘤坏死因子、IL-6等,导致胰腺组织坏死,炎症反应,血管弥漫性损伤,血管张力改变,引起心血管、肝功能和肾功能不全。组织坏死和腹腔内感染所产生的毒素,以及刺激机体引发的炎症介质和细胞因子的产生,是出血坏死型胰腺炎导致严重并发症的关键。因此,我们也可以将重症急性胰腺炎理解为高细胞因子血症介导的病理生理过程,及时有效地清除炎症介质对于缓解重症急性胰腺炎患者的症状及预后的改善至关重要。采用腹腔灌洗和CBP以打断病程的发展,对提高救治的成功率有实际意义。患重症急性胰腺炎时腹腔内含有胰酶渗出液(常称为毒性腹水),是导致全身炎性反应的一个重要因素。因此,从20世纪70年代至今,腹腔引流或腹腔灌洗始终是一项必要的治疗措施。同样,胰腺外分泌(蛋白酶、淀粉酶、脂肪酶等)进入血流,再加上细胞因子、炎症介质等也应是导致或加重全身炎症反应的因素。CBP可清除血液中的细菌内毒素、细胞因子及炎性介质,这些物质从血液中清除后有利于症状的控制,有利于遏制病程的发展。应用CBP于重症急性胰腺炎患者,对控制高热、改善ARDS、调整水和电解质紊乱有明显效果。有研究表明:采用CBP联合腹腔引流灌洗不但可改善全身炎症反应,而且可以有效减轻重症急性胰腺炎的腹腔压力、腹腔内炎症反应、腹腔感染及胰腺局部并发症,更早、更有效地控制病程中腹腔高压及腹腔间隔室综合征。

(三)CBP治疗在其他非肾脏病患者中的应用

(1)ALI/ARDS:ALI/ARDS是由多种因素引起机体过度炎症反应的结果,各种炎症细胞因子在其发生、发展过程中起关键性作用。ALI/ARDS的治疗(如单依靠机械通气、抗感染、营养支持及激素的应用)等传统手段,无法有效清除炎症因子及控制全身炎症反应,治疗效果有限。而CBP具有强大的对流、吸附作用,能够连续、有效地清除炎症介质、稳定内环境、控制容量平衡、保持脏器功能等,在治疗脓毒症合并ARDS中具有独特的优势。清除炎症介质可以改善ARDS的预后,血液滤过可以改善肺气体交换参数,与血管外肺水大量清除有关,血管外肺水的清除是CBP治疗ARDS有效的另一个机制。因此,对ARDS合并急性肾功能不全的患者在严密监测血流动力学的情况下使用CBP治疗,可以改善患者的临床症状及预后。

(2)药物中毒或毒物中毒:药物或毒物能否被清除与药物或毒物在体内的表观分布容积有关,表现分布容积越大,毒物在血液中的分布越少,而分布于细胞外液、脂肪及其他组织的越多。一旦进入这些组织,其再分布至血液需要较长的时间,将不能及时清除。药物或毒物的清除也与血浆蛋白结合率有关,CBP超滤液中含有血浆中所有的药物,其含量取决于血浆药物浓度及其与血浆蛋白结合的程度,一般来说,只有游离的药物才能被滤出。发生药物中毒或毒物中毒时,当常规内科治疗不能缓解毒性作用或伴严重肝、肾损害威胁生命时,应不失时机地选择CBP治疗。血液滤过的效果优于常规血液透析和腹膜透析的效果,在理论上血液滤过对药物或毒物的清除率与超滤率呈正相关,与蛋白结合率呈反相关。另外,高通量滤器对药物或毒物还有不同程度的吸附能力,有助于提高清除率。

(3)挤压综合征与横纹肌溶解症:挤压综合征有外伤或自体挤压史,临床表现为脱水状态、血压降低、酱油色尿。实验室检查有肌红蛋白血症和肌红蛋白尿,血清肌酸磷酸激酶、转氨酶、尿素氮和肌酐增高。临床上,挤压综合征患者由于坏死肢体发生再灌注损伤,细胞内因子释放到全身血液循环中,产生高钾血症,可能会诱发心搏骤停。同时,由于肌肉损伤、横纹肌溶解,释放大量肌红蛋白,肌红蛋白分子质量大约是 17800 D,因此血液滤过比其他血液净化方式能更有效地排除肌红蛋白,防治挤压导致的肾衰竭。挤压综合征属高分解代谢,进行血液净化治疗时应该早期、充分透析,加强营养,纠正体液平衡紊乱,碱化尿液。

横纹肌溶解症是指由各种原因引起的横纹肌(骨骼肌)细胞受损、溶解,从而使细胞膜的完整性发生改变,肌细胞内容物(钾、磷酸盐、肌红蛋白、肌酸激酶和尿酸)释放进入细胞外液及血液循环,并可致死的一组临床综合征。该综合征可出现局部症状及全身症状,可能发生早期或晚期并发症。引起横纹肌溶解症的原因有很多,一般分为创伤类和非创伤类。创伤类原因包括暴力损伤、重物挤压、电击、冻伤、淹溺、过度运动以及癫痫持续状态等,非创伤类原因常见的主要为药物、毒物、感染等,也有内分泌疾病、遗传性疾病和免疫性疾病等。如果肌肉破坏严重,尿液中出现大量肌球蛋白,进而会导致肾功能损伤,甚至急性肾衰竭。横纹肌溶解症引起的急性肾损伤,病死率高达 32%。对横纹肌溶解症进行治疗时应注意保护肾功能。进行血液净化是横纹肌溶解症有效的治疗方法。CBP 通过超滤、灌流和吸附等技术,能稳定、持续地控制水盐代谢,血流动力学稳定,并清除体内的毒素和炎症因子,保证营养供应,为急危重症患者提供赖以生存的体内环境。

(4)急性肝衰竭、肝性脑病:当发生急性肝衰竭时,患者体内存在多种脂溶性毒素、水溶性毒素及蛋白结合性毒素。因为传统的内科治疗不能改善肝衰竭患者的预后,而肝移植术也存在供体短缺及伦理方面的问题,所以人工肝支持系统(artificial liver support system,ALSS)应运而生。ALSS 分为非生物型人工肝、生物型人工肝及混合型人工肝。ALSS 治疗的机制是基于肝细胞的强大再生能力,通过一个体外的机械、理化和生物装置,清除各种有害物质,补充必需物质,改善内环境,暂时替代衰竭肝脏的部分功能,为肝细胞再生、肝功能恢复创造条件或改善症状,成为肝移植的桥梁。肝性脑病的发病机制尚未完全阐明,一般认为与血液中氨、假性神经介质、芳香族氨基酸等含量增高或支链氨基酸与芳香族氨基酸比例失调有关。CBP 治疗可以清除氨、假性神经介质(如羟苯乙醇胺)、游离脂肪酸、酚、硫醇、芳香族氨基酸(苯丙氨酸、酪氨酸组氨酸),并可以提高支链氨基酸与芳香族氨基酸的比值,增加脑脊液中环磷酸腺苷的含量,改善脑内能量代谢,使肝性脑病患者恢复清醒。

(5)急性失代偿性心力衰竭与心肾综合征:机体容量负荷过重是急性失代偿性心力衰竭发生、发展的主要原因之一。当急性失代偿性心力衰竭患者伴有肾功能受损时,可描述为心肾综合征。袢利尿剂在急性失代偿性心力衰竭的临床治疗中得到广泛的应用,而应用袢利尿剂后导致的不良预后或患者被再次收住入院治疗的风险增加引起人们在利尿剂治疗急性失代偿性心力衰竭中的深思并探索新的替代疗法。如袢利尿剂的使用会导致肾素及醛固酮分泌增加,其中,肾素增加的程度与患者的病死率呈正相关。近年来,CBP 在急性左心衰竭治疗中的作用逐渐被人们所认识。有研究发现,采用 CBP 治疗的患者血浆中的去甲肾上腺素、肾素、醛固酮的水平在治疗第 2 天即开始下降,而使用呋塞米治疗则恰好相反,此外 CBP 治疗的峰值摄氧量、运动耐量均得到明显改善。但 CBP 治疗的不良反应的发生率要高于药物治疗的。总之,对药物治疗无效的急性左心衰竭患者,CBP 不失为一种有效的治疗方法。

　　总的说来,目前 CBP 对复杂性急性肾衰竭和不能耐受间歇性血液透析的重症慢性肾衰竭患者的疗效和安全性显著优于间歇性血液透析;对严重脓毒血症及 MODS、ARDS、重症急性胰腺炎、重度顽固性左心衰竭、部分严重中毒和一些自身免疫性疾病等非肾性急危重症患者的治疗,有较好的临床疗效。

四、CBP 治疗的临床应用

(一)血管通路的建立

　　建立血管通路是 CBP 的前提。血管通路的建立有两种方式:①直接进行血管穿刺,这种方式比较容易,但留置时间短,治疗过程中容易滑脱,血流量不易保证,护理较困难;②在中心静脉留置单针双腔管,中心静脉置管常用的部位是颈内静脉、锁骨下静脉、股静脉。利用单针双腔管建立血管通路是最常见的选择。中心静脉置管的并发症有血胸、气胸、心律失常、误穿动脉、局部出血后血肿、中心静脉穿孔等。单针双腔管的内部结构是两个腔呈并列排列或呈同心圆状排列,导管尖端和侧面都有小孔,小孔与小孔之间间隔一定距离,这可以减少再循环,提高血液净化的效率。一般情况下,再循环率在 10% 以下,当血流量超过 200 mL/min 时,再循环率会超过 10%。股静脉置管的再循环率较高,这可能与解剖结构和局部血流动力学有关。单针双腔管的留置时间较长,股静脉可留置 1 周以上,锁骨下静脉和颈内静脉可留置数周。置管的并发症包括血栓形成、血管狭窄、导管功能障碍和导管相关性感染等。颈内静脉:右侧颈内静脉插管的再循环发生率最低,颈内静脉插管栓塞及后期狭窄的发生率低。锁骨下静脉:导管相关感染率较低,但管腔狭窄、血栓形成的风险较其他部位高,压迫止血法效果差,出血并发症较多,因此应该尽量避免将锁骨下静脉作为成人 CBP 的血管通路。股静脉:优点是穿刺方便、技术要求低,压迫止血效果好,血肿发生率低,但发生导管相关感染的概率较大。

(二)治疗参数的设置和调整

　　对这个问题以连续性血液滤过为例具体说明如下:①置换液的输入途径:置换液的输入途径有前置换和后置换两种。置换液在滤器之前输入为前置换,在滤器之后输入为后置换。前置换的溶质清除效率低,置换液用量大,但当血液经过滤器时,呈稀释状态,血流阻力小,发生凝血的机会小,滤器的使用寿命也相对较长。后置换的溶质清除效率高,置换液用量小,而血液在经过滤器时已被浓缩,血液黏稠度高,容易发生凝血,抗凝剂用量相对大些,滤器的使用寿命也短些。在选择置换液的输入途径时,首先要考虑患者的具体情况,如凝血功能,其次是操作人员的熟练程度,对于尚未十分熟悉操作的工作人员,选择前置换会减少治疗的难度。②血流速度:是指从体内引血进入滤器的速度。血流速度对血流动力学影响大,可根据患者的情况和治疗的需要进行调节。对血流动力学不稳定的患者,血流速度可在 100 mL/min 以下;对血流动力学良好的患者,可以将血流速度设置在 200 mL/min 左右。血流速度在一定程度上决定着置换量的大小,过小的血流速度不可能有较大的置换量。③置换速度:指置换液进入体内的速度,是单位时间内连续性血液滤过的治疗剂量。它决定了溶质的清除速度和治疗效果。设定这一参数需要考虑的是血流速度和治疗的需要。用后置换时,每小时 2 升的置换量,其清除溶质的能力相当于肾小球滤过率为 33 mL/min 时的肾功能。一般情况下所设置的置换速度为后置换时,每小时 2 升。对于一个无尿的急性肾功能不全的患者,采用这个速度,其血肌酐的水平可以维持在 130 μmol/L 左右。④超滤速度:是指清除体内液体的速度。维持急危重症患者的液体平衡,是抢救成败的关键性因素之一。急性肾功能不全的患者通常是少尿和无尿,其体内液体的清除要靠血液净化。确定每天的超滤量,需要考虑以下三个因素:一是患者当前的液体平衡情况,是水潴留还是脱水,量有多大;二是当天治疗需要的液体量,包括营养所需的液体量;三是预计患者当天排尿的量。综合这三个因素,就可以确定当天的超滤速度。确定超滤速度后,还需要在机器上设定超滤量。一般将当天要超滤的量除以治疗时间,就可得出超滤速度。通常情况下,在治疗开始阶段,如患者情况允许,超滤速度不妨快些,这样可以在出现治疗不顺利、治疗时间小于预定时间的情况下,使超滤量得到保证。

(三)置换液的配制

置换液是输入体内以替代从患者血液中被滤过出来的液体。因此,首先必须保证置换液是无菌和不含致热原;其次,置换液的成分应和正常人血液的 pH、渗透压、电解质浓度相近。最后,应根据患者的具体需要做相应的调整。置换液的配方有许多种,但最终置换液中的成分应该都是相同的。为配制方便,可以在 Port 配方的基础上,进行一些改动,得出新的配方。它的配制和调整都较为便利,不容易出错(表1-4)。在这个标准配方中,液体的总量是4升,市场上有用于置换液配制的3升装的生理盐水供应,因此,配制较为方便。另外,我们将钙液另路输入,避免其与碳酸氢盐混合,产生沉淀。

表1-4　置换液的配置

成分	总量(4000 mL)	成分	浓度(mmol/L)
生理盐水	2800 mL	钠	142.8
5%葡萄糖	500 mL	糖	34.8
注射用水	450 mL	氯	116
5%碳酸氢钠	235 mL	HCO_3^-	35
10%氯化钾	12 mL	钾	4.03
25%硫酸镁	3 mL	镁	1.57
10%葡萄糖酸钙	每小时10 mL 另管静脉滴入	钙	2.28

(四)抗凝剂的应用

(1)CBP 抗凝的目标:在进行 CBP 治疗的过程中需要应用抗凝剂,以保证滤器的有效性。但急危重症患者常合并有较严重的出、凝血功能障碍,尤其是大手术后的患者及有活动性出血的患者,抗凝剂的应用有很大风险。目前,虽有多种抗凝剂及抗凝方案供选择,但抗凝方案均应个体化。抗凝方案应尽量减轻血滤器膜和血路对凝血系统的激活作用,同时可长时间维持血滤器和血路的有效性;尽量减少全身出血的发生率,将抗凝作用局限在体外循环的血滤器和血路内。因此,理想的抗凝剂应具有下列特点:用量小,维持体外循环有效时间长;不影响或改善血滤器膜的生物相容性;抗血栓作用强而抗凝作用弱;药物作用时间短,且抗凝作用主要局限在滤器内;监测方法简单、方便,最适合在床旁进行;过量时有拮抗剂;长期使用无严重不良反应。

(2)抗凝方法:具体如下。①全身肝素抗凝法:肝素抗凝是抗凝方案中最早应用的抗凝方法,首次剂量为15~30 U/kg;维持量为5~15 U/kg 或500 U/h,大部分患者可获得满意的抗凝效果。上述用量不随血流量的变化而更改,会增加滤器凝血的危险。其优点是方便,易于监测,过量时可用鱼精蛋白迅速中和;其缺点是出血的发生率高、药代动力学多变、血小板减少等。其主要用于高凝状态、无明显出血倾向的患者。②局部肝素化法:滤器动脉端输入肝素的速度为 600~800 U/h,静脉端输入鱼精蛋白的速度为 5~8 mg/h,保持滤器中活化部分凝血活酶时间(activated partial thromboplastin time,APTT)在 130 秒左右,其对全身的抗凝作用较轻微。治疗中需要监测凝血酶原时间(prothrombin time,PT)及 APTT,分别从肝素后动脉端、鱼精蛋白后静脉端及肝素前动脉端抽血检验。鱼精蛋白的需要量随个体和治疗时间的变化而变化,每 100 U 肝素需要鱼精蛋白 0.6~2 mg 中和,需用中和试验调整剂量。③低分子肝素法:低分子肝素是一类新型抗凝药物,主要通过与抗凝血酶Ⅲ的结合力增强而迅速灭活凝血因子 Xa,抗 Xa 因子的作用强于抗Ⅱa。它具有抗血栓作用强、抗凝血作用较弱、出血危险性小、生物利用度高及使用方便等优点,是一种较理想的抗凝剂,特别适用于急危重症患者及有出血危险的患者。一般情况下,其抗 Xa 活性控制在 0.4~0.5 U/mL 内较为安全。法安明首剂静脉注射(抗 Xa 活性)15~20 U/kg,追加 7.5~10 U/kg。因低分子肝素的抗Ⅱa 活性相对较低,应用时一般不引起 APTT 延长,故无须检测 APTT,其调整剂量由抗Ⅱa 因子的水平来决定,而与 APTT 无关联。低分子肝素的缺点是用鱼精蛋白不能充分中和,监测手段较困难。低分子肝素主要用于出血倾向较明显的患者。④无肝素抗凝法:对高危患者及合并有凝血机制障碍的患者可采用无肝素抗凝法行 CBP。采用无肝素抗凝法行 CBP 时最好采用生物相容性好的滤器。首先用含肝素 5000 U/L 的等渗盐水预充滤器和体外循环通路,浸泡 10~15 分钟,行 CBP 治疗前用等渗盐水冲洗滤器及血路。血流速度保持在 200~300 mL/min,可每 15~30 分钟用 100~200 mL 等渗盐水冲洗滤器,同时关闭血液通路,适当去除额外的冲洗液。前稀释补充置换液,行 CBP 治疗的过程中应避免在血液管路中输血,以免增加发生凝血的风险。⑤局部枸橼酸盐抗凝法:本法在常规透析中已显示出很多优越性,但该技术的顺利进行需以强大的弥散作用清除枸橼酸钙作为基础。从滤器的动脉端输入枸橼酸钠,结合血中的离子钙,可以达到抗凝的效果,然后在滤器的静脉端或从外周静脉输入氯化钙以补充血液中的钙离子。同时应选用不含碱基和钙离子、钠浓度低的透析液和置换液。其优点是作为局部抗凝技术,对全身凝血系统影响很小,可用于大手术后或有活动性出血及血小板减少的患者;其缺点是代谢性碱中毒的发生率较高,有肝功能障碍的患者可能使肝损害加重,须监测血液中的游离钙和血气等。因为须通过弥散清除枸橼酸钙,所以该技术仅适用于连续性动-静脉血液透析、连续性静-静脉血液透析、连续性动-静脉血液透析滤过及连续性静-静脉血液透析滤过。

(五)治疗过程中的监测

①血流动力学监测:在治疗开始阶段,要特别注意监测患者的血流动力学。从体内引血出来,对血流动力学会产生较大的影响,对于急危重症患者更是如此。如患者血压偏低,最初的血流量不妨小些,待血压稳定后再逐步增加血流量。在进入持续治疗的状态后,净化治疗对血流动力学影响变小,血压、心率会相对稳定。此时如出现血压、心率的变化,要考虑是病情本身的变化所致。②电解质、酸碱平衡监测:连续性血液净化治疗时间长,治疗剂量大,容易发生电解质、酸碱平衡紊乱,需密切监测,并根据监测结果调节置换液的配方。一般在治疗初期发生紊乱的概率大些,要特别注意。③凝血功能监测:应用抗凝剂是连续性血液净化所必需,使用剂量的大小应遵循个体化原则。剂量太大会导致出血,太小会引起滤器的堵塞。因此,必须监测凝血功能,并据此来调节剂量。另外,应根据滤器跨膜压的变化来调节抗凝剂的用量。如跨

膜压在短时间内快速升高,则提示滤器内有凝血,需要加大抗凝剂的用量。

总之,CBP 在急危重症患者的治疗中已展示了良好的效果,已经成为急危重症患者多器官功能支持治疗的一个基本治疗手段,应用 CBP 治疗急危重症与机械通气、营养支持同样重要,临床医师应更关注患者整个疾病过程的动态变化,力求早期诊治,以降低病死率。CBP 治疗在急危重症领域的应用仍有一些待解决的问题和缺点,如工作量明显增多,需要制动患者而带来一定的并发症(包括血栓形成、皮肤损害等),费用高,从目前的收费情况来看,CBP 治疗一天的收费是一次传统血液净化收费的 4~6 倍。CBP 是近十年来发展起来的新技术,与传统的血液净化相比,它有诸多优点,但也有一些局限性,不能完全替代传统的血液净化技术。要充分考虑它的特点,根据患者的具体情况加以选择,找到适合患者的个体化治疗方案。

(张 伟)

第七节 重症超声

重症超声是由重症医师操作的在重症医学理论指导下的超声检查,既包括对患者主要问题的病因判断,又可在床旁对血流动力学各环节(前负荷、左右心功能等)、肺部气水比例的变化进行连续性评估。重症超声不是重症医师与超声操作本身的简单相加,而是在重症的思路指引下,两者结合产生的巨大的化学效应:一方面可使重症医师获得更接近病情本质的指标;另一方面也可使超声与临床治疗更紧密地结合起来。

一、心脏超声

心脏超声检查在急危重症患者的血流动力学监测及治疗过程中起着重要的作用。心脏超声除了在床旁快速提供关于左心室大小、明显瓣膜反流和获得性室间隔缺损等结构异常外,还常用于对心功能的评价、休克原因的判断等。

(一)经胸超声心动图

在胸骨旁、心尖部、剑突下和胸骨上窝超声束未被肺组织和胸廓骨组织遮挡的区域对心脏和大血管进行扫描,可以得到一系列的二维切面。经胸超声心动图(transthoracic echocardiography,TTE)在临床常用的超声技术主要包括 M 型心脏超声、二维心脏超声和多普勒心脏超声等。

1. M 型心脏超声

M 型心脏超声主要显示的是心脏结构随时间的运动。M 型心脏超声的时间分辨率优于二维心脏超声,临床上主要用于准确测量心腔大小和观察一些结构在心动周期中随时间的变化情况。如对心脏压塞患者,M 型心脏超声可以探查右心室的舒张期塌陷;对严重的主动脉瓣反流患者,M 型心脏超声可以显示二尖瓣提前关闭的征象。

2.二维心脏超声

二维心脏超声可显示心脏和大血管的断面,反映心脏和心脏大血管的解剖结构、相互间的空间关系以及功能。二维心脏超声对心脏结构的空间分辨率优于 M 型心脏超声的,在显示心脏容积方面明显优于后者。二维心脏超声是学习和掌握其他心脏超声技术的基础,在二维心脏超声图像的基础上确定扫描线,可以得到某些结构的 M 型曲线,选取取样容积的部位可以得到心脏或大血管的血流频谱。

3.多普勒心脏超声

多普勒心脏超声主要包括脉冲式多普勒、连续波多普勒、彩色血流显像和组织多普勒。

脉冲式多普勒和连续波多普勒心脏超声检查可以测量心脏内和大血管内的血流速度。根据简化的 Bemouli 公式，通过瓣膜或间隔缺损处的峰值血流速度与相应的压力阶差相关，通过记录多普勒血流频谱的峰值血流可以得到压力阶差，因此，对多普勒频谱进行描记，可以获得主动脉瓣狭窄和二尖瓣狭窄的最大压力阶差和平均压力差。应用同样的原理，可以通过测量三尖瓣反流峰值速度得到右心室和右心房间的压力差。

彩色血流显像与脉冲式多普勒原理相同，不同的是它不像脉冲式多普勒显示随时间变化的多普勒血流速度，而是通过对血流速度进行彩色编码，直观实时显示叠加在二维超声图像上的血流信号。因而，彩色血流显像可快速评价瓣膜反流、心内分流和肥厚型梗阻性心肌病等引起的湍流。彩色血流显像是应用最广泛的半定量评价瓣膜反流程度的无创方法，所获结果与血管造影半定量评价反流相似。

组织多普勒系应用多普勒技术以彩色编码或频谱图像显示心肌或瓣膜等心脏组织的运动情况，尤其是可以显示心肌或瓣膜沿心脏纵轴方向的运动情况。血流中红细胞运动速度快、产生的多普勒频移大，具有高频、低振幅的特点，与此相反，心肌运动速度慢、产生的多普勒频移小，具有低频、高振幅的特点，通过滤波等处理，只获取心肌的频移信号，以彩色图像或频谱曲线显示。组织多普勒有多种应用技术，如定量组织速度显像、组织追踪技术、同步化显像、应变和应变率显像等。

4.实时三维心脏超声

目前的实时三维心脏超声能精确地测量心室容积和射血分数，测定的容积与心室造影、磁共振具有很好的相关性。实时三维心脏超声克服了二维心脏超声不能全面显示左心室的局限性，可在各个切面调整心内膜轮廓线，使计算结果更精确。

5.心脏超声的技术要求

因超声不能透过肺部的空气和肋骨，因此需将探头放至一定的位置（声窗）以获得满意的超声图像。超声耦合剂涂在探头上可以使探头和胸壁间保持很好的接触，减少或避免空气对超声束的影响。

心脏超声常需连接心电图，可以和超声图像同步显示心电图信号，心电图所反映的心动周期的时间性有助于更好地分析心脏结构的运动时相、血流的时相和在二维心脏超声上准确地测量心腔内径、容积等参数。

在从胸骨旁或心尖部扫描时，患者需取平卧位或左侧卧位，从胸骨上窝和剑突下扫描时患者需取平卧位。常规检查包括了 M 型心脏超声、二维心脏超声和多普勒心脏超声，从主要的四个声窗对患者进行检查，可以通过转动和倾斜探头得到一系列图像。一般患者的检查时间在 10~20 分钟，一些疑难病患者需要更长时间。以下介绍几个较常用的切面。常规的二维超声切面有胸骨旁左室长轴、胸骨旁大动脉短轴、胸骨旁左室短轴（二尖瓣水平、腱索水平、乳头肌水平）、心尖四腔心、心尖二腔心、心尖五腔心、心尖左室长轴等。

6.经胸超声心动图的局限性

高质量图像需好的声窗，经胸超声心动图对肥胖、慢性阻塞性肺病、胸壁外伤和胸骨切开术后等患者不能获得理想的图像，对由疼痛引起高通气、焦虑和机械通气的患者图像质量差。

人工二尖瓣和主动脉瓣可阻挡声束,产生声影,很难观察机械瓣的病理状况,多数情况下难以显示赘生物或血栓,也不能很好地显示二尖瓣反流和瓣周漏。

(二)经食管超声心动图

经食管超声心动图(trans-esophageal echocardiography,TEE)克服了 TTE 的许多局限性,可避免肋骨、肺对声束的干扰。食管紧邻心脏和大血管,TEE 可以获得高品质图像,拓宽了诊断能力,对主动脉和左心耳等可进行很好的观察。

1. TEE 探头

TEE 探头与胃镜探头相似,长约 1 m,由发射超声的换能器、管体和操纵装置组成,其管体顶部为换能器,受管体后端操纵装置控制,操纵装置的外侧大轮控制探头的前后运动,而内侧的小轮控制探头的左右运动,控制钮控制管体旋转。操纵器通过电缆和插头连接超声仪主机。目前的 TEE 具有 M 型心脏超声、二维心脏超声、彩色多普勒、脉冲多普勒、连续多普勒、组织多普勒以及实时三维心脏超声等检查功能。TEE 经历了单平面、双平面、多平面探头的发展。多平面探头的单个换能器可在原位做 180°旋转,可任意调整扫描平面,从各个方向和平面观察心脏、大血管的结构和功能。

2. 检查前准备

进行 TEE 检查前,应配备除颤仪、药品、心电监护仪等抢救器材和药品;询问患者药物过敏史及其他相关病史;对疑有食管病变者应先进行钡餐检查;完成血常规、凝血功能等常规检查;对既往患过心内膜炎的心内膜炎易感患者、安装有人工瓣膜者、有肺体分流的先天性心脏病患者检查前应给予抗生素,以预防心内膜炎;进行 TEE 检查前需完成 TTE 检查,以了解心脏和大血管的基本情况,以确定 TEE 需重点观察的内容;向患者介绍检查的过程和需要配合的事项,嘱患者签署知情同意书;患者空腹 4 小时以上。

进行 TEE 操作前,检查食管探头有无损坏、控制钮工作是否正常,保证超声仪的正常工作状态。

3. 检查方法

连接心电图,测量心率、血压。进行 TEE 检查前去除口腔和食管内的异物(包括义齿、鼻饲管等),以免脱落引起意外,松开衣领和腰带。用 2%利多卡因或丁卡因局麻患者咽部。患者取左侧卧位或平卧位,颈部稍屈。在探头前端 10 cm 表面涂以超声耦合剂,在口腔内放置牙垫,轻轻插入探头,当探头顶部位于咽部时,嘱患者做吞咽动作,感觉无明显阻力时,均匀轻巧地将探头插入食管,插入过程中切忌动作粗暴。检查者应尽量减少操作时探头移动的幅度,以减少患者的不适感。探头进入 25 cm 即可观察到心底部结构,探头深度由检查部位决定。一般检查时间为 10～15 分钟。检查过程中密切观察患者的反应和心电图情况。检查后禁食、禁水 2 小时。将探头冲洗干净后,用酶洗剂擦洗,再用戊二醛或邻苯二甲醛溶液浸泡消毒,用清水冲洗后晾干。

4. 适应证

TEE 的适应证包括:TTE 图像差,不能提供临床诊断需要的证据;TEE 优于 TTE 的方面的一些特殊适应证,作为 TTE 的补充检查;一些心血管介入治疗术中的监测和引导,如房间隔、室间隔和动脉导管封堵;介入术前或心外科术前的检查,如行二尖瓣球囊扩张术前、心外科换瓣术前的评价;外科术中监测。

TEE 优于 TTE 方面的一些特殊适应证包括：对心内膜炎患者的自家或人工瓣膜及心内膜炎并发症的评价；对可疑人工瓣膜功能不全的评价；对胸主动脉病变（如主动脉夹层）的评价；对可疑心内团块（如心房黏液瘤、心房血栓等）的评价；对心脏来源的体循环栓子的探查；评价房间隔（如房间隔缺损、卵圆孔未闭）；对肺动脉主干栓子的观察。

5. 禁忌证

TEE 的禁忌证包括食管、咽部疾病。食管疾病包括食管憩室、食管炎症、食管静脉曲张、食管占位、食管狭窄、食管畸形、食管放疗、食管硬化、上消化道出血等。咽部疾病包括急性扁桃体炎、急性咽炎、脓肿等；严重心血管疾病不能耐受探头插入；颈部僵直可能导致探头通过困难；严重出血倾向、剧烈咳嗽、精神障碍、极虚弱、呼吸困难及不能配合检查的患者。

抗凝治疗不是 TEE 的禁忌证，只要抗凝指标在可接受的指标范围内，且无出血倾向，即可行 TEE 检查。

6. 并发症

对重症患者来说，TEE 也较安全，在静脉麻醉下行 TEE 检查的成功率较高。TEE 检查可能的并发症包括咽部和食管损伤、出血、食管穿孔、咽部或气管痉挛、气管误插、呼吸抑制、低血压、高血压和心律失常等。一项研究对 10419 次插管进行分析，结果发现插管失败的发生率为 1.9%，病死率为 0.009 8%，1 例患者死于食管大出血，患者肺部肿瘤侵犯食管。

(三)心脏收缩功能的评价

左室整体收缩功能可反映心脏血流动力学变化的情况。临床上可通过心排血量、左室射血分数和每搏量来评价左室整体收缩功能。这些参数反映了心脏机械做功的最终表现。心排血量、左室射血分数可通过心室舒张末容积和收缩末容积的变化值来反映。每搏量＝舒张末期容积－收缩末期容积；射血分数＝（每搏量/舒张末期容积）×100%；心排血量＝每搏量×心率；心排指数＝心排血量/体表面积。

1. M 型心脏超声

(1)左室射血分数和左室短轴缩短分数：M 型心脏超声是日常工作中广泛使用的检查，其优点是简便，其测量区为在标准的二维胸骨旁左室长轴切面的基础上，在二尖瓣腱索水平记录 M 型心脏超声曲线，可以获得室间隔左室面与左室后壁心内膜面之间的左室内径，在舒张末期和收缩末期测量，可分别获得左心室舒张末期内径（短径）和收缩末期内径（短径）。在应用 M 型心脏超声测量左心室舒张末期内径和左心室收缩末期内径时，应使声束尽量与室壁垂直，以减少测量误差，在某些仪器上可应用解剖 M 型心脏超声功能。连接心电图，通过二维心脏超声也可准确测量左心室舒张期和收缩期短轴径。通过公式可以演算出左心室容积、左室射血分数和左室短轴缩短分数，在实际操作中测量左心室舒张末期内径和左心室收缩末期内径后，超声仪器可自动计算以上参数。

应用 M 型心脏超声测量左室基底部的功能来反映左室整体收缩功能，保证此方法准确性的前提是左心室协调一致收缩，无节段性运动障碍。在伴有左心室节段性运动异常（如心肌梗死）、束支传导阻滞、右室扩张、预激综合征等以及不能获得满意的声窗时，M 型心脏超声测量方法存在误差。

(2)E 点和室间隔左室面之间的距离：M 型心脏超声评价左室整体收缩功能的另一种方法是测量二尖瓣 E 点和室间隔左室面之间的距离，正常值＜8 mm，随左室射血分数下降而增大,当左心室扩张和(或)左室搏出量下降时,室间隔和二尖瓣前叶可呈相反方向运动,二尖瓣E点和室间隔左室面之间的距离增宽。

(3)二尖瓣瓣环的运动幅度:可较准确地反映左室整体收缩功能,与左室射血分数有很好的相关性,是评价左室整体收缩功能的半定量方法。当左心室收缩时,左室长轴缩短,二尖瓣瓣环朝心尖方向运动,二尖瓣瓣环的运动幅度可反映左室长轴的缩短程度,从而对左室整体收缩功能做出迅速的判断。

(4)其他收缩功能指标:室间隔增厚率,其公式为(室间隔收缩期厚度-舒张期厚度)/舒张期厚度;后壁增厚率为(后壁收缩期厚度-舒张期厚度)/舒张期厚度;室间隔和左室后壁运动幅度(分别为 IVSE 和 PWE):为室间隔左室面或左室后壁心内膜缘舒张末期与收缩末期位置之间的垂直距离,正常值 IVSE 为 5~8 mm,PWE 为 6~14 mm。

2.二维心脏超声

M 型心脏超声用一维的测值获得三维物体的体积,需许多假设,有局限性。目前,用二维心脏超声测定左心室容积时采用的几何体模型包括面积长度法、长椭圆体、Simpson 法和各种圆柱圆锥体组合等。临床上较常用的为面积长度法和 Simpson 法。面积长度法有单平面法和双平面法两种。单平面法即采用心尖四腔心切面或二腔心切面,描记收缩末期和舒张末期左心室心内膜,测出其长轴内径和面积,一般超声仪内的软件自动给出收缩末期和舒张末期容积及射血分数,左心室容积=0.85×左心室面积(四腔或二腔)的平方/左室长轴内径。如以心尖四腔心切面和二腔心切面面积的乘积替代左心室面积的平方,则为双平面面积长度法测定的左心室容积,理论上测值较准确。

(1)Simpson 法:将左心室分成若干个椭圆柱体,累计各个圆柱体的容积之和即为左心室容积。其优点是最大程度地降低几何体模型限制对容积计算的影响,适用于节段性室壁运动异常者,如心肌梗死。因 Simpscm 法计算方法复杂,故临床上常用 Simpson 简化法、单面碟片法、双面碟片法。二维单平面碟片法常用心尖四腔心切面。

Simpson 简化法即圆柱-截头圆锥体-圆锥体法,与血管造影相关性好,容积=A1×L/3+[(A1+A2)/2]×(L/3)+A2/S×L/S,A1、A2 分别为二尖瓣水平和乳头肌水平左室短轴切面面积,L 为左室长径。

(2)双面碟片法:勾画心尖四腔心切面和二腔心切面心内膜,测量左室长轴内径(L),左室沿左室长轴分成若干个(n)碟片(近似圆柱体),两个切面相对应的短轴切面碟片直径 D1 和 D2,高 H 为 L 除以碟片数 n,即 H=L/n。各个碟片小圆柱体之和即左室容积。

二维超声测容积的局限性:心内膜显示必须清楚,否则会有明显偏差。在声窗差使图像质量差的患者(如肥胖、肺气肿和消瘦的患者),心脏超声医师经常仅根据视觉观察估计左室射血分数,此法为定性,有主观性。对于声窗差的患者可注射跨肺循环的左心对比造影剂使心内膜得到满意的显示,从而较准确地进行心内膜描记,得到精确的测值。

(3)目测评估室壁运动:临床上广泛使用的是目测评估室壁运动,可分为运动正常(左室后壁运动幅度为 6~12 mm,室间隔运动幅度为 5~8 mm)、运动减弱(运动幅度<4 mm)、无运动(运动幅度为 0)、矛盾运动(收缩期反向运动)、运动增强。

目测评价主要观察左室壁短轴方向的横向运动是否正常,可通过二维心脏超声的各个切面来全面评价,心尖水平、乳头肌水平及二尖瓣水平切面心尖运动应是向心性均匀收缩。但目测评估法受观察者经验和主观因素的影响较大。

心脏运动很复杂,包括了短轴上的圆周运动、轴向运动,长轴方向上的纵向运动,心脏的旋转运动以及整个心脏的"摆动",因此有时即使短轴方向测值在正常范围,而纵轴方向的收缩已减低,则需通过其他的技术(如组织多普勒、二维或三维斑点追踪技术)来判定。

相关实验表明,心肌缺血时首先会出现局部灌注异常,然后会出现舒张功能异常、局部收缩功能异常、心电图异常、胸痛。局部收缩功能异常(即局部室壁运动异常)是检测心肌缺血敏感性高的指标,局部室壁运动异常的节段范围与相应供血冠脉的供血范围存在相关性,常使用左室 16 节段分段法或 17 节段分段法来进行左室壁节段性运动分析。二维节段性室壁运动异常检出急性心肌缺血的敏感性可达 71％～96％,特异性为 93％～98％。

3. 多普勒心脏超声

用多普勒心脏超声测定左心室每搏量和心排量时,可采用心尖五腔心切面或心尖三腔心切面记录主动脉瓣瓣环水平的血流频谱,描绘频谱轮廓,超声仪可自动给出血流速度积分(VTI),在胸骨旁长轴切面测定收缩期主动脉瓣瓣环内径 D,每搏量＝VTI×πx(D/2)^2。注意声束和血流速度夹角尽可能小,应<20°。

通过频谱多普勒也可获得一些与左室整体收缩功能相关的其他指标,如加速度(从血流频谱起点至峰值流速的时间)、峰值加速度、平均加速度和血流速度积分等。

(四)正常二尖瓣血流频谱

正常人二尖瓣脉冲式多普勒频谱有舒张期 2 个峰——E 峰和 A 峰,E 峰代表舒张早期(即快速充盈期)的最大血流速度,A 峰代表舒张晚期(即心房收缩期)的最大血流速度。从二尖瓣血流频谱可把左室舒张期充盈分为快速充盈期、缓慢充盈期和充盈晚期(即心房收缩期)。

1. 二尖瓣血流频谱形成的机制

左房与左室压差决定了充盈速度的变化。在快速充盈期,心房持续舒张,加上左心室舒张的抽吸作用,使左房压大于左室压,引起血流加速。继之左室压渐上升,左房与左室压差减少,直至两者相等时,血流加速停止而达峰,即形成 E 峰。此后,因血流惯性,左心室充盈持续,左心室压力不断上升,当左室压超过左房压时,血流充盈减速直至停止,此时因肺静脉回流持续,左房压上升,当其等于左室压时,进入缓慢充盈期,此时无血流或有极少血流进入左心室。最后因心房收缩,左房压再次大于左室压,左心室再次充盈形成 A 峰。

2. 二尖瓣血流频谱指标

常用的二尖瓣血流频谱指标有 E/A(舒张早期与舒张晚期最大血流速度之比)、E 峰减速时间、等容舒张时间。左室充盈正常的二尖瓣血流频谱,E 峰大于 A 峰,E 峰减速时间为 150～240 毫秒、等容舒张时间为 60～100 毫秒。

(五)左室舒张功能不全的表现形式

左室舒张功能不全表现的三种形式为早期出现的左室充盈减低(松弛功能减低)、中期左室充盈假性正常及晚期的限制性充盈异常。几乎所有心脏病患者的舒张功能异常均可表现为这三种形式,随左室舒张功能不全程度的加重,二尖瓣血流频谱示 E 峰逐渐增高,A 峰逐渐降低,等容舒张时间逐渐缩短。

1. 早期左室舒张功能异常

患者常表现为松弛功能减低,患者静息时常无症状,心功能轻微异常,左心房大小正常,左房收缩功能可以正常或增强,左室充盈压正常,以等容舒张期延长、E峰减速时间延长、A峰速度增高及E峰速率降低(E/A<0.8)为特征性表现,肝静脉和肺静脉收缩期以前向血流为主。

2.左室充盈假性正常化

患者常表现为劳力性呼吸困难,心功能中度异常,左心房增大,左房收缩功能可以正常或增强,左室充盈压增加。E/A为0.8～2.0。

3.限制性左室充盈异常

患者临床症状明显,常有轻微活动后气喘,心功能明显异常,左心房增大及收缩增强,左室充盈压明显增加,以等容舒张期缩短、高E峰低A峰速度(E/A>2)为特征性表现;肺毛细血管嵌压升高,出现肺淤血,可闻及肺部啰音,有颈静脉怒张表现。

(六)二尖瓣血流频谱的影响因素

二尖瓣血流频谱随年龄的增长而改变。随年龄的增加,左室舒张功能减低,表现为等容舒张时间延长、E峰减低、A峰增高、E/A比值变小。此外,二尖瓣血流频谱还受左室充盈压高低、心率、呼吸、取样容积位置的影响。对冠心病、高血压、肥厚型心肌病和糖尿病患者来说,E峰减低、A峰增高、E/A值变小、等容舒张时间延长、E峰减速时间延长。

(七)舒张功能减低机制

1.早期舒张功能减低机制

左室心肌主动舒张异常,等容舒张时间延长,左室舒张缓慢。舒张早期左室压平稳,左房与左室压差减少,使左室舒张早期充盈减少;舒张晚期,心房收缩使舒张晚期充盈代偿性增加,但此时左室舒张末期压是否增加与左室心肌顺应性相关。

2."假性正常"机制

左室顺应性下降,二尖瓣血流频谱"假性正常"。当患心肌缺血和肥厚型心肌病后出现左室充盈压(舒张末压)增高时,左室顺应性减低,出现左室被动充盈受阻,等容舒张时间缩短、E峰增高、A峰降低、E/A比值增加,频谱呈现"假性正常"。其机制为心肌顺应性下降(僵硬度增加)、左房收缩增强、左房压增加、左房与左室压差增加、E峰增加,使频谱"假性正常"。肺静脉血流频谱有助于和正常患者鉴别,此型患者肺静脉收缩期前向血流降低,舒张期前向血流增加,且心房逆向峰速度增加,持续时间延长。

3.限制性舒张功能异常机制

限制性舒张功能异常时左室心肌顺应性进一步下降,充盈早期左室压力快速升高,导致减速时间缩短。左室舒张末压升高,导致心房收缩性充盈减少。肺静脉前向血流主要出现在舒张期。心房收缩时肺静脉逆向峰速度和持续时间均增加。肝静脉收缩期血流降低。此型见于左房压力增高且左室舒张期压力快速升高时,如心力衰竭失代偿期及限制型心肌病。

(八)肺静脉血流频谱

取样容积置于肺静脉内(左心房入口处1～2 cm),肺静脉频谱由S波、D波和AR波组成。S波为收缩期肺静脉血流速度,为左心室收缩后肺静脉充盈时产生;D波为舒张早期肺静脉血流峰速度,由于与E峰同时相,影响E峰的因素同样影响D波;AR波为舒张晚期心房收缩时最大肺静脉逆向血流速度,系心房收缩时血液逆流入肺静脉产生的波,正常<30 cm/s。肺静脉血流频谱可用来鉴别正常频谱和假性正常化。

(九)左心室内的血流传播速度

取心尖四腔心或二腔心切面,用彩色多普勒显示左心室内舒张期血流的 M 型彩色多普勒图像,冻结图像测量舒张早期血流束线性节段的斜率,即为左心室内舒张早期的血流传播速度。正常人测值为 (61 ± 8) cm/s。左室舒张功能减低者数值明显下降。

(十)心肌组织多普勒显像

组织多普勒显像:取心尖四腔心切面,取样容积大小 2~3 mm,取样位置为心室基底段室壁心肌,于二尖瓣环 1 cm 范围内,常将取样容积置于室间隔基底段评价左室舒张功能。分别记录舒张早期 (E') 和舒张晚期 (A') 心肌组织运动速度,并计算 E'/A' 比值,E' 和 A' 频谱时相与二尖瓣血流频谱 E 和 A 一致,也与肺静脉血流 D 波和 AR 波一致,EI 常值 $0.10\sim0.14$ cm/s,正常情况下 $E'/A'>1$。E/A 可鉴别左室充盈的"假性正常"。组织多普勒显像的优点是图像重复性好,不受心脏负荷影响。E/E' 可反映左室充盈压,其与左室舒张末压、肺毛细血管楔压(pulmonary capillary wedge pressure,PCWP)成正相关。$E/E'\leqslant8$ 为正常,而 $E/E'\geqslant15$ 时则提示 PCWP $>$ 20 mmHg。

(十一)左心房功能评价

1. 左房容积、排空率和充盈率

假设左心房为椭圆形,在胸骨旁短轴主动脉根部切面、心尖四腔心切面及胸骨旁长轴切面分别测量左心房前后径 D1、横径 D2 及上下径 D3。可用轨迹球描记左心房收缩期和舒张期面积。左房容积 $=\pi/6\times(D1\times D2\times D3)$。左心房排空率 $=$ [(收缩末面积－舒张末面积)/收缩末期面积] $\times100\%$,正常值为 $44\%\pm0.9\%$。左心房充盈率 $=$ [(收缩末面积－舒张末面积)/舒张末期面积] $\times100\%$,正常值为 $81\%\pm0.32\%$。二尖瓣反流和心房纤颤时左心房排空率下降。当 PCWP 及左室舒张末压增高时,左心房收缩及舒张末内径增大,左心房排空率下降。

2. 左心耳功能

左心耳功能可反映左心房功能,左心耳显示通常需行 TEE,TEE 可测定左心耳大小,观察左心耳血栓。多普勒心脏超声可测定左心耳最大充盈速度、最大排空速度及两者比值,测定左心耳收缩末期最大面积、左心耳射血分数、左心耳早期被动缩短分数、主动缩短分数、左心耳储备指数和左心耳剪切率。

左心耳表现出比左心房主腔更有效的收缩性,研究认为其可以全面代表左心房功能。扩张型心肌病患者左心耳内径增加,收缩功能减低,肺动脉嵌压升高时左心耳收缩末期最大面积和左心耳射血分数下降,这是因为心肌广泛受损,导致左心房内在功能障碍,当左房压明显增高时,左心房不能再发生有效收缩。

(十二)右心室功能评价

右心室功能越来越受重视,右心室功能可以影响血流动力学的稳定。因右心室形态复杂,故目前尚无可靠的计算方法测量右心室容积。三维心脏超声可能较准确。目前认为有临床应用价值的右室收缩功能指标包括右室面积变化分数、心肌做功指数、三尖瓣瓣环平面位移、组织多普勒三尖瓣侧壁瓣环收缩期速度 (S')。正常值:右室面积变化分数 $>35\%$,二尖瓣瓣环平面位移 >16 cm,$S'>10$ cm/s,组织多普勒测定的心肌做功指数 >0.55。右室舒张功能评估可通过记录三尖瓣血流脉冲多普勒频谱、三尖瓣瓣环组织多普勒频谱、肝静脉脉冲多普勒频谱、

下腔静脉宽度及随呼吸变化的幅度来评价。舒张功能指标包括三尖瓣血流 E/A(舒张早期与舒张晚期最大血流速度之比)、E 峰减速时间、E/E′(E′为组织多普勒三尖瓣侧壁瓣环舒张早期速度)。E/A<0.8 提示右室松弛功能减低;E/A=0.8～2.1,E/E′>6 或肝静脉血流频谱见明显的舒张期血流,提示右室舒张功能中度减低(假性正常化);E/A>2.1,E 峰减速时间<120 ms 提示右室限制性充盈异常。

右心室的正常厚度为左心室的 1/3～1/2,右室前壁厚度为 3～5 cm,收缩期增厚率为50%～70%。心肌做功指数也可用于右心室功能的评价。局部室壁运动观察:心肌病、肺动脉高压、肺栓塞和右室心肌梗死的患者会出现局部室壁运动异常。正常人的室间隔与右心室前壁运动同向,与左心室后壁运动相反。当右心室容量负荷增加时,室间隔与右心室前壁呈反向运动。

(十三)相关压力参数测定

许多血流动力学参数可用心脏超声技术来测量,两者具有很好的相关性,心脏超声虽不能连续监测血流动力学,但具有无创的优点。

当进行多普勒测量的压力差与有创技术测量的压力差比较时,应注意多普勒测量的最大瞬间压力差与心导管测量的峰-峰压力差并不相等,前者总是高于后者。多普勒与心导管获得的平均压力差相似。

1.右房压

右房压可通过测量中心静脉压,用心脏超声观测右心房、下腔静脉大小和吸气对下腔静脉的影响等方法进行估测。如下腔静脉内径正常(内径随吸气变化率>50%),则右房压为 0～5 mmHg,平均为 3 mmHg;如下腔静脉内径>21 mm,则内径随吸气变化率>50%,或下腔静脉内径>21 mm,内径随吸气变化率<50%,右房压为 5～10 mmHg,平均为 8 mmHg;如下腔静脉内径>21 mm,则内径随吸气变化率<50%,右房压为 15 mmHg 以上。如测定二尖瓣血流频谱 E 和二尖瓣瓣环 E′,则右房压=1.76(E/E′)-3.7。其他提示右房压增加的情况有E/E′>6 或肝静脉血流频谱可见明显的舒张期血流,右室限制性充盈异常。

2.左房压

左房压是左心房充盈中的一个重要参数,是充血性心力衰竭的重要影响因素。临床上评价左房压的方法是通过右心导管有创地测定 PCWP。因多数左心室功能减低的患者有不同程度的二尖瓣关闭不全,故可应用二尖瓣反流的连续波多普勒频谱计算左房压。左房压=SBP-△P,其中 SBP 为肱动脉收缩压,△P 为左室与左房的压力差,$\triangle P=4V_{max}^2$,根据二尖瓣反流频谱测定最大反流速度 V_{max},即得到△P。

3.肺动脉压

(1)根据肺动脉瓣反流连续波多普勒频谱,根据肺动脉瓣反流连续波多普勒频谱测量,肺动脉舒张压=4×舒张晚期反流速度^2+RAP。肺动脉平均压=4×舒张早期反流最大速度^2+RAP。

(2)根据肺动脉瓣前向血流连续波多普勒频谱和心电图计算,肺动脉舒张压=25.7×(PEP/AT-6.3),肺动脉收缩压=59.5(PEP/AT)-17.3,肺动脉平均压=42.1(PEP/AT)-15.7,其中 PEP 为 QRS 波起点至肺动脉瓣频谱起点时间,AT 为快速射血时间。

(3)根据右室流出道血流频谱测定加速时间 AT(从频谱起始至波峰所需时间),然后计算肺动脉平均压,肺动脉平均压$=79-0.45\times AT$。

(4)根据三尖瓣反流连续波多普勒频谱,记录三尖瓣反流连续波多普勒频谱,测定最大反流速度V_{max},则峰值三尖瓣反流压差$\triangle P=4V_{max}^2$,肺动脉收缩压$=\triangle P+RAP$。

(5)因为二尖瓣瓣环侧心肌舒张早期速度E'在松弛功能受损的患者中降低且很少像二尖瓣血流频谱E峰一样受前负荷的影响,所以二尖瓣血流舒张早期速度E峰和二尖瓣环舒张早期速度比值(E/E')随PCWP的增加而增加。研究表明,当$E/E'>10$(用侧壁二尖瓣瓣环)或15(用间隔二尖瓣瓣环)时,PCWP>20 mmHg。

(6)先天性心脏病患者的肺动脉收缩压,如室间隔缺损患者的肺动脉收缩压$=$肱动脉收缩压$-\triangle P$,其中$\triangle P$为左右心室间分流最大压差,通过连续波多普勒记录分流最大速度V_{max},可得到$\triangle P=4V_{max}^2$。

4.左室舒张末期压

左室舒张末期压$=$肱动脉舒张压$-\triangle P$,$\triangle P$为主动脉瓣反流连续波多普勒频谱测得的主动脉和左室间的压差。主动脉瓣反流连续波多普勒可在心尖五腔心和心尖左室长轴切面获得。

5.右室收缩压

右室收缩压$=\triangle P+RAP$,其中$\triangle P$为三尖瓣反流压差,同前根据三尖瓣反流连续波多普勒频谱测定最大反流速度V_{max},$\triangle P=4V_{max}^2$。如前所述,RAP为估测得到。在右室流出道和肺动脉瓣无梗阻或狭窄时,右室收缩压近似肺动脉收缩压。

(十四)常见心脏疾病的超声表现

1.主动脉瓣置换术后的评价

在老年患者行主动脉瓣置换术后应对其进行评估。这些患者左心室明显肥厚,收缩功能增强,左室射血分数多大于70%,心腔容积小,多普勒超声常提示左室流出道梗阻。如发现此种改变,则应改变术后处理方案,如终止正性肌力药物的使用、进行液体输注复苏,而一些患者需使用β受体阻滞剂、钙拮抗剂或两者同时应用。通常这些措施可使左室充盈改善,使血压恢复。正确的处理需基于正确的诊断。因为常规临床判断、胸部X线片和Swan-Ganz导管可能会误诊,所以心脏超声在主动脉瓣术后的评价中非常重要。

2.充血性心力衰竭

二维心脏超声可显示左心室室壁的厚度、心腔大小、左室室壁运动及射血分数,当射血分数$<45\%$时,表明充血性心力衰竭由收缩功能不全引起,需要进行强心、利尿、扩血管治疗以缓解症状。

有时在急诊室,当呼吸困难患者胸部X线片存在心影增大而不易确定是收缩性心力衰竭还是大量心包积液时,床旁心脏超声是很好的鉴别检查手段。

约45%的充血性心力衰竭患者左室射血分数$>45\%$。左室射血分数正常的充血性心力衰竭的病因包括严重二尖瓣/主动脉瓣关闭不全或因心肌缺血引起的左室充盈受损(舒张功能不全)。许多充血性心力衰竭和左室射血分数正常的患者有高血压病史。伴或不伴心肌缺血的长期高血压患者,左心室在正常舒张压力时丧失完全充盈的能力。左室充盈不充分与左室舒张压力升高相关,导致肺充血。多普勒二尖瓣血流频谱可用于鉴别舒张功能异常。

长期高血压患者通常存在左室松弛异常图形。然而,限制性充盈异常图形表明左室充盈压升高和左室顺应性降低。这些舒张充盈图形可变,在硝酸甘油或利尿剂治疗后,限制性充盈异常图形可向松弛异常图形转变。对左室射血分数正常的患者,异常松弛或限制性充盈图形表明充血性心力衰竭的病因可能是舒张功能不全。因而,二维超声和多普勒二尖瓣血流频谱结合,可提示左室射血分数正常和左室充盈频谱异常,支持左室舒张功能不全是充血性心力衰竭的原因。因为限制性二尖瓣血流频谱可提示异常升高的左室舒张压,所以多普勒二尖瓣血流频谱和急性心肌梗死患者临床心力衰竭存在相关性。

对慢性心力衰竭患者来说,右室扩张可能是病死率的独立预测因素。

3. 急性心肌梗死

心脏超声是明确可疑急性心肌梗死及其并发症的主要方法,它可以评估左室射血分数,明确心肌梗死后低血压系泵功能下降、右室心肌梗死、低血容量或并发症(如室间隔破裂)所致。

(1)急性心肌梗死后室壁运动异常,心脏超声是探测急性心肌梗死后室壁运动异常的首选方法。左心室室壁分段法很多,目前推荐 16 或 17 节段分段法。冠状动脉闭塞几秒可出现左心室局部室壁运动异常。一般血流降低≥20%可以出现室壁运动异常,主要表现为心肌收缩期变薄、心内膜明显向外运动。对首次心肌梗死的患者,心脏超声可以准确诊断急性心肌梗死的部位。局部室壁运动异常与冠脉解剖相关性好。研究表明,对无心肌梗死或冠心病病史的胸痛急诊患者,观察到节段性室壁运动异常后诊断冠心病的敏感性为 88%,特异性为 78%。一项研究对 260 例可能患心肌缺血的急诊患者行心脏超声检查,结果发现 23 例急性心肌梗死患者中 22 例检出室壁运动异常,而无室壁运动异常的 166 例患者中只有 1 例为心肌梗死,3 例行血管重建,因此节段性室壁运动探查或预期血管重建在诊断冠心病方面的敏感性为 91%,而心电图在诊断冠心病方面的敏感性只有 40%。

(2)急性心肌梗死并发症,室间隔穿孔、腱索或乳头肌断裂、乳头肌功能不全均可产生明显的全收缩期杂音,二维超声和彩色血流显像是明确心肌梗死后患者产生全收缩期杂音病因的重要辅助方法。当经胸心脏超声检查不能明确严重二尖瓣关闭不全或室间隔缺损时,可用经食管心脏超声检查。乳头肌断裂常是灾难性的,发生率为 1%,24 小时病死率达 50%,迅速诊断并进行外科干预可挽救生命。心脏超声示瓣膜呈连枷状改变。有时患急性二尖瓣关闭不全时,杂音可能不明显,彩色多普勒可能因声窗差或心率快而出现假阴性,此时二尖瓣血流速度升高或左心室壁高动力可能是唯一的征象。梗死范围的大小不能预测乳头肌断裂,因 50%患者的心肌梗死范围小或为非透壁性心肌梗死。缺血性二尖瓣反流是预后不良的标志,通常是左室功能不全、瓣环扩张的结果,而不单纯是由乳头肌缺血引起。

(3)右心室梗死,下壁急性心肌梗死患者低血压的重要原因是右心室梗死,15%~20%的下壁急性心肌梗死患者伴有右心室梗死,其中 3%~8%的患者有明显的血流动力学障碍。急性心肌梗死伴有低血压患者中明确右心室梗死很关键,治疗时需扩容,右室梗死需与心脏压塞、心包缩窄和肺栓塞鉴别,这些疾病均可表现出颈静脉怒张、右心衰竭和心排量降低,心脏超声可快速鉴别这三种临床情况。

右室梗死的心脏超声表现包括右室扩大、左室下壁运动异常、右室游离壁运动减低。右室无运动常是右室梗死的敏感征象,心脏超声示右室受累范围越大,则血流动力学异常越常见。右室功能不全的其他心脏超声征象包括三尖瓣瓣环朝心尖部运动位移<1.5 cm、室间隔反常运动和三尖瓣血流频谱示 E 峰<A 峰。需注意的是右室心肌梗死的心脏超声征象不具有特异性,许多引起后负荷增加的疾病可引起这些征象。右室室壁运动观察的最佳切面为心尖四

腔心切面和剑突下切面。当右心室明显扩大时,标准心尖四腔心切面不易观察到右心室游离壁,可将探头朝内侧移动以观察右室心尖和游离壁。如右室心肌梗死和心脏压塞均存在,则右心室可扩张,但较少出现舒张期塌陷,此时右心室、右心房塌陷需更高的心包压和更大量的心包积液。除了左室下壁心肌梗死外,前间壁心肌梗死也可引起右室功能不全,这是由左右室通过室间隔耦联所致。

心脏超声检查可提供重要的预后信息。一项急性心肌梗死入院 12 小时的心脏超声前瞻性研究表明,室壁运动分数>10 的患者 1 年病死率为 61%,其较 Killip 分级更有预测价值。收缩功能不全是独立的预后参数,可预测短期和长期不良事件。此外,中度或重度二尖瓣反流也是病死率的独立预测因素。

经胸心脏超声在 95% 的心肌梗死患者中可获得较好的图像质量,但少数患者声窗差。经胸心脏超声有一定的局限性,小范围或非透壁心肌梗死心脏超声检查可能显示正常室壁运动。而右室负荷增加、左束支传导阻滞患者的室间隔运动也可异常,出现假阳性,坏死性心肌炎的患者也可出现节段性或整体性室壁运动异常。

4.心瓣膜病

心瓣膜病主要引起瓣膜狭窄和关闭不全,可行多普勒超声和二维心脏超声来评价瓣膜的结构和功能。二维超声可以明确解剖缺损,如连枷样二尖瓣;彩色血流显像可以确定血流异常的位置和空间范围。对血流动力学受损的患者来说,明显的瓣膜异常可能会影响强心和血流动力学处理。如对老年心力衰竭和低血压的患者来说,主动脉瓣狭窄的存在会明显影响血流动力学处理的疗效以及利尿剂和血管扩张剂的选择。在这些病例中,患者可能从多巴酚丁胺和多巴胺正性肌力治疗中获益。

(1)瓣膜狭窄:心脏超声可评价瓣膜先天性异常、瓣膜钙化、赘生物形成和肿物。频谱多普勒和彩色血流显像可显示瓣膜形态异常的情况。瓣膜狭窄引起的血流速度增快可通过连续波多普勒超声测量。当主动脉瓣或二尖瓣狭窄时,多普勒超声测量的最大跨瓣压差、平均跨瓣压差、心导管测值相似。峰值即刻压力梯度与平均压力梯度呈线性关系,2/3 峰值即刻压力梯度＝平均压力梯度。主动脉瓣瓣口面积可用连续方程计算获得,它与心导管的测值误差在 10%以内。

当二尖瓣狭窄时,可从胸骨旁左室短轴二尖瓣水平测量二尖瓣瓣口面积。因通过狭窄二尖瓣时血流为湍流,故彩色血流显像显示窄的蜡烛样射流束。应用连续波多普勒,通过测量二尖瓣压力减半时间,应用经验公式(即二尖瓣面积＝220/压力减半时间),来测定二尖瓣面积,此法测定的二尖瓣面积与用 Gorlin 公式心导管测定的值的误差在 0.2 cm^2 内。

(2)瓣膜反流:主动脉瓣反流时,彩色多普勒可显示反流束舒张期入左室流出道。测定主动脉瓣反流束最窄处宽度(缩流宽度,VCW)、反流束长度和面积、连续波频谱斜率(测量压力减半时间)和观察降主动脉逆向血流程度可用于评价主动脉瓣反流程度。

当出现明显的降主动脉逆向血流、反流孔宽度大于左室流出道宽度 60%或缩流宽度>6 mm时,表明存在严重的主动脉瓣反流。同样,彩色血流显像可显示左房内二尖瓣反流,当发现严重二尖瓣反流时,血流逆流入肺静脉,反流束面积与左房面积之比>40%。但偏心反流沿左房壁,彩色血流显像可能低估反流的严重程度,当偏心反流选择性入右肺静脉时可引起无症状性肺水肿。

5.感染性心内膜炎

(1)心脏超声对感染性心内膜炎的诊断价值:感染性心内膜炎的诊断需结合病史、体征、血培养和血清学检查,心脏超声检出赘生物很重要,经胸心脏超声检出赘生物的敏感性为44%~80%,有优异的特异性和阴性预测值,可以显示脓肿,可以发现小至 2 mm 的赘生物。然而,瓣膜非特异性增厚、风湿性或退行性瓣膜硬化、腱索断裂或严重黏液样变性可以引起假阳性。脉冲式多普勒和彩色血流显像可以评估相关反流部位和严重性。如感染性心内膜炎引起的反流轻,住院病死率低,不易进展至瓣膜置换。对临床高度可疑的心内膜炎患者,初次TEE 阴性,5~7 天后可重复 TEE,这样可能有助于识别其余 5% 的心内膜炎患者,如心内膜炎的临床可能性小,则 TTE 足以排除自身瓣膜性心内膜炎的诊断。

(2)经食管心脏超声的优势:经食管心脏超声检出瓣膜赘生物的特异性和敏感性均可至94%,可清晰显示赘生物的形态。当 TTE 不能确定赘生物时,如声窗差或机械瓣时,TEE 尤其有用。对治疗反应差的患者,也可考虑行 TEE,以排除可能的并发症。受机械瓣声影的影响,TTE 难以发现赘生物,对人工生物瓣的赘生物观察也差于自体瓣;不管是自体瓣还是机械瓣,TEE 和 TTE 对脓肿的敏感性分别为 87% 和 28%。对右侧心内膜炎的诊断,TTE 和 TEE的敏感性相似。主动脉瓣的脓肿通常是金黄色葡萄球菌感染。感染性心内膜炎诊断的 Duke标准表明了心脏超声检查的重要性,感染性心内膜炎特异性心脏超声表现(如飘动的心内团块、脓肿、人工瓣部分开裂、瓣周漏和新的瓣膜反流)是诊断心内膜炎的主要标准。当机械瓣存在异常运动、主动脉根部增厚、患 Valsalva 窦动脉瘤时提示有瓣环脓肿,当怀疑为瓣环脓肿时,应选择 TEE。瓣环脓肿更常见于主动脉瓣和金黄色葡萄球菌心内膜炎患者。

(3)感染性心内膜炎患者发生并发症风险识别:TTE 可以识别感染性心内膜炎患者发生并发症的风险。赘生物的活动度和范围可预测并发症。当赘生物的长度>10 mm 时,栓塞风险增加,可达 47%,充血性心力衰竭的发生率增加,病死率也增加,抗生素治疗的失败率增加。当存在长度>15 mm 的明显活动赘生物时,患者的外周栓塞率极高,可达 83%。而心脏超声无心内膜炎征象时并发症的发生率低。年龄、性别、瓣膜类型(自体瓣膜还是机械瓣)与栓塞风险增加无关。二尖瓣和主动脉瓣赘生物栓塞的风险相似。赘生物的长度>10 mm、主动脉瓣受累与瓣膜置换及预后差相关。如治疗 4~8 周后,重复心脏超声可发现赘生物的长度减少与预后改善相关。

6.主动脉和大血管疾病

如患者的声窗好,经胸心脏超声可以经胸骨旁、胸骨上窝和剑突下等切面观察从主动脉根部至降主动脉的病变,经胸心脏超声可以用来诊断主动脉窦瘤、主动脉瘤、主动脉夹层等病变。

主动脉夹层是高危险的事件,早期病死率高达每小时 1%,快速正确诊断可以挽救生命,Standard A 或 De Bakey Ⅰ 和 Ⅱ 型患者接受外科手术可受益,而 Standard B 或 De Bakey Ⅲ 型患者可接受药物治疗。以往临床上主要用主动脉造影或增强 CT 诊断主动脉夹层,而如今TEE 拓展了心脏超声在主动脉夹层和肺栓塞中的应用,以及急性胸痛和呼吸困难患者的鉴别诊断。

(1)TTE 的价值:TTE 可以用于可疑主动脉夹层的诊断,但不够敏感,尤其是对降主动脉夹层。超声征象为主动脉腔内线样剥脱的内膜片回声,可波动或固定,可显示真腔和假腔,如假腔有血栓、内膜向血管腔中央移位则有助于主动脉夹层的诊断。同时,TTE 可测定左室功能、主动脉瓣及反流程度,明确心包积液量及心脏压塞。在少数患者,TTE 可检出主动脉夹层破口。TTE的局限性在于对重症患者难以获得足够的声窗，不能显示整个胸主动脉，尤其是降主动脉。TTE诊断主动脉夹层的敏感性和特异性分别在59%～100%和63%～96%。

（2）TEE的价值：TEE是诊断主动脉夹层最准确的方法之一，其诊断主动脉夹层的敏感性和特异性分别为99%和98%。食管离主动脉近，TEE可以获得整个胸主动脉影像，但在升主动脉可能会存在假阳性，假阳性主要由主动脉根部钙化或动脉粥样硬化病变极像内膜片，而在远端升主动脉和主动脉弓存在小盲区，食管和主动脉间受气管的影响所致。此外，TEE难以确定降主动脉受累患者夹层的远端延伸范围。

与其他影像技术比较，TEE简便价廉，可在床旁进行，可快速对患者的血流动力学进行监测，创伤小，对病情不稳定的患者应选择TEE。TEE检查无须应用静脉对比造影剂或受放射线的影响，同时可评价主动脉夹层破口、冠状动脉有无受累、左室功能、主动脉瓣及反流程度、心包积液量及心脏压塞。除MRI外，其他影像技术很少具有这些优点，但MRI费时，在重症患者中应用受限。此外，TEE可用于评价修补的A型夹层，如假腔内无血流时患者的生存率达90%。

对于无夹层的患者，TEE有助于阐明血流动力学不稳定类似主动脉夹层的其他病因，如主动脉壁内出血或局部血肿形成。主动脉壁内出血的诊断特点是主动脉壁多层分离，壁厚度增加，主动脉腔距食管距离增加，继发于液体外渗的主动脉旁无回声区。识别这些病变具有重要意义，原因在于这些疾病常进展至夹层破裂或心脏压塞。

7. 急性肺栓塞

当患者出现呼吸困难、低氧血症而胸部X线片无明显异常提示时需鉴别是否存在急性肺栓塞。TTE可有肺栓塞的提示性表现，如右心室增大、异常右心室、室间隔运动、肺动脉扩张或肺动脉高压。慢性肺栓塞和急性肺栓塞均可引起右心室扩大和室间隔运动强度减低。右室游离壁中部无运动，心尖部运动正常是肺栓塞引起右心衰竭较特异性的表现。室间隔反常运动是右室压力和容量负荷增加的表现。少数情况下可探及肺动脉主干或左、右肺动脉血栓。此外，TTE还可能发现右心房或右心室血栓或其他栓子（如黏液瘤）。肺动脉脉冲式或连续波多普勒示肺动脉瓣血流频谱呈双峰，似"指拳状"。

虽然TEE不是肺栓塞的主要影像工具，但TEE可以更好地探查肺动脉主干或左、右肺动脉血栓。对胸痛综合征、不能解释的呼吸困难或低容量患者，行TEE时应仔细扫查肺动脉。

如TTE提示右心室衰竭表现表明发生并发症和死亡的风险增加。心脏超声简便和可在床旁使用，在对血流动力学不稳定患者的诊断中越来越重要。

8. 应激性心肌病

应激性心肌病指严重精神或躯体应激下出现一过性左室功能障碍的疾病，也称为Takotsubo心肌病，其主要特征为一过性心尖部室壁运动异常，呈气球样变，故也称心尖气球样变综合征。应激距发病时间数分钟到数小时不等。本病多见于绝经后妇女，酷似急性心肌梗死，可出现胸痛、S-T段抬高和肌钙蛋白轻度升高。应激性心肌病在提示心肌梗死症状的患者中发生率为0.7%～2.5%。尽管患者存在严重的左室功能障碍，但其冠脉无严重病变。左室功能障碍可逆，在几天或几周内恢复，预后好。

本病发病突然，患者发病前均伴有明显的精神或躯体疾患。在非冠状动脉阻塞的急性内科或外科疾病患者中，38%发生过一过性室壁运动异常，进入重症监护室的28%的患者并发有应激性心肌病。约50%的严重脓毒血症者可并发累及左、右心室的应激性心肌病。

急性期多数患者左心室中部和心尖部运动减低或消失,基底部运动增强,也有部分患者表现为中部运动强度减低和基底部运动强度减低或仅中部运动强度减低。右心室也可同时受累。少数患者可出现左室流出道梗阻和二尖瓣收缩期前向运动。多数患者室壁运动异常可在短期内恢复。神经源性应激性心肌病以心室中部和基部或整个左室壁运动强度减低多见。某些严重的内科疾病(如脓毒血症),也可出现整个左心室运动异常。左室壁系列心脏超声检查可评估室壁运动的恢复情况,以指导治疗。

9. 创伤

心脏创伤的病因有多种。心外伤最常见的原因是摩托车车祸、坠落和非穿透物撞击。胸壁受伤后挤压心脏或损伤冠脉可引起缺血性损伤。突然减速引起主动脉、肺动脉或腔静脉撕裂伤。胸膜腔内压突然升高可引起瓣膜损伤。

穿透性创伤最常引起右心室损伤,其次按损伤发生的频率为左心室、右心房和左心房。除非能很快得到识别,否则心包积血可引起心脏压塞并导致死亡。心脏超声可快速诊断心包积液,心脏压塞时可迅速进行引流。多数心脏损伤是因为钝伤累及心肌引起心肌挫伤,如果创伤很严重,可以发生心脏破裂。心脏超声可以发现由心肌水肿所致的舒张末室壁增厚,这是心肌损伤和出血引起的心肌回声增强的缘故。心肌挫伤的征象是局部室壁运动异常。少数情况下,可出现房间隔缺损和室间隔缺损。许多研究表明,心脏超声探查心肌损伤较心电图或心肌损伤标志物敏感,但不提倡对所有胸外伤者进行常规心脏超声检查。心脏超声异常不能预测病死率。对血流动力学稳定患者来说,心肌损伤的并发症很少发生。当存在血流动力学不稳定、严重心律失常、进行性呼吸困难或心电图提示缺血时应行心脏超声检查,以排除重要的心包损伤和瓣膜损伤。二尖瓣关闭不全和三尖瓣关闭不全的损伤机制为乳头肌、腱索断裂或瓣膜直接破裂。主动脉瓣损伤由舒张期胸膜腔内压突然升高引起。二维超声和彩色血流显像通常可观察主动脉瓣破裂和主动脉瓣反流。

60%的胸壁损伤患者 TTE 显像不理想,需进行 TEE。TEE 有助于观察创伤后主动脉的情况。血管造影有有创、耗时、不能排除心脏损伤的缺点。TEE 是诊断外伤性主动脉破裂(或撕裂)或主动脉周围血肿的准确影像技术。对颈部或明显口面部损伤的患者不能行 TEE。

10. 心包疾病

测定中等量或大量心包积液时,心电图和胸部 X 线片的敏感性和特异性有限,心脏超声为理想的方法。正常心包腔内可存在<50 mL 的浆液,心脏超声可探及<12 mL 的心包积液。心包积液在心包损伤时可增加,对心做功的影响取决于心包积液的量和速度。

心脏压塞常威胁生命。当发生心脏压塞时心包内压增加,舒张充盈进一步受限,导致每搏量和系统性血压下降,经典时表现为奇脉、左右室舒张压的平衡、心排量降低。心脏压塞可以为隐匿性,尤其是在无血压下降、中心静脉压升高时。心脏压塞更常见非特异性症状和体征,如呼吸困难、心动过速和奇脉。心脏压塞是一连续过程而非单纯的"全或无"现象,其特征为心包内压进行性升高。心脏超声是重症医学科诊断心脏压塞的首选影像方法,二维超声能可靠地探查局限性心包积液和其他液性暗区(如血肿)。心脏超声也可用于引导心包穿刺,帮助医师决定局限性心包积液时的穿刺入路。大量心包积液的心脏超声征象包括心包内压增高引起右室游离壁舒张期早期塌陷、右房游离壁舒张期塌陷、二尖瓣血流和肝静脉血流频谱随呼吸变异的增大。

11. 心内团块和心外团块

心内团块可为血栓或肿瘤,可引起梗阻或系统性栓塞。心脏超声检查也可发现和心脏紧密粘连的纵隔肿物。当 TTE 检查不具有结论性时可行 TEE 检查,包括图像质量不佳、可疑小的肿瘤和血栓、层状血栓、局限于左心耳或右心耳的血栓。当使用人工机械瓣时,TTE 常难以探查团块,可行 TEE,以避免机械瓣声影的影响。对二尖瓣狭窄或心房颤动患者,TEE 有助于发现血栓。偶尔,血栓可位于中央静脉附近。对行经皮二尖瓣球囊成形术的患者,TEE 有助于引导球囊通过二尖瓣狭窄口,评价残余二尖瓣反流和心内分流。TEE 可以鉴别导管尖端的右房血栓。

12. 心内分流

重症患者常有心内获得性或先天性分流。TEE 可准确探查卵圆孔开放、缺损。TEE 测定分流量和肺/体循环血流比的结果与心导管相关性好。尸检卵圆孔未闭的发生率为 25%～35%,当做 Valsalva 动作、咳嗽或胸内正压突然释放时,其开放率可增至 18%～22%。TEE 结合声学造影发现卵圆孔开放的敏感性优于 TTE,Valsalva 动作提高检查价值,尤其是在病因不明的卒中患者的评价中尤其有用。对重症患者也可行 TTE 声学造影,如存在卵圆孔开放,则在右心房造影剂显影时左心房也随之显影,造影剂可用振荡的生理盐水。40 岁以上、病因不明的缺血性卒中患者 50% 存在卵圆孔开放。卵圆孔开放可能引起矛盾性栓塞事件,导致神经系统损伤或死亡,也可因引起右向左分流而导致顽固性低氧血症。

13. 心房纤颤

(1)预测血栓栓塞事件,左心房自发显影及血栓好发于左心耳,是全身性栓塞的危险因素。TEE 测得的有关参数反映的左心耳功能,对栓塞事件发生具有重要的预测作用,有助于筛选栓塞事件高危患者、进行抗凝治疗、减少栓塞事件。

(2)评价心房纤颤功能,左心房血栓、自发显影与左心房、左心耳扩大、左心耳射血速度下降和充盈速度下降相关。心房纤颤时间长的患者(>2 周),存在明显的左心房扩大、左心耳扩大及左心耳收缩功能下降,易发生左心耳血栓。

(3)评价心房扑动和心房纤颤复律前后的左心房功能。

(十五)TEE 在重症患者中应用

虽然 TEE 熟练操作需要时间,但它的优势显而易见。与经胸心脏超声相比,TEE 可以使心脏结构(尤其是左心房、二尖瓣、降主动脉等心脏后部结构)更清晰地显示。因为重症患者由于机械通气、局部伤口或引流等导致图像不理想的情况很常见,所以 TEE 对重症患者的血流动力学评估非常有价值。TEE 很少引起严重的并发症,操作过程中由于并发症而被迫停止检查的比例<1%,致命并发症的发生率更是低于 1/10000。检查前必须排除食管及胃部疾病。TEE 的禁忌证包括食管狭窄、憩室、肿瘤、近期食管或胃部手术病史以及食管胃底静脉曲张、上消化道大出血等。

1. 操作的注意事项

TEE 操作前应首先确认探头外层防水外膜无磨损、破裂,还需检查患者口腔有无牙齿松动或其他疾病。检查前禁食数小时、检查时采用左侧卧位均有助于减少误吸风险。适当的镇静和局部麻醉后,通过开口器将探头轻轻置入。对于经口气管插管处于麻醉中的患者,上抬下颌骨,将探头经口置入,置入时动作要轻柔,需要警惕气管插管脱出。如果探头置入困难,应用喉镜显露声门,然后在直视状态下将探头置入食管。一旦将探头置入食管,在继续往里放置的过程中,如遇到阻力则必须停止。在切面调整的过程中,当需要前送或回抽探头时,必须先使探头处于中立位,探头在食管内位置调整时避免过度用力,而且在探头处于弯曲状态时不要进行前进或后退的调整。每次应用后应对探头进行彻底的清洗和消毒处理。

　　检查时,不应该直接就对病变部位进行检查,而应按照一定的检查流程系统地进行。每一步都应专注于一个结构,分析病变特点以及与其他结构的关系。检查时通过不同的二维切面构建出所检查部位的三维结构非常重要。检查的关键原则:注意将拟评价的结构放置在屏幕中央,尤其是当准备通过调整角度变换切面时,调整前应将拟评价结构放置在切面的中心位置,以保证角度旋转后仍能观察到该结构。

　　在 TEE 操作的过程中,图像优化的步骤有其特殊性,超声机器参数的设置及调整对于图像质量和正确诊断非常重要。多数 TEE 探头频率可以调整,增加频率可以改善分辨率,但是会降低穿透深度。对于靠近探头的结构,如主动脉瓣,适合在较高频率下进行检查,而对于左心室的心尖部等距离探头较远的结构,则需要相对低的探测频率。通过深度的调整把要检查的结构置于屏幕的中央位置,然后再调整焦点的位置,使其置于临床医师最想观察的部位。通过调整总体增益及动态范围,可以达到组织分界较清晰的目的。检查人员可通过时间增益的调整来保证屏幕亮度及对比度的一致性,通过彩色多普勒增益的调整来减少取样窗内混杂噪声的影响。

2.简化的 TEE 方案

　　在简化的 TEE 检查方案中,心脏检查可以从以下三个位置进行:①食管中段的主动脉瓣水平;②食管中段切面远端数厘米的二尖瓣水平;③胃内切面左心室水平。心脏检查完成后,再进行主动脉的检查。

　　(1)食管中段主动脉瓣水平。

　　1)食管中段主动脉瓣短轴切面:在将探头置入食管后,继续缓慢向前推行至主动脉瓣出现,然后调整扫描角度 30°～45°即可出现主动脉瓣短轴切面。本切面可以观察主动脉瓣的活动度及是否存在钙化,明确主动脉瓣的形态及是否存在主动脉瓣狭窄,也可以比较主动脉瓣的直径与左心房的大小。另外,在此切面可同时检查房间隔的情况,如存在房间隔缺损或卵圆孔未闭,则可以观察到。轻轻调整深度及切面角度可看到左冠脉起始部。

　　2)食管中段主动脉瓣长轴切面:食管中段主动脉瓣长轴切面是在主动脉瓣短轴切面的基础上,通过进一步调整扫描角度至 110°～130°而获得,向患者右侧轻微旋转探头可以使图像更清晰。该切面主要用于评价主动脉瓣的功能。标准图像应该是左室流出道、主动脉瓣及近端升主动脉共同显露,除了能看见左室流出道外,还应能看到主动脉窦、窦管连接处。近端升主动脉也可在此切面进行检查,以排除钙化、扩张和动脉瘤。二维检查完成后,应利用彩色多普勒评价主动脉瓣的功能。

　　3)食管中段右室流入-流出道切面:同样是在食管中段主动脉瓣短轴切面的基础上,保持探头位置不变,将扫描切面角度调整至 60°～90°即可。理想的切面应该能显示三尖瓣、右室流出道、肺动脉瓣和近端肺动脉。在此切面评估三尖瓣要优于食管中段四腔心切面。本切面也用于测量右心室和肺动脉的大小,评估肺动脉瓣。

　　食管中段双腔静脉切面上述检查完毕后,将探头向患者的右侧旋转,朝向右心房的方向,扫描角度为 100°左右。观察到的主要结构包括左心房、右心房、上腔静脉、房间隔和右心耳。该切面可用于检查心房的大小和有无开放的卵圆孔或房间隔缺损。如果怀疑房间隔的完整性,则应通过彩色多普勒或气泡造影剂进一步明确。

　　(2)食管中段二尖瓣水平。

　　1)食管中段四腔心切面:主动脉瓣水平切面检查完毕后,将扫描角度调至 0°,然后继续缓慢推进探头至二尖瓣水平,即可获得食管中段四腔心切面。探头可以稍微后屈,适当增加扫描角度 0°～10°。该切面可以观察到左心房、左心室、右心房、右心室、二尖瓣、三尖瓣、室间隔和心室侧壁。实际上,即使探头位置及角度调整合适,TEE 四腔心切面与左心室的实际长轴相比也略短,其心尖位置实际上是左室前壁近心尖的部分,因此心尖的运动情况可能观察不到。本切面非常重要,诊断价值很高,可以评价心腔的大小及功能、瓣膜功能、心室相互作用及室间隔和心室侧壁的节段运动。在通过二维切面观察后,应再利用彩色多普勒观察二尖瓣、三尖瓣有无瓣膜关闭不全或狭窄。本切面也可用于观察右心室、右心房及房间隔的情况。

　　2)食管中段两腔心切面:在食管中段四腔心切面的基础上,将左心室心尖部置于屏幕中央,扫描切面旋转 60°～90°即可获得两腔心切面。本切面可以看到左心耳及左室前壁和下壁,无法显示右侧心房及心室的结构。轻微旋转探头,使得扫描角度与心室轴向更加一致,显露左心室的心尖部,心尖的血栓或运动强度减低可以在该切面看到。本切面主要用于左心室功能和左室前壁、下壁运动情况的评价。

　　3)食管中段三腔心切面:在两腔心切面的基础上,调整角度至 120°,就可得到左心室心尖长轴(即三腔心切面),可以显露左心室和升主动脉。

　　(3)经胃水平:经胃乳头肌中段短轴切面:完成主动脉瓣和二尖瓣水平检查后,扫描角度调回 0°,继续前送探头至胃部,探头需要前屈并适当回撤以紧贴胃壁,即可得到经胃短轴切面。在此切面可观察到左室室壁和后内及前侧乳头肌。标准的左室短轴横切面上两个乳头肌大小应该是相等的。本切面可用于评估左室收缩功能、左室容积和节段性室壁运动情况。在短轴切面的基础上,调整角度可以得到长轴切面。

　　(4)主动脉检查如下。

　　1)降主动脉短轴:完成心脏检查后,调整扫描角度至 0°,向患者左侧旋转探头,使探头朝向患者的脊柱旁的位置,轻度回撤探头直至显露主动脉的横截面,即为降主动脉短轴。因为主动脉内径较小,而且非常接近食管内的探头,所以主动脉影像的优化就显得非常重要。首先就是深度的调整,使主动脉的影像略放大,然后调整探头频率以提高分辨率。检查时应沿着主动脉走行回撤探头逐步检查。

　　2)降主动脉长轴:在降主动脉短轴的基础上,将扫描角度调整 90°,就可获得降主动脉长轴切面。另外,前送探头时,将探头向左、向右轻微旋转有利于更好地观察主动脉壁。

　　3)上食管主动脉弓短轴:在降主动脉短轴的基础上,轻轻回撤探头即可达到主动脉弓水平,从主动脉弓水平调整扫描角度至 90°,即可获得上食管主动脉弓短轴切面。向左、向右轻旋探头可以检查主动脉有无钙化、扩张及异物等。

　　需要指出的是,无论如何,TEE 比 TTE 的风险要大,而且也不能完全替代经胸心脏超声,特别是在检查心脏前部结构的情况下,TTE 图像优势更大。在利用多普勒进行流速测量时,TTE 能提供更多的检查切面且角度调整更容易。因此,应严格掌握 TEE 的适应证和禁忌证,且要求具有熟练操作技能的医师进行此检查,以避免并发症的发生。

二、重症肾脏超声

(一)重症肾脏超声与急性肾损伤病因诊断

1. 肾后性急性肾损伤

一项回顾性研究显示 10％的急性肾损伤(acute kidney injury，AKI)患者存在肾积水，并且与盆腔占位、肾脏或盆腔手术史、神经源性膀胱等危险因素相关。泌尿系梗阻导致的肾积水乃至肾后性 AKI 约占所有 AKI 的 5％，如果存在肾结石等基础疾病，发生泌尿系梗阻的概率则更高。泌尿系梗阻极易发生肾后性 AKI，并且及时解除梗阻 AKI 也很容易恢复；虽然无这些危险因素的普通 AKI 患者出现肾积水的可能性较小，但是重症患者因导尿管位置不正确、打折或是血块、絮状物堵塞等原因的假性少尿，甚至这种情况下误用利尿剂而导致的患者膀胱内大量尿潴留并不罕见，也是一类特殊的肾后性梗阻，且可导致或加重 AKI。因此，为避免肾后性 AKI 的发生或加重，及时诊断泌尿系梗阻十分重要；而超声可及时、简便地诊断泌尿系梗阻，敏感性接近 95％。超声因其优势，成为多家英、美医院诊疗 AKI 流程中的必经一步，成为排除泌尿系梗阻的第一影像学选择，并被写进了英、美的 AKI 和放射学指南。临床上可通过膀胱与输尿管的超声监测排查泌尿系梗阻导致的肾后性 AKI。

肾脏集合系统分离是泌尿系梗阻最重要的特征，表现为肾盂、肾盏扩张。根据肾皮质变薄的程度，可将肾盂积水分为轻度、中度、重度三级。轻度肾积水指的是集合系统轻微扩张；中度肾积水指肾盏圆钝、肾乳头消失、皮质轻微变薄；重度肾积水指肾盂、肾盏显著扩张伴随皮质变薄。但是，重症患者中常见集合系统的扩张程度与梗阻的严重程度不相关。对急性严重的梗阻患者来说，可能早期肾脏超声看不到显著的肾积水；持续使用利尿剂、感染、反流等也可见肾积水，但没有泌尿系梗阻。肾血管阻力指数(renal-vascular resistance index，RRI)对排除梗阻有一定的帮助，存在梗阻时 RRI 往往＞0.7。采用超声多普勒检测输尿管喷尿情况是判断梗阻的另一个办法。如果单侧输尿管喷尿消失常意味着泌尿系梗阻。但双侧输尿管喷尿消失有可能是无尿，而不能确定是梗阻。联合使用 RRI 和输尿管喷尿可提高超声诊断泌尿系梗阻的准确性。超声可明确大部分梗阻的原因，如结石、腹膜后占位、妊娠期子宫等。泌尿系结石是泌尿系梗阻最常见的原因，但是输尿管结石有时不易被超声发现。老年患者，尿液内多沉渣和絮状物，常致尿管堵塞、尿潴留，二维超声即可排除假性无尿。对于血尿患者，尿管常出现被血块阻塞的情况，此时定量测量并结合血红蛋白变化对出血和尿量的评估有很大帮助。

2. 肾性 AKI

肾性 AKI 包括缺血或内、外源性毒性物质导致的急性肾小管坏死、肝肾综合征、急性肾小球肾炎或间质性肾炎、恶性高血压等。新出现的 AKI 患者的肾脏常大小正常，而慢性肾脏病变患者的肾脏常缩小。通过二维超声就可以较容易地看到肾脏缩小、皮质变薄等慢性肾衰竭的表现，容易被超声识别，而肾脏体积增加、皮质增厚等表现并不常见，并且超声对于上述弥漫性的肾性 AKI 的判断缺乏特异性；但是慢性肾衰竭和多囊肾等超声表现提示肾脏储备功能的下降，可提高我们对慢性肾功能不全基础上的 AKI(即 AKI on CKD)的警惕，有助于发现肾脏占位、多囊肾、慢性肾脏疾病导致的肾萎缩等基础肾脏病变和肝硬化等相关病变。二维超声还可以容易地识别肾脏内或包膜下的巨大血肿、肾脓肿、肾盂肾炎。肾脏各级血管的动静脉血栓则可通过彩色多普勒检查发现。

3.肾前性 AKI

由全身和肾脏血流动力学状态紊乱导致的 AKI 属于肾前性 AKI。重症超声不仅能判断是否存在全身或肾脏血流动力学紊乱,还能对紊乱的程度做出定量或半定量的诊断,以及动态监测血流动力学的变化并指导血流动力学的调控,因此对诊断甚至是指导治疗肾前性 AKI 有很高的临床价值。全身或肾脏血流动力学不稳定是肾前性 AKI 的重要原因。

(二)重症超声与肾脏血流动力学监测

重症超声在全身和局部两个层面发挥肾脏血流动力学监测作用:通过心肺超声指导包括肾脏在内的全身血流动力学调控;通过肾脏超声监测指导肾脏灌注的维护。

1.心肺超声与全身血流动力学

肾脏是全身血流动力学的一个重要"用户";全身血流动力学的稳定是维持肾脏充足的灌注的基础。充分的肾脏灌注既需要足够的血流量,又需要充足的灌注压。在正常机体,肾血流量是具有自身调节功能的,即在一定范围内(血压在 $80 \sim 180$ mmHg),无论血压如何波动,肾脏都能通过自我调节功能使肾血流量维持相对稳定,使到达肾小管的溶质量相对不变,以控制其重吸收。而当血压超出这个范围时,如在 <80 mmHg 或 >180 mmHg 时,肾血流量的自身调节便不能维持,肾血流量将随血压的变化而变化。在肝硬化、感染、全身炎症反应综合征和心力衰竭等病理情况下,上述机制可以发生改变,肾血流量也将随之发生变化,肾脏对心排血量和灌注压的需求也可能发生改变。

心肺超声(包括下腔静脉的超声)可全面评价心功能、容量状态和容量反应性,从而指导血流动力学的调控,避免容量过多或过少;目前一些成熟的超声流程能更加方便、快速地解决临床问题。心肺超声可以在全身血流动力学调控的层面上对 AKI 的诊疗提供有力的帮助。

2.肾脏血流动力学的评估

虽然全身的血流动力学稳定是肾脏血流动力学稳定的基础,但是全身的血流动力学状态还不能代表肾脏的局部血流动力学状态。当患感染性休克时,心排血量可能高于"正常值",但有可能仍然不能满足肾脏的需要;另外即使在正常血压下,如果存在引起入球小动脉和出球小动脉对上述调节机制反应变差的因素,也可导致肾小球滤过率下降,引起急性肾损伤。

随着血流动力学理念的不断更新,血流动力学支持的目标也在不断变化,与肾脏相关参数逐渐成为血流动力学连续与动态监测的项目之一。从组织、器官灌注导向的血流动力学支持的层面上讲,肾脏灌注状况的监测不仅是诊治 AKI 的需要,而且是血流动力学监测中重要的一部分。为实现对休克时微循环的监测,诸多学者专注于"正交偏振广谱成像"和"旁流暗场成像"等观察舌下微循环的变化以评估休克的程度和对治疗的反应。事实上,针对肾脏微循环的监测技术也在不断进步,在这方面,重症超声的作用不断被开发和利用,并且相关研究显示,对没有超声经验的医师进行为期半天的培训,就能获得相对满意的 RRI 和半定量评估的超声结果。

(三)CRRT 中重症超声的应用

CRRT 中重症超声的应用主要体现在两个方面:一是血流动力学的监测,实施 CRRT 的患者对血流动力学(尤其是容量的调控)有着更高的要求;二是静脉通路的建立,通畅、安全的中心静脉置管是 CRRT 实施的基本前提,重症患者常存在肢体肿胀、凝血异常、体位欠佳等各种特殊性,超声导引下的中心静脉置管可大大提高其成功率而降低其并发症(尤其是致死性并发症)的发生率。

（四）重症肾脏超声的局限性

随着重症超声技术的逐步普及，AKI（甚至是休克）的治疗都因此得到了推动；但是任何技术和设备都有其长处和短处。像战场上的士兵要熟悉自己的每一件武器一样，我们 ICU 医师作为抢救重症患者的特种兵，更要熟悉我们所使用的各种设备的特性，要认识到用重症肾脏超声技术评估 ICU 患者的诸多局限性。其中有些局限性是在应用于普通患者也需要面对的，还有些局限性属于 ICU 重症患者的"专利"。重症患者因移动不便而保持的仰卧位、监测与治疗设备对身体的限制、不合作、检查部位存在水肿、脓肿、切口、敷料及被气体和肋骨遮挡等都是超声的劣势。如何克服超声的局限性，获得满意的肾脏和膀胱图像，并对所获得的图像做出合理的解释，既是临床中重要的实际问题，也是相关研究中有前景的课题。

1. 超声技术固有的局限性

（1）床旁超声成像仪的能力：为方便移动，ICU 中一般配置的是相对小巧的便携式超声仪。虽然技术的不断改进让便携式超声仪的性能逐步提高，在开机速度等方面也有一定的优势，但成像能力较大型的固定式超声成像仪还是有一定的差距；在深度、取样窗、血流测量角度和流速范围的精细调节方面也相对有限；部分超声仪因软件的配置不足而不能满足超声造影等技术要求。不同的超声设备在心脏、腹部器官和血管与小器官检查能力方面各有侧重，购置设备的初衷或许不是针对肾脏相关的监测要求，使用过程中就可能不能满足临床和科研的需要。为较好地利用超声技术实施肾脏灌注等 AKI 相关的监测，需要超声仪具有肾脏、膀胱相关的影像和参数的检测能力；能够监测到较低流速的血流（20～30 cm/s），以便于监测 AKI 时低流速的叶间动脉的血流动力学参数；有对所需参数进行计算和记录的相关软件，能方便地留存数据，便于动态地调控治疗和进行科研的统计；具有进行超声造影所需的程序，定量监测肾脏的血流动力学改变；具有软件升级的能力，以便把前沿的超声技术不断地补充和"移植"到肾脏的检测中。

（2）探头的局限性：通常情况下我们选择 3～5 MHz 的凸阵探头（俗称腹部探头）用于肾脏和膀胱的检查，它适用于大多数重症患者的肾脏检查。因为腹部探头对近场显示能力的局限性，所以它不适合检查儿童、过于消瘦的患者的肾脏和移植肾，换用高频（5～7 MHz）直线线阵探头（俗称血管探头）更为合适。不过，高频探头的清晰程度相对较低，这也是不尽如人意的地方。而经肋间观察时，2～4 MHz 相控阵探头（俗称心脏探头）因其探头的工作面积小，可以顺利地通过狭窄的肋间，有较强的穿透力，必要时可考虑选用，但其清晰度和图像质量稍差。由此可见，每个探头都有其优势和局限性，因此为了能最大可能地完成肾脏超声监测，无论选择什么品牌的机器，都应该配备至少这三个基本的不同频率的探头。值得一提的是，肾脏和膀胱检查的预制程序一般在腹部探头的程序内，当选择其他探头时，常不能方便地测算所需的数据，超声仪的技术支持最好有能力协助我们在更换探头时能按需选择程序。

（3）气体的障碍：气体是超声波的"天敌"。虽然肺脏超声恰恰利用了超声技术的该劣势而变废为宝，但肠道气体对肾脏超声检测的影响还是难以避免的。此时应尽力减少肠道气体、避开积气的肠道和适度肠管加压排除检查部位的气体进行检查。经胸壁、经侧腹部、俯卧位和以肝、脾做透声窗都是替代的选择。若患者过于消瘦，经肋间检查时，探头不能和胸壁全面地贴合，这样会因探头和胸壁之间的气体而影响检查。充足的偶合剂或是表面放置水囊可起到一定的作用。气胸和腔镜手术后的皮下气肿在 ICU 中并不少见，适度对局部加压使气体移动，可促使完成对部分患者肾脏、膀胱的超声监测。

（4）肋骨的遮挡：超声对骨骼的有限穿透力部分限制了藏在肋弓下的部分肾脏的检查。上文已述及通过更换体积较小的相控阵探头和使用较多量的偶合剂辅助可获得经肋间的肾脏超声图像，但图像的分辨率相对较低。

（5）评估肾脏灌注能力的局限性：RRI、能量多普勒和超声造影在肾脏灌注评估方面起到一定的作用，也存在一定的问题。其中 RRI 的测量对患者的体位、呼吸、血管走向及测量者的技术要求较高，测量误差较大；超声造影对设备的要求较高，造影剂频繁注射所需的费用较高；能量多普勒的半定量评分对需要精细调整肾脏血流动力学的患者来讲尚不够精确。超声技术在评估肾脏灌注方面有很广阔的前景，但较多的研究针对的是这些技术对 AKI 预后的评估，这些技术在指导肾脏灌注的调控方面仍缺乏足够的证据。

2. 重症患者的疾病特点对肾脏超声检查的限制

（1）体位的限制：体位在 ICU 是件很重要的事情。半坐位是 ICU 患者的常规体位，它可以减少呼吸机相关性肺炎、腹腔术后膈下脓肿的产生，有利于胸腔、腹腔的引流等；低坡卧位为颅内高压（尤其是颅底骨折）患者所需的体位；俯卧位通气又是急性呼吸窘迫综合征患者的一项重要治疗方法。肾脏超声检查常需要一个特定的体位和按需改变体位。重症患者所要求的体位却常与超声检查所需要的体位相冲突，改变体位又很不方便。行仰卧位肾脏超声要求患者尽量平躺，避免头部和（或）躯干抬高，以利于肋缘下肾脏的显露，行超声检查时就需要先暂停半坐位，改为平卧位。短时间坐位改平卧位一般均可行，难度不大。但当仰卧位仍不能提供足够的视野时，理想的体位或许是侧卧位或俯卧位，对于正在实施俯卧通气的急性呼吸窘迫综合征的患者可趁机完善检查，但在颈腰椎和骨盆等部位创伤或手术后、肝移植术后、腹腔感染等重症患者超声检查体位和其他治疗所需的体位在时间上可能存在冲突，甚至有时不可能做到。及时有效地对骨折内固定或外固定、协调检查与护理治疗的时间，既有利于对原发病的治疗，也有利于完善超声检测并进行后续的超声导向的治疗。还有一些体重超高的患者在使用气垫床时，身体常会陷入气垫内一定深度，这不利于以仰卧位在腋前线或腋中线行肾脏超声检查，此时应调整至合适的气垫充气压力，或是暂时放空气垫，以获得满意的仰卧体位；当然，给患者改变体位更不容易，常需要多人的协助才能完成。

（2）腹胀的影响：腹胀是在重症患者中很常见的症状，也是腹腔高压常见的原因。部分患者的急性肾损伤就与腹胀和腹腔高压有很大关系。超声检测时的肾脏血流临床意义重大，但是腹胀常伴随肠道积气。如前所述，肠道气体对经腹的肾脏超声检测有很大影响。经胃管胃肠减压排气、肛管肛门排气、肠道气体消减剂等对减少肠道气体有一定的帮助，既是疾病治疗的一部分，又有助于超声检测，但其作用常很有限，也很难立竿见影。俯卧位经背部检查确实为一种有效的办法，前面已经讨论，俯卧位有时又难以实现。将探头在检查部位适当加压一段时间，可驱赶肠道气体离开检查部位，改善图像的质量。也有推荐胃内注入液体做透声窗的，但重症患者的原发病或手术常并不允许。经肝、脾等透声窗倾斜检查平面进行扫查也是常采用的方法。

（3）疼痛和躁动：镇静、镇痛、沟通不充分、床位或体位不舒适等可导致重症患者出现疼痛和躁动，不能配合屏气等超声要求的动作，甚至不能保持安静、固定的体位。进行肾脏超声检查（尤其是测量肾血管阻力指数）时，需要患者尽可能地减少移动。为获取稳定的图像和所需的参数，需要充分理解患者的诉求，并辅以镇静、镇痛措施。镇静、镇痛措施可参考相关的指南。

(4)呼吸的影响:生理情况下,肾脏随呼吸可上下移动 2～3 cm,呼吸困难、呼吸频率过快或潮气量过大、膈肌活动幅度太大或移动过快,都会导致肾脏受牵拉而移动幅度或频度增加,增加超声检查的困难。一方面,肾脏频繁快速地躲入肋缘之下,缩小了肾脏的检查窗口;另一方面,难以在快速移动的血管上放置取样窗并获得稳定、连续的血流频谱和测量血流速度和血管阻力指数等。吸气过程检查本可增加不被肋骨遮盖的肾脏体积,但在呼吸过快时吸气时间会明显缩短,影响获得图像的质量,及时和适当地进行有创、无创机械通气可降低部分患者的超声监测难度。机械通气的患者可以相对安全地使用镇静、镇痛治疗,从而有利于患者对超声检查的配合;检查时增加镇静、镇痛剂的剂量和加用肌松剂、调整呼吸机参数、取合适的体位、进行适度的吸痰,都是减少肾脏移动幅度可以考虑的措施。必要时也可开始配合使用呼吸机的呼吸暂停键,从而短时间内固定肾脏和肾脏的血管,以获得满意的图像和参数。

(5)合并肝脏病变:正常情况下,肾皮质的回声比邻近的肝脏和脾脏的稍微弱一些,肝脏和脾脏既是肾脏的透声窗,也是其回声强度的参照物。重症患者常存在多器官功能的障碍或有多种慢性疾病,肝脏也常是受累器官之一,或是患者原本存在肝脏疾病。此时,肝脏的回声可能增强或减弱,如果仍以肝脏回声强度做基线,对比评价肾脏回声将会导致误判。此时应注意对比肾脏皮质和肾窦的回声,如出现肾脏皮质回声接近肾窦回声,则提示可能存在严重的肾脏损害。但是也要注意年龄的影响,ICU 中老年患者所占比例不断提高,老年人的皮质、髓质回声差异常不那么显著。

(6)泌尿系梗阻与肾盂扩张的不一致:输尿管、膀胱和尿道内外的梗阻常出现肾盂扩张。肾盂扩张的程度结合皮质的厚度也常反映泌尿系梗阻的程度和发生时间。单侧"喷尿征"消失结合肾盂扩张能更好地帮助诊断泌尿系梗阻。但是在重症患者如未见肾盂扩张,或是双侧"喷尿征"消失却并不能排除泌尿系梗阻,因为梗阻之外的原因导致的肾功能不全可能出现少尿,甚至无尿,如各种原因导致的休克、容量不足。还有部分非泌尿系梗阻的患者,如感染、持续的使用利尿剂等原因,可出现肾盂、肾盏的扩张,但并没有泌尿系梗阻。超声监测此时要结合其他超声表现、病史以及对治疗的反应来综合判断,动态检查尤为重要。此外,肾积水的程度不一定与病情急性度和梗阻程度相一致。近期发生的严重的梗阻可能仅表现为轻度的肾积水。同样严重的肾积水可能是既往疾病所致,而与急性疾病无关。单侧肾盂积水相对容易做出泌尿系梗阻的诊断并找到梗阻的原因,但是双侧肾盂积水也见于正常妊娠时增大的子宫或泌尿系统之外的肿瘤的压迫。

3.治疗措施与监测措施对重症肾脏超声的影响

(1)检查区域伤口:检查局部有烧伤创面,重症患者下胸部和腹部近日手术后的切口、敷料和胸带、腹带的存在虽然不是该区域肾脏超声检测的禁忌,但给超声监测带来了一定的不便。需要在超声检查前后更换敷料,超声检查需注意在无菌保护下进行。

(2)导尿管:充盈膀胱是膀胱超声检查最常用的准备,但是 ICU 患者大多放置了 Foley 导尿管,膀胱空虚不利于双侧输尿管喷尿状况的床旁评估,但对于多数情况下评估患者是否是真性无尿不受影响。必要时可经尿管注入无菌生理盐水再夹闭尿管后进行检查。

(3)ICU 有创监测和有创治疗:重症患者常需要接受动静脉压力、心排血量等监测和机械通气、血液净化、主动脉内球囊反搏、体外膜氧合(extracorporeal membrane oxygenation,ECMO)等有创治疗,这些监测手段和治疗手段首先是限制了患者的自由体位,超声监测所需要的理想体位常不能实现；呼吸机等治疗可能会影响肾脏的位置和活动范围；主动脉内球囊反搏、ECMO 等治疗可对肾脏乃至血流动力学产生一定的影响，导致超声应用的受限，其中 ECMO 影响最有特点。ECMO 产生的血流与患者自身的搏动性血流不同，属于连续性血流，此时行肾脏的 MRI 检查，肾脏各级血管的峰流速和谷流速都会受到影响，MRI 也必然受到很大的影响，这些参数的正常值尚不得而知，指导血流动力学的调控则更加困难。

总之，与其他任何一项检测技术一样，重症超声技术也存在诸多不足，我们应在充分理解其影响因素的基础上，在临床上规避不良影响，充分发挥其优势，从而达到监测肾脏灌注和功能的目的。同时相信，随着重症肾脏超声技术在临床上的广泛应用和更多科学研究的开展，该技术的进步必将日新月异。

（昌广平）

第二章

心搏骤停与心肺复苏

第一节 概 述

一、心搏骤停

心搏骤停是指心脏机械活动(泵血功能)的突然停止,造成全身循环中断、呼吸停止和意识丧失。引起心搏骤停的常见的心律失常包括 VF、无脉性 VT、心室停顿以及无脉性电活动(pulseless electrical activity,PEA),或称为电-机械分离。心搏骤停发生后,由于脑血流的突然中断,10 秒左右患者即可出现意识丧失,经及时救治可获存活,否则将发生生物学死亡,罕见自发逆转者。心搏骤停常是心脏性猝死(sudden cardiac death,SCD)的直接原因。

猝死是指外表健康或非预期死亡的人在外因或无外因的作用下,突然和意外地发生非暴力性死亡。因为对"突然"缺乏统一的规定,所以猝死在分类上可分成以下几类。①瞬间死亡或即刻死亡:患者在发病后数秒、数分钟内死亡。②非常突然地死亡或暴死:出现症状后 1 小时内死亡。③突然死亡:出现症状后 1～24 小时内死亡。④非突然死亡:出现症状 24 小时后死亡。导致猝死的病因很多,包括心血管疾病、呼吸系统疾病、中枢神经系统疾病、药物或毒物中毒、过敏、精神应激、水和电解质代谢紊乱、严重感染等,还有一些原因不明的猝死。心搏骤停是濒死或初期临床死亡阶段,经过及时有效的复苏,有可能使患者的生命得以延续。而猝死是人类常见的死亡方式,是无法救治的,与心搏骤停有着本质上的区别,应该加以明确区分。

SCD 是指急性症状发作后 1 小时内发生的以意识骤然丧失为特征的、由心脏原因引起的自然死亡。SCD 患者大多数有心脏结构异常,包括冠心病、肥厚型心肌病、心脏瓣膜病、心肌炎、非粥样硬化型冠状动脉异常、浸润性病变和心内结构异常。一些暂时的功能因素,如心电不稳定、血小板聚集、冠状动脉痉挛、心肌缺血等可促使原先稳定的心脏结构异常变为不稳定,导致 SCD 发生。此外,自主神经系统不稳定、电解质紊乱、过度劳累、情绪激动、某些抗心律失常药物以及电击或雷击等也可导致 SCD。

在世界范围内,每年有超过 1500 万人死于心血管病(尤其是冠心病),其已成为人类死亡的主要"元凶"。据统计,美国每年有 35 万人发生心搏骤停,大概每天有 1000 人心搏骤停,而大约 70% 心搏骤停发生在院外。我国心搏骤停的发生率约为 41.84/10 万,每年发生心搏骤停的总人数为 54.4 万,发生率男性高于女性,分别为 44.6/10 万人和 39.0/10 万人。虽然现代 CPR 技术的应用已经发展超过 50 年,但院外心搏骤停患者神经功能完好的出院生存率仍不高,据最新的统计资料,美国为 10.8%,亚洲国家总体为 1.6%～3.1%,我国缺乏总体的统计数据,仅有北京市的报道是 1.0%,远远落后于欧美及其他经济发达国家和地区。

二、CPR 的定义与简史

CPR 是心肺复苏技术的简称，是针对心搏、呼吸停止所采取的抢救措施，即用心脏按压或其他方法形成暂时的人工循环并恢复心脏自主搏动和血液循环，用人工呼吸代替自主呼吸并恢复自主呼吸，达到恢复苏醒和挽救生命目的的技术。1985 年，第四届全美复苏会议强调，心脏、呼吸骤停患者复苏的成功并非仅指心搏和呼吸的恢复，而必须达到恢复智能和工作能力，故其效果在很大程度上取决于脑和神经系统功能的恢复，从而将 CPR 的全过程称为心肺脑复苏。随着胸泵学说和脑复苏概念的产生，复苏在辅助方法和药物治疗等方面都有了很多更新，心肺脑复苏被推向一个新阶段，进而发展为复苏学。

人类一直在探求对于心搏骤停患者的"复活"之术。早在公元前，《犹太法典》和《圣经》中就有人们使用人工呼吸治疗无呼吸的新生儿的记载。在公元 18 至 19 世纪的欧洲，人们设计通气管，使用风箱、倒挂、滚筒等方法抢救猝死患者。我国东汉时期的名医张仲景最早在《金匮要略》中对心肺复苏的方法进行了详细记载，他的方法是已知的与现代心肺复苏技术最接近的抢救方法之一。1960 年，美国医师（也是世界复苏之父）Peter Safar 教授在马里兰州的一次医学会议上，将综合开放气道、口对口人工呼吸和胸外按压技术对心搏骤停患者进行急救的方法介绍给大家，这标志着现代心肺复苏学的诞生。1962 年，直流电单相波除颤技术被报道，至此人工呼吸、胸外按压加上电除颤技术成为现代心肺复苏的核心技术。随着科学研究的不断深入，人们对呼吸循环骤停的病理生理以及脑复苏的重要性不断加深理解，发展了各种有针对性的复苏急救措施，并逐步形成、发展出一门综合的前沿学科——复苏学。复苏学是急诊医学的一个重要分支，是多学科专家共同参与的独特学科。心肺复苏包括了 BLS 和高级心血管生命支持（advanced cardiovasculur life support，ACLS）两部分，综合了临床医学、病理生理学、生物医学工程、人工智能分析、干细胞工程、人工器官等多个专业领域，同时还涉及伦理学、社会学以及政府立法、公共政策等。我们将在后续的章节中详细介绍 BLS 和 ACLS 的具体内容，并就临床相关的伦理、法律等问题做初步的探讨。

三、心肺复苏指南

心搏骤停是全人类所共同面临的健康问题，这就使得心肺复苏成为国际研究合作领域的典范。2000 年，全球首个国际心血管急救与复苏指南应运而生。美国心脏协会作为全球心肺复苏科学的领军机构，早在 1960 年就成立了 CPR 基金会，并于 3 年后成立了第一个 CPR 委员会。1966 年，由该委员会主导并制定了第一部心肺复苏指南，并分别于 1974 年、1980 年、1986 年和 1992 年进行了修订。1990 年，代表美国心脏协会、欧洲复苏委员会、加拿大心脏和卒中基金会、澳大利亚复苏委员会的多位科学家齐聚挪威的乌斯坦因修道院，共同商议制定了全球统一的心搏骤停与复苏科学研究报道的标准，并于次年发表了院外心搏骤停研究报道的标准共识——乌斯坦因模式。2000 年，在国际复苏联络委员会专家共识的基础之上，全球首个国际化的心肺复苏指南——《2000 国际心肺复苏与心血管急救指南》正式发布，这成为心肺复苏科学发展的里程碑事件之一。此后的每 5 年，国际复苏联络委员会都会召集全球专家重新研讨和修订最新的专家共识，而美国心脏协会和欧洲复苏委员会则根据各自的实际情况分别制订了自己版本的心肺复苏指南。这些指南虽然在编写结构、前沿技术的采用以及地区医疗水平和政策等方面存在差异，但复苏科学部分都源于国际专家共识，因此大同小异，各有亮点。美国心脏协会的心肺复苏指南出版最早,内容更加侧重地区医疗水平的差异和普及教育的便捷性,受到了国内专家的广泛关注,因此国内提到的国际心肺复苏指南就是指的美国心脏协会的版本。

四、生存链

心搏骤停不是一个疾病,而是临床综合征。随着 50 多年来现代心肺复苏科学的发展和实践,大家越来越意识到:与交通事故伤害一样,对于心搏骤停的救治不能单纯依靠医疗来解决问题,而需要构建系统的医疗救治体系,还需要社会立法、政府管理政策以及公众科学普及与教育等多个方面的协同配合,才能彻底解决这一国际性的医疗难题。最新的指南首次明确提出建立 SPSO 救治体系(即结构、过程、系统、结果),充分反映了这一关键性的转变。SPSO 救治体系的雏形来源于 1992 年心肺复苏指南中首次提出的"生存链"的概念,包括早期识别求救、早期心肺复苏、早期电除颤以及早期高级生命支持。生存链包含的重要原则:①如果生存链中的任何一个环节出现薄弱点,则都将会使生存率降低;②其中"早期识别求救"这一环节最为重要。如果无人发现、识别病情并立即开始求救或抢救的话,患者就不可能获救;早期心肺复苏的有效性是是否能成功救治的关键;早期快速除颤是针对 VF 或无脉性 VT 最有效的治疗手段。③整个心脏救治系统的有效性和可靠性不仅要通过评价某一环节来确定,而且要通过对整个救治系统进行评价来确定。出院存活率是对心脏急症患者治疗有效性进行评价的标准。2010 年指南继续强调,有效的 BLS 是 ACLS 成功的基础,即开始尽可能少中断的高质量CPR,数分钟内对心室颤动/无脉性 VT 的电除颤。新生存链的第五个环节,即心搏骤停后救治,它强调了多学科综合优化救治的重要性。新生存链从心搏骤停识别开始,经心肺复苏术后自主呼吸循环恢复(return of spontaneous circulation,ROSC)后救治,直至存活出院。

新生存链包含以下五个环节。

(一)第一环节:早期识别、求救

早期发现心脏性猝死的征兆,如胸痛、气短等,要宣传让患者在发病前向急救医疗服务系统求救是这一环节的关键。一旦发生心搏骤停,必须快速采取行动:①及时发现患者心脏停搏,如出现"无反应、无呼吸,以及无循环指征",并快速求救;②快速呼叫急救医疗小组(通过电话);③急救调度员应意识到患者出现心脏停搏的可能性;④快速向 EMSS 出诊小组发出指示,并指导他们快速找到患者所在地点;⑤EMSS 出诊小组快速到达指定地点;⑥EMSS 出诊小组带着必需的急救设备到达患者身旁,确认心脏停搏。

EMSS 出诊系统通常由经过 BLS 和 ACLS 两种培训的急救人员组成。通常第一级人员(包括急救医疗人员和救火队员)先到达现场将有利于二级人员提供更快速、有效的高级心血管生命支持。

(二)第二环节:早期心肺复苏,着重于胸外按压

如果现场人员发现患者心搏骤停,则应立即开始心肺复苏,这是最简易、最有效的方法。如现场目击者能在急救人员到达前就开始进行心肺复苏,则患者的生存率会成倍增加。现场人员对婴儿和儿童的心肺复苏就更有意义。

(三)第三环节:早期电除颤

早期电除颤在生存链各环节中是最有可能提高生存率的手段。AED 应有尽可能多的人会使用,这一点对提高院前心脏停搏患者的生存机会非常关键。AED是容易维修和使用的除颤器,可以自动分析患者的心律,发现需要除颤的心律,自动开始充电,然后通知急救者按下键钮进行电除颤。AED可以极大地缩短开始除颤的时间。

(四)第四环节:早期有效的 ACLS

在处理心脏停搏的过程中,早期ACLS是另外一个关键环节。在院前急救人员到达前,应尽可能开展高质量的心肺复苏,实施有效的ACLS并将患者快速转移至具备有效复苏能力的地方。大多数专家认为,一般由4人组成(2名提供ACLS和2名提供BLS)的出诊小组可对心脏病患者提供更有效的帮助。

(五)第五环节:综合的复苏后治疗

临床上对心搏骤停患者强调多学科综合优化救治,从心搏骤停识别开始,经ROSC后救治,直至存活出院。

只有在实践中强化生存链的每个环节并能够无缝隙连接,才能真正提升对心搏骤停患者的抢救质量,最终提高抢救成功率。这一理念应始终贯穿于心肺复苏的整个过程。2015年的指南再次将生存链的概念细分、强化,院外心搏骤停沿用新的五环生存链概念,强化各环节中第一目击者、院前急救人员、急诊科、导管室、ICU等各部门人员所处生存链的关键环节和重要作用。2015年的指南新增加了院内心搏骤停生存链,删除了转运环节(有效高级生命支持),增加了预防环节,强调了早期识别可能发生心搏骤停的状况和临床表现,强调及时干预、处理是降低院内心搏骤停发生率、提高患者生存率的关键。

五、CPR 的终止

关于何时终止CPR的问题,一般认为,只有BLS和ACLS均宣告失败,才是医疗抢救无效而终止CPR的标准,并没有抢救时间限定30分钟的标准。尤其是对下述患者,更应进行超长时间(>30分钟)的CPR:①非创伤性意外所引起的猝死,如触电、溺水、中暑、冷冻、中毒、机械性窒息、急性心肌梗死等;②儿童猝死;③医源性意外猝死,如麻醉意外、介入手术操作、药物过敏、输液反应等;④特殊身份的人或死者家属强烈要求继续抢救者。有条件时可使用自动心肺复苏机(机械心肺复苏装置)。

我国长期以来临床判断死亡采用的是"心脏死亡"的定义,即心脏停止跳动、自主呼吸消失、血压为零。这也是目前我国法律规定使用的死亡定义。死亡的另一定义是"脑死亡",是指脑干或脑干以上中枢神经系统永久性地丧失功能。其临床判断指标包括深昏迷,瞳孔扩大、固定,脑干反射消失,脑电波无起伏,呼吸停止。虽然此时心脏可能仍有跳动,但无论采取何种医疗手段最终仍将发展为心脏死亡。但由于我国尚未正式出台《脑死亡法》,故临床上一般仍应按"心脏死亡"标准来决定终止CPR:已进行规范的BLS和ACLS持续30分钟以上,同时符合下列条件之一:①仍无自主呼吸、自主心搏,心电图为直线;②虽然心电图仍有心电活动,但属于临终前心电节律(缓慢的室性蠕动波、极其缓慢的偶发的PEA)者,而且又无可逆性原因可查;③原有严重的器质性疾病,伴有多器官功能障碍者或其他慢性疾病终末期,虽然心脏在大量药物的刺激下仍有跳动,但血压无法维持、无自主呼吸,家属强烈要求放弃进一步抢救者(患方应签字要求停止抢救)。

任何慢性病患者在死亡时,心脏都要停搏。这应称为"心脏停搏",而非"骤停"。如晚期癌症者临终消耗致死,心脏停搏是必然的结果,这类患者当然不是心肺复苏急救的对象。但为了避免"不作为"的指责,医师依然要行 CPR。

(鲁柏涛)

第二节　心搏骤停的病因与诊断

一、心搏骤停的病因

心搏骤停的病因颇多,一般将其分为两大类,即由心脏本身的病变引起的所谓心源性心搏骤停和由其他因素和病变引起的非心源性心搏骤停。

(一)心源性心搏骤停

心血管疾病是心搏骤停最常见且最重要的原因。其中以冠心病最为常见,尤其是急性心肌梗死的早期。在西方国家 SCD 中至少 80% 是由冠心病及其并发症所致;其余 20% 是由其他心血管疾病所引起,如先天性冠状动脉异常、马方综合征、心肌病、心肌炎、心脏瓣膜损害(如主动脉瓣病变及二尖瓣脱垂)、原发性电生理紊乱(如窦房结病变、预激综合征、Q-T 间期延长综合征和 Brugada 综合征)等。

(二)非心源性心搏骤停

1.严重的电解质紊乱和酸碱平衡失调

严重的钾代谢紊乱易导致心律失常的发生而引起心搏骤停。患高血钾(血清钾浓度＞6.5 mmol/L)时,可抑制心肌收缩力和心脏自律性,引起心室内传导阻滞、心室自主心律或缓慢的 VF 而发生心搏骤停;严重的低血钾可引起多源性室性期前收缩、反复发作的短阵性心动过速、心室扑动和颤动,它们均可致心搏骤停。血钠过低和血钙过低可加重高血钾的影响。酸中毒时细胞内钾外移,使血钾浓度增高,也可发生心搏骤停。严重的高钙血症可导致房室传导阻滞、室内传导阻滞、室性心律失常,以致发生 VF;严重的高镁血症可引起心搏骤停。低镁血症可以加重低钾血症的表现。

2.其他因素

其他因素包括:①严重创伤、窒息、中毒、药物过量、脑卒中等致呼吸衰竭,甚至呼吸停止;②由各种原因所致的休克、药物过敏反应等;③手术、治疗操作和麻醉意外等;④突发意外事件,如雷击、触电、溺水、自缢等。

二、心搏骤停的诊断

(一)心搏骤停的临床过程

心搏骤停的临床过程可分为 4 个时期:前驱期、发病期、心脏停搏期和生物学死亡期。不同患者各期表现有明显的差异。

1.前驱期

许多患者在发生心搏骤停前有数天或数周(甚至数月)的前驱症状,如心绞痛、气急或心悸的加重,易于疲劳及其他主诉。但这些症状无特异性,并非 SCD 患者所特有。前驱症状仅提示有发生心血管病的危险,而不能预测 SCD 的发生。部分患者可在无前驱症状的情况下瞬即发生心搏骤停。

2.发病期

发病期又称终末事件期,是指自心血管状态出现急剧变化到心搏骤停发生前的一段时间,自瞬间至持续 1 小时不等。因为猝死的病因不同,所以发病期的临床表现也各异。其典型的表现包括严重胸痛、急性呼吸困难、突然心悸、持续心动过速或头晕目眩等。若心搏骤停瞬间发生,事先无预兆,则绝大部分是心源性。在猝死前数小时或数分钟内常有心电活动的改变,其中以心率加快及室性期前收缩增加最常见。因 VF 猝死的患者,常先有 VT。另外,还有少部分患者以循环衰竭发病。

3.心搏骤停期

意识完全丧失为该期的特征。如不立即抢救,一般在数分钟内进入死亡期。罕有自发逆转者。

心搏骤停的症状和体征依次出现如下:①心音消失;②脉搏扪不到、血压测不出;③意识突然丧失或伴有短暂抽搐,抽搐常为全身性,多发生于心脏停搏后 10 秒内,有时伴眼球偏斜;④呼吸断续,呈叹息样,以后即停止,多发生在心脏停搏后 20~30 秒内;⑤昏迷,多发生于心脏停搏 30 秒后;⑥瞳孔散大,多在心脏停搏后 30~60 秒出现。但此期尚未到生物学死亡。如予及时恰当的抢救,有复苏的可能。其复苏成功率取决于:①复苏开始的迟早;②心搏骤停发生的场所;③心电活动失常的类型(VF、VT、PEA 或心室停顿);④心搏骤停患者的临床情况。

4.生物学死亡期

从心搏骤停至发生生物学死亡时间的长短取决于原发病的性质,以及心搏骤停至复苏开始的时间。心搏骤停发生后,大部分患者将在 4~6 分钟开始发生不可逆的脑损害,随后经数分钟过渡到生物学死亡期。心搏骤停发生后立即实施 CPR 和尽早电除颤,是避免发生生物学死亡的关键。CPR 成功后死亡的最常见原因是中枢神经系统的损伤。缺氧性脑损伤和继发于长期使用呼吸器的感染占死因的 60%,低心排血量占死因的 30%,而由心律失常复发致死者仅占 10%。

(二)心搏骤停时的心电图表现

心搏骤停时,心脏虽丧失了泵血功能,但并非心电和心脏活动完全停止。根据心电图表现可分为两大类。

1.可除颤心律

可除颤心律包括无脉性 VT/VF 两种类型,在心搏骤停的早期最常见,约占 80%,复苏成功率最高。

2.非可除颤心律

非可除颤心律包括心室静止和 PEA,一般常见于心搏骤停的中晚期,早期也常见于部分严重的心脏损伤(如心室破裂等),约占 20%(近年来随着 β 受体阻滞剂和钙离子拮抗剂等药物的广泛应用,此类心律所占比例逐渐增加),复苏成功率较低。①心室静止:心室完全丧失了收缩活动,呈静止状态,心电图呈直线无心室波或仅可见心房波,多在心搏骤停 3~5 分钟时出现。复苏成功率远较 VF 者低。②无脉性电活动:即电-机械分离。心脏有持续的电活动,但无有效的机械收缩功能,常规方法不能测出血压和脉搏。心室肌可断续出现慢而极微弱的不完整的收缩,心电图上有间断出现的、宽而畸形、振幅较低的 QRS 波群,频率<20 次/分。此型多为严重心肌损伤的后果,常为左心室泵衰竭的终期表现,也见于低血容量、张力性气胸和

心包压塞时,或长时期心搏骤停的电击治疗后。心脏起搏点逐渐下移,自窦房结移至房室交界处、房室束,以至浦肯野纤维,最后以心室停顿告终。此型除有上述可纠正的低血容量或张力性气胸、心包压塞外,预后差,复苏困难。

（三）心搏骤停诊断的注意事项

心搏骤停诊断的主要依据是临床体征,除了检查评估患者的无反应性,包括意识突然丧失、自主呼吸停止、颈动脉搏动消失、肢体活动和咳嗽反射均丧失外,还应将临终呼吸作为心搏骤停的标志之一。若患者突然出现"无反应、且无呼吸或不能正常呼吸（仅仅是喘息）"等征象,则足以确立心搏骤停的诊断,应立即进行 CPR。应该注意以下几点:①不要等待静听心音有无才开始抢救;②不要等待以上诊断心搏骤停的各项临床诊断依据均具备才开始抢救;③不要等待心电图证实才开始抢救;④对创伤所致者更不应等待静脉或动脉输血。

（鲁柏涛）

第三节　基础生命支持

BLS 是维持人生命指征的最基本方法和手段,包括对心搏骤停、心脏病发作、卒中和气道异物梗阻的识别,迅速采用胸外心脏按压维持血液循环,人工呼吸给氧和电除颤纠正心律失常。相对于生存链来说,BLS 对应于生存链前三个主要环节。

一、早期识别心搏骤停并启动急救医疗服务系统

（一）心搏骤停的早期识别

及时识别心搏骤停并尽快行 CPR 是抢救心搏骤停患者的关键。以往的 BLS 流程强调判断意识和呼吸、呼救、判断脉搏的严格流程,但最新的 BLS 流程建议患者一旦意识丧失（对拍打双肩和呼唤没有反应）,就应该立即启动急救系统（院外打急救电话,院内呼叫相关科室或启动相关机制）。医务人员应该同时判断患者的呼吸和循环,时间为 5～10 秒钟,应避免时间过长导致延误抢救。

判断患者的意识状况时,只要发病地点不存在危险并适合,就应立即就地抢救。急救人员在患者身旁快速判断有无损伤和反应,可轻拍或摇动患者（图 2-1）,并大声呼叫:"您怎么了?"如果患者有头颈部创伤或怀疑有颈部损伤,要注意会造成脊髓损伤,对患者不适当地搬动可能造成截瘫。

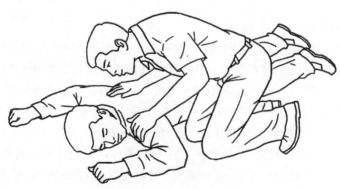

图 2-1　判断意识

患者心脏停搏后,会出现呼吸减慢、停止,甚至出现濒死、叹气样呼吸(或也称为喘息),而部分心搏骤停的原因正是呼吸停止或窒息。因此,一旦患者呼吸异常(停止、过缓或喘息),即可认定患者出现心搏骤停,应该立即予以 CPR。通常,我们即可通过直接观察胸廓的起伏来确定患者的呼吸状况,也可通过患者鼻、口部有无气流或在光滑表面产生雾气等方法来参考判断。

对于经过培训的医务人员,建议在判断呼吸时应同时判断患者的循环征象。循环征象包括颈动脉搏动和患者的任何发声、肢体活动等。

越来越多的研究发现,检查脉搏所需时间较长,而且检查本身的敏感性与特异性均较差。急救者需要花相当长的时间检查脉搏,通常绝大多数人(包括非专业人员、医学生、医护辅助人员、医师)检查颈动脉所需的时间都比标准规定的 5～10 秒更长,最长达 24 秒,对 VF 患者来说,每延迟电除颤 1 分钟,病死率可增加 7%～10%,按以往的标准,只有 15% 的人能在规定时间内完成脉搏检查。把检查颈动脉搏动作为一种诊断手段的不足体现如下:①特异性只有 90%,即当患者无脉搏时,仍有 10% 的机会被检查者认为有脉搏,这样,在 100 例患者中,就有 10 例被误认为有脉搏而失去胸外按压或电除颤的机会,患者最终会因错失复苏的最佳时机而死亡;②敏感性只有 55%,即当患者有脉搏时,有 45% 的患者被急救人员认为无脉搏,此时,就有可能错误地进行胸外按压和除颤;③总的准确率只有 65%,错误率为 35%。

因此,2000 指南规定,对非专业急救人员来说,在行 CPR 前不再要求将检查颈动脉搏动作为一个必需的诊断步骤。因此,非专业急救人员无须根据脉搏检查结果来确定是否需要胸外按压或电除颤,如果发现无反应、无自主呼吸即可按心搏骤停处理;对于专业急救人员如检查脉搏,但不能超过 10 秒,如不能确定有无脉搏,则应立即进行 CPR。1 岁以上的患者,颈动脉比股动脉更易触及,方法是使患者仰头后,急救人员找到甲状软骨,沿甲状软骨外侧 0.5～1 cm 处,气管与胸锁乳突肌间沟内即可触及颈动脉。

早期识别是 BLS 启动的关键步骤,应该强化对这一环节的专业教育和科学普及。在我国,很大一部分 CA 患者因为未能被及时识别而失去了最佳的抢救时机,因此提高广大医务人员和居民对心搏骤停的识别能力是提高我国 CA 患者复苏成功率重要的一步。

(二)启动 EMSS

对于第一目击者来说,如发现患者无反应、无意识及无呼吸,只有一人在现场,对成人要先拨打急救电话,启动 EMSS,目的是求救于专业急救人员,并快速携带除颤器到现场。如果是淹溺或由其他窒息原因所致,则应立即进行五组 CPR(约 2 分钟),再去打电话。当有 2 人以上时,1 人打电话,另 1 人马上实施 CPR。打电话的人要保持平静,不要慌张,并准备回答下列问题:①需急救的患者所处的位置(街道或路名、办公室名称、房室号);②急救患者所在地的电话号码;③发生什么事件,如心脏病发作或交通事故等;④所需急救的人数;⑤患者的一般情况;⑥已经给予患者何种急救措施("正在行 CPR"或"正使用 AED");⑦其他任何被询问的信息,确保 EMSS 急救人员无任何疑问。最好在急诊医师对现场救治提出指导后,拨打电话者再挂断电话。

EMSS 是贯穿院外 CA 患者抢救全程的关键,是整个生存链串联、稳固的核心。对于院外的 CA 患者,高效、完善的 EMSS 应该包括专业的调度系统、快速反应的院前急救队伍和优秀的转运、抢救体系。

近年来的研究和实践证实,专业的调度系统能够快速派遣专业的院前急救队伍;与此同时,通过辅助呼救者正确、及时地识别 CA 患者,鼓励并指导目击者实施 CPR,能够显著提升院外 CA 患者的抢救成功率。随着互联网和移动数据技术的发展,调度系统甚至可通过信息技术及时派遣事件发生地周围的 CPR 志愿者。CPR 志愿者在获取 AED 后立即赶到现场并进行 BLS。这些努力使得对 CA 患者的抢救能力得以显著提升。这为备受交通条件困扰的院前急救队伍赢得了重要的抢救时机。

除开交通因素,理想的 EMSS 应该具有使得专业急救队伍能够快速到达事发地点的能力,在现场保证高质量 BLS 的同时,具备一定的 ACLS 能力,并能将患者快速、安全地转运回院内进一步实施 ACLS。

二、实施高质量的 CPR,注重于胸外按压

自现代心肺复苏技术确立至今,"ABC"一直是 CPR 的根本。A 指开放气道;B 指人工通气;C 指循环支持(胸外按压)。早年一直沿用"ABC"的抢救顺序和流程,自 2010 年起,胸外按压被提到优先位置,BLS 的流程也更改为"CAB"。

(一)循环支持:胸外按压

重建有效氧合的循环是心肺复苏的关键。因为胸外按压本身也能提供一定的通气,所以胸外按压是 CPR 的关键和重点。

1.胸外按压的原理和质量要求

行 CPR 时胸外按压的部位在胸骨的下半段(双乳头连线中点),要求按压可产生 60～80 mmHg 的收缩期峰压,通过增加胸膜腔内压或直接挤压心脏产生血液流动(前向血流),人工建立循环,通过胸外按压使血液流向肺脏,并辅以适当的呼吸,就可为脑和其他重要器官提供充足的氧气。有效的按压能够产生一定的冠脉灌注压(coronary perfusion pressure,CPP),保证心肌的灌注,使得停跳的心脏在电除颤或按压后能够恢复自主搏动,恢复自主循环。

进行胸外按压时,在按压时相内,施加在胸骨下半段的压力挤压胸廓,使其变形,心脏受挤压加之胸腔内压力增加,使得心脏内及胸腔内的血液得以泵至全身;在放松时相,胸廓回弹,心脏恢复至原状,胸腔内压力减低,全身血液回流胸腔及心脏。因此,按压的质量决定了人工循环的质量(人工心排量和心肌灌注情况)。早在二十世纪七八十年代的动物实验已经证实胸外按压频率维持于 100～120 次/分时无论按压深度如何,产生的心排量最佳;而维持一定的频率,按压深度达到一定程度(如动物胸廓前后径 1/3～1/4 时)心排量最佳。但直到最近的大规模随机临床对照研究才证实,在对人体实施胸外按压时,100～120 次/分的频率和 5～6 cm 的深度能够让更多 CA 患者存活。此外,相关研究还证实胸廓回弹是否充分不但会影响回心血量,而且会影响 CPP 和脑灌注压。大量研究证实,尽量减少按压中断(限制在 10 秒钟内),提高胸外按压在整个 CPR 过程中的时间比例及按压分数才能最大程度地保持行 CPR 时的CPP,提高 ROSC 的概率。

相关研究表明,进行胸外按压时,血流产生的机制包括胸泵机制和心泵机制(直接对心脏的按压)。在 CPR 期间,CPR 的时间长短可影响血流产生的机制,短时间的 CPR,血流更多地是由直接按压心脏产生。当心脏停搏的时间较长或胸外按压的时间较长时,心脏顺应性降低,胸泵机制则占优势。此时,胸外按压产生的心排血量明显减少。

在心搏骤停期间,标准而有效的胸外按压可产生峰值达 60～80 mmHg 的动脉压力,但舒张压力较低,颈动脉平均压可超过 40 mmHg,胸外按压时的心排血量仅为正常心排血量的

1/3 或 1/4,而且,会随着 CPR 时间的延长而进一步减少,只有按照标准进行按压,才能达到最理想的按压效果。

总体来说,为了保证获得最佳的复苏效果,必须实施高质量的胸外按压,即按照 2015 年心肺复苏指南更新的要求:①行 CPR 时为保证组织、器官的血流灌注,必须实施有效的胸外按压;②有效的胸外按压必须快速、有力,按压频率为 100~120 次/分,按压深度成人不少于 5 cm,但不超过 6 cm,每次按压后胸廓完全恢复,按压与放松比大致相等;③尽量避免胸外按压的中断,CF 应>60%;④在建立人工气道前,行成人单人 CPR 或双人 CPR,按压/通气比都为 30∶2,建立高级气道(例如气管插管)以后,按压与通气可能不同步,通气频率为 10 次/分。

2.胸外按压技术

患者应仰卧平躺于硬质平面,术者跪在其旁。若胸外按压在床上进行,则应在患者背部垫以硬板。按压部位在胸骨下半段,按压点位于双乳头连线中点。将一只手掌根部置于按压部位,另一手掌根部叠放其上,双手指紧扣进行按压。使身体稍前倾,使肩、肘、腕位于同一轴线上,与患者身体平面垂直。用上身重力按压,按压与放松时间相同。每次按压后胸廓完全恢复,但放松时手掌不离开胸壁。

进行胸外按压时应注意以下几点。①肘关节伸直,上肢呈一直线,双肩正对双手,以保证每次按压的方向与胸骨垂直。如果按压时用力方向不垂直,则有可能造成身体滚动,影响按压效果。②对正常形体的患者,按压胸壁的下陷幅度为 5 cm 以上,为达到有效的按压,可根据体形大小增加或减少按压幅度,最理想的按压效果是可触及颈动脉或股动脉搏动。但按压力量以按压幅度为准,而不仅仅依靠触及脉搏。③每次按压后应放松,以使胸骨恢复到按压前的位置,血液在此期间可回流到胸腔,放松时双手不要离开胸壁,一方面应使双手位置保持固定,另一方面应减少直接对胸骨本身的冲击力,以免发生骨折。按压频率为 100~120 次/分。④当按压与放松间隔比为 1∶1 时,可产生有效的脑和冠状动脉灌注压。⑤在连续 30 次按压周期内,保持双手位置固定,不要改变手的位置,也不要将手从胸壁上移开,每次按压后,使胸廓重新恢复到原来的位置。

3.仅胸外按压的 CPR

如果旁观者未经过心肺复苏培训,则应进行单纯胸外按压的心肺复苏,即仅为突然倒下的成人患者进行胸外按压并强调在胸部中央用力快速按压,或者按照急救调度的指示操作。施救者应继续实施单纯胸外按压心肺复苏,直至 AED 到达且可供使用,或者急救人员或其他相关施救者已接管患者。所有经过培训的非专业施救者应至少为心搏骤停患者进行胸外按压。另外,如果经过培训的非专业施救者有能力进行人工呼吸,则应按照 30 次按压对应 2 次呼吸的比率进行按压和人工呼吸。

单纯胸外按压(仅按压)心肺复苏对于未经培训的施救者来说更容易实施,而且更便于调度员通过电话进行指导。另外,对于心脏病因导致的心搏骤停,单纯胸外按压心肺复苏与同时进行按压和人工呼吸的心肺复苏的存活率相近。

另有研究表明,成人 CPR 的最初 6~12 分钟,并非一定需要正压通气。比利时脑复苏研究小组的研究表明,CPR 期间,接受口对口通气和单行胸外按压的复苏效果无任何区别。还有研究认为,在行 CPR 期间,随胸廓按压起伏时的自动通气,可维持接近正常时每分钟通气量、$PaCO_2$ 和 PO_2,而无须正压通气,因为胸外按压时的心排血量只有正常的 25%,因而,也减低了维持通气灌流比所需的通气量。

4.咳嗽 CPR

咳嗽可使患者胸膜腔内压升高,使血流继续流动,以保持清醒的意识。这是启动本身自主的 CPR,在理论上是可能的,但在临床应用有一定限制。临床上要求严密监护患者,心搏骤停一定要在目击下发生,在患者意识丧失之前要能用力咳嗽,而且这一情况只有在心搏骤停前的 10~15 秒可行。需要强调的是,这种方法本身没有循环支持的作用,只是临床中使患者保持短时清醒的暂时策略。

(二)开放气道

如果患者无反应,急救人员应判断患者有无呼吸或是否有异常呼吸,先使患者取复苏体位(仰卧位),即先行 30 次心脏按压,再开放气道。患者无反应时,因肌张力下降,舌体和会厌可能把咽喉部阻塞(舌后坠是造成呼吸道阻塞最常见的原因)。有自主呼吸时,吸气过程气道内呈负压,也可将舌或会厌(或两者同时)吸附到咽后壁,造成气道阻塞。如无颈部创伤,则可以采用仰头抬颏或托颌法,开放气道,对非专业人员来说,因托颌法难于学习,故不推荐采用,专业急救人员对怀疑有颈椎脊髓损伤的患者,为避免头颈部的延伸,可使用托颌法。

开放气道的方法如下。

(1)仰头抬颏法:完成仰头动作,应把一只手放在患者前额,用手掌把额头用力向后推,使头部向后仰,另一只手的手指放在下颏骨处,向上抬颏,使牙关紧闭,下颏向上抬动(图 2-2),匆用力压迫下颏部软组织,以免可能造成气道梗阻。也不要用拇指抬下颏。气道开放后有利于患者自主呼吸,也便于行 CPR 时做口对口人工呼吸。如果患者义齿松动,应取下,以防其脱落阻塞气道。

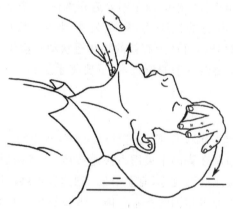

图 2-2 仰头举颏法

(2)托颌法:把手放置患者头部两侧,肘部支撑在患者躺的平面上,托紧下颌角,用力向上托下颌,如患者紧闭双唇,则可用拇指把口唇分开。如果需要行口对口人工呼吸,则将下颌持续上托,用面颊贴紧患者的鼻孔。此法效果肯定,但费力,有一定技术难度。对于怀疑有头部、颈部创伤的患者,此法更安全,不会因颈部活动而加重损伤。

(三)人工通气

采用人工呼吸时,每次通气必须使患者的肺脏膨胀充分,见到胸廓上抬即可,切忌过度通气。但应该强调,在人工通气时应该使用个人保护装置(如面膜、带单向阀的通气面罩、球囊面罩等)对施救者实施保护。

（1）口对口呼吸：口对口呼吸是一种快捷、有效的通气方法，呼出气体中的氧气足以满足患者的需求。进行人工呼吸时，要确保气道通畅，捏住患者的鼻孔，防止漏气，急救者用口把患者的口完全罩住，呈密封状，缓慢吹气，每次吹气应持续 1 秒以上，确保通气时能见到胸廓起伏（图 2 - 3）。

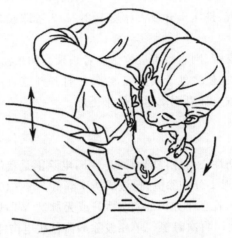

图 2-3　口对口人工呼吸

口对口呼吸常会导致患者胃胀气，并可能出现严重并发症，如胃内容物反流，导致误吸或吸入性肺炎，胃内压升高后，膈肌上抬，限制肺的运动。所以应缓慢吹气，不可过快或过用力，减少吹气量及气道压峰值水平，有助于减低食管内压，减少胃胀气的发生率。对大多数未建立人工气道的成人，推荐 500～600 mL 潮气量，既可降低胃胀气危险，又可提供足够的氧合。对建立人工气道者来说，400 mL 潮气量可满足要求。

（2）口对鼻呼吸：口对鼻呼吸适用于那些不能进行口对口呼吸的患者，如牙关紧闭不能开口、口唇创伤、口对口呼吸难以实施等。救治溺水者尤其适用口对鼻呼吸的方法，只要患者头一露出水面即可行口对鼻呼吸。口对鼻呼吸时，将一只手置于患者前额后推，另一只手抬下颏，使口唇紧闭。用嘴封罩住患者鼻子，吹气后口离开鼻子，让呼气自动排出。必要时，间断使患者口开放，或用拇指分开口唇，这对有部分鼻腔阻塞的患者呼气非常重要。

（3）口对气管套管呼吸：气管切开的患者需人工通气时可采用口对套管呼吸，对套管主动吹气，被动呼气，易于操作。如果气管套管梗阻，且解除梗阻有困难时，要更换新套管；如放置套管出现困难，应立即从皮肤孔道处给予人工通气。气管套管的套囊可防止通气时漏气，如果发生漏气，用手或面罩把口、鼻紧紧封严即可。

（4）口对通气防护装置呼吸：在工作场所，推荐使用有防护装置的通气方法，以防疾病相互传播。目前，有口对面罩和面部防护板两类装置。口对面罩是单向阀门，因此，患者呼出气进不到急救者的口中；面部防护板没有呼吸阀门，患者呼出气位于患者面部的防护板之间，通气装置气流阻力要低，以免影响患者呼气。

（5）口对面罩呼吸：用透明有单向阀门的面罩，可将急救者呼气吹入患者肺内，有的面罩有氧气接口，以便行口对面罩呼吸时同步供给氧气。用面罩通气时双手把面罩贴紧患者面部，这样闭合性好，通气效果非常好。口对面罩通气时有两种疗法：一种是头部法，急救人员位于患者头顶部，此法可用于呼吸骤停而非心搏骤停患者，可以看到胸廓起伏，或两名急救人员在行CPR 时的通气位置托下颌时；另一种方法是急救人员位于患者头侧，行仰头抬颏法时多用此法,在一人 CPR 时比较理想,既可通气,又可行胸外按压。

(6)球囊-面罩通气:使用球囊-面罩可提供正压通气,但未建立人工气道,容易导致胃膨胀,需要送气时间长,潮气量控制在可见胸廓起伏。急救中挤压气囊难保不漏气,因此,行单人复苏时易出现通气不足,双人复苏时效果较好。双人操作时,一人压紧面罩,另一人挤压皮囊通气。如果气道开放不漏气,挤压 1 升成人球囊 1/2～2/3 量即或 2 升成人球囊 1/3 量即可获得满意的潮气量。

如果仅单人提供呼吸支持,则急救者应位于患者头顶。如果没有颈部损伤,则可使患者头后仰或在枕部填毛巾或枕头,使之处于嗅闻位,以便于打开气道,一手压住面罩,另一手挤压球囊,并观察通气是否充分,双人球囊面罩通气效果更好。

三、早期电除颤

大多数成人突发非创伤性心搏骤停的原因是 VF,电除颤是救治 VF 最为有效的方法。研究证实,对于 VF 患者每延迟 1 分钟除颤,抢救成功率降低 7%～10%,因此早期电除颤是 CA 患者复苏成功的关键之一。若心律分析证实为 VF 或无脉性 VT,则应立即做电除颤,之后做 5 组 CPR,再检查心律,必要时再次除颤。单相波除颤器首次电击能量选择 360 J,双相波除颤器首次电击能量的选择应根据除颤仪的品牌或型号推荐,一般为 150 J 或 200 J。对心室静止(心电图呈一直线)与 PEA 患者不可行电除颤,而应立即实施 CPR。

AED 能够自动识别可除颤心律,适用于各种类型的施救者使用。近年来欧美等国能够迅速提升院外 CA 患者的抢救成功率,与 AED 在这些国家的广泛普及密切相关,也基于此新指南强烈推荐在 CA 高发的公共场所应该实施公众除颤计划。公众除颤计划是在很有可能有目击者、院外 CA 发生率相对较高的公共场所,如机场、火车站、地铁、商场、游乐场、宾馆、学校、写字楼等设置 AED,便于第一目击者能够快速获得并实施除颤的措施。在美国、日本、新加坡等国家和我国香港等地区已广泛实施公众除颤计划,这使得越来越多的 CA 患者得以及时救治并存活出院。国内仅在个别地区和场所(如机场)配置有 AED,但由于培训和相关法律等配套落后,这些 AED 也未能发挥应有的作用。

如果任何施救者目睹发生院外心搏骤停且现场有 AED,施救者应从胸外按压开始心肺复苏,并尽快使用 AED。在医院和其他机构使用现场的 AED 或除颤器治疗心搏骤停的医务人员应立即进行心肺复苏,并且尽可使用准备好的 AED。以上建议旨在支持尽早进行心肺复苏和早期除颤,特别是在发生心搏骤停时现场有 AED 或除颤器的情况下。如果院外心搏骤停的目击者不是急救人员,则急救人员可以开始心肺复苏,同时使用 AED 或通过心电图检查节律并准备进行除颤。在上述情况下,可以考虑进行 2 分钟的心肺复苏,然后再尝试除颤。如果有两名或三名施救者在场,则应进行心肺复苏,同时拿到除颤器。

对于院内心搏骤停,没有足够的证据支持或反对在除颤之前进行心肺复苏。但对于有心电监护的患者,从 VF 到给予电击的时间不应超过 3 分钟,并且应在等待除颤器就绪时进行心肺复苏。

电除颤的作用是终止心室颤动而非起搏心脏,因此在完成除颤后,应该马上恢复实施胸外按压直至 2 分钟后确定 ROSC 或患者有明显的循环恢复征象(如咳嗽、讲话、肢体明显的自主运动等)。

四、气道异物梗阻的识别和处理

气道异物梗阻(foreign body airway obstruction，FBAO)的识别不是生存链的环节，但是BLS的重要组成部分。

FBAO是一种急症，如不及时治疗，数分钟内就可导致患者死亡。FBAO造成的心搏骤停并不常见，但有意识障碍或吞咽困难的老年人和儿童发生人数相对较多。FBAO是可预防且可避免发生的。

(一)FBAO的原因及预防

对任何突然呼吸骤停的患者都应考虑到FBAO，尤其是对呼吸突然停止，出现发绀、无任何原因的意识丧失的年轻患者。成人通常在进食时易发生，肉类食物是造成FBAO最常见的原因。易导致FBAO的诱因有吞食大块难咽食物、饮酒后、老年人戴义齿或吞咽困难、儿童口含小颗粒状食品或物品。注意下列事项有助于预防FBAO：①将食物切碎，细嚼慢咽，尤其是对戴义齿者；②咀嚼和吞咽食物时，避免大笑或交谈；③避免酗酒；④阻止儿童口含食物行走、跑或玩耍；⑤将易误吸入的异物放在婴幼儿拿不到处；⑥不宜给儿童需要仔细咀嚼或质韧而滑的食物(如花生、玉米花、果冻等)。

(二)FBAO的识别

异物可造成呼吸道部分或完全阻塞，识别FBAO是抢救成功的关键。部分阻塞时，患者有通气，能用力咳嗽，但在咳嗽停止时，会出现喘息声。此时救助者不宜干扰患者自行排除异物的努力，而应鼓励患者继续咳嗽并自主呼吸。救护者应守护在患者身旁，并监护患者的情况，如不能解除，即求救EMSS。

FBAO患者可能一开始就表现为通气不良；或开始通气好，但逐渐恶化，表现为乏力、无效咳嗽、吸气时高调噪音、呼吸困难加重、发绀。对待这类患者要同气道完全阻塞一样，须争分夺秒地救治。

气道完全阻塞的患者，不能讲话，不能呼吸或咳嗽，会用双手抓住颈部，无法通气。对此征象必须能立即明确识别。救助者应马上询问患者是否被异物噎住，如果患者点头确认，则必须立即救治。如不能迅速解除气道阻塞，患者将很快出现意识丧失，甚至死亡。如遇患者意识已丧失，猝然倒地，则应立即行CPR。

(三)解除FBAO的常用方法

(1)腹部冲击法(Heimlich法)：腹部冲击法可使膈肌抬高、气道压力骤然升高，促使气体从肺内排出，这种压力足以产生人为咳嗽，把异物从气管内冲击出来。适用于有意识的立位或坐位患者。救助者站在患者身后，双臂环抱患者腰部，一手握拳，握拳手的拇指侧紧抵患者腹部，位于剑突下与脐上的腹中线部位，再用另一手抓紧拳头，用力快速地向内、向上使拳头冲击腹部，反复(连续5次)冲击直到把异物从气道内排出来。如患者意识丧失，则立即开始CPR。虽腹部冲击法卓有成效，但也可产生并发症，如腹部或胸腔内脏的破裂或撕裂，故对1岁以下婴儿，除非必要时，一般不随便采用此法。对已行腹部冲击法治疗的患者应仔细检查有无危及生命的并发症。

(2)自行腹部冲击法：发生FBAO时，患者本人可一手握拳，用拳头的拇指侧抵住腹部剑突下与脐上腹中线部位，另一只手抓紧拳头，用力快速地向上、向内使拳头冲击腹部。如果不成功,患者应快速将上腹部抵压在一硬质的物体上,如椅背、桌缘、走廊栏杆,然后用力冲击腹部,直到把气道内异物排除。

(3)胸部冲击法:当患者是妊娠终末期或过度肥胖者时,可采用胸部冲击法代替腹部冲击法。其方法是,救助者站在患者身后,把上肢放在患者腋下,将胸部环抱住。一只拳的拇指则放在胸外按压部位(双乳头连线中点),应注意避开剑突和肋骨下缘,另一只手抓住拳头,向后冲击,直至把异物排出。

(4)对意识丧失者的解除方法:在解除 FBAO 期间发生意识丧失,救助者应立即求救EMSS(或让其他人去启动 EMSS)并开始 CPR。胸部按压有助于无反应患者解除 FBAO。对专业急救人员,如怀疑意识丧失是由 FBAO 引起的,则建议采取下列方法:①在行 CPR 的过程中,如有第二名急救人员在场,则让其启动 EMSS。患者保持平卧;②用舌-上颌上提法开放气道,并试用手指清除口咽部异物;③开放气道,尝试通气,如通气时患者胸部无起伏,重新摆放头部位置,再尝试通气;④如果反复尝试后仍不能进行有效通气,则应考虑 FBAO;⑤在异物清除前,如果通气仍不能使胸廓起伏,则应考虑进一步的抢救措施(如 Kelly 钳、Magilla 镊,环甲膜穿刺/切开术),建立通畅的气道;⑥如 FBAO 已取除,气道开通后患者仍无呼吸,则需先行 2 次人工通气,再检查循环体征(检查脉搏及自主呼吸、咳嗽和运动),如无脉搏,则立即开始胸外按压,按压/通气值为 30∶2。

五、与 CPR 有关的其他问题

(一)CPR 中更换场所

如果事发现场不安全,如失火建筑,则应把患者转移到安全区域,然后立即开始 CPR。在实施有效的 CPR 使患者循环重新恢复之前,或其他急救人员到来前,不应图方便而把患者从拥挤或繁忙的区域向别处转移。只要有可能,就别中断 CPR。

1.楼梯

运输患者有时需上下楼梯,最好在楼梯口进行 CPR,预先规定好转运时间,尽可能快地转至下一个地方,之后立即重新开始 CPR,CPR 中断时间尽可能短,且尽可能避免中断。

2.担架

在将患者转至救护车或其他移动性救护设备途中,仍不要中断 CPR,如果担架较低,急救人员可跟随在担架旁边,继续实施胸外按压;如果担架或床较高,急救人员应跪在担架或床上,以达到患者胸骨的高度,便于行 CPR。一般情况下,只有在专业人员气管插管、应用 AED 或手动除颤时,或转运途中出现问题时,才能中断 CPR,如果只有一个急救人员,为启动 EMS 系统,则可暂停 CPR。

(二)BLS 易发生的问题和并发症

如果 CPR 措施得当,就可为患者提供生命支持。有时即使正确实施 CPR,也可能出现并发症,然而,不能因为害怕出现并发症就不最大程度地进行 CPR。

1.人工呼吸的并发症

行急救人工呼吸时,由于过度通气和通气流量过快,都易发生胃扩张,尤其是儿童更易发生胃扩张,通过维持通畅的气道,限制通气容量,调节通气容量足以使胸廓起伏即可。这样,才能最大程度地降低胃扩张的发生率。建议缓慢行人工呼吸,在呼气和吸气的过程中,要确保气道通畅,也可进一步减轻胃扩张。单人 CPR 不易做到,而双人 CPR 可达到以上要求。明显的胃扩张可引发胃内容物反流,而且,胃扩张可使膈肌抬高、肺容量降低。如果在急救人工通气期间发生胃膨胀,要重新检查并开放气道,观察在通气时胸廓是否有起伏。避免导致气道压力升高的因素(如快速呼吸、缩短吸气时间、用力通气),如果发生胃扩张,则应继续缓慢通气,不要试图排除胃内容物。经验表明,如果想用手按压患者上腹部来解除胃扩张,常可导致胃内容物反流。如果出现胃内容物反流,则可将患者安置于侧卧位,在清除口内反流物后再使患者平卧位,继续行 CPR。

2.胸外按压的并发症

正确的 CPR 技术可减少并发症,在成人患者,即使胸外按压动作得当,也可造成肋骨骨折,但婴儿和儿童,却很少发生肋骨骨折。胸外按压的其他并发症包括肋骨骨折、肋骨从胸骨分离、气胸、血胸、肺挫伤、肝脾撕裂伤和脂肪栓子。在按压的过程中,手的位置要正确,用力要均匀有力。

(鲁柏涛)

第四节 高级心血管生命支持

ACLS 是在 BLS 的基础上,为使自主循环恢复和(或)呼吸、循环功能维持或稳定,进一步采取救治优化和辅助复苏的措施。此外,ACLS 也包括围心搏骤停期的管理,包括防止 CA 发生的各种急救处理措施以及 ROSC 后患者的综合救治和处理等。儿科高级生命支持的相关内容请参见相关儿科学专著。

一、ACLS 的主要原则

(一)BLS 是 ACLS 的基础和核心

无论心肺复苏技术如何发展与进步,BLS 永远是 CPR 的核心,也必然是 ACLS 的基础。任何 ACLS 的措施和策略的实施都应该建立在良好的人工循环(胸外按压)和人工通气的基础上,以服务于高质量 CPR 的实施。

心肺复苏要求急救人员能够快速做出决定,这一点是很具有挑战性的。急救人员必须在短时间内将注意力集中在 ACLS 过程中的某些特殊方面:如开通静脉通路,进行气管插管,明确心脏节律并及时下达正确医嘱。但急救人员也必须时常注意调整 ACLS 全过程的每个步骤,使抢救过程有序进行且不影响高质量 BLS 的实施。复苏流程图可使初级急救人员学习掌握复苏步骤中最主要的内容:如开放气道、辅助通气、CPR、电除颤、药物处理及在特定条件下有利于患者的一切处理。要达成 ACLS 的理想目标,就需要训练有素的复苏团队协同完成。

(二)团队复苏的原则

无论在院前或院内,团队抢救是心肺复苏最重要的组织形式。团队复苏能够显著改善心肺复苏的质量,尤其是增加 CF。心肺复苏时的团队理念精髓是要求在充分保证按压和通气的前提下,利用各种可利用的工具和资源,通过明确的分工和紧密的团队配合,实施高质量的心肺复苏。团队复苏的目标就是心肺复苏的质量,要根据患者、环境、病因等的不同,通过团队努力,使心肺复苏质量的各项指标最佳化。但很多人错误地将团队复苏理解为运用各种手段、药物,穷尽其技术进行各种抢救的尝试(包括气管插管等),这完全背离了团队复苏的宗旨和目的,不但耽误了抢救的时间,还严重降低了心肺复苏的质量。此外,抢救后的及时总结作为团队复苏的另一项重要工作,往往被忽视甚至是省略。无论抢救成功与否,及时的分析、小结有助于团队成员不断提高心肺复苏的质量,提高抢救成功率。团队复苏还为心肺复苏时实施质量监控提供可能,团队成员可以相互督促、提醒,以改善技术质量。投入足够的人力可使得各种最新的监测和反馈技术能够及时应用于临床,帮助团队更加客观、准确地评估实时心肺复苏质量。当然,成功、有效地应用团队复苏需要建立在良好的培训和组织基础之上,因此要重视急诊模拟医学教育的建设和发展。

(三)ACLS 的持续质量改进

持续质量改进(continuous quality improvement,CQI)在卫生领域应用广泛,能够显著提高医疗质量。同样,心肺复苏质量的提高同样需要 CQI,尤其是在团队实施 ACLS 的过程之中。心肺复苏抢救结束应该及时进行小结,重点对患者的实际情况和抢救人员的心肺复苏表现进行回顾分析,提出今后可以改进的环节和措施,这是快速提高团队心肺复苏质量的重要手段,能够显著提高患者的出院生存率。只有将心肺复苏的抢救记录、心肺复苏质量的监测数据充分应用分析,再结合现有培训、临床流程设计可能存在的问题等综合考虑分析,进行系统性的改进和提高,并坚持不断地优化与改进,才可能真正推动心肺复苏质量的不断提高,完善生存链的各个环节,最终提高我国心肺复苏的抢救成功率。

二、ACLS 的系统性评估

区别于 BLS 要求对 CA 进行快速识别并迅速开始 CPR,ACLS 需要抢救团队能够对患者的各方面状况进行系统、准确的评估,然后综合各种条件和设备实施最为有效的抢救。

对于患者的评估和判断我们分别应用 BLS 评估和系统性评估。

BLS 评估包括:①检查患者反应性(判断意识);②启动应急反应系统/获取 AED;③检查呼吸、循环,开始 CPR;④除颤。

ACLS 要求对患者进行系统性评估,包括初步评估和进一步评估。

(一)初步评估

初步评估包括 A、B、C、D、E 的评价,其具体内容如下。

A:气道。

评估内容:气道是否通畅?是否需要置入高级气道?气道装置位置是否正确?高级气道是否固定良好并经常性检查?对应措施:仰头抬颏法开放气道或使用口咽通气道或鼻咽通气道保持意识丧失患者的气道通畅;如果需要,建立高级气道(如喉罩、喉管、气管食管联合导管、气管插管等);确保人工通气与 CPR 相协调;确保高级气道放置位置正确(五点听诊法或呼气末二氧化碳波形);固定好气道装置;持续监测高级气道的放置位置。

行 CPR 时,医务人员应该权衡高级气道管理的利弊,如球囊面罩能够维持有效通气,不建议中断按压而置入高级气道。但如果复苏团队的技术过硬,且高级气道的置入不影响正常的 CPR 过程(保持按压的连续性),则可以考虑实施。

B:呼吸。

评估内容:通气和氧合是否足够?是否已监测 SO_2?

对应措施:如果需要给予供氧(复苏时最好 100％的氧气,ROSC 后的患者维持 $SO_2 >$ 94％的最低浓度氧气);监测通气和氧合是否充分[胸廓起伏和发绀情况,呼气末二氧化碳分压 ($PetCO_2$)波形,SO_2];避免过度通气。

C:循环。

评估内容:胸外按压是否有效?心律如何?是否有指征除颤或电复律?静脉通路或经骨通路是否已建立?是否 ROSC?有脉搏的患者是否不稳定?是否需要药物治疗保持心律和血压?患者是否需要容量复苏?

对应措施:监测心肺复苏的质量;使用监护仪或除颤仪持续监测患者心电图;实施除颤/电复律;建立静脉通路/骨通路;给予适当药物以控制血压和心率;必要时给予液体;监测血糖和体温;检查患者的灌注情况。

D:神经功能。

对应措施:检查患者的神经功能;快速评估患者的反应性、意识状态和瞳孔,评估患者是否警觉以及对语音、疼痛的反应性。

E:暴露。

对应措施:除去患者衣物,进行体格检查,寻找有无明显的外伤、出血、烧伤、异常记号以及医疗警示。

(二)进一步评估

对患者的进一步评估包括尽快了解患者的基本病史,对患者可能存在的危险因素进行鉴别诊断。

对进行 ACLS 的患者应想办法尽快获得其基本的病史资料,包括现病史(症状和体征)、过去史(尤其是与此次发病相关病史)、过敏史、最后一次餐食的情况以及与此次发病相关的事件。

在获取相关病史后,应该结合患者的当前情况着重鉴别可能存在的危急状况,即进行鉴别诊断,包括 5 个"H"(低血容量、低氧血症、酸中毒、高钾/低钾血症、低温)和 5 个"T"(张力性气胸、心脏压塞、中毒、肺栓塞和心肌梗死)。

三、CPR 质量的监测与评估

对于 CPR 质量的监测,最简单、直接的方法就是施救者本人或团队成员通过观察,凭借训练和抢救的经验评估心肺复苏的质量,再联合患者面色改变、大动脉搏动、瞳孔改变等情况综合评价心肺复苏实施的质量,并通过相互提醒提供信息反馈。但这样的监测显然不够客观、准确,事实上也效果不佳。随着大家对心肺复苏质量的重视,大量的质量监测技术已经成功转化为临床可用的成熟产品,而这些监测和反馈技术无论是在临床实践,还是在培训中,都被证实能够显著改善心肺复苏的质量,提高患者的生存预后。

目前监测心肺复苏质量的方法和技术主要包括三类:第一类是能够直接反映心肺复苏效果的技术。CPP 是最经典的指标,也是心肺复苏质量评价的"金标准",但在临床实践中常难以获得,通常建议以舒张期的有创动脉血压作为参考和替代。呼气末二氧化碳波形图是国际复苏指南的重点推荐,能够很好地反映人工循环时的心排水平,还可确定高级气道的放置位置和 ROSC,最新指南还推荐可以作为复苏预后评价的指标,是不错的监测指标,但前提是需要建立高级气道。心电图波形分析是经典的评价指标之一,反映的是心肌灌注及电活动的状态,作为除颤时机的判断指标更为合适。脑部 SO_2 监测提供了一种全新的无创监测心肺复苏质量的方法,可以了解心肺复苏过程中实时的脑灌注及脑组织供氧情况,但还需要进一步的临床验证。第二类是目前最常用的心肺复苏实施技术的监测,它包括按压深度、频率、胸廓回弹、CF 等指标,还可提供实时的语音或图文的反馈提示。此类技术主要通过测量按压位置的加速度改变或者胸部阻抗等参数的改变来测算,精度和准确度在不断提高。而且这类数据能够完整被记录,还可用作复苏后的小结和质量分析的研究。第三类技术虽不是直接反映复苏质量,却能显著改善心肺复苏的质量。例如心电滤波技术能够将按压干扰波形从心电监测的波形中滤除,在无须停止按压的情况下,即可判断心律失常的类型,又可显著提高 CF,提高除颤成功率。SO_2 监测易受环境温度、患者外周循环等条件的影响,并不是良好的质量监测指标,但与心电图协同使用,却能很好地判定 ROSC。

随着科技的发展,心肺复苏的质量监测技术和手段会更加准确和多样,最新的技术已经让智能手机成为心肺复苏质量监测的工具,常规进行质量监测必然会成为今后的发展趋势。

四、人工循环支持的方法

(一)传统的标准胸外按压

无论何时何地,徒手的心肺复苏仍然是抢救 CA 患者的首选。只要经过培训和训练,仅凭双手我们就能建立最佳的人工循环,在最短时间内恢复机体器官组织的血供,这是任何机械装置均难以达到的。但要施救人员长时间保持高质量胸外按压却是徒手按压的短板,研究证实,一般医务人员保持高质量心肺复苏的时间不长,受制于环境、个体差异、转运等因素,徒手心肺复苏在长时间 CPR、转运和特殊环境下等条件下,难以确保质量。我们可以通过不断地训练和团队合作来提高胸外按压质量,并使这种高质量的按压尽可能延续较长的时间,但在特殊的场景和条件下,可以考虑采取机械按压或特殊按压的方式实施高质量的 CPR。

(二)机械胸外按压

最早应用于临床的机械按压装置采用活塞装置实现持续的按压动作来替代传统的胸外按压手法,例如萨博系列的机械按压装置即属于此种类型。虽可以模拟徒手按压的手法,但此类仪器若放置或操作不当,则会造成通气和(或)按压不充分。此外,按压器加在胸部的重量会限制减压时胸部回弹和静脉回流,尤其是在发生单根或多根肋骨骨折时更为明显。随后,瑞典的 LUND 大学开发出另外一款采用主动式胸部按压-减压 CPR 的复苏装置,称为 LUCUS 复苏系统。该装置的按压方式是用一个吸盘外加一个手柄,类似疏通下水道时所用的橡皮"掘子"。由于吸盘与胸壁之间因负压相互贴紧,因此按压时与传统按压类似,而放松时因上提手柄而使胸壁主动上提。目前认为,此法的血流动力学机制如下:①主动减压时,使胸腔在按压松弛期的扩张和胸内容积增加更多,因此,下次按压时就能产生更大的胸膜腔内压和更多向前的血流;②主动性胸壁减压使胸内迅速产生一种更高,并持续时间更长的负压,从而使回心血流明显增加;③不论是按压还是主动减压,主动脉及右心房都存在压力差,这说明不论是按压,还是主动减压,冠脉内都有血流灌注。实验室和临床研究已证实,主动式胸部按压-减压 CPR 与标准胸外按压相比,可改善血流动力学的情况。前者临床应用的长期预后也优于标准 CPR,因此该类装置在欧美临床被广泛使用。但这两类机械按压装置本身存在一些问题,例如 CPR 过程中按压位置的位移可造成胸骨骨折、价格昂贵、(因体积、重量的限制)难以搬动及活塞脱位等,因此可能的按压部位位移风险限制了其在转运中的应用。

压力分布带式复苏装置是一类特殊设计的机械复苏装置,市场上也称为 Auto Pulse 装置或主动式胸部按压-减压 CPR。该装置被装在一个背板上,背板内有受微处理器控制的动力旋杆,背板上附有压力束系统,并连接在动力旋杆上,压力分布带可以随着患者胸部的大小进行调节,按压深度可通过编程设置的相应值而获得。当该装置运行时,电力带动动力旋杆转动,引起压力分布带的拉紧或放松,从而产生对胸部的按压和放松。Auto Pulse 装置的按压板作用于胸前壁大部分区域,胸部加压时,两条拉力带可防止胸廓向两边扩张,从而提高了按压效率。大量的动物实验和院内外临床试验均显示:与标准胸外按压相比,主动式胸部按压-减压 CPR 是一种安全有效的心肺复苏装置,因为它可以保证持续有效的按压胸部。主动式胸部按压-减压 CPR 的特殊设计使得该装置的按压位置不易移位,甚至是在转运过程之中仍能保持高质量的 CPR,使得该装置在野外救援、转运和 CT 检查中成为维持 CPR 的首选推荐。加之该装置的设计不会在急诊经皮冠脉介入术(percutaneous coronay intervention, PCI)条件下遮挡视野,因此采用主动式胸部按压-减压 CPR 也是 CA 患者在实施急诊 PCI 时保持复苏的唯一可行方案。

机械装置的一个优点是始终保持一定的按压频率和按压幅度,从而消除了疲劳或其他因素引起的操作变动,延长了高质量复苏的时间。其缺点是仅限于成人使用,而且所有机械胸外按压装置在安装和启动仪器时均可能会中断胸外按压,使得抢救时间延误。这也就是多个大规模随机对照临床研究未能获得较理想的支持机械复苏装置的实验结果的主要原因。

最新出现的一种便携式的机械复苏装置简称为 MCC,是美国 Weil 危重医学研究院开发的新一代便携式复苏装置。此装置采用的是便携式活塞结构,采用弹力带包裹胸廓的固定方式。这种设计不但解决了以往活塞式按压装置按压部位移位的问题,而且由于全包裹的固定方式使得按压过程形成对胸廓的立体加压,使得按压效率提高,最佳的按压深度和频率较传统机械按压降低,可能的并发症减少,成为院前机械复苏新的装置。不过,其临床效能还需要进一步的临床研究和实践的验证。

目前,机械复苏装置未能在临床实践中表现出较标准胸外按压更好地改善血流动力学指标和存活率方面的指标,仍未被心肺复苏指南常规推荐。但在进行人工胸外按压困难时(如在转运途中、野外环境或者人员不足等情况下),机械复苏完全可以替代标准胸外按压。

(三)直接心脏按压

直接心脏按压是一种特殊的复苏方法,可能会为脑和心脏提供接近正常的血流灌注。实验研究表明,心搏骤停早期,经短期体外 CPR 无效后,直接心脏按压可提高患者的存活率。虽相关的临床研究较少,但有证据表明,开胸心脏按压对血流动力学会产生有利影响。但是如果时间延迟(心搏骤停 25 分钟以后),再使用本方法并不会改善抢救结果。一项非随机对照试验表明,开胸直接心脏按压可改善自主循环的情况。

急诊开胸心脏按压必会导致部分患者的死亡,因此需要有经验的抢救队伍进行这一操作,并能在事后给予最佳护理。不建议常规对心搏骤停患者行开胸抢救,尤其是不能把这一方法用于对长时间复苏的最后努力。今后,有必要进行研究以评价心搏骤停救治早期开胸治疗的效果。

临床行开胸心脏按压的指标已有了改变,以前建议的指征包括非穿透性钝性创伤所致的心搏骤停,而目前认为,与钝性腹部创伤有关的心搏骤停对有创性复苏无反应,不应作为适应证。开胸的指征是胸部穿透伤引起的心搏骤停,其他应考虑的开胸复苏情况还包括:①体温过低、肺栓塞或心脏压塞;②胸廓畸形,体外 CPR 无效;③穿透性腹部创伤,病情恶化并发生心搏骤停。由此可见,开胸心脏按压可用于某些特殊情况,但不作为复苏后期的最后补救措施。

此外,在进行开腹手术时,如果患者出现心搏骤停,若常规应用胸外按压进行心肺复苏,由于腹部切口敞开,胸外按压难以充分发挥"心泵"和"胸泵"作用,则可使临床心肺复苏成功率大幅降低。使用经膈肌下抬挤心肺复苏的方法,可以用手从经腹部切口自左侧膈肌将心脏直接挤压至胸壁内侧,实现对心脏的挤压,产生心肺复苏的效果。具体操作的方法是施救者将右手从手术切口伸入膈肌下方,将 2～5 指并拢,放置于心脏后下方膈肌贴附面处,将左手掌置于胸骨中下 1/3 处固定后,双手配合以右肘关节协调带动右手 2～5 掌指有节律冲击性地向胸骨处抬挤,使膈肌上移 4～5 cm,然后迅速放松,使膈肌回至原位。如此交替进行,抬挤心脏频率为100～120 次/分。经膈肌下抬挤 CPR 在规避徒手胸外按压和开胸心脏按压不足的同时,结合临床实际,针对不同境遇下出现的心搏骤停,依据只有贴近心脏的挤压才能保证较好心排血量的原则,为开腹经膈肌下向上向前抬挤心脏的心肺复苏方法。

(四)体外膜肺心肺复苏

现今,体外膜氧合(extracorporeal membrane oxygenation,ECMO)已经是非常成熟的常规心肺重症治疗技术。通过紧急建立急诊体外循环可作为心搏骤停治疗的循环辅助措施。该方法是通过股动脉和股静脉连接旁路泵而不必开胸。实验和临床研究已经证实,救治延迟的心搏骤停患者时,体外膜肺心肺复苏可改善血流动力学状况和存活率,体外膜肺心肺复苏主要适用于一些特殊的可逆转因素(如药物过量、中毒、暴发性心肌炎等)造成的心搏骤停。但鉴于该项复苏技术的复杂性以及昂贵的使用成本,体外膜肺心肺复苏并不能作为一种常规的复苏选择。

(五)其他心肺复苏技术

一些新的 CPR 辅助机械装置作为复苏时的辅助手段,不能替代基本 CPR 技术,却可与各种 CPR 方法联合使用,如主动式胸部按压-减压 CPR、气背心 CPR 和机械 CPR。必须证实这些设备可改善心搏骤停患者的 CPR 效果(血流动力学得以改善或效果相当),且不明显增加CPR 的并发症才可建议使用。

五、围心搏骤停期管理

(一)心搏骤停前管理

急症的心血管监护不只局限于心脏停搏的患者,必须对即将发生心脏性猝死和复苏后恢复的患者有足够的认识和有效的治疗,如果急救人员在"停搏前阶段"能够及时处理关键病情,则可防止发生心脏停搏。

以下是一个国际 ACLS 组织基于科学临床指南和某些教学资料制定的心脏停搏前的情况:①急性冠脉综合征;②急性肺水肿、低血压、休克;③有症状的心动过缓;④稳定及不稳定的心动过速;⑤急性缺血性卒中;⑥复苏后再次出现心率、心律、心脏功能的障碍(这些被定义为停搏前状态)。

CPR 和 ECC 指南的其他部分主要强调更特殊原因的心脏停搏,如电解质异常,药物中毒或过量,以及吞咽毒物所致。

在最新的指南更新中提出的院内 CA 患者生存链中首个环节是"预防",这里的预防就是指的心搏骤停前管理。临床救治各种急危重症患者时应及时进行 ACLS 系统性评估并密切监测患者的病情，及时发现可能导致心搏骤停的状况并及时加以纠正和干预。

（二）复苏后的综合治疗

一旦患者 ROSC，就应该立即着手实施复苏后治疗。临床资料表明，仅有不到 1/3 的经抢救自主循环恢复的 CA 患者能够最终保持神经功能完好出院，与心搏骤停的时间和 CPR 的质量一样，复苏后的治疗对于患者的预后同样重要。复苏后的治疗涉及重症医学、神经科学、心血管医学、康复医学等多个专业，因此建议将复苏后的 CA 患者收治入具有多学科诊疗能力的重症监护病房，进行复苏后的综合治疗。

1.气道管理

CA 患者 ROSC 后，如果没有恢复自主呼吸或仍处于昏迷状态，通常建议建立高级气道，如使用气管插管、喉罩等，以便于保持气道的通畅。建立高级气道后，建议常规确认高级气道的位置并对气道的位置进行连续的监测，同时进行必要的气道清洁和管理。

2.呼吸氧合

复苏后患者的自主呼吸不一定能够恢复，需要呼吸机辅助呼吸，呼吸机参数应根据患者的血气分析、$PetCO_2$ 等指标，是否存在心功能不全等因素进行调节。通气的目标是维持动脉血氧分压和二氧化碳分压正常，$PetCO_2$ 维持于 $35\sim40$ mmHg 的正常值范围。通气频率一般选择为 10 次/分，一定要避免过度通气。

与 CPR 时提供足够的氧气策略不同，一旦患者 ROSC 后，吸氧浓度应该逐渐下调，直至可以维持 $SO_2\geqslant94\%$ 的最小吸氧浓度。如患者存在外周循环不佳导致的 SO_2 测量误差，则应参考血气分析的结果进行吸氧浓度的调节。

应将患者的床头抬高 30° 左右，减少脑水肿、误吸和呼吸机相关性肺炎的发生概率。

3.循环支持

在患者 ROSC 后，医师应该严密监测其生命体征和心电图等，优化患者的器官和组织灌注，首先需要保证血流动力学的稳定。具体做法包括连续监测患者的血压，确保患者的收缩压不低于 90 mmHg，平均动脉压不低于 65 mmHg。对于血压值低于上述目标、存在休克表现的患者，应该积极通过静脉通路或骨通路给予患者容量复苏，但应注意结合患者的心功能情况来确定补液量，也应该及时纠正酸中毒。在容量复苏效果不佳时，应该考虑选择适当的血管活性药物，维持目标血压。复苏后应该尽快完成 12 或 18 导联心电图，明确有无急性心肌梗死的可能。对高度怀疑心脏原因引起的院外 CA 或复苏后 ECG 提示急性心肌梗死（ST 段明显升高或新出现的完全性左束支传导阻滞）患者，应该及时送导管室实施急诊 PCI。基于目前 PCI 技术的安全性，常规对心脏源性 CA 患者在复苏后尽快实施急诊 PCI 是有益的。长时间复苏后患者会出现各种心律失常，医务人员应该仔细辨别心律失常产生的原因，并及时处理上述可能引发严重后果的心律失常，但不建议常规对患者进行预防性的抗心律失常治疗。

4.鉴别诊断

复苏成功后，应该按照 ACLS 系统评估的方法尽快收集完善患者的临床资料，采血并完成必要的实验室检查，有条件的还可以尽快、安全地完成相关影像学检查和评价，综合所有临床资料，尽快明确患者的诊断，特别注意鉴别是否存在 5"H"和 5"T"。

5. 目标温度管理

亚低温治疗是目前已经确认的对于复苏后 CA 患者能产生 α 保护作用的为数不多的手段之一。复苏成功后,如果患者仍处于昏迷状态(不能遵从声音指示活动),应尽快使用多种可能的方法使患者的核心体温控制在 32~36 ℃,并稳定维持至少 24 小时。产生和维持低温的方法有多种,例如用降温毯、冰块、血管内低温设备,进行腹腔灌洗等,医务人员应该根据实际情况灵活选择。但不再推荐在院前条件下使用冰冻生理盐水快速输注来进行低温诱导。对患者核心温度的监测应该选择食管、膀胱或右心房等处的核心温度,肛门和体表体温易受环境因素的影响,不建议作为目标温度管理的监测部位。选择 32~34 ℃亚低温的目标温度管理策略时应该特别注意,该亚低温治疗过程中会使患者产生寒战,引起水和电解质紊乱、凝血功能障碍等并发症,需要有详细的实施方案和专业的团队才能进行,否则有可能产生严重的不良后果。对于成人而言,目标温度管理的最佳时间尚无定论,但新生儿持续进行目标温度管理的时间达到 72 小时也是安全的。目标温度管理结束后应该避免患者再次发热(体温超过 38℃)。

6. 神经功能的监测与保护

复苏后神经功能损害是心搏骤停致死、致残的重要原因,复苏后应该重视对患者神经功能的连续监测和评价,积极保护神经功能。有条件的单位可以对复苏后的 CA 患者进行脑电图等连续监测,定期评估神经功能,也可结合影像学检查进行辅助评估,对实施目标温度管理的患者神经功能预后的评估应在目标温度管理停止 72 小时后再进行。

心肺复苏脑保护治疗是当前的难点,目标温度管理是已知证实有效的神经保护措施之一,科学家们正在对其他的治疗手段和方法进行积极的探索和研究,目前也有部分良好治疗的个案报道,因此在评价患者最终的神经功能预后时应特别慎重和周全。

7. 其他

部分 ROSC 后的患者由于缺血再灌注损伤可能会出现类似多器官功能障碍(multiple organ dysfuntion syndrome,MODS)的表现,此时应该按照 MODS 的治疗方案对患者进行积极治疗。

(鲁柏涛)

第五节　心肺复苏药物的应用

在心肺复苏药物应用方面,1992 年版美国心脏协会心脏复苏指南建议,减少氯化钙、碳酸氢钠、去甲肾上腺素和异丙肾上腺素的应用。心脏复苏指南 2000 仍延续这一观点。新近的研究表明,上述药物极少有效,因为它们既能用于心脏停搏时,也能用于心脏停搏前的心律失常。因此,心脏停搏时,用药应考虑在其他方法之后,如急救人员应首先开展基本生命支持、电除颤、适当的气道管理,而非先应用药物。开始基本生命支持后,应尽快建立静脉通道,同时考虑应用药物抢救。

一、心肺复苏时的给药途径

(一)中心静脉与周围静脉用药

心脏停搏前,如无静脉通道,则首选建立周围静脉(肘前或颈外静脉)通道,建立颈内或锁骨下静脉等中心静脉通道,往往会受胸外按压术的干扰。但外周静脉用药较中心静脉给药的药物峰值浓度要低、起效循环时间要长。外周静脉给药到达中央循环需1~2分钟,而通过中心静脉给药的时间则较短。外周静脉穿刺易操作,并发症少,且不受心肺复苏术的干扰。在复苏时,行周围静脉快速给药能立即开始,而且在10~20秒内快速推注20 mL液体,可使末梢血管迅速充盈。

如果电除颤、周围静脉给药均未能使自主循环恢复,在急救人员有足够经验的前提下,尽管有中心静脉穿刺禁忌证,可能出现并发症,但权衡利弊,仍要考虑放置中心静脉导管。股静脉是最安全、最易穿刺成功的通道。对接受溶栓治疗的患者行中心静脉穿刺可能发生并发症,行中心静脉穿刺,这类血管无法压迫,无论是否穿刺到血管,均应视为相对禁忌证,如果有明显出血和血肿就可作为绝对禁忌证。对要行药物再灌注治疗的患者应尽量避免做中心静脉穿刺。

(二)骨髓内途径

对于需要紧急建立通道的心搏骤停(甚至严重休克、心搏骤停前)患者,由于其外周灌注不良,可能很难迅速建立有效的静脉通道,可以考虑建立骨通道。在行心肺复苏的过程中,骨内置管到不塌陷骨髓静脉丛,可以快速、安全、有效地给予药物、晶体、胶体和全血。所有年龄均适用(新生儿不常用)。通常穿刺部位是胫骨前,也可以选择股骨远端、踝部正中或髂前上棘,对年龄较大的儿童还可以选择桡骨远端和尺骨远端。

(三)气管内给药

如在静脉建立之前已完成气管插管,肾上腺素、利多卡因和阿托品都可通过气管给药,其用药量应是静脉给药的2~2.5倍,并用10 mL生理盐水或蒸馏水稀释。蒸馏水比生理盐水在气管内的吸收更好,但对氧分压(PO_2)的不良反应影响大。在气管末端插入导管,停止胸外按压,迅速向气管喷药,经过几次快速喷药形成可吸收的药雾后,再重新行胸外按压。该方法不能确保药物能够进入血液循环并产生治疗作用,已不再被新的指南推荐使用。

二、常用的复苏药物

(一)肾上腺素

肾上腺素作为血管收缩药有100年历史,作为CPR基本用药已有40多年历史。其主要药理作用有增强心肌收缩力、增加冠脉及脑血流量、增加心肌自律性和使VF易被电复律等。肾上腺素仍被认为是复苏的一线选择用药,可用于电击无效的VF/无脉性VT、心脏静止或PEA的治疗。其用法是1 mg静脉推注,每3~5分钟重复一次。每次从周围静脉给药后应该使用20 mL生理盐水冲管,以保证药物能够到达心脏。因为心内注射可增加发生冠脉损伤、心脏压塞和气胸的危险,同时也会延误胸外按压和肺通气开始的时间,所以仅在开胸或其他给药方法失败或困难时才考虑应用。

(二)血管加压素

血管加压素实际上是一种抗利尿激素。当给药剂量远远大于其发挥抗利尿激素的效应时,它将作为一种非肾上腺素能样的周围血管收缩药发挥作用。血管加压素是通过直接刺激平滑肌受体而发挥作用。平滑肌的收缩可产生一系列的生理效应,如包括皮肤苍白、恶心、小肠痉挛、排便感和支气管痉挛,对女性还可引起子宫收缩。如果通过动脉给药,血管加压素因其对血管的收缩作用,故对食管静脉曲张破裂出血有良好的治疗效果。此外,当进行腹部血管造影时,血管加压素可以促进胃肠道平滑肌收缩,减少肠道内气体的影响。对意识清楚的冠心病患者并不建议使用此药,因为此药具有增加周围血管阻力的作用,可诱发心绞痛的发作。在正常循环的模型中,血管加压素的半衰期为10～20分钟,这较心肺复苏时肾上腺素的半衰期要长。

复苏成功患者的内源性血管加压素水平明显高于未能建立自主循环者。这一发现说明,外源性血管加压素可能对心搏骤停患者有益。短暂VF后行CPR时,血管加压素可增加冠脉灌注压、重要器官的血流量、VF振幅频率和大脑氧的输送。类似结果也在心搏骤停和电机械分离较长时间后出现。另外,血管加压素在自主循环恢复后不会造成心动过缓。

当进行CPR时,血管加压素与V_1受体作用后可引起周围皮肤、骨骼肌、小肠血管的强烈收缩,而对冠脉血管和肾血管床的收缩作用相对较轻,对脑血管则有扩张作用。因此药没有β肾上腺素能样活性,故进行CPR时不会引起骨骼肌血管舒张,也不会导致心肌耗氧量增加。

血管加压素被认为是与肾上腺素相比对心搏骤停可能同样有效的一线药物,在长时间缺血的情况下,两者联合使用的药效是单用肾上腺素或血管加压素的3倍。

(三)胺碘酮

胺碘酮属Ⅲ类抗心律失常药物。最新的指南更加突出了胺碘酮作为治疗各种心律失常的主流地位,认为其更适宜于严重心功能不全患者的治疗。当射血分数<40%或有充血性心力衰竭征象时,胺碘酮应作为首选的抗心律失常药物。因为在相同条件下,胺碘酮作用更强,且比其他药物致心律失常的可能性更小。

复苏指南推荐:当CPR、2次电击除颤以及给予血管加压素后,如VF/无脉性VT仍持续时,应考虑给予抗心律失常药物,优先选用胺碘酮静脉注射,若无胺碘酮时,可使用利多卡因75 mg静脉注射。

胺碘酮的用法:心搏骤停患者如为VF/无脉性VT,初始阶段将300 mg溶入20～30 mL生理盐水或葡萄糖液内快速推注,3～5分钟后再推注150 mg,维持剂量为1 mg/min,持续静脉滴注6小时。对非心搏骤停患者,先静脉推注负荷量150 mg(3～5 mg/kg),10分钟内注入,后按1～1.5 mg/min持续静脉滴注6小时。对反复或顽固性VF/VT,必要时应增加剂量后再快速推注150 mg。一般建议每日的最大剂量不超过2 g。

胺碘酮中含有负性心肌收缩力和扩血管的作用的成分,可引起低血压和心动过缓。这常与给药的量和速度有关,预防的方法就是减慢给药速度,尤其是对心功能明显障碍或心脏明显扩大者,更要注意注射速度,监测血压。

(四)利多卡因

仅作为无胺碘酮时的替代药物。初始剂量为1～1.5 mg/kg静脉推注。如VF/VT持续,则可给予额外剂量0.5～0.75 mg/kg,5～10分钟1次,最大剂量为3 mg/kg。

(五)异丙肾上腺素

异丙肾上腺素是纯β受体兴奋剂,具有正性肌力作用,加速时相效应,增加心肌耗氧量,加重心肌缺血和心律失常。其适应证是心动过缓,需按起搏器者,或者尖端扭转型VT(排除先天性长Q-T间期后,可临时使用)且滴速宜慢,不能静脉推注,指南推荐使用。

(六)β受体阻滞剂

对一些难治性多形性VT、尖端扭转型VT、快速单形性VT或心室扑动(频率大于260次/分)

及难治性 VF 者,可试用静脉 β 受体阻滞剂。美托洛尔每隔 5 分钟,每次 5 mg 静脉注射,直至总剂量 15 mg;艾司洛尔 0.5 mg/kg 静脉注射(1 分钟),继以 50~300 μg/min 静脉滴注维持。

(七)硫酸镁

硫酸镁仅适用于尖端扭转型 VT(Ⅱb 类推荐)和伴有低镁血症的 VF/VT 以及其他心律失常等情况。硫酸镁的用法:对于尖端扭转型 VT 患者,紧急情况下可用硫酸镁 1~2 g 稀释后静脉注射,5~20 分钟注射完毕;或将 1~2 g 加入 50~100 mL 液体中静脉滴注。必须注意,硫酸镁快速给药有可能导致严重低血压和心搏骤停。

(八)儿茶酚胺类药物

本类药物不仅能较好地稳定心肌电活动,而且具有良好的正性肌力作用和外周血管收缩作用。其中肾上腺素为首选药,升压时初始剂量为 1 μg/min,根据血流动力学调整剂量范围为 1~10 μg/min。去甲肾上腺素在严重低血压(收缩压<70 mmHg)和周围血管低阻力时使用,起始剂量为 0.5~1.0 μg/min,逐渐调节至有效剂量。当不需要肾上腺素的变时效应时,可考虑使用多巴胺或多巴酚丁胺。多巴胺的推荐剂量为 5~20 μg/(kg·min),超过 10 μg/(kg·min)可导致体循环血管和内脏血管的收缩。多巴酚丁胺具有很强的正性肌力作用,无明显的血管收缩作用,常用于严重收缩性心功能不全患者的治疗,剂量范围为 5~20 μg/(kg·min)。

(九)钙剂

钙离子在心肌收缩和冲动传导中有重要的作用。但回顾性和前瞻性研究均表明,心搏骤停患者应用钙剂治疗是无效的。另外,有理论根据表明,补钙过多导致的高血钙可能对机体有害。只有高血钾、低血钙或钙通道阻滞剂中毒时,钙剂治疗才有效,其他情况均不宜用钙剂治疗。如对高血钾触发的难治性 VF 患者,可给予 10%葡萄糖酸钙 5~20 mL 静脉注射。

(十)碳酸氢钠

在心搏骤停和复苏后期,足量的肺泡通气是控制酸碱平衡的关键。高通气可以通过减少二氧化碳潴留来纠正呼吸性酸中毒。很少有研究表明缓冲碱治疗可以改善预后。相反,有实验室和临床资料表明:①碳酸氢盐在动物实验中不能增强除颤效果或提高存活率;②碳酸氢盐能降低血管灌注压;③碳酸氢盐可能产生细胞外碱中毒的不良反应,包括血红蛋白氧饱和度曲线偏移或抑制氧的释放;④碳酸氢盐能导致高渗状态和高钠血症;⑤碳酸氢盐可产生二氧化碳和反常的细胞内酸中毒;⑥碳酸氢盐可加重中心静脉酸血症;⑦碳酸氢盐可使刚应用的儿茶酚胺失活。

心搏骤停和复苏时,由于低血流造成的组织酸中毒和酸血症是一动态发展的过程。这一过程的发展取决于心搏骤停的持续时间和 CPR 时的血流水平。目前,关于在心搏骤停和复苏时酸碱失衡病理生理学的解释是,低血流条件下组织中产生的二氧化碳发生弥散障碍。因此,当发生心搏骤停时,足量的肺泡通气和组织血流的恢复是控制酸碱平衡的基础,这就要求首先进行胸外心脏按压,然后迅速恢复自主循环。目前,实验室和临床研究对血液低 pH 是否会影响除颤成功率、影响自主循环恢复或短期的成活率尚无肯定的认识。交感神经的反应性不会因为组织酸中毒而受影响。只有在一定的情况下,应用碳酸氢盐才有效。如患者原有代谢性酸中毒、高钾血症或三环类或苯巴比妥类药物过量。此外,对于心搏停搏时间较长的患者,应用碳酸氢盐治疗可能有益。但只有在除颤、胸外心脏按压、气管插管、机械通气和血管收缩药治疗无效时方可考虑应用此药。

应根据患者的临床状态应用碳酸氢盐。使用时，以 1 mmol/kg 作为起始量，在持续 CPR 过程中每 15 分钟重复 1/2 量，最好根据血气分析的结果调整补碱量，防止产生碱中毒。

(十一)阿托品

阿托品可阻断或逆转胆碱能介导的心率下降和房室结传导的降低，是治疗急性症状性心动过缓的一线药物。成人临床试验表明，静脉用阿托品可提高心率，改善心动过缓相关的症状和体征，应考虑将其作为症状性窦性心动过缓/房室结水平传导阻滞或窦性停搏患者等待经皮或经静脉起搏器治疗时的临时治疗措施。

最新的指南推荐：对将要停搏的缓慢心率患者，阿托品 1 mg 静脉注射，每 3～5 分钟 1 次，总剂量不超过 3 mg；对心脏静止和 PEA 患者，也可考虑加用阿托品（1 mg，静脉通道或骨通道），最多用至 3 mg。对于重度房室传导阻滞患者，立即准备行经静脉临时起搏，准备期间可考虑给予阿托品（0.5 mg，静脉通道或骨通道），阿托品可重复给予直至总量达 3 mg，如无效则给予临时起搏。若临时起搏无效，则可考虑肾上腺素（2～10 μg/min）或多巴胺[2～10 μg/(kg·min)]静脉滴注，积极处理原发病。

（鲁柏涛）

第六节　复苏后综合征

复苏后综合征(post-resuscitation syndrome，PRS)又称为复苏后多器官功能障碍综合征(post-resuscitation multiple organ dysfunction syndrome，PR－MODS)是指心搏骤停 ROSC 后继发的多器官功能障碍综合征。它主要由心搏骤停经过有效 ROSC 后，因严重的缺血、缺氧、酸中毒以及各种氧自由基和炎性细胞因子的释放，很多有害物质进入细胞内，造成组织细胞损伤，出现包括脑、心、肺、肾、肝、胰等全身多个重要器官功能紊乱或障碍所致。PR－MODS 是心搏骤停患者最终复苏失败和整体预后不良的重要原因，是影响复苏患者存活率的独立危险因素。

一、病因与发病机制

部分患者 ROSC 后，经常会发生心血管功能和血流动力学的紊乱，常见有低血容量性休克、心源性休克和与全身炎性反应综合征(systemic inflammatory response syndrome，SIRS)相关的血管扩张性休克。多种致病因素可导致 PRS 的发生：如无再灌注、再灌注损伤、缺血后代谢产物引起的脑中毒及凝血功能障碍。ROSC 后，是否会发生 PRS 的 4 期病理变化，还取决于器官组织的缺血程度和缺血时间。①几乎 50% 的 PRS 患者，其死亡多发生在发病后 24 小时内。这主要是因为在自主循环恢复后，心血管功能处于不稳定状态，12～24 小时后才可逐渐趋向稳定。同时，由于多部位缺氧造成的微循环功能障碍，使有害的酶和自由基快速释放至脑脊液和血液中，并随代谢紊乱的进一步发展，大脑和微血管异常状态将持续存在。②1～3 日后，心功能和全身情况将有所改善，但由于肠道的渗透性增加，易发生脓毒血症。如多个器官同时有严重的功能损害，特别是有肝脏、胰脏和肾脏的损害，则会导致 MODS 的发生。③最终，严重的感染经常会发生在心搏骤停数日后，此时患者常迅速发展为多器官衰竭(multiple organ failure，MOF)。④患者死亡。

(一)心肌顿抑与心源性休克

心肺复苏后心功能障碍是心肺复苏后患者早期(院外成功心肺复苏后存活入院)死亡的主

要原因。Tang 和 Gazmuri 的研究表明,在鼠发生 VF 6~8 分钟后进行 CPR,ROSC 后即刻出现持续性的、进展性的心功能(收缩功能和舒张功能)恶化,与此现象一致的是猪 VF 10~15 分钟,在 ROSC 后出现严重的心肌收缩功能和舒张功能障碍,并在 48 小时内完全恢复正常。临床研究中,Mullner 利用超声多普勒检查技术发现,心肺复苏后 24 小时内大多数患者出现心肌收缩功能和舒张功能障碍,随着时间的延长而恢复正常。

目前有关 CPR 后心功能障碍的机制还不清楚,通常被认为是心肌的一种"顿抑"状态,导致左心室的收缩性和顺应性下降。某些机制可能与此有关,如再灌注期间的氧自由基损伤、电击除颤损伤、心肌细胞凋亡等(心肌细胞凋亡与心肌梗死后的缺血再灌注损伤引起的心功能障碍有关),但 CA 和 CPR 后是否会导致心肌细胞凋亡目前还存在争议。

(二)无复流现象

ROSC 后存在脑微循环灌注障碍——无复流现象,这一点已经被证实。这种微循环障碍在 ROSC 后仍持续存在,并在 ROSC 后脑功能恢复的病理生理过程中发挥重要作用。缺血后微循环灌注障碍——无复流现象,最早在 1967 年由 Majno 等在家兔脑缺血实验中详细描述,1974 年 Kloner 等在犬冠状动脉结扎的实验中进一步证实了此现象的存在。无复流现象的存在具有普遍性,除心、脑外,还见于其他组织、器官,如肾、骨骼肌、皮肤等。无复流现象的出现是一个过程,而不是发生在再灌注瞬间的即刻事件,且随再灌注时间的延长而更加显著。许多病理因素可能与此有关,如微血管内皮细胞损伤引起内皮细胞肿胀、微血管内出现内皮细胞栓塞、毛细血管通透性增高、间质性水肿压迫微血管,血管内纤维蛋白的形成或血小板的聚集也可能与此有关。相关研究表明,缺血-再灌注损伤可导致狗心脏微血管内白细胞快速聚集,可见微血管内白细胞聚集也是其出现的重要机制之一。由此,我们可以看出微血管水平的损伤是无复流现象出现的原因,但其确切发病机制还不十分清楚,且因缺血-再灌注模型的不同而存在差异。

(三)氧摄取利用障碍与 PR - MODS

PR - MODS 过程可描述为原发病过程—心搏骤停—心肺复苏术后—组织缺氧—潜在的氧供(DO_2)与氧耗(VO_2)失衡—组织相对低灌流—SIRS—MODS。CA 后机体处于严重的应激状态,交感神经高度兴奋,肾上腺髓质分泌物增多,分解代谢加强,播散性的免疫因子活化,活化的多形核白细胞呼吸暴增加了氧耗量,加之微循环障碍,从毛细血管到血管周围的细胞之间的距离加大,导致弥散障碍、组织摄取氧的能力降低。DO_2 和 VO_2 间的失衡使组织缺氧,线粒体的氧分压降低又引起氧化磷酸化功能降低,氧的利用能力降低,当线粒体内氧分压降低到一定程度($0.1~0.2$ mmHg)时,氧化磷酸化停止,细胞内 ATP 进行性减少,出现 DO_2 依赖性 VO_2,这表明组织对氧的摄取能力已达极限,DO_2 越少组织的氧分压也就越低,缺氧越严重。由此可见,DO_2 依赖性 VO_2 的出现是 PR - MODS 发生的预警。

(四)炎性反应与 PR - MODS

目前研究认为,CPR 成功后机体的反应类似炎性反应过程,ROSC 后 3 小时血液中的细胞因子 IL - 6、IL - 8、IL - 10 和可溶性肿瘤坏死因子受体水平迅速升高,但复苏后 7 天内,存活者血液的 IL - 6 水平明显低于死亡者的。IL - 6 与乳酸浓度密切相关,而乳酸是组织缺氧的标志,这表明缺血-再灌注损伤与炎性反应关系密切。ROSC 后 2 天内血浆内毒素水平显著升高,这是由肠壁缺血和再灌注损伤导致内毒素移位所致,但是血浆内毒素水平与病死率没有相关性。可溶性的组织细胞黏附分子含量、可溶性的血管细胞分子含量、P 选择素含量和 Y 选择素含量在 ROSC 后早期升高,它们与白细胞配体结合,介导其滚动并将其锚定于内皮细胞上。同时,血小板活化因子与细胞表面受体结合,使白细胞活化。其中活化的中性粒细胞释放的花生四烯酸产物和蛋白水解酶(特别是弹力蛋白酶)可直接损伤内皮细胞,这是炎症进展的标志。此外,白细胞本身的功能可受到影响,因为在人体实验用健康志愿者的血浆置换 ROSC 后患者的血浆后,对内毒素的反应仍然低下,所以 ROSC 后患者血浆中细胞因子调节紊乱,最后患者出现免疫麻痹,可加速 PR-MODS 的进展。

(五)凝血异常与 PR-MODS

在 CA 后及随后的 CPR 过程中,由于缺氧、酸中毒以及缺血-再灌注损伤等因素可造成组织和血管内皮细胞损伤,损伤的组织和血管内皮细胞可释放组织因子,启动凝血系统,促凝作用增强,抗凝作用降低;血管内皮细胞产生组织型纤溶酶原激活物(tPA)减少,而纤溶酶原激活物抑制物-1(plasminogen activator inhibitor-1,PAI-1)抗原产生增多,使纤溶活性降低,进而促进微循环内微血栓的形成。Bemd 等发现,在经历了 CPR 的非创伤患者中,血液凝固系统的活性与内源性纤溶系统的活性是不平衡的,前者要强于后者。Christophe Adrie 等发现,CPR 存活者纤溶活性/凝血活性的值高于未存活者的,提示在未存活的患者中纤溶活性不足。Gaiido 等发现在复苏及复苏后的一段时间内,血管内有大量纤维蛋白形成并伴有持续的纤溶抑制。Geppert 等发现,在 CPR 成功后第 2 天血浆中 PAI-1 抗原的总量和活性明显升高;复苏后出现急性肾衰竭者的血浆 PAI-1 抗原总量和活性较无肾衰竭者的升高;脑复苏结果不良者血浆总的 PAI-1 抗原浓度高于脑复苏较好者。在 CPR 过程中进行溶栓治疗,可以恢复凝血系统与纤溶系统的平衡,使微血管内的微血栓溶解而改善微循环,保护组织、器官的功能,进而提高复苏成功率,改善复苏患者的预后。Fisher 等在猫的 VF 模型中发现,溶栓疗法可以显著减少 CPR 中脑的无复流现象,增加微循环的血流再灌注。康舟军等在交流电诱发兔的心室颤动模型中发现,CPR 中应用并非针对 CA 病因的东菱克栓酶能提高兔的复苏成功率。这也提示 CPR 中进行溶栓除了针对病因的机制外,还存在改善微循环等病理生理机制。

(六)影响 PRS 患者预后的危险因素

PRS 患者的种族、年龄、性别、基础情况、既往慢性疾病史及手术史等都可能成为影响预后的危险因素。至今,大量研究并没有筛选出可靠提示预后不良的指标。年龄首先是一个争论的焦点,大部分研究认为,随着年龄增长,复苏后生存率逐渐下降,而另外一些研究则提出年龄并非预测预后的独立危险因素。除此以外,种族、基础疾病(包括糖尿病、脓毒症、转移性肿瘤、肾衰竭等)与患者的预后相关。

二、诊断

强调 CA 是诊断 PR-MODS 唯一并且必备病因。PR-MODS 是由全身性的缺血再灌注损伤所致,而全身主要器官对缺氧的耐受性是不同的,体温正常时,心肌和肾小管细胞不可逆缺氧损害的时限为 30 分钟,肝细胞的为 1~2 小时,肺组织耐受缺氧时间更长。脑组织的耗氧量很大,对缺氧的耐受性很差,血液循环停止 10 秒时大脑内可利用氧耗尽,有氧代谢的三羧酸循环停止,2~4 分钟后大脑储备的糖原将被耗尽,4~5 分钟后 ATP 耗竭,所有需能反应停止。尽管 PR-MODS 的诊断标准可参照 MODS 的诊断标准,但 PR-MODS 的诊断标准必须包括对神经功能的评价。由于目前国内外尚无统一的 MODS 诊断标准,所以确定 PR-

MODS 的诊断标准需要更多大样本的临床研究和实验研究。现有 MODS 诊断标准中多数缺乏前瞻性、多中心、大样本的临床验证。现在国内多采用 1991 年美国胸科医师学会与危重病急救医学学会制定的 MODS 诊断标准。因此,探讨早期、动态诊断标准是 PR - MODS 诊治研究的重要内容。

(一)PRS 患者神经系统体征对于预后的判断

(1)脑干反射及上行网状激活系统:早在 1998 年,Zandbergen 等对 65 项有针对性的关于缺血缺氧性昏迷的早期神经系统检查的研究进行了系统性分析,在筛选出的 10 项提示有预后价值的神经系统体征中,第 3 天仍存在瞳孔对光反射消失及对疼痛刺激无运动反应的患者预后不良,具有 100% 的特异性。近年来的多项研究也同样显示,ROSC 后 1~3 天瞳孔对光反射、角膜反射消失以及第 3 天的运动逃避反应消失提示 PRS 患者预后不良。由此,我们可进一步推断 ROSC 后瞬间神经系统功能的消失对于预后无指导意义,神经系统检查的价值在于特殊时间点出现的神经系统功能障碍。随着亚低温治疗的广泛开展,神经系统体征的预后价值面临新的挑战。Thenayan 等的研究显示,ROSC 后第 3 天运动逃避反应的消失对于亚低温治疗患者则无判断预后的价值。

(2)继发性肌阵挛性癫痫持续状态(myoclonus status epilepticus,MSE):继发于心搏呼吸骤停的 MSE 表现为双侧肢体、躯干或面部肌肉自发同步持续性抽搐。其出现可能由于弥漫性中枢神经系统缺血、缺氧性损伤所致。一项针对尸检的研究结果进一步证明了此项假设:MSE 患者存在神经元的局部缺血,脑皮质、小脑、海马及皮质下结构神经元的缺失,较无肌阵挛发作患者大脑皮质损伤更为严重,神经元坏死更为普遍。Wijdicks 等一项荟萃分析指出,24 小时内出现继发性 MSE 的 PRS 患者预后较差(假阳性率为 0)。Rossetti 等进行了有低温治疗措施的研究后更指出,缺氧后的持续性癫痫状态是 PRS 患者死亡的独立相关因素,其出现直接决定了患者的不良预后。

(二)PRS 患者血清标志物对预后的判断意义

(1)神经元特异性烯醇化酶(neuron specific eholase,NSE):NSE 为烯醇化酶的二聚体同工酶,特异性地分布于神经元及神经内分泌细胞胞质中,大脑发生缺血、缺氧改变后,神经细胞膜的完整性受到破坏,NSE 迅速从细胞内溢出并进入脑脊液,通过受损的血-脑屏障进入血液,致血清 NSE 浓度升高。因血清 NSE 浓度与脑脊液 NSE 浓度存在高度相关性,故检测血清 NSE 浓度可直接反映脑组织的损伤程度。近年来的大量研究显示,血清 NSE 浓度的升高提示 PRS 患者预后不良,其临界值从 25 ng/mL 至 120 ng/mL 不等。其中 2 项研究特别值得关注:美国神经病学会 2006 年拟定的指南指出,CPR 后 1~3 天,血清 NSE 浓度>33 ng/mL 的患者预后不良;另一项是 Almaraz 等对 1950—2008 年 MEDLINE 相关文献进行搜索和评估后认为 Riesinger 等对 227 例院内、院外心搏骤停后 ROSC 的患者进行前瞻性观察性队列研究的结果最值得推荐,研究将预测持续性昏迷的血清 NSE 浓度最低值定义在 80 ng/mL(1~4 天),其特异度为 100%,灵敏度为 63%。存在临界值不同可能是由样本的选择、神经系统预后不良的定义标准、研究的观察时间及血清取样时间点的差异所致。

(2)S100β 蛋白:S100β 蛋白是一类主要定位于星形胶质细胞、少突胶质细胞及周围神经系统的施万细胞的结合蛋白。脑损伤后 S100β 蛋白的过度表达可刺激致炎细胞因子表达,导致细胞凋亡,并能通过一氧化氮依赖途径诱导神经元细胞死亡。S100β 蛋白与 NSE 的不同在于前者特异地反映了脑损伤的进展过程,而后者仅针对损伤后神经细胞坏死的结果。由此可见,

S100β 蛋白作为早期(<24 小时)预后判定指标更具有可信性。Shinozakia 等的一项多中心研究同样证实了这一观点,107 例心搏呼吸骤停患者在入院时、6 小时及 24 小时分别行 NSE 及 S100β 蛋白检查,经接受者操作特性曲线(ROC 曲线)分析表明,临界值在特异性为 100% 的前提下,S100β 蛋白较 NSE 具有更高的灵敏度及更大的曲线下面积(6 小时和 24 小时的临界值分别为 0.21 ng/mL 和 0.05 ng/mL)。Derwall 等的研究也进一步证实了引入亚低温治疗后,以血清 S100β 蛋白水平来判断预后的效力无明显改变。

(3)其他血清学标志物:白细胞介素 IL-8 在动物实验中被证实参与缺血-再灌注损伤,临床观察性研究提示 1 周内死亡的 PRS 患者 ROSC 后 12 小时 IL-8 浓度出现高峰,与生存时间大于 1 周的患者相比,血清浓度差异有统计学意义。丙二醇是脂质过氧化的分解产物,其升高提示患者预后不良。血清肌酐的提出基于 PRS 患者急性肾损伤和脑损伤的同步进展发生理论,CPR 后 24 小时内血清肌肝浓度下降大于 0.2 mg/dL 对良好的预后有提示作用。以上血清学标志物有待于更多的研究加以论证。

(三)PRS 患者神经系统辅助检查对预后的判断意义

(1)诱发电位:①躯体感觉诱发电位(somatosensory evoked potential，SEP)提示持续性昏迷。SEP 是感觉神经冲动经脊髓后索—内侧丘系—大脑体感皮质产生的传导束及皮质的突触后电位。刺激正中神经诱发皮质电位 N_{20} 的反应性,通过其幅值、潜伏期及波形来提示同步放电神经元的数量、传导通路的缺陷或阻断,进而间接反映大脑皮质的功能状态,不受患者状态以及治疗剂量下麻醉药物的影响。PRS 患者在周围神经传导正常(即颈髓电位 N_{13} 正常)的前提下,刺激双侧正中神经后 N_{20} 的消失提示神经系统预后不良,并因其 100% 的特异性而成为优于神经系统查体的可靠判定预后的指标。Tiainen 等记录了经亚低温治疗的 PRS 患者 24～28 小时的短潜伏期 SEP,发现亚低温治疗可导致 N20 短潜伏期的延长,但不影响其作为判断不良预后的可靠指标。②事件相关电位(event related potential，ERP)提示觉醒。失匹配负波是事件相关电位的一个成分,是一系列重复的、性质相同的刺激中具有可辨别差异的偏差刺激诱发的脑电反应,主要反映不依赖于任务的自动加工过程,是大脑对感觉信息自动加工的电生理测量指标。Fischer 等比较了 ERP、SEP、脑干听觉诱发电位、中潜伏期听觉诱发电位对于预后的判定价值,结果显示失匹配负波提示 PRS 患者良好预后的价值优于另外三者,其出现高度提示患者的觉醒,特异性为 100%。

(2)脑电图(electroenceph alograhpy，EEG):EEG 是大脑皮质突触后电位在时间上和空间上的总和,是对缺血损害最敏感的皮质神经元功能状态的描记,具有无创伤、经济、安全、方便易行的特点。一项荟萃分析指出,恶性 EEG 表现(如全面性抑制、暴发-抑制、癫痫样活动、广泛性周期性复合慢波)的出现对 PRS 患者预后不良有指导作用,假阳性率(FPR)为 3%〔95% 可信区间:0.9%～11%〕。而 EEG 的动态监测定量分析更能全面有效地评估患者的预后。Wennervirta 等对亚低温治疗的 PRS 患者进行了 48 小时的持续 EEG 监测,以暴发-抑制比作为量化抑制性 EEG 的指标,结果显示心搏骤停后 48 小时低水平的暴发-抑制比对于提示预后良好有统计学意义。将暴发-抑制比 20% 作为分界点评估预后,具有 89% 的灵敏性和 57% 特异性。同时此项研究更指出,亚低温治疗未对 EEG 判断预后产生影响,且 BSR 的变化更具有统计学意义。由于 EEG 对预后判断的特异性无法达到 100%,有学者提出了一个结合早期临床体征与 EEG 的评分系统,来针对无法实施 SEP 检查的情况。评分系统分别赋予角膜反射消失、瞳孔对光反射消失、肌阵挛、运动逃避反应消失以及恶性 EEG 以相应的分值,并指出总分值大于 40 分对于预测不良预后的灵敏性为 85％、特异性为 84％、阳性预测值为 85％。当总分值达到 69 分时，提示为脑死亡或持续性植物状态，其阳性预测值为 100％。

（四）影像学检查

（1）传统检查：CT 是直观反映大脑结构性损伤的检查手段。早期平扫往往无明显异常，直到第 3 天才表现出弥漫性的脑部水肿及灰质与白质的 CT 值比值的下降，因其相对较低的特异性及敏感性，故仅用来排除原发性中枢神经系统损伤。常规 MRI 能更早地提示大脑的缺血和水肿，对于大脑结构性损伤稍优于 CT。正电子发射计算机断层扫描虽然能够反映局部的脑灌注及代谢状况，但目前研究仅停留于描记 PRS 患者大脑血流灌注变化的时间、分布以及特定区域的灌注，无研究表明其对预后具有判断价值。近年来，大量功能性的影像学检查手段成为研究的热点。

（2）弥散加权成像（diffusion weighted imaging，DWI）和表观弥散系数（apparent diffusion coefficient，ADC）：DWI 所提示的早期大脑皮质信号弥漫性改变对于预后不良的指导意义已受到广泛的关注。在此基础上，Wijman 等对 51 例患者行定量 DWI 检查，并对 ADC 进行分析，结果显示 ADC 值大于 $(650\sim700)\times10^{-6}$ mm^2/s 提示患者进展为死亡或持续性植物状态，以 $(400\sim450)\times10^{-6}$ mm^2/s 为临界值可预估生存患者 6 个月后的神经功能转归。进一步研究表明，患者 ROSC 后的 $2\sim4.5$ 天，脑缺氧损伤造成 DWI 信号的改变达到高峰，在这个时间段内行定量 DWI 检查对于 PRS 患者预后的判定在 100％特异性的前提下，灵敏性达到 81％，较神经系统体检（43％）及 SEP（60％）具有更高的灵敏性。

（3）血氧水平依赖（blood oxygenation level dependent，BOLD）的功能磁共振成像技术（functional magnetic resonance imaging，fMRI）：是新开展的影像学检查方法之一。当人体被特定的因素（如视觉、运动等）刺激后，可激活相应的脑功能皮质区，引起局部脑血流量和氧交换量的增加，通过 T_2 加权信号的改变，获得相应激活脑区的功能成像图。Goflon 等的研究把正常个体作为对照组，通过刺激患者对侧手掌的躯体感觉，对获得的初级躯体感觉皮质区（S1）BOLD 信号的改变进行比较，结果显示对照组与死亡组信号的改变差异具有显著差异，死亡组与 3 个月生存组也同样具有显著差异。由此可见，S1 区 BOLD 信号的改变对于 PRS 患者的预后具有判断价值。功能性 MRI 是一项新概念的检查手段，有待于大样本的进一步研究。

三、治疗

美国心脏协会指南建议有条件的医院应建立心脏复苏中心，由脊髓小脑共济失调专家识别脊髓小脑共济失调患者，进行优先处理，尽管这种分区救治和早期识别还不知能否使脊髓小脑共济失调患者获益，但我们可以从创伤中心、卒中中心和急性冠脉综合征等处理的成功经验中得到启示，我们有理由相信脊髓小脑共济失调患者一定可以从专家早期识别和积极处理的医疗系统中获益。已有研究表明，急诊室内发生的脊髓小脑共济失调具有较高的 ROSC 和出院存活率（高达 15.7％）。基于目前的数据，针对脊髓小脑共济失调患者的综合救治是抢救监护室要重点建设的内容。

（一）治疗目标

提供心肺功能的支持，以满足组织灌注，特别是对大脑的灌注，及时将院前心搏骤停患者转运至医院急诊科，再转运至设备完善的 ICU 病房；及时明确诊断心脏停搏可能的原因；完善治疗措施,如给予抗心律失常药物治疗,以免心律失常再发。

(二)治疗原则

在处理复苏后患者时需有整体概念,强调全身综合治疗,重要的是神经功能的恢复。

(三)主要的监护内容

主要的监护内容包括:①一般监护,如动脉导管、连续心电监护、CVP、中心静脉 SO_2、体温、尿量、动脉血气、血清乳酸、电解质、血常规、胸部 X 线片;②高级血流动力学监测,如超声心动图、心排血量(无创或有创性监测);③大脑监护,如脑电图、CT、MRI。

(四)氧合与通气

由于过度供氧可致过氧化应激,损伤缺血后神经元,故 ROSC 后 1 小时内给纯氧的患者比调整吸入 FiO_2 使 SO_2 为 $0.94\sim0.9$ 的患者神经系统预后更差,所以,应该用调整 FiO_2 来达到适当供氧的目标。有研究显示,过度通气使脑动脉收缩,可导致大脑缺血等潜在损害,过度通气会增加胸膜腔内压,使心排血量降低。采用的肺保护策略会导致高碳酸血症,这对复苏后患者可能也有害,应根据动脉血气分析值来调整至正常的动脉血二氧化碳分压($PaCO_2$)水平。

(五)循环支持

PR - MODS 表现为血流动力学的不稳定状态,如心律失常、低血压、低心排血量。心律失常可通过维持电解质水平、电击转复及药物治疗等纠正。低血压的有效干预措施是静脉补液改善右心室的充盈压。研究显示,PR - MODS 患者第一个 24 小时补晶体液量达(3.5 ± 1.6)L 时,可使 CVP 达 $8\sim12$ mmHg。如补充容量仍未达到血流动力学目标,则应使用血管活性药(如升压药)。如果补足容量和已使用血管升压药后还不能恢复组织灌注,则要考虑使用机械循环辅助设备行主动脉内球囊反搏术。

美国心脏学会在 2013 年发布了《关于改善心肺复苏质量和预后的共识声明》,其中指出脑心肺复苏(cerebro-cardio pulmonary resuscitation, CCPR)的不足在于其只能为心脏和大脑分别提供 $10\%\sim30\%$ 和 $30\%\sim40\%$ 的正常血液供给。由此引起的全身脏器缺血、缺氧及继发再灌注损伤,可导致患者发生复苏后脑损伤和心功能不全,甚至发展为多器官功能障碍,由此可见,为心搏骤停患者提供及时有效的呼吸循环支持,促进其自主循环恢复,保障重要脏器的灌注,避免或减轻 PCAS,是改善患者预后的关键。1976 年,Kennedy 等提出可以在心肺复苏过程中使用辅助循环,即进行体外循环心肺复苏(extracorporeal cardiopulmonary resuscitation, ECPR),狭义上的 ECPR 主要是指 ECMO,随着技术的进步,ECMO 的机器越来越小,可方便携带,在 2000 年以后,ECMO 才在临床上得到广泛使用。但因临床上 CA 患者病情危重,抢救时间紧迫,环境复杂,ECMO 上机需要一定的技术,且有风险和并发症。ECPR 用于心搏骤停(包括院内心搏骤停和院外心搏骤停)患者抢救的实践取得了一定的成效。但由于伦理、技术、实施条件、经济等多种因素的限制,目前尚无针对 ECPR 与 CCPR 的多中心大样本前瞻性随机对照研究,大部分是回顾性研究,纳入的标准和排除标准有所不同,因此结果不一,有些研究显示院内心搏骤停患者应用 ECMO 改善了 30 天和 1 年的出院存活率,但是神经功能没有得到改善。但也有些研究显示,ECMO 可以提高出院存活率、6 个月存活率以及改善神经功能预后。应用 ECMO 之后出现的并发症主要包括出血、血栓、感染、外周血管并发症(远端肢体缺血、骨筋膜综合征)、气体栓塞、脑卒中、溶血、肾损害等。无论是 ROSC 率、出院存活率、长期存活率,还是神经功能预后,ECPR 组均显示出了明显的优势。但研究大多是回顾性研究,非随机对照研究,存在病例选择偏倚。为了尽量减少偏倚因素,有 4 项研究进行了倾向评分匹配,根据患者的年龄、性别、合并症、有无旁观者 CPR、有无目击的心搏骤停、初始心律、可能的 CA 原因、CA 到专业人员进行 CPR 的时间、CPR 持续时间以及是否进行亚低温治疗等进行 1:1匹配。匹配后再次进行分析,结果显示 ECPR 仍然可以改善 ROSC 率、出院存活率、长期存活率以及神经功能预后。应用 ECMO 的预后风险分析显示,年龄、CPR 持续时间、初始心律为 VF、亚低温治疗等是影响预后的关键因素。另外,一项韩国的研究显示风险预测模型:年龄<66 岁,开始 CPR 到 ECMO 实施时间<38 分钟,平均动脉压>24 mmHg,实施 ECMO 后序列器官衰竭评分是存活出院的独立预测因素,其预测敏感性和特异性分别是 89.6％和 75.0％。也有研究显示入院时的乳酸水平与预后相关。

(六)冠脉造影和介入治疗

研究表明,与未发生心搏骤停的急性 ST 段抬高心肌梗死(ST segment elevation myocardial infarction, STEMI)患者一样,有心搏骤停的 STEMI 患者也应接受相同的治疗。即进门-球囊扩张的时间在 90 分钟内应适用于所有 STEMI 患者,无论其是否发生过心搏骤停。有些人认为应当挑选合适的患者进行急诊介入治疗,特别是要考虑复苏的时间和相关的并发症。临床不能根据复苏后的意识状态来判断是否能从早期介入中受益,有些研究发现复苏后清醒的 STEMI 患者的长期预后与无心搏骤停的患者相似。心搏骤停后意识没有完全恢复的患者预后差一些,但仍旧能够有很大的受益,存活下来且神经功能正常者是未行介入治疗患者的两倍。

对于复苏后 ECG 没有明显的 ST 段抬高的患者,Spaulding 等发现心电图没有 ST 段抬高并不能除外冠状动脉完全闭塞。换句话说,复苏后的心电图对预测冠状动脉闭塞并不敏感,因此,对在院外发生心搏骤停并成功复苏的患者,强烈推荐进行冠状动脉造影,而且应当在到达医院后 90 分钟内完成。昏迷不应是排除标准。心搏骤停后早期接受有创治疗的患者的远期生存率可增加 1 倍(从 30％增加至 60％)。而且,80％接受早期介入治疗的患者的神经功能保存良好。虽然生存率加倍,但还是有 30％～50％的患者在数天或数周内死亡,死亡原因是顽固性心源性休克或中枢神经系统损伤。

(七)美国心脏协会/国际复苏联络委员会关于 PR - MODS 治疗的建议

心搏骤停后结合治疗性低温和早期介入治疗的患者预后最好,无神经功能损伤的生存率能达到 80％。现在我们应当抓紧时间推进能有效救治心搏骤停后综合征患者的治疗措施,而不仅仅是等待观望,希冀患者能够自行恢复神经系统的功能,目前迫切需要追求治疗质量,确实改善患者的远期生存率。建议要点:①有心搏骤停的 STEMI 患者也应保证进门-球囊扩张时间 90 分钟内接受介入治疗;②临床上尚不能根据复苏后的意识状态决定患者能否从早期介入治疗中获益;③复苏后 ECG 对预测冠脉闭塞并不敏感,对成功复苏的患者,强烈推荐进行冠状动脉造影;④心搏骤停后早期接受血运重建治疗患者的远期生存率提高 1 倍;⑤心搏骤停患者远期预后不佳,早期再灌注治疗可挽救患者生命,死亡不应归因于介入治疗。

(鲁柏涛)

第三章

休 克

第一节 感染性休克

一、病因

感染性休克,也称脓毒症休克,是指由微生物及其毒素等引起的脓毒病综合征伴休克,感染灶中的微生物及其毒素、细胞壁产物等侵入血液循环,激活宿主的各种细胞和体液系统或微生物产生的细胞因子和内源性介质,作用于机体各种器官、系统,影响其灌注,导致组织细胞缺血、缺氧、代谢紊乱、功能障碍,甚至多器官衰竭。这一危重综合征即为感染性休克。因此,感染性休克是微生物因子和机体防御机制相互作用的结果,微生物的毒力、数量以及机体的内环境与应答是决定感染性休克发展的重要因素。

二、临床表现

(1)意识和精神状态(反映中枢神经系统的血流量):经初期的躁动后转为抑郁、淡漠,甚至昏迷,表明神经细胞的反应性由兴奋转为抑制,病情由轻转重,原有脑动脉粥样硬化或高血压患者,在血压降至10.64/6.65 kPa(80/50 mmHg)左右时即可反应迟钝;个别原体质良好者对缺氧的耐受性较高,但为时也极短暂。

(2)呼吸频率和幅度(反映是否存在酸碱平衡失调或肺、中枢神经功能不全):详见"休克的代谢"改变,酸碱平衡失调和重要脏器功能不全。

(3)皮肤色泽、温度和湿度(反映外周围血流灌注情况):皮肤苍白、发绀伴斑状收缩,微循环灌注不足。甲床毛细血管充盈情况也可作为参考,如前胸或腹壁出现瘀点或瘀斑,则提示有DIC的可能。

(4)颈静脉和外周静脉充盈情况:静脉萎陷提示血容量不足,充盈过度提示心功能不足或输液过多。

(5)脉搏:在休克早期血压尚未下降之前,脉搏多见细速,甚至摸不清,随着休克好转,脉搏强度往往较血压先恢复。

(6)尿量(反映内脏灌流情况):通常当血压在10.6 kPa(80 mmHg)上下时,平均尿量为20~30 mL/h,若尿量>50 mL/h,则表示肾脏血液灌注已足。

(7)甲皱微循环及眼底检查:在低倍镜下观察甲皱毛细血管袢数、管径、长度、清晰度、显现规律、血色、血液流速、均匀度和连续性、红细胞聚集程度、血管舒缩状态和清晰度等,休克时可见甲皱毛细血管袢数减少、管径细而缩短、显现呈断线状、充盈不良、血色变紫、血流迟缓、失去均匀性,严重者可有凝血。眼底检查可见小动脉痉挛、小静脉淤张,动静脉比例可由正常的

2∶3变为1∶2或1∶3,严重者可有视网膜水肿,颅压增高者可见视盘水肿。

三、治疗

(一)补充血容量

因有效循环血量的不足是感染性休克患者的突出矛盾,故扩容治疗是抗休克的基本手段。扩容所用液体应包括胶体液和晶体液。各种液体的合理组合才能维持机体内环境的稳定。胶体液有低分子右旋糖酐、血浆、白蛋白和全血等。晶体液中碳酸氢钠复方氯化钠液的效果较好。休克早期有高血糖症,加之机体对糖的利用率较差,且高血糖症能导致糖尿和渗透性利尿带出钠和水,故此时宜少用葡萄糖液。

1.胶体液

①低分子右旋糖酐(分子量为2万～4万Da):能覆盖血小板和血管内壁,增加互斥性,从而防止红细胞凝聚,抑制血栓形成,改善血流。输注后可提高血浆渗透压、拮抗血浆外渗,从而补充血容量,稀释血液,降低血黏度、疏通微循环,防止DIC,在肾小管内发挥渗透性利尿作用。静脉注射后2～3小时其作用达高峰,4小时后逐渐消失,故滴速宜较快。每日用量为10%低分子右旋糖酐500～1500 mL,一般为1000 mL。有严重肾功能减退、充血性心力衰竭和出血倾向者最好勿用。它偶可引起过敏反应。②血浆、白蛋白和全血:适用于肝硬化或慢性肾炎伴低蛋白血症、急性胰腺炎等患者。无贫血者不必输血,已发生DIC者输血也应审慎。细胞压积维持在35%～40%较合适。③其他:羟乙基淀粉具有提高胶体渗透压、增加血容量、不良反应少、无抗原性、很少引起过敏反应等优点。

2.晶体液

碳酸氢钠林格注射液和乳酸钠林格注射液等平衡盐溶液所含各种离子的浓度较生理盐水更接近血浆中的水平,可提高功能性细胞外液的容量,部分纠正酸中毒。对肝功能明显损害者以用碳酸氢钠林格注射液为宜。5%～10%葡萄糖溶液主要供给水分和热量,减少蛋白质和脂肪的分解。25%～50%葡萄糖溶液尚有短暂扩容和渗透性利尿的作用,休克早期不宜用。扩容输液程序:一般先输低分子右旋糖酐(或平衡盐溶液),对有明显酸中毒者可先输5%碳酸氢钠,在特殊情况下可输白蛋白或血浆。滴速宜先快后慢,用量应视患者的具体情况和心、肾功能状况而定:对有明显脱水、肠梗阻、麻痹性肠梗阻以及化脓性腹膜炎等的患者,补液量应加大;而对心脏病患者则应减慢滴速并酌减输液量。在输液过程中应密切观察有无气促和肺底啰音出现。必要时可在监测CVP或PAWP的情况下输液。如能同时监测血浆胶体渗透压和PAWP的梯度,则对防止肺水肿的产生有重要参考价值,若两者的压差>1.07 kPa,则发生肺水肿的危险性较小。扩容治疗要求达到:①患者组织灌注良好,表现为神情安宁、口唇红润、肢端温暖、发绀消失;②收缩压>12 kPa(90 mmHg)、脉压>4.0 kPa;③脉率<100次/分;④尿量>30 mL/h;⑤血红蛋白恢复到基础水平,血液浓缩现象消失。

(二)纠正酸中毒

根本措施在于改善组织的低灌注状态。缓冲碱主要起治标作用,当血容量不足时,缓冲碱的效能难以充分发挥。纠正酸中毒可增强心肌收缩力、恢复血管对血管活性药物的反应性,并防止DIC的发生。首选的缓冲碱为5%碳酸氢钠,其次为11.2%乳酸钠(肝功能损害者不宜用)。三羟甲基氨基甲烷适用于需限钠患者,因其易透入细胞内,故有利于对酸中毒的纠正;其缺点为滴注溢出静脉外时可致局部组织坏死,静脉滴注速度过快可引起高钾血症、低血糖、恶心、呕吐、呼吸抑制甚至呼吸停止等。

(三)血管活性药物的应用

血管活性药物有助于调整血管舒缩功能、疏通微循环淤滞、促进休克的逆转。

1.扩血管药物

扩血管药物必须在充分扩容的基础上使用,适用于低排高阻型休克(冷休克)。常用药物有以下几种。

(1)α受体阻滞剂:可解除内源性肾上腺素所引起的微血管痉挛和微循环淤滞,可使肺循环内的血液流向体循环而防治肺水肿。本组的代表药物为酚妥拉明,其作用快而短,易于控制。剂量为每次 5~10 mg(儿童 0.1~0.2 mg/kg)用葡萄糖溶液 500~100 mL 稀释后静脉滴注,开始时宜慢,以后根据反应调整滴速。情况紧急时,可先以小剂量加入葡萄糖溶液或生理盐水 10~20 mL 中缓慢静脉滴注,滴速为 0.1~0.3 mg/min。对心功能不全者宜与正性肌力药物或升压药合用,以防血压骤降。氯丙嗪具有明显的中枢神经安定作用和降温作用,能降低组织耗氧量,还能阻断 α 受体、解除血管痉挛、改善微循环,适用于烦躁不安、惊厥和高热患者,但对年老、有动脉粥样硬化和呼吸抑制者不适宜,肝功能损害者忌用;剂量为每次 0.5~1.0 mg/kg,加入葡萄糖溶液中静脉滴注,或肌内注射,必要时可重复。

(2)β受体兴奋剂:典型代表为异丙肾上腺素,具有强力的 β_1 受体和 β_2 受体兴奋作用,具有加强心肌收缩和加快心率、加速传导等作用。在增强心肌收缩的同时,它可显著增加心肌耗氧量和心室的应激性,引起心律失常。有冠心病者忌用。剂量为 0.1~0.2 mg,滴速为成人 2~4 μg/min,儿童 0.05~0.2 μg/(kg·min)。心率以每分钟不超过 120 次(儿童 140 次)为宜。多巴胺为合成去甲肾上腺素和肾上腺素的前体,具有兴奋 α、β 和多巴胺受体等作用,视剂量大小而异:当剂量为每分钟 2~5 μg/kg 时,主要兴奋多巴胺受体,使内脏血管扩张,尤其是使肾脏血流量增加、尿量增多;当剂量为 6~15 μg/kg 时,主要兴奋 β 受体,使心肌收缩增强、心排血量增多,而对心率的影响较小,较少引起心律失常,对 β 受体的作用较弱;当剂量>每分钟 20 μg/kg 时,则主要起 α 受体兴奋作用,也可使肾血管收缩,应予注意。常用剂量为 10~20 mg,初以每分钟 2~5 μg/kg 滴速滴入,需要调节滴速,最大滴速为 0.5 mg/min。多巴胺为目前应用较多的抗休克药,对伴有心肌收缩减弱、尿量减少而血容量已补足的休克患者疗效较好。

(3)抗胆碱能药:为我国创用,主要有阿托品、东莨菪碱、山莨菪碱等,具有改善微循环,阻断 M 受体、维持细胞内 cAMP/cGMP 的比值态势,兴奋呼吸中枢,解除支气管痉挛,抑制腺体分泌,保持通气良好,调节迷走神经,较大剂量时可解除迷走神经对心脏的抑制,使心率加速,抑制血小板和中性粒细胞凝聚等作用。大剂量阿托品可引起烦躁不安、皮肤潮红、灼热、兴奋、散瞳、心率加速、口干等表现。东莨菪碱对中枢神经的作用以抑制为主,有明显的镇静作用,剂量过大可引起谵妄、激动不安等。山莨菪碱在解痉方面有选择性较高、不良反应相对较小的优点,临床用于感染性休克,常取代阿托品或东莨菪碱。有青光眼者忌用抗胆碱能药。剂量:阿托品成人每次 0.3~0.5 mg,儿童每次 0.03~0.05 mg/kg;东莨菪碱成人为每次 0.3~0.5 mg,儿童每次 0.006 mg/kg;山莨菪碱成人每次 10~20 mg;静脉注射,每注射一次,病情好转后逐渐延长给药间隔,直到停药。如用药 10 次以上仍无效,或出现明显的中毒症状,则应立即停用,并改用其他药物。

2.缩血管药物

缩血管药物虽然可提高血液灌注压,但会使血管管径缩小,影响组织的灌注量。因在输液的过程中加入缩血管药物后限制了滴速和滴入量,并使 CVP 假性上升,故从休克的病理生理而言,缩血管药物的应用弊多利少,应严重掌握指征。在下列情况下可考虑应用缩血管药物:血压骤降,血容量一时未能补足,可短时期应用小剂量以提高血压、加强心肌收缩、保证心脑血供;与 α 受体阻滞剂或其他扩血管药联合应用以消除其 α 受体兴奋作用而保留其 β 受体兴奋作用,并可对抗 α 受体阻滞剂的降压作用,尤其适用于伴心功能不全的休克患者。常用的缩血管药物有去甲肾上腺素与间羟胺。去甲肾上腺素的剂量为 0.5～2.0 mg,滴速为每分钟 4～8 滴;间羟胺的剂量为 10～20 mg,滴速为每分钟 20～40 滴。近有报道在补充血容量和使用小剂量多巴胺无效的患者,于应用去甲肾上腺素后休克获得了逆转。

(四)维护重要脏器的功能

1.强心药物的应用

重症休克和休克后期病例常并发心功能不全,乃由细菌毒素、心肌缺氧、酸中毒、电解质紊乱、心肌抑制因子、肺血管痉挛、肺动脉高压和肺水肿加重心脏负担及输液不当等因素引起。老年人和幼儿易发生,可预防性应用毒毛旋花苷或毛花苷 C。当出现心功能不全征象时,应严重控制静脉输液量和滴速。除给予快速强心药外,可给血管解痉药,但必须与去甲肾上腺素或多巴胺合用,以防血压骤降。大剂量肾上腺皮质激素有增加心搏出量、降低外周血管阻力、提高冠状动脉血流量的作用,可早期短程应用。与此同时,可通过给氧、纠正酸中毒和电解质紊乱、给予能量合剂等来纠正细胞代谢失衡状态。

2.维持呼吸功能,防治 ARDS

肺为休克的主要靶器官之一,顽固性休克常并发呼吸衰竭。此外,脑缺氧、脑水肿等也可导致呼吸衰竭。对休克患者均应给氧,经鼻导管(流速为 4～6 L/min)或面罩间歇加压输入。吸入氧浓度以 40% 左右为宜。必须保持呼吸道通畅。在血容量补足后,当患者神志欠清、痰液不易清除、气道有阻塞现象时,应及早考虑做气管插管或切开,行辅助呼吸(间歇正压),并清除呼吸道分泌物,在这个过程中应积极防治继发感染。

3.肾功能的维护

当休克患者出现少尿、无尿、氮质血症等时,应注意鉴别其为肾前性肾功能不全还是急性肾功能不全所致。在有效心搏血量和血压恢复之后,如患者仍持续少尿,则可行液体负荷与利尿试验:快速静脉滴注甘露醇 100～300 mL,或静脉注射呋塞米 40 mg,如排尿无明显增加,而心脏功能良好,则可重复一次,若仍无尿,提示可能已发生急性肾功能不全,应给予相应处理。

4.脑水肿的防治

脑缺氧时,易并发脑水肿,出现神志不清、一过性抽搐和颅内压增高征,甚至发生脑疝,应及早给予血管解痉剂、抗胆碱类药物、渗透性脱水剂(如甘露醇)、呋塞米、大剂量肾上腺皮质激素(地塞米松 10～20 mg)静脉注射及高能量合剂等,并进行头部降温。

5. DIC 的治疗

DIC 的诊断一经确立后,采用中等剂量肝素,每 4～6 小时静脉注射或静脉滴注 1.0 mg/kg,使凝血时间(试管法)控制在正常的 2 倍以内。DIC 控制后方可停药。如并用双嘧达莫,则肝素的剂量可酌减。在 DIC 后期继发性纤溶成为出血的主要原因时,可加用抗纤溶药物。

四、护理

(1)积极防治感染和各种容易引起感染性休克的疾病,如败血症、细菌性痢疾、肺炎、流行性脑脊髓膜炎、腹膜炎等。

(2)做好外伤的现场处理,如及时止血、镇痛、保温等。

(3)对失血或失液过多(如呕吐、腹泻、咯血、消化道出血、大量出汗等)的患者,应及时酌情补液或输血。

(王剑冰)

第二节　过敏性休克

一、临床表现

(1)血压:急剧下降至休克水平,即 80/50 mmHg(10.7/6.7 kPa)以下,如果原来患有高血压的患者,其收缩压在原有的水平上猛降至 80 mmHg(10.7 kPa),也可认为已进入休克状态。

(2)意识状态:开始有恐惧感、心悸、烦躁不安、头晕或大声叫喊,并可出现弱视、黄视、幻视、复视等,继而意识蒙眬,乃至意识完全丧失、对光反射及其他反射减弱或丧失。

具备血压下降和意识障碍,方能称为休克,两者缺一不可,若仅有休克的表现,则不足以说明是过敏性休克。

(3)过敏的前驱症状:皮肤潮红或一过性皮肤苍白、畏寒等;周身皮痒或手掌发痒,皮肤及黏膜麻感,多数为口唇及四肢麻感,继之出现各种皮疹,多数为大风团状,重者见有大片皮下血管神经性水肿或全身皮肤均肿,此外,鼻、眼、咽喉黏膜也可发生水肿,进而出现喷嚏、流清水样鼻涕、音哑、呼吸困难、喉痉挛等,不少患者并有食管发堵、腹部不适,伴以恶心、呕吐等。

(4)过敏源接触史:于休克出现前有药物注射史,以及其他特异性过敏源接触史,包括食物、吸入物、接触物、昆虫蜇刺等。

对于一般的过敏性休克者,通过以上四点即可以确诊。过敏性休克有时发生极其迅速,有时呈闪电状,以至于过敏的症状等表现得很不明显。对过敏性休克的特异性病因诊断应审慎,因为当患者发生休克时,往往同时使用多种药物或接触多种可疑致敏物质,所以很难贸然断定。此外,在进行证实诊断的药物等过敏试验过程中,也可能出现假阳性结果或再致休克等严重后果,故应慎重,如果必须做,则应力求安全,凡属高度致敏物质或患者对其致敏物质高度敏感者,应先由斑贴、抓伤等试验做起,或采用眼结膜试验、舌下黏膜含服试验及皮内注射试验(必须严加控制),在试验过程中要严格控制剂量,并应做好抗休克等抢救准备。

二、治疗

(1)立即停止进入并移出可疑的过敏源或致病药物,结扎注射或虫咬部位以上的肢体,以减缓吸收,也可注射或局部以 0.005% 肾上腺素 2~5 mL 封闭注射。

(2)立即给予 0.1% 肾上腺素,先皮下注射 0.3~0.5 mL,紧接着做静脉穿刺注入 0.1~0.2 mL,继以 5% 葡萄糖溶液滴注,维持静脉给药通畅。肾上腺素能通过 β 受体效应使支气管快速舒张,通过 α 受体效应使外周小血管收缩,还能对抗部分Ⅰ型变态反应的介质释放,因此是救治过敏性休克的首选药物,在病程中可重复应用数次。一般经过 1 或 2 次肾上腺素注射,多数患者的休克症状在半小时内可逐渐恢复。反之,若休克持续不见好转,乃属严重病例,应及早静脉注射地塞米松 10～20 mg,氢化可的松琥珀酸钠 200～400 mg,也可酌情选用一批药效较持久、不良反应较小的抗休克药物,如去甲肾上腺素、间羟胺等,同时给予血管活性药物,并及时补充血容量,首剂补液 500 mL 可快速滴入,成人首日补液量一般可达 400 mL。

(3)抗过敏及其对症处理,常用的是氯苯那敏 10 mg 或异丙嗪 25～50 mg,肌内注射,平卧,吸氧,保持呼吸道畅通。因为处于过敏性休克状态时,患者的过敏阈值甚低,可能使一些原来不过敏的药物转变为过敏源,所以治疗过敏性休克用药切忌过多过滥。

三、护理

预防过敏性休克最根本的办法是明确过敏源,并进行有效的回避。但在临床上往往难以做出特异性过敏源诊断,况且不少患者属于并非由免疫机制引发的过敏样反应,为此应注意以下方面。

(1)用药前详询过敏史,对阳性患者应在病史首页做醒目而详细的记录。

(2)尽量减少不必要的用药,尽量采用口服制剂。

(3)对过敏体质患者在注射用药后观察 15～20 分钟,在必须接受有诱发过敏性休克可能的药物(如碘造影剂)前,宜先使用抗组胺药或泼尼松 20～30 mg。

(4)先做皮内过敏试验,尽量不用出现阳性的药物,如必须使用,则可试行"减敏试验"或"脱敏试验",其原则是在抗组胺等药物的保护下,对患者从极小剂量逐渐增加被减敏药物的用量,直到患者产生耐受性为止,在减敏过程中,必须有医务人员的密切观察,并准备好水剂肾上腺素、氧气、气管插管用物和可以静脉注射的皮质类固醇等一切应急抢救用物。

(康现鑫)

第三节　心源性休克

心源性休克是心脏病最危重的征象之一,是由于心脏排血衰竭,不能维持其最低限度的心排血量,导致血压下降,重要脏器和组织供血严重不足,引起全身性微循环功能障碍,从而出现一系列的以缺血、缺氧、代谢障碍及重要脏器损害为特征的病理生理过程。其临床表现有血压下降、心率增快、脉搏细弱、全身软弱无力、面色苍白、皮肤湿冷、尿少或尿闭、神志模糊不清、烦躁或昏迷等。若不及时诊治,病死率极高。

一、临床表现

(一)临床分期

根据心源性休克发生、发展过程的不同,可将心源性休克分为早、中、晚三期。

(1)休克早期:由于机体处于应激状态,儿茶酚胺大量分泌入血液,交感神经兴奋性增高,患者常表现为烦躁不安、恐惧和精神紧张,但神志清醒,面色或皮肤稍苍白或轻度发绀,肢端湿冷,大汗,心率增快,可有恶心、呕吐,血压尚正常,甚至可轻度增高或稍低,但脉压变小,尿量稍减。

（2）休克中期：休克早期若不能及时纠正，则休克症状进一步加重，患者表情淡漠、反应迟钝、意识模糊或欠清、全身软弱无力、脉搏细速无力或未能扪及，心率常超过 120 次/分，收缩压<80 mmHg(10.64 kPa)，甚至测不出，脉压<20 mmHg(2.67 kPa)，面色苍白，皮肤湿冷、发绀或出现大理石样改变，尿量更少(<17 mL/h)或无尿。

（3）休克晚期：可出现 DIC 和多器官衰竭的症状。前者可引起皮肤、黏膜和内脏广泛出血；后者可表现为急性肾、肝和脑等重要脏器功能障碍或衰竭的相应症状。急性肾衰竭可表现为少尿或尿闭，血中尿素氮、肌酐进行性增高，产生尿毒症、代谢性酸中毒等症状，尿比重固定，可出现蛋白尿和管型尿等。肺衰竭可表现为进行性呼吸困难和发绀，吸氧不能缓解症状，呼吸浅速而不规则，双肺底可闻及湿啰音和呼吸音降低，产生急性呼吸窘迫综合征的征象。脑功能障碍和衰竭可引起昏迷、抽搐、肢体瘫痪、病理性神经反射、瞳孔大小不等、脑水肿和呼吸抑制等征象。肝衰竭可引起黄疸、肝功能损害和出血倾向，甚至昏迷等。

（二）休克程度分类

按休克严重程度的不同可将心源性休克分为轻度休克、中度休克、重度休克和极重度休克。

（1）轻度休克：表现为神志尚清，但烦躁不安，面色苍白，口干，出汗，心率>100 次/分，脉速有力，四肢尚温暖，但肢体稍发绀、发凉，收缩压≥80 mmHg(10.64 kPa)，尿量略减，脉压<30 mmHg(4.0 kPa)。

（2）中度休克：面色苍白，表情淡漠，四肢发冷，肢端发绀，收缩压在 60~80 mmHg(8~10.64 kPa)，脉压<20 mmHg(2.67 kPa)，尿量明显减少(<17 mL/h)。

（3）重度休克：神志欠清，意识模糊，反应迟钝，面色苍白、发绀，四肢厥冷、发绀，皮肤出现大理石样改变，心率>120 次/分，心音低钝，脉细弱、无力或稍加压后即消失，收缩压降至 40~60 mmHg(5.32~8.0 kPa)，尿量明显减少或尿闭。

（4）极重度休克：神志不清、昏迷，呼吸浅而不规则，口唇发绀，四肢厥冷，脉搏极弱或扪不到，心音低钝或呈单音心律，收缩压<40 mmHg(5.32 kPa)，无尿，可有广泛皮下、黏膜及内脏出血，并出现多器官衰竭征象。

必须指出，上述休克的临床分期和严重程度的划分是人为的，其相互之间并非一刀切，可有过渡类型，只能作为临床工作中判断病情的参考。

（三）其他临床表现

因为心源性休克病因不同，所以除上述休克的临床表现外，还有相应的临床症状和体征。以急性心肌梗死为例，多发生在中老年人群，常有心前区剧痛，可持续数小时，伴恶心、呕吐、大汗、严重心律失常和心功能不全，甚至因脑急性供血不足而产生脑卒中征象。心源性休克的体征包括心浊音界轻度至中度扩大，第一心音低钝，可有第三或第四心音奔马律；若并发乳头肌功能不全或腱索断裂，则在心尖区可出现粗糙的收缩期反流性杂音；若并发室间隔穿孔，则在胸骨左缘第 3、第 4 肋间可出现响亮的收缩期杂音，在双肺底可闻及湿啰音。

二、病因

心源性休克的病因大致可分为以下 5 类。

(一)心肌收缩力极度降低

心肌收缩力极度降低包括大面积心肌梗死、急性暴发性心肌炎(如病毒性、白喉性以及少数风湿性心肌炎等)、原发性及继发性心肌病(前者包括扩张型、限制型及肥厚型心肌病晚期;后者包括各种感染、甲状腺毒症、甲状腺功能减退)。家族性贮积疾病及浸润(如血色病、糖原贮积病、黏多糖体病、淀粉样变、结缔组织病)、家族遗传性疾病(如肌营养不良、遗传性共济失调)、药物性和毒性、过敏性反应(如放射、多柔比星、酒精、奎尼丁、锑剂、依米丁等)所致心肌损害)、心肌抑制因素(如严重缺氧、酸中毒、药物、感染毒素)、药物(如钙通道阻滞剂、β受体阻滞剂等)、心脏瓣膜病晚期、严重心律失常(如心室扑动或心室颤动),以及各种心脏病的终末期表现。

(二)心室射血障碍

心室射血障碍包括大块或多发性大面积肺梗死(其栓子来源包括来自体静脉或右心腔的血栓、羊水栓塞、脂肪栓、气栓、癌栓和右心心内膜炎赘生物或肿瘤脱落等)、乳头肌或腱索断裂、瓣膜穿孔所致严重的心瓣膜关闭不全、严重的主动脉口或肺动脉口狭窄(包括瓣膜上、瓣膜部或瓣膜下狭窄)。

(三)心室充盈障碍

心室充盈障碍包括急性心包压塞(急性暴发性渗出性心包炎、心包积血、主动脉窦瘤或主动脉夹层血肿破入心包腔等)、严重二尖瓣或三尖瓣狭窄、心房肿瘤(常见的如黏液瘤)或球形血栓嵌顿在房室口、心室内占位性病变、限制型心肌病等。

(四)混合型

混合型即同一患者可同时存在两种或两种以上的原因,如急性心肌梗死并发室间隔穿孔或乳头肌断裂,其心源性休克的原因既有心肌收缩力下降因素,又有心室间隔穿孔或乳头肌断裂所致的血流动力学紊乱。再如风湿性严重二尖瓣狭窄并主动脉瓣关闭不全患者风湿活动时引起的休克,既有风湿性心肌炎所致的心肌收缩力下降,又有心室射血障碍和充盈障碍所致的血流动力学紊乱。

(五)心脏直视手术后低心排血量综合征

多数患者是由于手术后心脏不能适应前负荷增加所致,主要原因包括心功能差、手术造成对心肌的损伤、心内膜下出血,或术前已有心肌变性、坏死,心脏手术纠正不完善,心律失常,手术造成的某些解剖学改变,如人造球形主动脉瓣置换术后引起左心室流出道梗阻,以及低血容量等导致心排血量锐减而发生休克。

三、并发症

(一)休克肺

休克肺的形成与下列因素有关。

(1)肺毛细血管灌注不足使Ⅰ型肺泡细胞和毛细血管内皮细胞肿胀,肺的空气-血流屏障加厚。

(2)肺泡毛细血管内皮受损,通透性增高,在肺淤血的情况下引起间质性水肿。

(3)肺循环出现弥散性血管内凝血。

（4）肠道内大量的内毒素通过血液作用于肺；严重创伤、感染、不适当输液和输注库存血、不合理给氧等也可能与"休克肺"有关。

（二）休克肾

休克可直接影响肾脏的血流灌注，引起肾脏功能性和器质性病变，导致尿量减少，严重时可造成急性肾衰竭，而急性肾衰竭又反过来直接加剧了休克。

（三）心血管并发症

严重休克患者在发生弥散性血管内凝血的过程中可出现心肌梗死，并产生相应的临床表现，出现胸痛、胸闷、胸部绞窄感及心源性休克等表现。

（四）心律失常

休克患者中有 89.3% 的人会发生各种心律失常，可见窦性心动过速、室上性心动过速、房性期前收缩、室性期前收缩、VF、传导阻滞等。

（五）神经系统并发症

当平均动脉压降至 50 mmHg（6.67 kPa）以下时，脑灌流量不足，可造成脑组织的损伤和功能障碍。如在短时间内不能使脑循环重新建立，脑水肿将继续发展。若平均动脉压继续下降或下降时间过长（超过 10 分钟时），则可导致脑细胞损伤、坏死和脑衰竭。

（六）消化道并发症

休克时肝脏血流减少，肝脏功能受损，可出现肝小叶中心坏死，严重时可发展到大块肝坏死，最终导致肝衰竭。当发生心源性休克时，胃肠道灌注不足，不仅可引起消化、吸收功能障碍，还可引起黏膜水肿、出血、坏死，并发应激性溃疡和急性出血性肠炎。

（七）DIC

心源性休克易导致全身血流速度缓慢、血流淤滞，极易导致血栓形成，甚至微血栓形成。患 DIC 时心肌内微血管栓塞，心肌细胞变性、坏死，心肌断裂及急性心肌梗死等病变已被病理学所证实。临床表现为出血、休克、多发性微血栓形成、多发性微血管病性溶血等。

（杨　威）

第四章
脓毒症与多器官功能障碍综合征

第一节　脓毒症

脓毒症指由可疑或确诊的感染及感染所引起的全身反应共同构成的临床综合征,是机体对感染产生的有害性、系统性宿主反应。脓毒症进一步发展,可进展为严重脓毒症以及脓毒症休克。严重脓毒症指脓毒症合并由脓毒症导致的器官功能障碍或组织低灌注(收缩压<90 mmHg 或平均动脉压<70 mmHg,收缩压下降超过 40 mmHg 或下降超过年龄校正后正常值的 2 个标准差以上),并且排除其他导致低血压的原因。脓毒症休克指在充分液体复苏的情况下仍持续存在组织低灌注(包括由感染导致的少尿)。

脓毒症及其进展所致的严重脓毒症及脓毒症休克是全球面临的主要健康挑战之一,每年有数百万人罹患严重脓毒症或脓毒症休克,这一数字还在呈上升趋势。30 年前,严重脓毒症及脓毒症休克患者的病死率高达 80%;近年来,随着抗感染和器官功能支持技术的飞速发展,这一数字下降至 20%～30%,但严重脓毒症及脓毒症休克仍然是临床上病死率极高的常见重症疾病。

一、相关定义

菌血症:泛指循环血液中存在活菌,不论其数量、繁殖速度、产生毒素、持续时间及所致临床表现如何,血液中的细菌可能被机体免疫系统清除,也可能引起 SIRS。

毒血症:指循环血液中存在大量毒素,并诱导产生大量炎症介质,从而引起寒战、高热、呼吸急促、心动过速等全身中毒反应,严重时可发生心、肝、肾等实质器官衰竭,甚至出现休克。毒素可来自引起各类病原体所致的感染性因素,也可来自坏死组织吸收等非感染性因素。

败血症:指菌血症或真菌血症引起的毒血症。

脓毒败血症:为特殊类型的败血症,一般是指化脓性细菌感染或伴有局部化脓性病灶的败血症。

SIRS:指由感染性或非感染性损伤引起的全身系统性过度炎症反应。

脓毒症:指由各种病原体感染引起的全身炎症反应综合征。

二、流行病学

脓毒症的发病率与其定义及诊断标准有着密切的关系,在美国统计的住院患者当中,2% 的患者被诊断为严重脓毒症,在这当中,一半的患者需要进入 ICU 接受治疗,占所有 ICU 患者的 10%。美国的一项流行病学调查显示,每年有 75 万人罹患脓毒症,且近年来有不断增多的趋势。我国尚无准确的流行病学数据。

三、病因

所有可能导致机体感染的病原体(如细菌、真菌、病毒、寄生虫等)都有可能导致脓毒症的发生,临床上最常见的脓毒症病因包括细菌和真菌。

引起脓毒症的常见病原体有以下几种。

(一)革兰氏阳性球菌

常见的引起脓毒症的革兰氏阳性球菌有以下几种。

(1)葡萄球菌:包括金黄色葡萄球菌、表皮葡萄球菌。金黄色葡萄球菌为脓毒症最常见的致病菌之一,近年来,随着有创性操作技术的增加以及抗生素的滥用,该菌在医院获得性脓毒症的病原学中呈不断上升的趋势,而耐甲氧西林的金黄色葡萄球菌等耐药金黄色葡萄球菌的感染率也不断上升。葡萄球菌的感染来源包括伤口、静脉留置导管或针头、腔道插管感染等。

(2)链球菌:临床上常见的链球菌性脓毒症多由肺炎链球菌和乙型溶血性链球菌引起。肺炎链球菌的致病力主要与荚膜中所含的多糖类抗原有关,肺炎链球菌脓毒症多继发于该菌所致的肺炎,多发生于老人、婴幼儿和免疫缺陷者。乙型溶血性链球菌 B 族可在产妇产道中存在,若新生儿分娩时获得感染则可发生严重脓毒症。

(3)肠球菌:该菌毒力强,对常用抗生素具有耐药性,易引起难治性脓毒症及严重脓毒症,应引起重视。

(4)其他:炭疽杆菌、李斯特菌、梭状产气荚膜杆菌等也可引起脓毒症。

(二)革兰氏阴性杆菌

近年来,由于抗生素滥用及医源性介入性操作增加,革兰氏阴性细菌感染引起的脓毒症的发病率不断上升,且耐药菌株多见。常见的革兰氏阴性菌有以下几种。

(1)大肠埃希菌:为脓毒症中最常见的革兰氏阴性致病菌,是人类肠道定植菌,一般不致病,但在人体正常消化道屏障受损、抵抗力下降等情况下,可引起脓毒症。

(2)铜绿假单胞菌:为院内感染的革兰氏阴性杆菌脓毒症常见的致病菌,铜绿假单胞菌脓毒症多见于全身抵抗力下降或有局部损伤的患者,如行化学治疗的肿瘤患者、任何原因引起的白细胞减少和大面积烧伤的患者。

(3)克雷伯菌属:最为重要的是肺炎克雷伯菌,常引起呼吸系统、泌尿系统感染,进而引发脓毒症。近年来,肺炎克雷伯菌所致的院内感染性脓毒症的发生率呈上升趋势,并常对多种抗生素耐药。

(4)其他:一些寄居肠道内的通常不易致病的革兰氏阴性杆菌(包括产碱杆菌、沙雷菌属、摩拉菌属、黄色杆菌属、枸橼酸杆菌属、爱德华菌属、不动杆菌属等)在某些特殊情况下也可引起脓毒症。

(三)厌氧菌

厌氧菌包括革兰氏阳性的厌氧棒状杆菌属、消化链球菌属,以及革兰氏阴性的类杆菌属、梭杆菌属、韦荣菌属。近年来,随着厌氧菌培养技术的不断进步和广泛应用,厌氧菌感染所致脓毒症的发现率及报告率明显增多。

(四)真菌

真菌以白色假丝酵母菌、毛霉菌及曲菌等最为常见。发生真菌脓毒血症的患者多有严重的基础疾病,如恶性肿瘤、血液病、糖尿病、肝衰竭、肾衰竭、重度烧伤等,或因长期大量应用广谱抗生素、肾上腺皮质激素或细胞毒性药物等,使正常菌群失调或抵抗力下降而引起双重感染。

(五)其他

如寄生虫等,较少见。

四、发病机制

病原体通过各种途径侵入血液后,其致病物质(如内毒素、外毒素等)引发机体的非特异性及特异性免疫反应,产生大量炎症介质,当机体的免疫系统未能完全消灭掉病原体时,病原体在血液或某些特定部位大量繁殖,不断释放出新的病原体、致病物质,不断放大全身炎症反应,最终导致脓毒症。

(一)病原体的侵入途径

(1)外来病原体:外来病原体可通过黏附于呼吸道(最为常见)、消化道、泌尿生殖道等处的黏膜上皮细胞,进而侵入血液循环(如肺炎链球菌、脑膜炎奈瑟菌、流感嗜血杆菌等,通过外伤、动物咬伤等直接将病原体带入血液循环中)。此外,近年来医源性感染越发受到人们的关注和重视,经静脉置管、安装起搏器等有创操作可直接将病原体带入血液,引发脓毒症。

(2)机体其他部位感染:机体其他部位感染病原体经局部血液循环侵入全身血液循环。

(3)自然定植部位病原体:因创伤、炎症、恶性肿瘤或机体免疫力下降等,定植病原体突破局部屏障侵入血液循环。

(二)致病物质

诱发脓毒症的各种病原体进入血液循环后,其特有致病物质作用于机体各个系统,诱发SIRS,最为常见的致病物质包括内毒素和外毒素。

(1)内毒素:即细菌脂多糖,广泛存在于革兰氏阴性菌、螺旋体、立克次体等微生物细胞壁中,病原菌死亡崩解后,内毒素释放入血,形成内毒素血症。细菌脂多糖可刺激单核-吞噬细胞、中性粒细胞、血管内皮细胞,并作用于补体、激肽、凝血、纤溶、交感-肾上腺髓质系统,诱生肿瘤坏死因子-α(tumor necrosis factor-α,TNF-α)、白细胞介素-1(interleukin-1,IL-1)、IL-8等大量炎性细胞因子和炎症介质,出现发热、微循环障碍、低血压、酸中毒、DIC、MODS等脓毒症表现,进一步发展可出现脓毒症休克和MOF。

(2)外毒素:种类较多,一般为活菌体内合成后分泌至菌体外的蛋白质成分,主要由金黄色葡萄球菌、链球菌等革兰氏阳性菌产生,痢疾志贺菌、肠产毒性大肠埃希菌等少数革兰氏阴性菌也可产生。临床常见外毒素有金黄色葡萄球菌中毒性休克综合征毒素-1、肠毒素、α-溶血素、杀白细胞素、剥脱性毒素、A群链球菌致热外毒素等。外毒素经或不经抗原呈递过程,与非特异性及特异性免疫细胞表面受体结合,导致单核-吞噬细胞活化、T细胞多发性激活,释放大量IL-1、TNF-α、IL-6、IL-8等炎性细胞因子,引起SIRS。

(三)机体免疫反应

机体对于上述致病物质的宿主反应包括两个方面,即促炎反应和抗炎反应。而这两种反应共同作用的最终走向、波及范围、持续时间等取决于宿主(包括遗传因素、年龄、合并基础疾病以及医疗环境等)和致病物质(如微生物量、毒力等)。病原体致病物质又被称为病原体相关分子模式(pathogen assoliated molecular pattern，PAMP)与宿主细胞表达的模式识别受体(pattern recognition receptor，PRR)相互作用，PRR 表达在细胞的多个部位，在细胞膜为 Toll样受体、C 型凝集素受体，在细胞核内为 Toll 样受体，在细胞质内为维甲酸诱导基因-1 样受体、核苷酸结核寡聚域样受体。PAMP 与受体结合后，激活白细胞以及补体、凝血系统，促进炎症反应的发生；另外，PAMP 与上述受体结合后，通过神经调节途径刺激肾上腺分泌儿茶酚胺类激素，诱导炎性细胞凋亡，抑制促炎基因的表达，最终抑制炎症反应的发生。机体防御免疫功能缺陷是导致脓毒症的最重要因素。

健康者在病原菌入侵后，一般仅表现为短暂的菌血症，细菌可被人体的免疫系统迅速消灭，不引起明显症状和体征；但各种免疫防御功能缺陷者(包括局部和全身免疫屏障功能的丧失)，都易发生脓毒症。其诱因主要有以下 4 种。①各种原因引起的中性粒细胞缺乏或减少是诱发脓毒症的重要原因，当中性粒细胞降至 $0.5 \times 10^9 / L$ 甚至更低时，脓毒症的发生率明显增高，多见于急性白血病、再生障碍性贫血患者以及接受化学治疗、骨髓移植的恶性肿瘤患者。②肾上腺皮质激素、免疫抑制剂、广谱抗生素、放射治疗、细胞毒类药物的应用，以及各种大手术及有创操作的开展等是脓毒症的重要诱因。③静脉导管的留置，动脉内导管、导尿管留置，气管插管、气管切开、机械通气的应用，烧伤创面，各种插管有创检查(如内镜检查、插管造影或内引流管的安置)等都可破坏局部屏障防御功能，有利于病原菌的入侵。④严重的原发性疾病，如肝硬化、结缔组织病、糖尿病、尿毒症、慢性肺部疾病等。如患者同时存在两种或两种以上诱因，则发生脓毒症的风险将明显增加。在上述各种诱因中，静脉导管留置引起的葡萄球菌脓毒症，在医院内感染脓毒症中占有重要地位；留置导尿管则常是大肠埃希菌脓毒症、铜绿假单胞菌脓毒症的重要诱因。

(四)脓毒症休克

脓毒症休克的血流动力学异常十分突出，急性微循环障碍和休克细胞是脓毒症休克发生、发展的两大基本机制。

(1)脓毒症休克微循环障碍，通常包括以下三期。

脓毒症休克 I 期(休克可逆、微循环痉挛期、缺血性缺氧期)：此期患者血压可不下降或仅轻微下降，但脉压明显缩小，此期积极予以液体复苏、抗感染等治疗，患者预后一般较好。

休克可逆期微循环改变的发生机制主要包括以下几个方面。①肾上腺释放大量儿茶酚胺类激素，并兴奋肾上腺素能 α 受体，使皮肤、四肢、腹部内脏、肾脏等的微动脉及毛细血管前括约肌强烈收缩，而微静脉收缩较弱，导致上述器官或组织微循环灌注减少，这是机体在休克早期的重要代偿机制，在有效循环血容量不足的情况下，皮肤、四肢、腹部内脏、肾脏等的微循环灌注减少，保证了心、脑这两个最重要器官的血供。②肾上腺素能 β 受体兴奋，使动-静脉吻合支开放，形成动-静脉短路，导致组织灌注减少。③直捷通路开放，加重组织缺血缺氧。④血管紧张素 II、血栓素、白三烯等缩血管物质大量释放，促使微血管收缩。⑤内毒素的拟交感作用使血管强烈收缩。

上述病理生理改变一方面造成了器官和组织的灌注减少，另一方面对于机体而言有非常重要的代偿意义。①皮肤四肢和大部分内脏血管收缩，外周血管阻力增加，心肌收缩增强，使血压得以维持；②血液的重分配，使皮肤、四肢及部分内脏微循环灌注减少，保证了心、脑等重要脏器的血供；③真毛细血管流体静压降低，促使组织液回吸收(自身输液)；④肝、脾等血供丰富器官的小静脉和肌性微静脉收缩,增加回心血量(自身输血)。

脓毒症休克Ⅱ期(休克进展期、微循环扩张期、淤血性缺氧期):此期患者血压下降明显,脉压缩小。

此期最主要的病理生理改变是微血管舒张,微静脉阻力增加,微循环血液淤滞,血浆外渗,有效循环血量进一步减少,心排血量降低,血压明显下降。微血管舒张的机制包括:①经历了休克Ⅰ期的长时间缺血、缺氧,机体出现酸中毒,血管平滑肌对儿茶酚胺类激素的反应性降低;②组胺、腺苷、缓激肽、NO 等血管扩张物质生成增多;③细胞损伤时 K^+ 外流增多,Ca^{2+} 内流减少,血管反应性和收缩性降低。微静脉阻力增加的机制包括:①血容量减少等因素所致的血流缓慢,使红细胞容易在微静脉聚集,血液黏滞度增高;②血管通透性增加、血浆外渗使血液黏滞度增高;③微循环灌注压下降,使白细胞易于贴壁和黏附。

脓毒症休克Ⅲ期(休克难治期、微循环衰竭期):此期患者血压明显下降,此时进行液体复苏等治疗效果往往不佳。此期微血管对血管活性药物失去反应,毛细血管网血液淤滞加重。凝血途径被激活,导致 DIC,微循环内大量微血栓形成,继之凝血因子耗竭、继发性纤溶亢进,患者多有明显的出血倾向。同时常合并出现 MODS,甚至 MOF,休克很难纠正,患者预后不良,病死率高。

(2)休克细胞:休克时发生损伤的细胞称为休克细胞,它可由毒素或炎症介质直接引起,也可继发于微循环障碍。休克细胞是器官功能障碍的病理生理基础。细胞损伤最早发生于细胞膜,Na^+-K^+-ATP 酶功能障碍,细胞出现水肿。线粒体在休克初期仅发生功能损害,后期可发生肿胀及结构毁损。溶酶体可发生肿胀、空泡形成最终破裂,溶酶体酶的释放可引起细胞自溶。休克细胞的死亡以坏死为主。

(五)器官功能障碍

脓毒症休克所致的器官组织微循环障碍、细胞损伤所致的屏障功能减弱、重要细胞器(如线粒体)损伤这三种主要的病理生理改变,最终会导致器官组织的氧供和氧利用障碍,进一步导致器官的功能障碍甚至衰竭。

五、临床表现

脓毒症的主要临床表现可归纳为感染相关临床表现、SIRS、脓毒症休克和 MODS 四个方面。

(一)感染相关临床表现

感染相关临床表现主要为原发感染部位表现出的症状和体征,因感染病原体及感染部位的不同而不同,常见的如呼吸道感染引起的咳嗽、咳痰、肺部湿啰音,消化道感染引起的恶心、呕吐、腹痛、腹泻,泌尿道感染引起的尿急、尿频、尿痛,皮肤感染引起的局部红、肿、热、痛,感染性心内膜炎引起的活动后心累气急、听诊心前区杂音等。

(二)SIRS

病原体及毒素侵入血液时,患者常表现为寒战、高热,可为弛张热、间歇热、稽留热、不规则热或双峰热,严重时可有体温不升、全身不适、软弱无力、头痛、肌肉酸痛等。SIRS 还可表现为皮疹、肝大、脾大、关节症状等,皮疹以皮肤淤点最为常见,也可为荨麻疹、脓疱疹等;肝、脾多为轻度肿大,如原发感染部位为肝脏或并发中毒性肝炎时,肝脏可明显肿大,并可伴厌油、食欲缺乏、黄疸等不适;关节表现多为红、肿、热、痛,功能受限。

(三)脓毒症休克

(1)休克早期:面色、皮肤苍白,肢端厥冷。呼吸急促,脉搏细速,心率增快。脉压明显减小,血压正常或收缩压稍低于 90 mmHg,若并发严重的液体或血液丢失,也可导致血压骤降、尿少、烦躁、焦虑、恶心、呕吐,此时因脑、心等重要脏器灌注尚可保证,故神志尚清。

(2)休克中期:皮肤温度进一步降低,甚至出现皮肤黏膜发绀,可呈花斑状。血压进行性下降,收缩压降至 80 mmHg 以下,脉压显著减小,出现明显的酸中毒,尿量更少或无尿。此期因心、脑血管不能继续从自身调节及血液重分布中获得优先灌注,故出现心、脑功能障碍,心率加快,心音低钝,脉搏细速,烦躁不安,嗜睡甚或神志淡漠、昏迷。

(3)休克晚期:此期患者多出现顽固性低血压,皮肤、黏膜发绀明显,脉搏细弱、频速,CVP降低,静脉塌陷。大量补充血容量、使用血管活性药物有可能使血压暂时回升,但已不能恢复微循环灌注,常并发 DIC、MODS 直至 MOF。此期患者病死率较高。

(四)器官功能障碍

脓毒症进一步进展,可导致单器官或多器官功能障碍,甚至衰竭,常累及的器官包括肾脏、心脏等,常累及的系统为呼吸系统。

(1)肾脏:尿量改变是肾功能障碍的最突出表现,严重者可合并血钾浓度增高、肌酐浓度升高等 AKI 表现。

(2)心脏:患者可出现血压进行性下降、心率增快或心率明显减慢、心律失常等心力衰竭的表现。

(3)呼吸系统:脓毒症是 ARDS 的重要诱因,而呼吸系统感染也是脓毒症的主要病因。患者多出现呼吸急促,甚至呼吸困难,听诊双肺底可闻及散在湿啰音。

六、辅助检查

(一)血液常规

大多数细菌感染时,外周血白细胞总数明显增多,中性粒细胞比例增高,明显核左移,细胞内可有中毒颗粒。某些革兰氏阴性菌感染及炎症反应低下者,白细胞总数可正常或降低,但中性粒细胞比例常增高。某些病毒或特殊细菌(如伤寒杆菌)感染时,白细胞计数降低。若血细胞比容和血红蛋白含量增高,则提示体液丢失、血液浓缩。并发出血或感染病程长时可伴贫血,休克晚期并发 DIC 时,血小板计数可进行性减少。

(二)血乳酸检查

血乳酸水平是诊断脓毒症的客观标准之一,当血乳酸水平>1 mmol/L 时具有诊断价值。同时血乳酸水平是早期评估脓毒症患者疾病严重程度及衡量治疗反应的重要指标。

(三)病原学检查

(1)培养及药敏试验:血液和骨髓培养及药敏试验是诊断脓毒症最重要的证据之一,应尽可能在抗感染药物应用前、寒战高热发生时留取血液或骨髓标本。每次最好能采集至少 2 份静脉血进行培养,同时送需氧和厌氧培养。当 2 次以上血培养或骨髓培养阳性,且为相同病原菌时可确诊为菌血症,联合患者 SIRS 表现,可确诊为脓毒症。当需氧和厌氧培养阳性时,应进行药敏试验,测定最低抑菌浓度和最低杀菌浓度以指导抗菌药物的选择。

(2)涂片检查:具有快速简便的优点。患肺结核时,痰涂片抗酸染色可查见抗酸杆菌;当患流脑时,取脑脊液涂片及革兰氏染色后镜检,有可能找到脑膜炎奈瑟菌。

(3)免疫学及分子生物学检查:适用于检测生长缓慢或不易培养的病原菌。应用免疫学方法可检测病原菌特异性抗原或抗体。采用聚合酶链反应法可检测病原体 DNA 或 RNA。

(4)其他检查:血液 $1,3-\beta-D$ 葡聚糖试验有助于诊断真菌感染。

(四)炎症相关指标

测定血清 C 反应蛋白、降钙素原、IL-6 等炎性因子的水平有助于判断炎症反应的强度。

(五)DIC 检查

DIC 早期凝血机制激活,呈高凝状态。在进展过程中血小板计数进行性降低。后期,凝血因子显著减少,出血时间、凝血时间、凝血酶原时间、凝血活酶时间均延长,纤维蛋白原减少,纤维蛋白降解产物(FDP)增多,血浆鱼精蛋白副凝试验阳性。纤维蛋白降解产物 D -二聚体是判断继发性纤溶亢进的重要指标。

(六)器官功能检查

血尿素氮、肌酐升高,提示肾功能受损。尿中出现蛋白、红细胞、白细胞或管型,尿相对密度(尿比重)<1.015 且固定,提示肾衰竭由功能性转为器质性。血清丙氨酸氨基转移酶、门冬氨酸氨基转移酶及胆红素水平升高提示肝功能受损。肌酸磷酸激酶、乳酸脱氢酶同工酶、脑钠肽升高提示心肌受损。血气分析有助于判断水电解质酸碱平衡紊乱、缺氧及二氧化碳潴留状况等,应动态监测。

(七)其他辅助检查

必要时可进行 B 超、X 线、CT、MRI 及心电图等检查,一方面有助于明确诊断,另一方面有助于帮助病情判断。

七、诊断

当患者明确或怀疑有感染(如存在局部感染灶、接受有创操作、合并糖尿病等基础疾病),并出现 SIRS 表现时,应高度怀疑脓毒症的可能性。2 次及 2 次以上血培养或骨髓培养发现同种病原体是诊断菌血症的"金标准",如同时合并 SIRS 表现,则可确诊为脓毒症。脓毒症合并血压下降、尿量减少、器官组织低灌注等休克表现,同时排除其他原因导致的血压下降后,可诊断为脓毒症休克。

需要注意的是:①低血压(<90/60 mmHg)是休克的重要表现之一,但休克早期血压下降不明显,甚至可能不下降;②相较于动脉血压下降,脉压缩小(<20 mmHg)对早期休克的及时诊断意义更大;③器官组织微循环障碍往往在血压下降之前已存在;④DIC、MODS 及 MOF 是脓毒症休克晚期的重要并发症,但也可发生于非休克状态,应注意鉴别。

在实际临床操作时出现 SIRS 表现的患者中,血培养或骨髓培养等病原学检查的阳性率非常低。因此,《国际脓毒症及脓毒症休克诊疗指南》提出了以下脓毒症及严重脓毒症的诊断标准(表 4-1、表 4-2)。

表 4-1　脓毒症的诊断标准(明确或可疑的感染,加上以下某些指标)

指标	具体内容
一般指标	发热(>38.3 ℃); 低体温(体内中心温度<36 ℃); 心率>90 次/分或超过年龄校正后正常值的 2 个标准差以上; 呼吸急促; 意识改变; 严重水肿或液体正平衡(24 小时内液体入量-液体出量>20 mL/kg); 高血糖:血糖浓度>7.7 mmol/L(>140 mg/dL),且无糖尿病
炎症指标	白细胞计数增多:白细胞计数>12×10⁹/L; 白细胞计数减少:白细胞计数<4×10⁹/L; 白细胞计数正常,但未成熟细胞>10%; 血浆 C 反应蛋白含量超过正常值 2 个准差以上; 血浆降钙素原超过正常值 2 个标准差以上
血流动力学指标	低血压:收缩压<90 mmHg,平均动脉压<70 mmHg,或收缩压下降超过年龄校正后正常值的 2 个标准差以上
器官功能障碍指标	动脉低氧血症:氧合指数($PaO_2/FiO_2<300$); 急性少尿[足量液体复苏,尿量<0.5 mL/(kg·h),超过 2 小时]; 肌酐浓度增加>44.2 μmol/L(0.5 mg/dL); 凝血功能异常:国际标准化比值>1.5 或活化部分凝血活酶时间>60 秒; 肠梗阻(肠鸣音消失); 血小板减少:血小板计数<100×10⁹/L; 高胆红素血症:血浆总胆红素浓度>70 μmol/L(>4 mg/dL)
组织灌注指标	高乳酸血症(血乳酸浓度>1mmol/L); 毛细血管充盈受损或皮肤花斑

表 4-2　严重脓毒症的诊断标准(由感染引起的下列任一情况)

疾病	诊断标准
脓毒症导致的低血压	乳酸水平超过实验室正常值上限; 在充分的液体复苏前提下,尿量<5 mL/(kg·h)超过 2 小时
急性肺损伤	感染源来自肺外:氧合指数(PaO_2/FiO_2)<250; 感染源来自肺内:$PaO_2/FiO_2<200$ 肌酐>176.8 μmol/L 总胆红素; 血小板计数<100×10⁹/L; 凝血异常:国际标准化比值>1.5

八、鉴别诊断

(1)非感染性疾病(如血液系统疾病、结缔组织病、肿瘤性疾病等)引起的发热、血细胞计数异常等临床表现与 SIRS 的临床表现非常相似。可以通过血液涂片及培养、骨髓涂片及培养、淋巴结或其他组织活检等进行鉴别。

(2)脓毒症休克应注意与低容量性休克、心源性休克、过敏性休克、神经源性休克、创伤性休克等相鉴别。详细询问病史,积极查找休克原因,排查感染风险及感染灶等是鉴别上述休克的重要手段。尤其是应注意感染性休克与其他类型休克合并的情况,患者病情往往比较复杂,应避免感染因素被其他更明显的病因所掩盖。

(3)不同病原体感染的鉴别。熟练掌握各种细菌、病毒、真菌及其他特殊病原体感染的临床表现特点及其相关特异性辅助检查手段是鉴别脓毒症病因的必备条件。

九、治疗

维护患者生命体征平稳是所有脓毒症治疗手段的首要目标,《国际脓毒症及脓毒症休克诊疗指南》概括了脓毒症早期的监测内容(表 4-3)。

表 4-3　脓毒症早期的监测内容

时间	监测内容
在 3 小时内完成	测乳酸水平; 使用抗菌药物之前获取血培养标本; 使用广谱抗菌药物; 低血压或乳酸水平≥4 mmol/L 时,输注晶体液 30 mL/kg
在 6 小时内完成	对早期液体复苏无反应的低血压患者,使用血管升压药物以维持平均动脉压≥65 mmHg; 液体复苏后仍持续存在低血压或初始乳酸多时; 测量中心静脉压; 测量中心静脉 SO_2; 初始乳酸升高者应复查

具体来说,脓毒症的治疗主要包括早期复苏、原发感染灶处理、抗感染、抗炎、器官功能维护、内环境稳态维持及营养支持等其他对症支持治疗。

(一)有效的早期复苏

始终牢记维持患者生命体征平稳是脓毒症治疗的首要目标,患者的早期复苏手段依据病情严重程度的不同可部分或联合采用液体疗法、血管升压药、强心治疗以及必要时血液制品的使用。对脓毒症导致的组织低灌注患者,推荐进行个体化、定量的复苏。一旦确定存在组织低灌注时,应立即进行,不应延迟到患者入住 ICU 以后。在早期复苏的最初 6 小时内,对脓毒症导致的低灌注的复苏目标包括:①CVP 为 8～12 mmHg;②MAP>65 mmHg;③尿量≥0.5 mL/(kg · h);④中心静脉 SO_2>70%,或混合静脉 SO_2≥65%;⑤乳酸水平降至正常。

1.液体复苏

脓毒症低灌注疑有低血容量存在时,推荐初始应用最低 30 mL/kg 的晶体液(部分可为等效白蛋白)冲击治疗,部分患者可能需要更快速度和更大量地补液。严重脓毒症及脓毒症休克的初始复苏治疗首选晶体液。当液体复苏需要大量晶体液时,可应用白蛋白。补液过程中需动态监测循环及灌注指标(如动脉血压、脉压、脉率等)。

2. 血管升压药

初始应用血管升压药的目标是使 MAP 达到 65 mmHg。血管升压药首选去甲肾上腺素,当需要额外增加药物以维持足够血压时,可应用肾上腺素(去甲肾上腺素基础上加用或单独应用)。为将 MAP 提升至目标值或减少去甲肾上腺素的使用剂量,可在去甲肾上腺素基础上加用血管升压素(最大剂量为 0.03 U/min)。注意一般不单独使用低剂量血管升压素。当患者存在低心动过速风险和绝对/相对心动过缓时,可选用多巴胺替代去甲肾上腺素。治疗期间,若条件允许,所有应用血管活性药的患者都应尽早放置动脉导管进行有创血压监测。

3. 强心治疗

当患者出现以下情况时,可试验性地应用多巴酚丁胺,最大剂量至 20 $\mu g/(kg \cdot min)$,或在升压药的基础上加用多巴酚丁胺:①心脏充盈压增高和低心排血量提示心功能不全;②尽管循环容量充足和 MAP 达标,仍然持续存在低灌注征象。强心治疗不可过分要求心排血指数,一般不超过预期正常值。

4. 血液制品的使用

当组织低灌注得到改善,无心肌缺血、严重低氧血症、急性出血或缺血性心脏疾病,且血红蛋白<70g/L 时,可输注红细胞悬液,使成人血红蛋白浓度达到目标值 70～90 g/L。当严重脓毒症患者无明显出血时,建议在血小板计数<10×10^9/L 时预防性输注血小板。如患者有明显出血风险,则建议在血小板计数<20×10^9/L 时预防性输注血小板。当有活动性出血、手术、有创性操作计划时,建议维持血小板计数>50×10^9/L,同时可使用新鲜冷冻血浆纠正实验室凝血异常。一般不使用促红细胞生成素治疗严重脓毒症相关性贫血。

(二)治疗原发感染灶

积极控制或去除原发感染灶,包括引流、去除感染导管、清创、组织结构矫正等。原发病灶的治疗是及时有效地控制脓毒症的必要条件。

(三)病原学治疗(抗感染治疗)

病原学治疗是脓毒症治疗成功的根本措施,应根据不同病原体选用敏感抗感染药物,因临床上细菌感染及真菌感染远多于其他类型的病原体感染,故以下简单介绍细菌感染及真菌感染时的病原学治疗原则。

(1)因临床上很难及时拿到病原学证据及病原体药敏结果,故早期经验性抗感染治疗非常重要,早期经验性抗感染方案应结合医院、地区的常见致病菌制定,保证覆盖多种可能的病原菌,即所谓的"重拳出击"。

(2)联合用药可能获得相加作用或协同作用,因此临床常考虑 β-内酰胺类抗生素与氨基糖苷类抗生素的经验性联合方案。

(3)单独应用广谱青霉素类、第三或第四代头孢菌素类、碳青霉烯类等广谱和强力杀菌性抗生素也常有效,但不可无原则地作为普遍的经验性治疗方案,特别是对于严重免疫缺陷者。

(4)病原菌培养及药敏试验结果是选择抗感染药物的重要依据,但体外药敏试验与体内药物发挥的药效常存在差异,应将培养及药敏结果同患者的临床表现及治疗反应相结合。

(5)抗菌药物必须足量,疗程至少 2 周,或用至体温正常、感染症状及体征消失后 7～10 日;合并感染性心内膜炎时疗程为 4～6 周。

(6)若为脓毒症休克,抗菌药物常首剂加倍,多选择 2 或 3 种药物联用,静脉给药,尽可能在诊断后 1 小时内早期开始使用。

(7)当高度怀疑或确诊真菌感染时,应及早应用广谱抗真菌药,其疗程通常为 1～3 个月或更长。

(8)合理应用抗生素,虽然反复强调早期病原学治疗应"重拳出击",但当前抗生素滥用、不合理使用正成为全球医疗界面临的严峻问题。针对脓毒症患者的个体化抗感染治疗方案或许可以避免这一抗生素不合理应用的现象。一些常见的病原体药物选择的原则如下。

革兰氏阳性细菌性脓毒症:多为社区获得性感染,病原体多为不产青霉素酶的金黄色葡萄球菌或 A 群溶血性链球菌,可选用普通青霉素、第一代头孢等革兰氏阳性敏感抗生素。对耐甲氧西林金黄色葡萄球菌及耐甲氧西林表葡菌等医院感染,可选用万古霉素、去甲万古霉素、替考拉宁、利奈唑胺等进行治疗,必要时也可选用链霉杀阳菌素类药物,如奎奴普丁/达福普汀。

革兰氏阴性细菌性脓毒症:目前革兰氏阴性菌耐药情况严重,同时革兰氏阴性菌感染易早期并发脓毒症休克和 DIC,因此针对革兰氏阴性菌感染所致脓毒症,应尽早联合应用抗菌药物。常用的联合方案有 β-内酰胺类/氨基糖苷类、β-内酰胺类/酶抑制剂、喹诺酮类/氨基糖苷类。广泛耐药的革兰氏阴性细菌可使用亚胺培南、多黏菌素等药物。

厌氧菌性脓毒症:常用奥硝唑或替硝唑,应注意需氧菌常与兼性厌氧菌混合感染,治疗时应兼顾需氧菌。

真菌性脓毒症:可选用氟康唑、伊曲康唑、伏立康唑、两性霉素 B、卡泊芬净等。

(四)激素

激素具有强大的抗炎作用,但同时激素也是一把"双刃剑",对于成人脓毒症休克患者,如充分的液体复苏和血管升压药能够促使血流动力学恢复稳定,则不需要通过静脉给予糖皮质激素。如未达初始复苏目标,则建议通过静脉应用氢化可的松 200 mg/d。当患者血流动力学稳定,不再需要血管升压药时,可逐渐停用糖皮质激素。

(五)重要器官功能维护

(1)心脏:脓毒症休克后期易并发心功能不全。救治要点:①适当控制输液量;②给予毛花苷 C 等强心苷药物;③酌情使用多巴胺、多巴酚丁胺等血管活性药物。

(2)肺脏:脓毒症易并发 ARDS,此时救治的要点在于及时有效的通气支持及恰当的液体复苏。具体方法及要求如下。

1)脓毒症引发的 ARDS 患者的目标潮气量为 6 mL/kg。

2)推荐 ARDS 患者测量平台压,使肺被动充气的初始平台压目标上限为 30 cmH$_2$O。

3)使用呼气末正压以避免呼气末的肺泡塌陷。

4)对脓毒症引发的中度或重度 ARDS 患者,建议使用高水平呼气末正压而非低水平呼气末正压的通气策略。

5)对有严重难治性低氧血症的脓毒症患者建议使用肺复张手法。

6)对由脓毒症引发的 ARDS 患者,当 PaO$_2$/FiO$_2$<100 mmHg 时,建议在有操作经验的医疗机构使用俯卧位通气。

7)当对脓毒症患者进行机械通气时,应保持床头抬高30°～45°,以降低误吸风险和预防呼吸机相关肺炎。

8)对小部分脓毒症引发的ARDS患者,经详细评估,无创面罩通气的益处超过其风险时,建议使用无创面罩通气。

9)对接受机械通气治疗的严重脓毒症或脓毒症休克患者,需要制订撤机方案。机械通气治疗期间应常规进行自主呼吸试验评估,当满足下列标准时可尝试终止机械通气:①可唤醒;②血流动力学稳定(未使用血管升压药的情况下);③没有新的潜在的严重病情;④对通气和呼气末压力的需求较低;⑤对FiO_2的需求较低,患者的基础条件能够保证氧气通过面罩或鼻导管安全输送。基于以上条件,若患者自主呼吸试验成功,则应考虑拔管。

10)积极治疗心功能不全。适当使用镇静剂,但要避免使用神经肌肉阻滞剂。对脓毒症引发的ARDS患者,在没有组织低灌注证据的情况下,不应大量补液,宜采用保守的而不是激进的输液策略。当无特殊指征(如支气管痉挛)时,勿使用β受体激动剂治疗脓毒症引发的ARDS。防治呼吸道继发感染。

(3)肾脏:肾脏是休克时最易损伤的重要脏器之一,其典型表现就是尿量减少。脓毒症患者如血容量已补足,血压已基本稳定而尿量仍少,则应及时利尿,可快速多次给予适量20%甘露醇和(或)呋塞米40～200 mg(静脉注射)。对严重脓毒症或脓毒症休克患者必要时予以连续性肾脏替代治疗或间断血液透析,以替代患者肾脏功能,稳定患者的内环境。

(4)脑:当发生脓毒症休克时易发生脑水肿、颅内压增高,甚至脑疝,此时应密切关注患者的液体出入量,酌情考虑用甘露醇、呋塞米、糖皮质激素等。

(5)胃肠道:有出血危险的严重脓毒症或脓毒症休克患者,或既往有消化道溃疡病史者,需常规予以质子泵抑制剂或H_2受体阻滞剂,以预防应激性溃疡的发生,常用药物为奥美拉唑20 mg,每日2次。若脓毒症患者已合并应激性溃疡,在加大抑酸药物(如奥美拉唑40 mg,每日2次)的同时,可加用铝碳酸镁等胃黏膜保护剂。

(六)维护内环境稳定

在对脓毒症患者进行复苏的过程中,应密切关注患者的内环境状态,维护患者水、电解质、酸碱平衡。

脓毒症患者易并发代谢性酸中毒,适当范围的酸中毒在微循环障碍时对组织细胞具有代偿性保护作用,可诱导节约能量,减轻细胞内钙离子超载引起的不良反应等,因此在pH≥7.15时,不推荐过度纠正酸中毒。但在pH值<7.15时应积极纠正酸中毒。纠正酸中毒首选5%碳酸氢钠溶液,250～800 mL/d,治疗期间血液中的碳酸氢盐缓冲对中和过多的酸性代谢产物后会产生大量的CO_2,CO_2最后经呼吸道排出,故在给予患者碳酸氢钠纠正酸中毒的同时,必须保证患者气道通畅、通气功能良好。

关注酸碱平衡的同时,需要关注患者电解质(尤其是钾离子)的水平,若患者出现高钾血症,则需要警惕患者是否合并肾功能受损,此时可通过促钾离子外排、促进钾离子向细胞内转移等方法降低血液循环中钾离子的水平,如可使用排钾利尿剂、高糖溶液＋胰岛素等,必要时可予以透析治疗。

(七)防治DIC

DIC早期,血液处于高凝状态,此阶段宜尽早经静脉给予肝素0.5～1 mg/kg,每4～6小时1次,同时密切监测凝血时间,使之保持在15～30分钟或正常的2或3倍,也可酌情选用双嘧达莫、小剂量阿司匹林等。DIC 消耗性低凝期,可酌情补充全血、血浆、凝血酶原复合物、纤维蛋白原、血小板等。当继发纤溶亢进时,可选用 6-氨基己酸、抗血纤溶芳酸等药物。治疗期间,应密切监测患者的凝血功能变化。

(八)营养支持

确诊脓毒症/脓毒症休克的最初 48 小时内,在患者可以耐受的情况下,应给予经口饮食或肠内营养,不应当完全禁食或仅给予静脉输注能量物质。在病程第 1 周,应避免给予全热量营养,建议低剂量喂养,如每日最高 2092 kJ。在确诊严重脓毒症/脓毒症休克的最初 7 天内,若患者能够耐受肠内营养,则应联合使用静脉葡萄糖与肠内营养,而非单独使用全胃肠外营养或肠外营养联合肠内营养。对严重的脓毒症患者,不建议使用含特殊免疫调节添加剂的营养制剂,而应适当补充 B 族维生素、维生素 C 及微量元素等,以改善细胞代谢。

(九)对症支持

治疗高热时宜先给予物理降温,必要时酌情使用退热药物。积极维持水、电解质、酸碱及能量平衡。维持血糖不超过 150 mg/mL,积极治疗基础疾病。长期卧床和某些慢性基础疾病患者合并脓毒症时易发生 DVT,有血栓脱落和突然致死的风险,可应用低分子肝素等进行防治,但需注意患者是否合并严重凝血功能障碍及活动性出血。

十、预防

(1)积极治疗原发感染性疾病,包括及时治疗各种创伤和各类局部感染。对有肝硬化、糖尿病、恶性肿瘤、器官移植、免疫抑制等严重基础疾病者,应特别警惕合并各种感染。

(2)减少医源性感染,合理掌握有创性诊疗操作的适应证,严格执行无菌操作,避免发生患者交叉感染。

(3)合理使用抗生素,避免耐药菌株的产生。

十一、预后

脓毒症的预后因患者身体状况、原发病、病原体、并发症、治疗及时性及有效性等因素的不同而有较大差异。年龄过大或过小、有严重基础疾病、耐药菌感染、并发休克或 MODS、医疗条件较差、治疗不及时者预后较差。一般情况好、无严重基础疾病、病原体对抗感染药物敏感、早期治疗及时正确者预后较好。但总体来说,脓毒症进展快、病情重、患者病死率高,临床上应加强预防,同时应提高对危重患者的救治水平。

(刘　文)

第二节　MODS 概论

当机体受到严重感染、创伤、烧伤等严重打击后,2 个或 2 个以上器官发生序贯性功能障碍,称为 MODS。MODS 是 1992 年提出的概念,指各种疾病导致机体内环境稳态的失衡,包括早期多器官功能不全到多器官衰竭的全过程,是比 MOF 认识更早、范畴更广的概念。MODS 是严重感染、创伤和大手术后最常见的病死原因。

MODS 概念的提出是对 MOF 认识进步的结果,MOF 是 MODS 的终末阶段。以 MODS 的概念代替 MOF 的概念,反映了人们对多器官衰竭更为深入的认识和了解。将 MODS 定义为一个包括早期病理生理改变到终末期器官衰竭的连续的完整的病理生理过程,确立了动态和开放的 MODS 概念,为 MODS 的早期认识、早期诊断以及早期干预奠定了基础,具有重要的临床意义。MODS 是当前重症医学所面临的最大挑战。

一、前 MOF 时代及历史回顾

疾病的发生、发展和转归犹如一条长链,包含着许多环节,其中必然存在某些相对薄弱的环节,链条的强度由最薄弱的那个环节决定,并不取决于最强的那个环节。最薄弱的环节将最先发生断裂,在疾病发展的过程中,功能最为脆弱的器官将最早发生衰竭,这一现象在 MOF 提出之前尤为突出。

在 MOF 提出之前,临床医学(特别是外科学)面临的难题主要是单一器官衰竭。单一器官衰竭可能危及患者生命,单器官衰竭是临床医师关注的焦点。近代战争对临床医学的影响不可低估。第二次世界大战期间及二战前,机体链条中最薄弱的环节是循环,休克是当时最为突出的问题。随着对休克认识的进步,朝鲜战争期间,肾脏成为最薄弱的环节,急性肾衰竭是威胁患者生命的难题。而到 20 世纪 60 年代末的越南战争期间,机体最薄弱的环节转到肺,急性呼吸衰竭是危重患者死亡的主要原因。人类对疾病认识的进步,使机体最薄弱、最容易断裂的环节不断发生改变。20 世纪 70 年代前,危重患者发生器官衰竭的最显著特点几乎均为单一器官衰竭,也就是说,由于缺乏有力的支持手段,一旦发生某一器官衰竭,患者往往死于该器官的衰竭。20 世纪 70 年代以后,器官支持技术的进步,越来越多的重症患者不再死于单一器官衰竭,而是死于多个器官衰竭。可以说,20 世纪 70 年代以前实际上是"单器官衰竭时代"或"前 MOF 时代"。

(一)薄弱环节之一:休克

休克是二战及二战前危及危重患者生命的主要薄弱环节。在第一次世界大战期间,认识的贫乏导致对创伤性休克的无知。血压的下降被认为是血管动力耗竭、肾上腺皮质衰竭和创伤毒素的结果,忽视了创伤后出血、脂肪栓塞和脑创伤等在休克中所起的关键作用。1930—1934 年,Persons 和 Alfred Balock 等学者通过动物试验,证实并提出创伤性休克是血管内容量大量丢失的结果。尽管如此,第二次世界大战早期,多数学者依然认为创伤性休克是不可逆的,而且主要通过补充血浆、恢复血容量、输注盐水来纠正脱水和电解质的丢失。血液的丢失和输血未能得到应有的重视,大批创伤性休克士兵得不到积极有效的治疗。1943 年,美国哈佛大学外科学教授 Churchill 在《纽约时报》上撰文,指出严重创伤性休克患者存在大量血液丢失,单纯输注血浆和盐水是不够的,必须输注全血。Churchill 的呼吁引起强烈反响,美军在北非和意大利战场的前线战地医院,开始装备冰箱以储存血液。早期积极输血、输液以恢复血容量、补充丢失的全血,大批创伤性休克患者奇迹般地获得存活,创伤性休克不可逆的观念被推翻。令人遗憾的是,部分创伤性休克患者在休克纠正后 10 天左右,出现无尿,进而死于急性肾衰竭。看来肾脏成为新的、容易发生断裂的机体链条的薄弱环节。

(二)薄弱环节之二:急性肾衰竭

世界对休克认识的偏差,导致肾脏成为机体链条的薄弱环节,临床医学的热点由休克转向急性肾衰竭。第二次世界大战后期及战后,人们对休克展开进一步研究,发现机体受到创伤打击后,醛固酮释放增加,导致钠潴留,而钾不受影响,仍然大量从肾脏排泄。醛固酮释放增加导致的水钠潴留本来是机体对有效循环血量减少而产生的代偿性反应。可惜的是,认识的局限性导致治疗的偏差,人们提出对创伤性休克患者应补充必要的全血、血浆,但限制盐水的输注,使机体处于液体偏少或"偏干"的状态,结果导致患者仍然处于低血容量状态。同时,由于把休克与血压低等同起来,认为只要血压正常休克即被纠正,形成以纠正血压为终点的休克治疗思想,使休克不能获得根本纠正,机体始终处于低血容量状态,急性肾衰竭的发生成为必然。

美军外科研究中心的报告显示,朝鲜战争期间,部分创伤性休克士兵经早期清创和血压纠正后,发生了急性肾衰竭。200 例严重创伤的士兵中,就有 1 例发生急性肾衰竭,发病率是越南战争的 20～30 倍,而且一旦发生急性肾衰竭,病死率高达 90%。针对这一突出问题,美军外科研究中心提出了"创伤后急性肾脏衰竭"的观念,以期引起重视。Shires 等学者很快认识到休克液体复苏不足和限制水钠摄入,导致细胞外液和血管内容量不足,是引起急性肾衰竭的主要原因。此后,人们逐渐形成创伤性休克治疗的新思路,采取快速输血、输液等积极液体复苏手段,补足血管内容量和细胞外容量,在纠正循环衰竭的同时,早期恢复患者的尿量,能够有效地防止急性肾衰竭。

(三)薄弱环节之三:急性呼吸衰竭

当创伤患者的循环功能和肾功能得到有效支持后,急性呼吸衰竭浮出水面,肺成为机体链条中最薄弱的环节。20 世纪 60 年代末的越南战争期间,肺成为机体最突出的薄弱环节,急性呼吸衰竭是创伤危重者死亡的主要原因,病死率高达 92%。针对急性呼吸衰竭在创伤中的重要地位,人们提出了"创伤后急性呼吸衰竭"的概念。早期大量甚至过量的液体复苏对纠正休克和防止肾衰竭是有利的,急性肾衰竭的发生率降低到 0.1%～0.2%,仅为朝鲜战争的 1/5 到一半,但过高的液体负荷损伤肺脏,加上创伤对肺的直接打击,使得急性呼吸衰竭在所难免。呼吸支持技术和适当的容量管理成为急性呼吸衰竭治疗的关键。

二、MOF 概念的提出:MOF 时代

当全力支持机体链条中某一薄弱环节时,如造成链条薄弱的因素依然存在,则其他隐性、潜在的薄弱环节还可能发生断裂,而且形成序贯性的断裂。多个薄弱环节或多个断裂同时存在,将使情况变得复杂,而且难以修复。

20 世纪 70 年代以来,我们进入"MOF 时代"。器官支持技术的进步,使越来越多的重症患者不再是发生单一器官衰竭,而是发性多个器官衰竭。20 世纪 70 年代初,急性肾衰竭的发生率明显降低,但引起急性肾衰竭的原发病——感染或创伤可进一步导致休克或肝衰竭。通过血液透析替代肾脏功能,使多数患者并未死于急性肾衰竭,却死于休克和肝衰竭,病死率仍高达 63%～77%。严重创伤或感染后,重症患者胃肠道蠕动消失,实际上也是一种类型的肠道衰竭,导致肠道毒素或细菌移位、出血或穿孔等严重后果。同样,若创伤或感染后患者出现肝大和黄疸,则提示发生急性肝衰竭。近年来,代谢衰竭和"自噬现象"日益受到重视。机体任何器官和系统均可能发生衰竭,但是同时发生还是序贯性的发生,则取决于机体的状态、损伤的严重程度和并发症的发展情况。

1973 年,Tilney 首先提出了"序贯性器官衰竭"的概念。其观察了 18 例腹主动脉瘤术后并发急性肾衰竭的患者,发现尽管给予积极治疗,仍先后出现急性肺水肿(非心源性)、急性胰腺炎和急性肾衰竭等序贯性衰竭,病死率高达 94%。其认为腹主动脉瘤手术创伤导致患者发生多个器官的序贯性衰竭,并指出相继衰竭的器官可以是远隔器官,而并不一定是最初受损的器官。"序贯性器官衰竭"的提出是 MOF 研究的一个里程碑,为临床医师重视 MOF 奠定了基础。

1975 年,Baue 进一步提出了"序惯性器官衰竭综合征"的概念,首次将 MOF 概括为一综合征。3 例患者的原发性疾病并不相同,但最终均发生 MOF 而死亡,尸检显示了类似的结果。第 1 例为结肠切除患者,术后发生吻合口瘘和急性腹膜炎,在积极治疗 6 周后死亡。尸检显示肺充血水肿、局灶性肺纤维化和肺炎、急性肾小管坏死伴肾小球内血栓形成、急性非炎症性肝坏死、脾脏多发性梗死、肾上腺自溶。可以看出,尽管患者死于急性腹膜炎,但受累器官包括腹腔内的肝脏、腹膜后的肾脏和肾上腺及腹腔外的肺脏。第 2 例原发疾病为急性重症胰腺炎,尸检显示全身黄疸、胸水、吸入性肺炎、急性肾小管坏死、肝脏弥漫性坏死、胃肠道溃疡以及原发病灶胰腺以外的多个器官发生衰竭。第 3 例患者为二尖瓣和主动脉瓣置换术后伴持续低心排量,积极治疗一个半月后死亡,尸检发现细菌性坏死性动脉炎、间质性肺水肿伴透明膜形成、急性肝脏小叶中央型坏死、急性肾衰竭和脾脏淤血。从 3 例患者的原发疾病和尸检情况可以看出,尽管原发疾病不同,但最终均发展为 MOF,而且受累的衰竭器官可以是原发病灶邻近器官,也可以是远隔器官。由于不同原发病导致了类似的多个器官相继发生衰竭,Bane 将其归纳为一个综合征"多系统进行性序贯性器官衰竭",并指出当单一器官衰竭被征服或功能被替代后,多器官的衰竭正在成为一种新的威胁,一个令人不安的时代(MOF 时代)已经来临。

1977 年,Polk 针对 MOF 多发生于原发部位远隔器官的情况,提出"远隔器官衰竭",但未被广泛采用。同年,Eiseman 将不同原发疾病导致的多个器官相继发生衰竭这一综合征命名为"multiple organ failure"(MOF),这一术语简单明了,迅速被推广采用,沿用至今。应该指出,多器官衰竭不是单纯的一种综合征,而是作为一个新的概念被提出来的。

1992 年,美国胸科医师学会/重症医学会提出以 MODS 代替 MOF。MODS 是各种疾病导致机体内环境稳态失衡的状态。目前,人们认为 MODS 实际上就是全身性炎症反应失控引起的多器官功能障碍。因此,对 MODS 也可理解为全身性炎症反应综合征＋器官功能障碍,而传统的 MOF 就是 MODS 继续发展的最严重的终末期结果。

以 MODS 代替 MOF 反映了人们对该综合征更为深入的认识和了解,具有重要的临床意义。第一,MODS 是一个包括早期内环境紊乱到 MOF 的连续的病理生理过程,而不是一个孤立事件,具有较宽的内涵;第二,MODS 的提出也是对 MOF 反思的结果,当患者被诊断为 MOF 时,器官衰竭已到晚期,常痛失治疗时机。对多器官衰竭的早期干预,前提是对 MOF 的早期认识。MODS 的提出为早期认识、早期诊断以及早期干预奠定了基础。

(刘　文)

第三节　炎症反应与 MODS 的病理生理机制

MODS 的发病机制非常复杂。以往认为 MODS 是感染、创伤、烧伤等严重机体损伤难以遏制的直接后果。近 20 年的研究涉及了 MODS 的病理生理学、病理学、免疫学、分子生物学以及分子流行病学,对 MODS 的认识逐步深刻。目前认为,MODS 不仅与感染、创伤等直接损伤有关,在某种程度上,MODS 与机体自身对感染、创伤的免疫炎症反应具有更为本质性的联系,也就是说,MODS 的最大威胁来自失控的炎症反应。对机体炎症反应的深刻认识有利于早期认识 MODS 病理生理紊乱,并使早期积极干预成为可能。MODS 发病机制提出了不少学说,但归纳起来主要包括炎症反应学说、自由基学说和肠道动力学说。

一、MODS 的发病机制

正常情况下，感染和创伤时，局部炎症反应对细菌清除和损伤组织修复都是必要的，具有保护性作用。当炎症反应异常放大或失控时，炎症反应对机体的作用从保护性转变为损害性，导致自身组织细胞死亡和器官衰竭。无论是感染性疾病（如严重感染、重症肺炎、急性重症胰腺炎后期），还是非感染性疾病（如创伤、烧伤、休克、急性胰腺炎早期等），均可能导致 MODS。可见，任何能够导致机体免疫炎症反应紊乱的疾病均可引起 MODS。从本质上来看，MODS 是机体炎症反应失控的结果。感染和创伤是机体炎症反应的促发因素，而机体炎症反应的失控，最终导致机体自身性破坏，是 MODS 的根本原因。炎症细胞激活和炎症介质异常释放、组织缺氧和自由基、肠道屏障功能破坏和细菌/毒素移位均是机体炎症反应失控的表现，构成了 MODS 的炎症反应失控的 3 个互相重叠的发病机制学说——炎症反应学说、自由基学说和肠道动力学说。

（一）炎症反应学说

炎症反应学说是 MODS 发病机制的基石，基本内容包括感染或创伤引起的毒素释放和组织损伤并不是导致器官衰竭的直接原因，细菌/毒素和组织损伤所诱发的全身性炎症反应是导致器官衰竭的根本原因。

当机体遭受感染或创伤打击后，细菌/毒素或组织损伤将刺激机体巨噬细胞等炎症细胞，释放炎症介质。TNF－α 是最早释放的炎症介质之一，可进一步刺激和激活巨噬细胞、粒细胞、淋巴细胞和内皮细胞，释放大量的炎症介质，形成炎症介质释放的瀑布样连锁反应，如多米诺骨牌逐级放大，形成失控的炎症反应。参与炎症反应的介质包括：①炎症性细胞因子，如 TNF－α、IL－1b、IL－2、IL－6、IL－8 等；②自由基类介质，如氧自由基、氮氧自由基等；③脂质代谢产物，如白三烯、前列腺素、血小板活化因子等；④其他介质，如溶酶体酶、缓激肽、组胺、补体激活产物等。尽管一氧化氮和前列腺素被认为是炎症介质瀑布样反应的最后共同途径，导致血管麻痹和休克，但它们与其他炎症介质一起，均可引起组织细胞损害，最终导致 MODS。

炎症反应学说在 MODS 发病机制中的根本性作用，得到了大量实验和临床研究的证实：①内毒素血症导致的 MODS 模型动物及因感染、烧伤和创伤而发生 MODS 患者，血浆和局部组织（如肺泡灌洗液、脑脊液、腹水、胸水等）的炎症介质浓度明显升高，而且炎症介质的水平与疾病严重程度有一定关系；②给动物注射内毒素或炎症介质（如 TNF－α 和 IL－1b），不但可引起严重的炎症反应，而且可进一步诱发 MODS。给健康志愿者静脉注射小剂量内毒素和炎症介质也可导致明显的炎症反应；③注射单克隆抗体以阻断内毒素或炎症介质的效应，可防止感染动物发生 MODS，降低病死率。

抑制或中和关键性炎症介质，阻断炎症反应的多米诺效应，寻找防止 MODS 的"魔弹"，一度成为 MODS 研究的热点。动物实验显示，早期给予单克隆抗体，阻断内毒素、TNF－α、IL－1b、IL－6 和 IFN－γ 的作用，具有降低动物炎症反应和病死率的作用，结果令人鼓舞。然而，耗资巨大的小规模临床试验并未获得满意的临床结果，而且在某些感染的动物模型中，抑制或阻断一氧化氮反而加重了肺损伤，产生了有害的血流动力学影响。抗介质治疗策略的失败，使人们深刻反思 MODS 的炎症反应机制。①细胞因子等炎症介质的作用机制方面存在种族差异，动物试验的研究结果不能直接惠及人类。②免疫功能状态存在差异，接受静脉注射内毒素或细胞因子健康动物或志愿者的免疫功能状态,与创伤感染后动物或患者差异很大。给损伤后动物注射 IFN-γ,可降低致命性腹腔感染的病死率。同样剂量的 IFN-γ 给未损伤的动物注射,之后再给动物注射内毒素,动物的病死率明显增加,可见动物的免疫状态不同,对 IFN-γ 的反应性也不同。③实验动物所接受的内毒素或细胞因子往往为一次性、攻击性的大剂量,而临床感染中,内毒素或细胞因子的释放往往为较小剂量、反复持久的。④细胞因子以旁分泌和自分泌为主,组织局部的细胞因子浓度往往很高,而循环中水平较低。但实验和临床抗介质治疗均以对抗血浆炎症介质为目标。⑤细胞因子等炎症介质实际上是一把"双刃剑",在不同浓度、不同状态、不同组织部位可能具有不同的作用,甚至作用是完全相反的。

尽管认识还不全面,但炎症反应失控依然是 MODS 发生、发展中的根本性作用,炎症反应学说依然是 MODS 发病机制的基石。

(二)自由基学说

缺血再灌注和自由基也是导致 MODS 的重要机制之一。MODS 的自由基学说主要包括以下三方面:①氧输送不足导致组织细胞直接的缺血、缺氧性损害;②缺血再灌注促发自由基大量释放;③白细胞与内皮细胞的互相作用,导致组织和器官损伤,最终发生 MODS。从根本上来看,自由基学说也是炎症反应学说的重要组成部分。

缺血、缺氧引起组织器官损伤是 MODS 的重要原因。当氧输送低于临界水平时,必然引起全身组织器官的缺血、缺氧,导致器官功能损害。以 Shoemaker 为代表的学者提出,通过提高心排血量、血红蛋白浓度或动脉 SO_2,使全身氧输送明显高于临界水平,即超常水平的氧输送可以达到改善组织器官缺氧的目的。尽管高氧输送是符合逻辑的,但全身氧输送的提高与某一器官的血流和氧输送的改变并不一致。当全身氧输送高于正常时,肠道、肝脏等内脏器官仍然可能处于缺血、缺氧状态。研究证实,以提高氧输送为复苏目标,并不能改变 MODS 的预后。肠道是休克及 MODS 中最易发生缺血、缺氧的器官,对肠道缺血的监测可能是有益的。肠道黏膜 pH 监测可判断肠道缺血程度,用以指导 MODS 患者的复苏治疗似乎更为合理,但以改善器官氧输送为目标的复苏治疗,是否能够最终改善 MODS 患者的预后,尚待进一步研究。

再灌注和自由基的释放也是导致 MODS 的重要机制。组织器官血流灌注的恢复或重建对于机体的生存是很有必要的,但却能诱导自由基的释放。黄嘌呤氧化酶和白细胞激活途径是自由基生成的主要来源。黄嘌呤脱氢酶转化为黄嘌呤氧化酶是自由基释放的前提,一般情况下,肠道再灌注 10 秒后,黄嘌呤脱氢酶即转化为黄嘌呤氧化酶。在心肌组织中,酶的转化发生于再灌注后 8 分钟左右;而在肝、脾、肾和肺等器官中,酶的转化发生在再灌注后 30 分钟。再灌注后不同组织、器官酶转化时间的差异,是不同组织、器官缺血再灌注损伤程度不同的基础。再灌注和自由基造成的损害往往比缺血更为严重,因此,组织器官最严重的损伤不是发生在缺血期,而是发生在再灌注期。针对再灌注期自由基对组织细胞的严重损害,抑制自由基生成、阻断自由基作用或直接中和自由基,则成为合理的 MODS 防治策略。实验研究证实,应用自由基阻滞剂或清除剂可以保护器官功能,但对炎症反应和 MODS 的临床疗效不肯定。天然超氧化物歧化酶在血浆中的半衰期很短,且难以通过细胞膜,单独应用不易发挥抗氧化作用。研制理想的抗氧化剂是阻断缺血再灌注损伤的希望。

由毒素和炎症介质诱导的失控炎症反应,在很大程度上作用于血管内皮细胞。正常情况下,内皮细胞表现为非炎症性表型,具有调节毛细血管血流、参与凝血和炎症反应的功能。当内毒素或炎症介质作用于内皮细胞时,内皮细胞可表达组织因子激活外源性凝血途径,表达表面受体(内皮细胞-粒细胞黏附分子 ELAM、细胞间黏附分子 ICAM-1 等),促进白细胞与内皮细胞黏附和激活。此时,毛细血管不再是炎症细胞的被动通道,而是炎症反应的积极参与者,促进炎症细胞向感染损伤部位趋化,激活炎症细胞,增强炎症细胞对细菌和异物的清除能力,有助于感染的控制和局限。但当局部炎症反应放大或失控时,毒素和炎症介质不仅可刺激损伤部位的毛细血管内皮,而且可弥漫性损伤全身毛细血管内皮细胞,结果造成微血栓形成及器官功能损害,导致 MODS。可以说,感染和创伤等各种因素诱导 MODS 的共同途径是内皮细胞的激活和白细胞与内皮细胞的黏附。以抑制白细胞与内皮细胞黏附为主要目标的内皮细胞保护性措施也是 MODS 的治疗策略之一,可减轻由休克或缺血再灌注介导的毛细血管内皮及组织、器官损害,但也有可能抑制机体对致病菌的清除能力。内皮细胞保护策略有待进一步研究证实。

(三)肠道动力学说

肠道动力学说的概念最早是由 Meakins 和 Marshall 提出的。1985 年 Goris 对 MODS 患者的研究显示,在死于 MODS 的患者中,30%血培养阳性或有全身性感染的表现,但找不到感染灶。肠道是机体最大的细菌和毒素库,肠道有可能是 MODS 患者菌血症的来源。另外,MODS 患者菌血症的细菌往往与肠道菌群一致。因此,Meakins 和 Marshall 提出肠道可能是 MODS 发生、发展的动力器官。

目前,肠道动力学说已被基本证实,临床和实验研究的证据包括:①约 1/3 的菌血症患者死于 MODS 而未发现明确的感染灶;②肠道对缺血和再灌注损伤最为敏感,在创伤、感染患者或动物模型中,细菌或毒素移位已被证实;③应用肠道营养,保持肠黏膜的完整性,可降低感染的发生率。但学术界对这一学说也有不同的看法:①休克或创伤后,肠黏膜通透性增加与感染并发症并无必然联系;②细菌可从肠系膜淋巴结中检出,但进入循环很少;③选择性肠道去污染对降低肺部感染有益,但对 MODS 的发病和病死率无明显影响。

根据目前的认识水平,肠道不仅仅是一个消化器官,由于肠黏膜内大量散在分布的淋巴细胞、肠系膜中广泛分布的淋巴结以及肝脏内大量的肝巨噬细胞,肠道实际上也是一个免疫器官。在发生感染、创伤或休克时,即使没有细菌的移位,肠道内毒素的移位也将激活肠道及其相关的免疫炎症细胞,导致大量炎症介质的释放,参与 MODS 的发病。因此,肠道是炎症细胞激活、炎症介质释放的重要部位之一,也是炎症反应失控的策源地之一。从这一点来看,肠道动力学说实际上是炎症反应学说的一部分。

二、二次打击学说与 MODS

MODS 往往是多元性和序贯性损伤的结果,而不是单一打击的结果。1985 年,Dietch 提出 MODS 的二次打击学说,将创伤、感染、烧伤、休克等早期直接损伤作为第一次打击,第一次打击所造成的组织、器官损伤是轻微的,虽不足以引起明显的临床症状,但最为重要的是,早期损伤激活了机体免疫系统,尽管炎症反应的程度较轻,但炎症细胞已经被动员起来,处于预激活状态。此后,如病情稳定,则炎症反应逐渐缓解,损伤组织得以修复。当发生病情恶化或继发感染、休克等情况时,则构成第二次或第三次打击。第二次打击使已处于预激活状态的机体免疫系统暴发性激活,大量炎症细胞活化、炎症介质释放,使炎症反应失控,导致组织、器官的致命性损害。第二次打击的强度本身可能不如第一次打击的,但导致炎症反应的暴发性激活往往是致命的。

当第一次打击强度足够大时,可直接强烈激活机体炎症反应,导致 MODS,属于原发性 MODS。但大多数患者的 MODS 是多元性和序贯性损伤的结果,并不是单一打击的结果,这类 MODS 属于继发性 MODS。常见的第二次打击包括继发性感染、休克、缺氧、缺血、创伤、手术等。对于多发性创伤的患者,如创伤严重,则可直接导致 MODS。但多数患者经早期清创处理后基本稳定,而创伤早期发生的低血压导致各器官发生不同程度的缺血再灌注损伤及巨噬细胞、中性粒细胞激活,使患者出现发热、白细胞计数升高等炎症反应表现。创伤后 3~7 天,继发性感染或休克使已处于预激活或激活状态的炎症细胞发生暴发性激活,结果使炎症反应失控,导致自身组织、器官的损害,最终发展为 MODS。

危重患者的病情往往是复杂的,机体遭受打击的次数可能是两次,也可能是多次。多次反复打击将使机体炎症反应的放大和失控更易发生,使患者更易发生 MODS。另外,不仅机体免疫系统参与多次打击导致 MODS 的病理生理过程,凝血、纤溶、补体、激肽等多个系统均参与或累及。

MODS 二次打击学说的提出,进一步强调了感染、创伤的后期处理。后期处理不当,后果比早期损伤的结果更为严重,更具危害性。

三、SIRS/CARS 与 MODS

(一)炎症反应的意义

正常情况下,炎症反应是防止组织损伤扩大、促进组织修复的以防御为主的局部组织反应,是机体修复和生存所必需的。感染和创伤触发机体炎症反应,如果炎症反应能够及时被限制,细菌或异物能够被,则对机体有益。但如果炎症反应不能被限制,导致炎症反应失控,则会损伤自身组织并造成严重后果。

(二)SIRS

1991 年,在芝加哥召开的美国胸科医师学会/重症医学会联席会议,将感染或创伤引起的持续全身炎症反应失控的临床表现命名为 SIRS,并制定了相应的诊断标准(表 4-4)。SIRS 可由感染因素引起,若进行性加重,则可导致全身性感染、严重感染、感染性休克甚至 MODS。SIRS 也可由创伤、烧伤、急性重症胰腺炎等非感染因素引起,进行性加重也可引起 MODS。SIRS 是感染或非感染因素导致机体过度炎症反应的共同特征,MODS 是 SIRS 进行性加重的最终后果。因此,就本质而言,SIRS 是导致 MODS 的共同途径之一。

表 4-4　SIRS 的诊断标准(符合下列两项或两项以上)

项目	标准
体温	>38 ℃或<36 ℃
心率	>90 次/分
呼吸	呼吸频率>20 次/分或 $PaCO_2<32$ mmHg
白细胞	外周血白细胞计数$>12\times10^9$/L 或$<4\times10^9$/L,或幼稚杆状白细胞占比$>10\%$

SIRS 的提出是对感染、创伤及 MODS 认识的重大突破和进展,使 MODS 临床和基础研究的重点从感染、创伤本身转移到机体炎症反应这一本质上,同时也使 MODS 的治疗手段从控制感染、创伤延伸到调节机体炎症反应上。

对 SIRS 临床认识和理解的重要性远比 SIRS 的临床诊断重要。SIRS 这一概念在临床应用中存在诸多问题。①诊断标准的敏感度过高：根据 Frausto 的研究，3708 例 ICU 及普通病房患者的 SIRS 发生率高达 68%。我们的研究结果也显示 ICU 患者在转入时，有 71.3% 符合 SIRS 的诊断标准。这些研究提示 SIRS 的发生率异常之高，使"SIRS"的概念似乎与"危重病"的概念类似，即 SIRS 的诊断灵敏度高，而缺乏特异性。②难以反映疾病的严重程度：临床研究中不能以 SIRS 判断疾病的严重程度，在 1991 年芝加哥会议上人们已认识到这一问题。因此，人们提出将 SIRS 与疾病的严重程度评分相结合，对危重患者进行判断和治疗。当然，也有一些研究人员认为，SIRS 符合四项指标的多少，与 SIRS 的严重程度及危重患者的预后有关。③削弱或忽视寻找感染灶和控制感染：部分表现为 SIRS 或全身性感染的患者可能无感染灶，其全身性感染表现由创伤、急性重症胰腺炎或烧伤等非感染因素引起，但也有部分存在明确或可疑感染灶，如肺炎、腹腔感染等。因此，对于表现有 SIRS 的患者，不能仅仅满足于 SIRS 的诊断，要高度关注引起 SIRS 的原因，特别是是否有感染发生。

尽管 SIRS 概念的提出是 MODS 认识上的重大进步，但 SIRS 的诊断标准本身存在许多不足，特别是当把它作为一个综合征或疾病时，不能停留在 SIRS 水平上，应积极寻找导致 SIRS 的致病因素。

(三)代偿性抗感染反应综合征

基于 SIRS 是导致 MODS 的本质性原因这一认识，抑制 SIRS 有可能阻断炎症反应的发展，最终可能降低 MODS 患者的病死率。20 世纪 90 年代初期，大量的动物实验研究显示，抑制炎症介质，明显降低感染或内毒素血症动物的病死率，为临床 MODS 的救治带来了希望。令人失望的是，内毒素单抗、TNF-α 单抗等炎症介质拮抗剂在临床试验中相继失败，甚至个别研究报道它们增加了病死率。由此迫使人们深入研究，并重新认识 SIRS 在 MODS 中的作用。①首先引起注意的是机体受细菌毒素、损伤打击后，出现一过性细胞免疫功能降低，使机体对感染易感；②机体受细菌毒素、损伤刺激后，不仅释放炎症介质，引起 SIRS，而且大量释放内源性抗感染介质，后者可能是导致机体免疫功能损害的主要原因；③临床上盲目使用炎症介质拮抗剂，可能使免疫功能损伤加重，或许这就是炎症介质拮抗剂临床试验失败的主要原因。鉴于上述认识，1996 年，Bone 针对感染或创伤时导致机体免疫功能降低的内源性抗感染反应，提出了代偿性抗炎症反应综合征（conpensatory anti-inflammatory response，CARS）的概念。CARS 作为 SIRS 的对立面，两者常是不平衡的。如保持平衡，则内环境稳态得以维持，不会引起器官功能损伤。一旦 SIRS/CARS 失衡，将引起内环境失去稳定性，导致组织、器官损伤，发生 MODS。

如果把 SIRS 和 CARS 看作机体炎症反应天平的两端，则 CARS 作为天平的另一端，对 SIRS 发生、发展所起的关键性作用是不言而喻的。CARS 的发生主要与抗感染性介质合成、抗感染性内分泌激素及炎症细胞凋亡等因素有关。

(1)多种内源性抗感染介质参与 CARS，单核巨噬细胞被过度激活后，不仅释放大量的促炎性介质，引起广泛的组织自身性破坏，而且会释放一种强烈的内源性免疫抑制剂——前列腺素 E_2（prostaglandin E_2，PGE_2），引起细胞免疫功能瘫痪。临床研究证实，在严重创伤或感染早期，单核细胞等可释放大量 PGE_2，并持续释放长达 21 天。PGE_2 通过抑制 T 辅助性细胞向辅助性 T 细胞-1 分化，促使向辅助性 T 细胞-2 分化，从而抑制 IL-2 和 IFN-γ 的释放及 EL-2 受体的表达，抑制细胞免疫功能；同时，PGE_2 可诱导辅助性 T 细胞-2 及单核巨噬细胞释放 IL－4、IL－10、IL－13 等抗感染介质,强烈抑制 TNF－α、IL－1b 等炎症介质的释放。可见,PGE$_2$ 可强烈抑制机体的免疫功能,对抗 SIRS。另外,IL－4 和 IL－10 对炎症介质的释放具有明显的抑制作用,也是引起 CARS 的抗感染介质。临床研究发现,IL－4 和 IL－10 水平的升高与创伤患者感染的发生率成正相关。另外,TNF 可溶性受体、IL－1 受体拮抗剂、超氧化物歧化酶、α$_1$-抗胰蛋白酶等物质均属于内源性抗感染物质的范畴,参与 CARS 的发生。

(2)糖皮质激素和儿茶酚胺是参与 CARS 的重要抗感染性内分泌激素。糖皮质激素对免疫功能具有强烈的非特异性抑制作用,可明显抑制 TNF－α、IL－1b 等炎症介质的释放,是导致 CARS 的重要原因。对于 CARS 占主导地位的 MODS,糖皮质激素治疗不可能获得积极疗效。去甲肾上腺素和肾上腺素等内源性儿茶酚胺物质对内毒素诱导的炎症介质释放也具有明显的抑制作用。

(3)炎症细胞的凋亡是影响 CARS 的重要因素,其存活时间的长短可直接影响炎症反应的程度。正常情况下,粒细胞在循环中的存活时间不超过 24 小时。内毒素及 IL－1b、IL－8 等与粒细胞结合,均使粒细胞凋亡延迟。当内毒素及 IL－1b、IL－8 表达时,粒细胞的凋亡就会加速,使炎症趋于局限。可见,粒细胞凋亡加速也是 CARS 的重要机制之一,应引起重视。

CARS 具有重要的临床意义。炎症无疑是消灭入侵病原体和异物的防御反应,但炎症反应过度又难免损害宿主自身。CARS 的意义就在于限制炎症,保护宿主免受炎症的损害。机体受细菌/内毒素刺激后,引起炎症细胞活化和炎症介质的生成;与此同时,机体动员抗感染机制限制这种活化,这就是正常体内的炎症和抗感染的平衡及其在机体自稳中的作用。当炎症刺激过强或持续刺激时,可导致炎症反应过度,超过 CARS,使 SIRS/CARS 平衡失调,进而发生自身性破坏;反之,抗感染反应过强,则可导致 CARS 或免疫功能低下。

CARS 以机体免疫功能低下为特征,但临床难以判断。为了使 SIRS/CARS 失衡理论应用于临床,1997 年,Bone 提出 CARS 的诊断标准,即外周血单核细胞 HLA－DR 的表达量低于 30%,而且伴有炎症性细胞因子释放减少。Bone 指出,如果患者同时存在 SIRS 和 CARS,则诊断为混合性炎症反应综合征。CARS 的诊断标准有利于对炎症反应状态的判断,使 SIRS/CARS 失衡理论应用于临床。

(四)SIRS／CARS 失衡与 MODS

就其本质而言,MODS 是 SIRS/CARS 免疫失衡的严重后果。SIRS/CARS 失衡导致 MODS 的发展过程可分为以下 3 个阶段。①局限性炎症反应阶段:局部损伤或感染导致炎症介质在组织局部释放,诱导炎症细胞向局部聚集,促进病原微生物清除和组织修复,对机体发挥保护作用。②有限全身炎症反应阶段:少量炎症介质进入循环,诱发 SIRS,诱导巨噬细胞和血小板向局部聚集。同时,由于内源性抗感染介质释放增加导致 CARS,使 SIRS 与 CARS 处于平衡状态,炎症反应仍属生理性,目的在于增强局部防御作用。③SIRS/CARS 失衡阶段:表现为两个极端,一是大量炎症介质释放入血液,刺激炎症介质瀑布样释放,而内源性抗感染介质又不足以抵消其作用,导致 SIRS。另一个极端是内源性抗感染介质释放过多而导致 CARS。SIRS/CARS 失衡的后果是炎症反应失控,使其由保护性作用转变为自身破坏性作用,不但可损伤局部组织,而且可打击远隔器官,导致 MODS。

认识的进步,必然预示着在治疗上取得突破。恢复 SIRS 和 CARS 的动态平衡可能是 MODS 治疗的关键。

(张　伟)

第四节 MODS 的诊断与临床特征

尽管 MODS 已引起临床医师的广泛重视,但缺乏权威的定义和统一的诊断标准,使 MDF 和 MODS 临床研究的结果差异很大,特别是发病率和病死率的结果差异巨大。参照国际公认的标准,采用统一的 MODS 定义和诊断标准显然是很有必要的。

一、MODS 的定义

MODS 是由严重感染、严重免疫炎症紊乱(如重症胰腺炎)、创伤、烧伤以及各种休克引起的,以严重生理紊乱为特征的临床综合征,其临床特征是多个器官序贯或同时发生功能障碍或衰竭。确切地说,MODS 是在严重感染、创伤、烧伤、休克及重症胰腺炎等疾病过程中,发病 24 小时以上,出现 2 个或 2 个以上的器官或系统序贯性的功能障碍或衰竭。

任何疾病过程都是进行性的、渐进的病理生理过程,多器官功能障碍也具有类似的特点。早期感染、创伤引起轻度的内环境紊乱,进行性发展出现器官功能的损害,当器官功能损害达到一定的严重程度时,则发生器官衰竭。对多器官功能障碍的认识至少有两点值得反思:第一,MOF 不是一个孤立的事件,具有较深的内涵,实际上多器官功能障碍包括从早期内环境紊乱发生到 MOF 的连续的整个病理生理过程;第二,当患者被诊断为 MOF 时,器官功能障碍已到晚期,处于衰竭状态,已痛失治疗时机。对 MOF 的早期干预,前提是对多器官功能障碍的早期认识。

二、MODS 的分类

根据 MODS 器官功能障碍发生的主要原因以及 SIRS 在器官功能损伤中的地位,可将 MODS 分为原发性 MODS 和继发性 MODS。

原发性 MODS 是指某种明确的损伤直接引起器官功能障碍,即器官功能障碍由损伤本身引起,在损伤早期出现。如发生严重创伤后,直接肺挫伤可导致急性呼吸衰竭,横纹肌溶解可导致肾脏衰竭,大量出血补液可导致凝血功能异常。在原发性 MODS 发病和演进的过程中,SIRS 在器官功能障碍的发生中所占比重较低。

继发性 MODS 并非是损伤的直接后果,而与 SIRS 引起的自身性破坏关系密切。损伤引起 SIRS,而异常的炎症反应继发性造成远距离器官功能障碍。因此,继发性 MODS 与原发损伤之间存在一定的间歇期,易合并感染。在继发性 MODS 中,SIRS 是器官功能损害的基础,全身性感染和器官功能损害是 SIRS 的后继过程。SIRS—全身性感染—MODS 构成了一个连续体,继发性 MODS 是该连续体造成的严重后果。

对于原发性 MODS 患者,当机体发生原发性器官功能损害后,如能够存活,则原发性损伤与原发性器官功能损害将刺激机体发生免疫炎症反应,导致全身性炎症反应,又可进一步加重器官功能障碍或引起新的严重器官功能损伤,实际上,MODS 就从原发性转变为继发性。

三、MODS 的诊断标准

(一)诊断标准概述

1997 年,研究人员提出了修正的 MODS 诊断标准(表 4-5)。该标准结合国际常用的诊断标准,包括了所有可能累及的器官或系统,较为简捷,临床实用性较强。

表 4-5　MODS 的诊断标准

系统或器官	诊断标准
循环系统	收缩压低于 90 mmHg,并持续 1 小时以上,或需要药物支持才能使循环系统稳定
呼吸系统	急性起病,$PaO_2/FiO_2 \leqslant 200$ mmHg(无论有否应用 PEEP),X 线正位胸片示双侧肺浸润,肺动脉嵌顿压≤18 mmHg 或无左心房压力升高的证据
肾脏	血肌酐浓度>2 mg/dL,伴有少尿或多尿,或需要血液净化治疗
肝脏	血胆红素浓度>2 mg/dL,伴有转氨酶浓度升高,大于正常值 2 倍以上,或已出现肝性脑病
胃肠	上消化道出血,24 小时出血量超过 400 mL,或胃肠蠕动消失不能耐受食物,或出现消化道坏死或穿孔
血液	血小板计数$<50 \times 10^9$/L,或出现弥散性血管内凝血
代谢	不能为机体提供所需的能量,糖耐量降低,需要用胰岛素,或出现骨骼肌萎缩、无力等表现
中枢神经系统	格拉斯哥昏迷评分<7 分

(二)反映 MODS 病理生理过程的疾病特异性诊断标准

对 MODS 病理生理过程认识的进步,也体现在 MODS 的诊断标准方面。计分法诊断标准是定量、动态评价 MODS 病理生理过程的较理想手段。1995 年 Marshall 和 Sibbald 提出的计分法 MODS 诊断评估系统临床应用较多。通过每天做 MODS 评分,可对 MODS 的严重程度及动态变化进行客观的评估。

在 Marshall 提出的 MODS 计分法评估系统中,MODS 分数与病死率成显著正相关,对临床 MODS 的预后判断具有指导作用。

不同疾病导致的 MODS 具有不同特点,建立疾病特异性的 MODS 评分和诊断系统,是 MODS 深入研究的结果。1996 年,Vincent 等提出了序贯性器官衰竭评分,它可体现器官和系统衰竭的病理生理过程和程度评价(表 4-6)。

表 4-6　序贯性器官衰竭评分标准

SOFA 评分	1	2	3	4
呼吸系统				
PaO_2/FiO_2(mmHg)	<400	<300	<200(机械通气)	<100(机械通气)
凝血系统				
血小板计数(10^9/L)	<150	<100	<50	<20
肝脏				
胆红素(mg/dL)	1.2~1.9	2.0~5.9	6.0~11.9	>12.0
中枢神经系统				
格拉斯哥昏迷评分(分)	13~14	10~12	6~9	<6
肾脏				
肌酐(mg/dL)	1.2~1.9	2.0~3.4	3.5~4.9	<5.0
尿量(mL/d)	—	—	或<500	或<200

（三）MODS 诊断标准的片面性

尽管 MODS 的诊断标准已经能够初步地反映器官功能障碍的病理生理过程，但仍然存在片面性。

（1）任何一个 MODS 诊断标准，均难以反映器官衰竭的病理生理内涵。机体免疫炎症反应紊乱在 MODS 发生、发展中具有关键性作用，但必须通过实验室检查才能够了解免疫功能紊乱的程度，目前还缺乏临床判断指标。对于神经系统功能评估，即使患者的格拉斯哥昏迷评分低于 6 分，我们也很难肯定患者存在严重的神经系统功能障碍。对胃肠道衰竭的诊断就更显得复杂和难以确定，当肠系膜动脉灌注明显减少导致肠道缺血时，肠黏膜屏障功能受损，肠道细菌和毒素就能够发生移位，可能引起休克和呼吸衰竭。此时，我们仅仅关注患者发生呼吸功能、循环功能衰竭，而关键性的胃肠道功能衰竭却被忽视。看来，很难给胃肠道功能衰竭确定一个准确的诊断标准。肝脏功能障碍也面临类似的问题，无论是伴黄疸的肝、胆功能障碍，还是全身性的内毒素血症，均可导致肝巨噬细胞激活、炎症反应暴发，临床上可能首先出现循环功能衰竭，肝功能及肝脏免疫功能的改变会因缺乏临床表现而被遗漏。

（2）目前的 MODS 诊断标准容易使临床医师产生误解，将 MODS 看作是功能障碍或衰竭器官的简单叠加，而忽视了 MODS 的病理机制以及器官之间互相作用的重要性。强调各个单一器官衰竭对重症患者的病情判断和治疗无疑是很重要的，但 MODS 并不是各个单一器官功能障碍的简单叠加，同样是两个器官衰竭，但器官不同，对 MODS 患者的影响也不同。Knaus 的大规模调查显示，当循环功能衰竭合并血液系统功能衰竭时，MODS 患者的病死率为 20%，而当循环功能衰竭合并神经系统功能衰竭时，病死率可高达 76%。另外，器官简单叠加的 MODS 诊断标准也难以反映某一器官衰竭或损伤后，对机体炎症反应的刺激和放大效应，而正是放大失控的炎症反应导致器官功能损害的恶化或导致 MODS。还需注意的是，MODS 的临床表现和实验室检查结果（如血清胆红素或血肌酐），尽管在一定程度上反映了相关器官和组织功能受损的程度，但这仅仅是 MODS 机体自身性破坏的部分表象而已，难以说明器官功能损害的本质性原因。因此，有必要强调 MODS 各器官之间的相互作用，从病理生理机制的角度制订合理的 MODS 诊断标准，将有助于深刻了解 MODS 的病理生理学变化，更全面、更深入地认识 MODS。

四、MODS 的临床特征

尽管 MODS 的临床表现很复杂，但它在很大程度上取决于器官受累的范围及损伤是由一次打击还是由多次打击所致。MODS 临床表现的个体差异很大，一般情况下，MODS 病程为 14～21 天，并经历休克、复苏、高分解代谢状态和器官衰竭阶段。每个阶段都有其典型的临床特征（表 4-7），且发展速度极快，患者可能死于 MODS 的任一阶段。尽管 MODS 涉及面广，临床表现复杂，但 MODS 具有以下显著特征：①发生功能障碍的器官往往是直接损伤器官的远隔器官；②从原发损伤到发生器官功能障碍在时间上有一定的间隔；③高排低阻的高动力状态是循环系统的特征；④高氧输送和氧利用障碍及内脏器官缺血、缺氧，使氧供需矛盾尖锐；⑤持续高代谢状态和能源利用障碍。

表 4 - 7　MODS 的临床分期和特征

项目	第 1 阶段	第 2 阶段	第 3 阶段	第 4 阶段
一般情况	正常或轻度烦躁	急性面容、烦躁	一般情况差	濒死感
循环系统	容量需要增加	高动力状态、容量依赖	休克、心排血量下降、水肿	需血管活性药物维持血压,水肿、SO_2 下降
呼吸系统	轻度呼吸性碱中毒	呼吸急促、呼吸性碱中毒、低氧血症	严重低氧血症、ARDS	高碳酸血症、气压伤
肾脏	少尿、利尿剂反应差	肌酐清除率下降、轻度氮质血症	氮质血症、有血液透析指征	少尿、血透时循环不稳定
胃肠道	胃肠胀气	不能耐受食物	肠梗阻、应激性溃疡	腹泻、缺血性肠炎
肝脏	正常或轻度胆汁淤积	高胆红素血症	临床黄疸	转氨酶升高、严重黄疸
代谢	高血糖、胰岛素需要量增加	高分解代谢	高血糖	骨骼肌萎缩、乳酸酸中毒
中枢神经系统	意识模糊	嗜睡	昏迷	昏迷
血液系统	正常或轻度异常	血小板计数减少、白细胞计数增多或减少	凝血功能异常	不能纠正的凝血障碍

五、MODS 的流行病学

(一)MODS 的患病情况

1. MODS 的发病率

MODS 是导致 ICU 患者死亡的首要原因。某项针对美国 40 家医院 17449 例 ICU 患者的统计结果表明,MODS 的发病率为 14%。早期认识 MODS 的患病危险因素、早期干预,仍然是重症医学的重要研究方向。

2. MODS 衰竭器官及衰竭顺序

MODS 患者不同器官发生功能障碍的频率是不同的。北京协和医院的调查显示以呼吸和循环衰竭发生频率最高,分别为 81.7% 和 81.42%,其次依次为中枢神经系统衰竭 55.5%、胃肠衰竭 39.8%、肾衰竭 38.4%、肝衰竭 17.9% 和血液系统衰竭 11.2%。

MODS 的各器官功能障碍的始发时间不同,一般无特定发病顺序。但在同类疾病引起的 MODS 中,器官功能障碍的顺序似乎有规律可循。有研究表明外科急症手术后合并感染的患者,一旦发生 MODS,器官功能障碍的顺序有一定的规律。以急症手术当天为起点,术后 2.6 天发生全身性感染,呼吸衰竭是第一个发生功能障碍的器官,几乎与全身性感染的时间一致。之后,依次发生肝脏、胃肠道和肾脏衰竭。MODS 器官发生功能障碍顺序有助于临床医师早期认识和预防可能发生的器官功能障碍。当然,由于患者个体差异很大,即使原发疾病相同,MODS 发生功能障碍的器官顺序也可能有较大差异。

(二)预后及病死率

MODS 是重症患者首要死亡原因,而且 MODS 的病死率与器官衰竭的数目具有明显的相关性。上述针对美国 40 家医院 17449 例 ICU 患者的统计结果表明,2 个器官衰竭者的病死率为 52%~65%,而 3 个或 3 个以上者的病死率达 84%。一项针对 1056 例 ICU 患者的调查显示,MODS 病死率为 49.3%,其中 2 个器官衰竭者的病死率为 17.8%,3 个器官衰竭者的病死率为 47.1%,而 4 个器官衰竭者的病死率达 77%。可见,患者一旦发生 MODS,则病死率很高,会严重影响其预后。

尽管衰竭器官数量相同,但衰竭器官不同,MODS 的病死率也可能不同。北京协和医院 ICU 的调查显示,118 例患者发生 2 个器官衰竭,病死率为 17.8%,但衰竭器官不同,病死率差异很大。呼吸衰竭和循环衰竭者的病死率为 19.5%,而肝、肾衰竭者的病死率高达 33.3%($P<0.05$)。

(三)病死危险因素

MODS 患者的病死率高,认识病死危险因素有助于早期确立 MODS 治疗对策。Knaus 等对 MODS 的病死危险因素做了大规模的临床调查,概括了 MODS 病死的相关危险因素。针对 MODS 病死危险因素进行积极处理和干预,可能是降低 MODS 病死率的关键。

(四)MODS 患者的直接病死原因

循环功能衰竭是 MODS 最常见的直接病死原因,其次为中枢神经系统衰竭和心力衰竭等。进一步提示在 MODS 治疗中应特别注意纠正循环功能衰竭,并针对病因采取有效的治疗措施,不应掉以轻心。

(张 伟)

第五节 MODS 的治疗原则

所有 MODS 患者均应进入 ICU,MODS 患者的监测和治疗应由专科医师和 ICU 专职医师共同完成。因为 MODS 的病因复杂,涉及的器官和系统多,治疗中往往面临很多矛盾,所以 MODS 的治疗应遵循以下原则。

一、控制原发病

控制原发疾病是 MODS 治疗的关键,应重视原发疾病的处理。对于存在严重感染的患者,必须积极地的引流感染灶和目标性地应用有效抗生素。若为创伤患者,则应积极清创,并预防感染的发生。当重症患者出现腹胀、不能进食或患无石性胆囊炎时,应采用积极的措施,如导泻、灌肠等,以保持肠道通畅,恢复肠道屏障功能,避免肠道菌群移位。而对于休克患者,则应争分夺秒地进行休克复苏,尽可能地缩短休克时间,避免引起进一步的器官功能损害。

二、改善氧代谢、纠正组织缺氧

氧代谢障碍是 MODS 的特征之一,纠正组织缺氧是 MODS 重要的治疗目标。改善氧代谢障碍、纠正组织缺氧的主要手段包括增加氧输送、降低氧耗等。

(一)增加氧输送

增加氧输送是目前改善组织缺氧最可行的手段之一。氧输送是单位时间内心脏泵出的血液所携带的氧量,由心脏泵功能、动脉氧分压/SO$_2$和血红蛋白浓度决定,因此,增加氧输送也就通过心脏、血液和肺交换功能3个方面来实现。

(1)维持动脉氧合:提高动脉氧分压或动脉SO$_2$是增加氧输送的3个基本手段之一。氧疗、呼吸机辅助通气和控制通气是支持动脉氧合的常用手段。

至于支持动脉氧合的目标,不同类型的患者有不同的要求。对于非急性呼吸窘迫综合征或急性呼吸衰竭患者,支持动脉氧合的目标是将动脉氧分压维持在80 mmHg以上或动脉SO$_2$维持在94%以上。但对于急性呼吸窘迫综合征和急性呼吸衰竭患者,将动脉氧分压维持在80 mmHg以上常是困难的,往往需要提高呼吸机条件、增加呼气末正压水平或提高吸入氧的浓度,有可能导致气压伤或引起循环干扰,因此,对于这类患者,支持动脉氧合的目标是将动脉氧分压维持在60 mmHg水平以上或动脉SO$_2$在90%以上。之所以将动脉氧分压维持在60 mmHg以上,与动脉血氧离曲线的"S"形特征有关,当动脉氧分压高于60 mmHg水平时,动脉SO$_2$达到90%,进一步提高动脉氧分压,呼吸和循环的代价很大,但动脉SO$_2$增加却并不明显,氧输送也就不会明显增加。

(2)维持心排血量:维持心排血量也是增加全身氧输送的基本手段。保证适当的前负荷、应用正性肌力药物和降低心脏后负荷是支持心排血量的主要方法。

调整前负荷是支持心排血量首先需要考虑的问题,也是最容易处理的环节。若前负荷不足,则可导致心排血量明显降低。而前负荷过高,又可能导致肺水肿和心脏功能降低。因此,调整心脏前负荷具有重要的临床意义。当然,对于重症患者,由于血管张力的改变以及毛细血管通透性的明显增加,往往使患者的有效循环血量明显减少,也就是说,前负荷减少更为常见。监测中心静脉压或肺动脉嵌顿压,可指导对前负荷的调整。液体负荷试验后或利尿后,观察肺动脉嵌顿压与心排血量的关系(心功能曲线)的动态变化,比单纯监测压力的绝对值更有价值。补充血容量,可选择晶体液和胶体液,考虑到危重患者毛细血管通透性明显增加,晶体液在血管内的保持时间较短,易转移到组织间隙,应适当提高胶体液的补充比例。

(3)增加血液携带氧的能力:维持适当的血红蛋白浓度是改善氧输送的重要手段之一。由于血红蛋白是氧气的载体,机体依赖血红蛋白将氧从肺毛细血管携带到组织毛细血管,维持适当的血红蛋白浓度实际上就是支持血液携带氧的能力。但是,并非血红蛋白浓度越高,就对机体越有利。当血红蛋白浓度过高时(如高于14 g/dL),血液黏滞度明显增加,不但增加心脏负荷,而且影响血液在毛细血管内的流动,最终影响组织氧合。一般认为,血红蛋白浓度的目标水平是8~10 g/dL或红细胞比容维持在30%~35%。

(二)降低氧耗

降低氧耗在MODS治疗中常被忽视。由于组织缺氧是氧供与氧需失衡的结果,氧耗增加也是导致组织缺氧和MODS的原因之一,降低氧耗对MODS的防治具有重要意义。

导致重症患者氧耗增加的因素很多,针对不同原因进行治疗,就成为防治MODS的重要手段。体温每增加1 ℃,机体氧需可增加7%,氧耗可增加25%。因此,及时降温对于发热的患者就很必要。降温可采用解热镇痛药物和物理降温等手段。进行物理降温时,要特别注意防止患者出现寒战。一旦发生寒战,机体氧耗将增加100%~400%,对机体的危害很大。疼痛和烦躁也是导致机体氧耗增加的常见原因。有效地镇痛和镇静,使患者处于较为舒适的安静状态,对防治MODS有益。抽搐导致的氧耗增加也十分明显,及时止痉是必要的。正常情况下,呼吸肌的氧耗占全身氧耗的1%~3%,若患者出现呼吸困难或呼吸窘迫,则呼吸肌的氧耗骤增,呼吸肌的氧需可能增加到占全身氧需的 20%～50%。呼吸氧需的明显增加,势必造成其他器官的缺氧。采取积极措施,如机械通气或提高机械通气条件,改善患者的呼吸困难,能明显降低患者呼吸肌的氧耗。

三、代谢支持与调理

MODS 使患者处于高度应激状态,导致机体出现以高分解代谢为特征的代谢紊乱。机体分解代谢明显高于合成代谢,蛋白质分解、脂肪分解和糖异生明显增加,但糖的利用能力明显降低。Cerra 将之称为自噬现象。在严重情况下,机体蛋白质的分解代谢较正常增加 40%～50%,而骨骼肌的分解代谢可增加 70%～110%,分解产生的氨基酸部分经糖异生作用后供能,部分供肝脏合成急性反应蛋白。器官及组织细胞的功能维护和组织修复有赖于细胞得到适当的营养底物,机体高分解代谢和外源性营养利用障碍,可导致或进一步加重器官功能障碍。因此,在 MODS 早期,代谢支持和调理的目标应当是试图减轻营养底物不足,防止细胞代谢紊乱,支持器官、组织的结构功能,参与调控免疫功能,减少器官功能障碍的产生。而在 MODS 的后期,代谢支持和调理的目标是进一步加速组织修复,促进患者康复。

(一)代谢支持

代谢支持是 Cerra1988 年提出的,指为机体提供适当的营养底物,以维持细胞代谢的需要,而不是供给较多的营养底物以满足机体的营养需要。与营养支持的区别在于,代谢支持既防止因底物供应受限影响器官的代谢和功能,又避免因底物供给量过多而增加器官的负担,影响器官的代谢和功能。其具体实施方法:①非蛋白热量<35 kcal/(kg·d)(146 kJ/kg·d),一般为 25～30 kcal/(kg·d),其中 40%～50% 的热量由脂肪提供,以防止糖代谢紊乱,减少二氧化碳生成,降低肺的负荷;②提高氮的供应量[0.25～0.35 g/(kg·d)],以减少体内蛋白质的分解和供给急性反应蛋白合成的需要;③非蛋白热量与氮的比例降低到 100 kcal:1 g。

尽管代谢支持的应用,对改善 MODS 的代谢紊乱有一定的疗效,但并不能避免或逆转代谢紊乱。

(二)代谢调理

代谢调理是代谢支持的必要补充。由于 MODS 患者处于高分解代谢状态,虽根据代谢支持的要求给予营养,仍不能达到代谢支持的目的,机体继续处于高分解代谢状态,供给的营养底物不能维持机体代谢的需要。因此,1989 年 Shaw 提出从降低代谢率或促进蛋白质合成的角度着手,应用药物和生物制剂,以调理机体的代谢,称为代谢调理。其主要方法包括:①应用布络芬、吲哚美辛等环氧化酶抑制剂,抑制前列腺素的合成,降低分解代谢率,减少蛋白质分解;②应用重组的人类生长激素和生长因子,促进蛋白质的合成,改善负氮平衡。

代谢调理的应用明显降低了机体的分解代谢率,并改善了负氮平衡,但代谢调理也不能从根本上逆转高分解代谢和负氮平衡。利用代谢支持和代谢调理对机体继续调控和治疗,有望进一步提高营养代谢支持的疗效,改善 MODS 患者的预后。

四、免疫调节治疗

基于炎症反应失控是导致 MODS 的本质性原因这一认识,抑制 SIRS 有可能阻断炎症反应发展,最终可能降低 MODS 患者的病死率。免疫调控治疗实际上就是 MODS 病因治疗的重要方面。当前,对机体炎症反应的认识不断深入,取得了阶段性的成果,但要对 MODS 治疗发挥指导性作用,尚有待时日。

(一)炎症反应失控的评估与 MODS 的治疗策略

正确判断 MODS 患者 SIRS/CARS 失衡方向,是进行临床干预、恢复 SIRS 与 CARS 平衡的前提。虽然目前尚无快速、准确的指标应用于临床,但有关外周血单核细胞表面 HLA-DR 表达量及辅助性 T 细胞功能的研究,可帮助判断 SIRS/CARS 的失衡方向,从而为指导免疫调控治疗带来曙光。

辅助性 T 细胞功能改变能够反映机体的免疫功能状态,辅助性 T 细胞的漂移方向有助于反映 SIRS/CARS 的失衡方向和程度。根据辅助性 T 细胞所分泌的不同淋巴因子及其功能,将辅助性 T 细胞分为辅助性 T 细胞-1 和辅助性 T 细胞-2 细胞两种类型,辅助性 T 细胞-1 以产生 IL-2、TNF-β 等促炎介质为特征,可增强炎症细胞毒性作用,介导细胞免疫应答。辅助性 T 细胞-2 可产生 IL-4、IL-5、IL-10、IL-13 等细胞因子,以抗感染反应为主,可促进抗体生成,介导体液免疫应答。可见,辅助性 T 细胞-1 和辅助性 T 细胞-2 实际上分别反映促炎反应和抗感染反应,两者的失衡则反映了 SIRS 和 CARS 的失衡,是 MODS 免疫失衡的重要环节。

(二)炎症介质基因表达的多态性与 MODS 的治疗策略

近年来,分子生物学的发展,尤其是以抑制炎症反应为主的免疫调控治疗临床试验的失败,使人们逐渐注意到遗传和基因特征参与感染、创伤和 MODS 的发病过程。研究证实,TNF 和 IL-1 等炎症介质因子具有多态性的特点。$TNF-\beta$ 基因上游调控区(启动子区)-308 位点含有限制性内切酶多态性位点。一项对 40 例严重感染患者的研究表明,具有限制性内切酶多态性位点的 $TNF-\beta_2$ 纯合子患者,血浆 TNF 浓度和患者的病死率均显著高于 $TNF-\beta_1$ 纯合子患者,证实 $TNF-\beta_2$ 基因型可能是患者释放高浓度 $TNF-\alpha$ 和凶险预后的基因标志。

细胞因子的基因型不同,则免疫炎症性反应不同。特别值得注意的是,基因表达的多态性对介质表达、感染易感性和危重患者的预后具有明显不同的影响。可见,基因多态性与感染患者炎症反应的差异有关。极富挑战性的是,哪些炎症相关基因具有多态性的特征目前尚不清楚。炎症相关基因多态性的研究日益受到重视,通过对 MODS 动物和患者炎症相关基因多态性的分析,试图寻找与感染及 MODS 相关的基因,弄清细胞因子基因多态性对炎症反应程度和患者预后的影响,并为进一步的基因调控治疗和个体化的免疫调控治疗奠定基础。

总之,全面深刻地认识和研究 MODS 的发病机制,采用积极合理的干预手段,随着器官支持手段和技术的不断完善,必将有助于提高 MODS 的抢救成功率。

(杨松柳)

第五章

神经系统急危重症

第一节 短暂性脑缺血发作

短暂性脑缺血发作(transient ischemic attack，TIA)是指某一区域脑组织因一时血液供应不足导致其功能发生短暂的障碍，表现为突然发作的局灶性症状和短暂的脑血液循环障碍体征，大多持续数分钟至数十分钟，最多24小时内完全恢复，可反复发作。TIA被比喻为"大脑间歇性跛行"，是公认的缺血性卒中患者最重要的危险因素。近期频繁发作的TIA是脑梗死的特级警报，4%～8%的完全性卒中发生于TIA之后。有人认为颈内动脉系统TIA和表现为一过性黑矇的椎-基底动脉系统TIA患者易发生脑梗死，心房纤颤合并的TIA患者易发生栓塞性脑梗死。

一、病因及发病机制

TIA的病因尚不完全清楚。本病的病因与动脉粥样硬化、动脉狭窄、心脏病、血液成分改变及血流动力学变化等多种因素及多种途径有关。

(1)微血栓：颈内动脉和椎-基底动脉系统动脉粥样硬化狭窄处的附壁血栓、硬化斑块及其中的血液分解物、血小板聚集物等游离脱落后，阻塞了脑部动脉，当栓子碎裂或向远端移动时，缺血症状消失。

(2)脑血管痉挛：颈内动脉或椎-基底动脉系统动脉粥样硬化斑块使血管腔狭窄，该处产生血流旋涡流；当旋涡流加速时，刺激血管壁导致血管痉挛，出现TIA；当旋涡流减速时，症状消失。

(3)脑血流动力学、血液成分改变：当颈动脉和椎-基底动脉系统闭塞或狭窄时，如患者突然发生一过性血压过低，因脑血流量减少而导致本病发作；血压回升后，症状消失。本病多见于血压波动时易出现本病发作。此外，心律不齐、房室传导阻滞、心肌损害也可因脑局部血流突然减少而发病。某些血液系统疾病如(真性红细胞增多症、血小板增多症、白血病、异常蛋白血症和贫血等)也可引起TIA。

(4)其他：如脑实质内的血管炎或小灶出血、脑外溢血综合征和颈部动脉扭曲、过长、打结或椎动脉受颈椎骨质增生骨刺压迫，当转头时则会引起本病发作。

二、临床表现

TIA好发于50～70的岁老年人，男性多于女性。TIA的临床表现多种多样，发作的频度与形式个体差异很大。TIA多在体位改变、活动过度、颈部突然转动或屈伸等情况下发病。本病临床表现具有突发性、反复性、短暂性和恢复完全等特点。TIA患者常有高血压、糖尿病、心脏病和高脂血症病史。临床上须将 TIA 与其他急性脑血管病和其他病因引起的眩晕、昏厥等鉴别。

(一)颈动脉系统 TIA

颈动脉系统 TIA 较椎-基底动脉系统 TIA 发作少,但持续时间久,且易引起完全性卒中。最常见的症状为对侧单肢无力或轻度偏瘫,可伴有对侧面部轻瘫、偏身感觉障碍和 Horner 征交叉瘫(病变侧 Horner 征、对侧偏瘫),主侧半球受累可出现失语症。可能出现的症状有:①对侧单肢或半身感觉异常,如偏身麻木或感觉减退,为大脑中动脉供血区缺血的表现;②对侧同向性偏盲,较少见;为大脑中动脉与大脑后动脉皮质支或大脑前动脉、中动脉、后动脉皮质分水岭区缺血而使顶、枕、颞交界缺血所致。因病变侧眼动脉缺血而出现的同侧单眼一过性黑矇,为颈内动脉系统 TIA 所特有。

(二)椎-基底动脉系统 TIA

椎-基底动脉系统 TIA 较颈动脉系统 TIA 多见,且发作次数也多,但时间短。其主要表现为脑干、小脑、枕叶、颞叶及脊髓近端缺血,神经缺损症状,如眩晕、眼球震颤、站立或步态不稳、视物模糊或变形、视野缺损、复视、恶心或呕吐、听力下降、延髓性麻痹、交叉性瘫痪、轻度偏瘫和双侧轻度瘫痪等。

(1)特征性症状:具体如下。①跌倒发作:表现为患者转头或仰头时,下肢突然失去张力而跌倒,无意识丧失,常可很快自行站起,系下部脑干网状结构缺血所致。②短暂性全面性遗忘症:发作时出现短时间记忆丧失,患者对此有自知力,持续数分钟至数十分钟;发作时有时间、地点定向障碍,但谈话、书写和计算能力保持;是大脑后动脉颞支缺血累及边缘系统的颞叶海马、海马旁回和穹隆所致。③双眼视力障碍发作:因双侧大脑后动脉距状支缺血而致枕叶视皮质受累。

(2)可能出现的症状:具体如下。①吞咽障碍、构音不清:脑干缺血所致延髓性麻痹或假性延髓性麻痹的表现。②共济失调:因椎动脉及基底动脉小脑分支缺血导致小脑功能障碍。③意识障碍伴或不伴瞳孔缩小:高位脑干网状结构缺血累及网状激活系统及交感神经下行纤维所致。④一侧或双侧面、口周麻木或交叉性感觉障碍:是三叉神经脊束核及同侧脊髓丘脑束缺血的表现。⑤眼外肌麻痹和复视:为中脑或脑桥缺血的表现。⑥交叉性瘫痪:一侧脑干缺血的典型表现,可因脑干缺血部位的不同而出现不同的综合征,表现为一侧动眼神经、展神经或面神经麻痹,对侧肢体瘫痪。

(3)辅助检查:CT、MRI 检查大多正常,部分病例可见脑内有小梗死灶或缺血灶。神经心理学检查可能发现轻微的脑功能损害。

三、诊断与鉴别诊断

因大多数 TIA 患者就诊时症状已消失,故其诊断主要依靠病史。对有典型临床表现者诊断不难,但确定病因十分重要,应当进行某些辅助检查,有助于选择适当的治疗方法。TIA 的临床表现最常见的是运动障碍,如只出现肢体一部分或一侧面部感觉障碍、视觉丧失或失语发作,则诊断必须慎重;有些症状(如麻木、头昏)也很常见,但不一定表明是 TIA。TIA 应与以下疾病鉴别。

(1)部分性癫痫:特别是单纯部分发作,常表现为持续数秒至数分钟的肢体抽搐,从躯体的一处开始,向周围扩展,多有脑电图异常,CT 及 MRI 检查可发现脑内局灶病变。

（2）梅尼埃病：发作性眩晕、恶心、呕吐与椎-基动脉系统 TIA 相似，但每次发作持续时间往往超过 24 小时，伴有耳鸣、耳阻塞感、听力减退等症状，除眼球震颤外，无其他神经系统定位体征，且无意识障碍。发病年龄多在 50 岁以下。

（3）心脏疾病：阿-斯综合征，严重心律失常，如室上性心动过速、VT、心房扑动、多源性室性期前收缩、病态窦房结综合征等，可因阵发性全脑供血不足，出现头昏、晕倒和意识丧失，但常无神经系统局灶症状和体征，心电图、超声心动图和 X 线检查常有异常发现。

（4）其他：颅内肿瘤、脓肿、慢性硬膜下血肿、脑内寄生虫等也可出现类 TIA 发作症状，原发性或继发性自主神经功能不全也可因血压或心律的急剧变化而出现短暂性全脑供血不足、发作性意识障碍，应加以鉴别。

四、治疗

治疗的目的是消除病因、减少及预防复发、保护脑功能。

（一）首先去除危险因素

如戒烟、禁止过度饮酒，治疗高血压、冠心病、心律失常、心力衰竭等；有效地控制糖尿病、高脂血症、血液系统疾病等。对颈动脉有明显动脉粥样硬化斑、狭窄或血栓形成，影响了脑供血并有反复 TIA 者，可行颈动脉内膜剥离术、血栓内膜切除术、颅内外动脉吻合术或血管介入治疗等。

（二）预防性药物治疗

（1）抗血小板聚集药物：首选阿司匹林，急性发作时可用 300 mg/d，晚餐后服用；2 周后改为 30～75 mg/d。

（2）抗凝血药物：对 TIA 发作频繁（特别是颈内动脉系统 TIA）的效果较抗血小板药物的效果好；对渐进性、反复发作和一过性黑矇的 TIA 可起到预防卒中的作用。可用低分子肝素 4000 U 皮下注射，每日 1 或 2 次。

（3）其他：包括中药，如丹参、川芎、红花等。

（4）脑保护治疗：对频繁发作的 TIA、神经影像学检查显示有缺血或脑梗死病灶者，可给予钙拮抗剂脑保护治疗。

（5）对颈椎病患者，可用颈托，使椎体的活动受限，或做颈头部牵引治疗。

五、预防

（1）一级预防指未发生卒中前预防发生动脉粥样硬化和小动脉粥样硬化。

（2）预防高血压和动脉粥样硬化。戒烟，戒酒，有中风家族史和其他血管危险因素的人定期查血小板聚集功能。

（3）二级预防指发生卒中后预防复发，主要服用抗血小板聚集药物，同时仔细寻找患者中风的危险因素。

（4）适当控制脂肪的摄入，饮食忌过咸、过甜。

（刘媛媛）

第二节　脑出血

脑出血是指原发性非外伤性脑实质内出血,好发于 50~70 岁的中老年人,发病率为 60/10 万~80/10 万人,占急性脑血管病的 30%左右,急性期患者的病死率为 30%~40%。

一、病因和发病机制

脑出血常见的病因是高血压和动脉粥样硬化,其他病因还包括先天性脑动脉瘤、脑血管畸形、脑瘤、血液病、感染、药物、外伤及中毒等。当具备上述改变的患者,一旦在情绪激动、体力过度等诱因下出现血压急剧升高并超过其血管壁所能承受的压力时,血管就会破裂、出血,形成脑内大小不同的出血灶。

脑出血发生于大脑半球者占 80%,发生于脑干或小脑者约占 20%。豆纹动脉自大脑中动脉近端呈直角分支,受高压血流冲击最大,是脑出血最好发部位,故出血多在基底节、内囊和丘脑附近。病理检查可见,出血侧半球肿胀、充血,血液流入蛛网膜下腔或破入脑室;出血灶形成不规则空腔,中心充满血液或紫色葡萄浆状血块,周围是坏死脑组织、淤点状出血性软化带和明显的炎细胞浸润。血肿周围脑组织受压、水肿明显,较大血肿可引起脑组织和脑室移位、变形和脑疝形成,脑疝是脑出血最常见的直接致死原因。急性期后血块溶解,巨噬细胞清除含铁血黄素和坏死脑组织,胶质增生,小出血灶形成胶质瘢痕,大出血灶形成中风囊。

二、临床表现

脑出血多在活动或用力、激动状态下突然起病,数分钟内出现头痛、头晕、恶心、呕吐、偏瘫、抽搐、失语、意识障碍、大小便失禁等症状,症状、体征特点与出血部位及出血量有关。

(一)基底节区出血

病灶对侧肢体偏瘫、偏身感觉障碍、同向偏盲;出血在左半球者常有不同类型的失语;出血量大或出血靠近丘脑者常有高热、瞳孔缩小、昏迷及颞叶沟回疝等表现。

(二)脑叶出血

脑叶出血常由脑动静脉畸形、烟雾病、血管淀粉样变性和肿瘤等所致,出现额叶、顶叶、颞叶、枕叶相应的功能损害症状。其中顶叶出血最常见,可见偏身感觉障碍、空间构象障碍;额叶出血可见偏瘫、布罗卡失语、抽搐等;颞叶出血可见韦尼克失语、精神症状;枕叶出血可出现对侧偏盲。

(三)脑桥出血

脑桥小量出血可无意识障碍,表现为交叉性瘫痪,头和眼转向非出血侧,呈"凝视瘫肢"状;脑桥大量出血常破入第四脑室,患者于数秒至数分钟内陷入昏迷,出现双侧瞳孔缩小呈针尖样、呕吐咖啡样胃内容物、中枢性高热、中枢性呼吸障碍,病情常迅速恶化,多数在 48 小时内死亡。

(四)小脑出血

小脑出血常表现为枕区剧烈头痛、眩晕、频繁呕吐和平衡障碍,但无肢体瘫痪。小脑出血量大者可在 12~24 小时内出现昏迷和脑干受压征象。

(五)脑室出血

脑室出血多数为小量出血,表现为颅高压症状及脑膜刺激征阳性,常无局灶定位体征;重症患者可迅速出现昏迷、频繁呕吐、针尖样瞳孔、四肢弛缓性瘫痪及去大脑强直,预后不良,多迅速死亡。

三、实验室和其他检查

(一)CT 检查

CT 是临床疑诊脑出血的首选检查,早期呈高密度出血影,可准确显示出脑出血灶的部位、范围,并可据此计算出血量及判断其预后,1 周后呈现低密度或囊性变。根据 CT 影像,可采用简便易行的多田氏公式对出血量进行估计:出血量=0.5×最大面积长轴(cm)×最大面积短轴(cm)×层面数。

(二)MRI 检查

在对急性期脑出血的诊断方面,CT 优于 MRI,但 MRI 检查能更准确地显示血肿演变的过程,对某些脑出血患者的病因探讨有所帮助。

(三)脑脊液检查

对没有条件或不能进行 CT 扫描者,可进行腰穿检查协助诊断,可见血性脑脊液,阳性率约为 60%。在大量的脑出血或脑疝早期应慎重,以免诱发脑疝。

四、诊断和鉴别诊断

对典型病例的诊断一般不难。对于 50 岁以上的患者,既往有高血压病史,在体力活动或情绪激动时突然发病,进展迅速,出现意识障碍及头痛、呕吐等颅内压增高症状,并有脑膜刺激征及偏瘫、失语、血压明显升高(收缩压可达 26.67 kPa)等神经系统局灶的症状和体征,应首先考虑脑出血。结合头颅 CT 检查,即可确诊。脑出血应与以下疾病相鉴别。

(一)脑血栓形成

患者多有 TIA 或心脏病史;常在安静休息时发病;进展缓慢,在发病 1 或 2 天后逐渐加重;发作时血压多较正常,也无头痛、呕吐等症状;神志清醒,脑脊液压力不高,清晰无色;中枢性呼吸障碍少见,瞳孔两侧对称,眼球少见偏斜、浮动。CT、MRI 检查可明确识别病变。

(二)外伤性脑出血

有明确的闭合性头部外伤史,多发生于受冲击颅骨下或对冲部位,常见于额叶和颞极,CT 检查可显示血肿。

五、高压氧治疗

对出血性脑血管病的高压氧治疗目前仍存在争议,只要掌握好治疗指征和治疗方法,还是应尽早开始高压氧治疗。

(一)治疗指征

(1)发病在 6 小时以上及次日头颅 CT 显示血肿无增大。

(2)试验性高压氧治疗 1 或 2 次后症状未加重及 CT 复查血肿未见增大。

(3)意识障碍轻、出血量小。

(4)出血量大者经血肿清除术清除后，病情稳定，CT 证实无继发出血。

(5)脑出血恢复期有神经功能障碍。

(二)治疗方法及注意事项

(1)治疗压力宜偏低(≤0.2 MPa)，升压和减压速率适当减慢，治疗期间避免压力波动过大。也可采用从低压力(如 0.5 MPa 或 0.6 MPa)开始逐次升高治疗压力的方法，观察患者的治疗反应，选择合适的治疗压力。

(2)吸氧 60～80 分钟，每日 1 次，治疗次数一般不少于 10 次(1 个疗程)，以 2 或 3 个疗程较好。重症患者应采用连续供氧(1 级供氧)的方式给氧，以保证患者有氧治疗。

(3)脑出血急性期应做好高压氧舱内治疗全程生命体征监护，备有抢救设施和药物。

(4)对重症患者首次治疗时最好采用单独开舱，有医护人员陪同。

(5)对昏迷患者应保持呼吸道通畅，对气管切开患者采用吸氧头罩或特殊的设备。

六、常规治疗

(一)急性期治疗

急性期治疗的原则为适当调整血压，防止出血加重或再出血，降低颅内压，控制脑水肿，维持生命功能，预防脑疝发生和防治并发症。

1.一般治疗

急性期患者应安静卧床休息 2～4 周，抬高床头，保持呼吸道通畅，防止肺炎、压疮。对烦躁不安者或癫痫者，应用镇静、止痉和镇痛药。头部物理降温有利于减轻脑水肿及颅内高压症状。

2.降低颅内压

脑出血后常有脑水肿，其中约有 2/3 发生颅内压增高。可选用甘露醇 125～250 mL 快速静脉滴注(30 分钟内)，6～8 小时 1 次；或选用甘油果糖、甘油氯化钠等，使用时注意尿量、血钾及心、肾功能；还可酌情选用呋塞米、清蛋白，使用时要注意水及电解质平衡。

3.调整血压

脑出血后的高血压与颅内压增高有关，是脑血管自动调节的结果，随着颅内压的下降，血压也随之降低，一般在发病 1 周后逐渐降至正常。因此，在急性期通常不使用降压药物。如果收缩压超过 200 mmHg，舒张压超过 120 mmHg，须进行降压治疗，但不宜使血压过低，以免引起脑供血不足而加重病情。常用的降压药物有利血平 0.5～1 mg，肌内注射，25% 硫酸镁 10 mL 深部肌内注射或卡托普利口服等。如果急性期血压过低，则应将血压调至正常，必要时给予升压药物，以维持正常的脑灌注。

4.注意热量补充和水、电解质及酸碱平衡

每日液体输入量按尿量＋500 mL 计算，若患者有高热、多汗、呕吐及腹泻，则应适当增加输入量。

5.防治并发症

预防感染、应激性溃疡、稀释性低钠血症、痫性发作、中枢性高热、下肢深静脉血栓形成等

并发症。

6.手术治疗

手术目的是消除血肿,解除脑组织受压,有效地降低颅内压,改善脑血液循环以求挽救患者生命,并有助于神经功能的恢复。下列情况可考虑手术治疗:小脑出血易形成脑疝,如果诊断成立,则应立即进行手术;壳核出血不少于 30 mL,或有颅内压增高,出现脑疝可能者;丘脑出血不少于 15 mL,病情继续恶化者。

(二)康复治疗

病情稳定后应及早进行康复治疗,康复治疗可促进瘫痪肢体功能恢复和语言功能恢复,改善脑功能,减少后遗症以及预防复发。

七、转诊

(一)转诊指征

脑出血原则上应就地治疗,若病情较重或治疗过程中病情加重、治疗条件有限,则应及时将患者转上级医院治疗。

(二)转诊的注意事项

首先处理高血压和颅内高压;转运途中避免颠簸,以防出血加重或再出血。

八、健康指导

(1)向患者和家属介绍疾病的基本知识,告知积极治疗原发病的重要性。

(2)保持乐观精神,坚持适当的体育锻炼,注意劳逸结合。

(3)饮食清淡,忌烟酒,避免过度用力排便,防寒避暑,改变体位时动作必须缓慢。

(4)遵医嘱执行诊疗计划,并定期复查。

脑出血通常在短时间内停止,一般不复发。预后与出血量、部位、病因及全身状况有关,脑干、丘脑及大脑室出血者预后差。血肿与周围脑水肿联合占位效应可导致脑疝和致命性预后。脑出血患者的病死率较高,约 50% 的患者死于发病后 2 天内,部分患者可生活自理或恢复工作。

(刘媛媛)

第三节　脑梗死

脑梗死是脑血液供应障碍引起缺血、缺氧,导致局限性脑组织缺血性坏死或脑软化,包括脑血栓形成、脑栓塞等。脑血栓形成是指供应脑的动脉因粥样硬化使管腔缩窄,甚至闭塞,并在此基础上形成血栓,导致局灶性急性脑供血不足而发病,是脑梗死最常见的类型,占 40%～60%;因异物沿血液循环进入脑动脉或供应脑血液循环的颈区动脉,造成血流阻断或血流量骤减而产生相应支配区域脑组织软化坏死者,称为脑栓塞,占脑梗死的 15%～20%。脑梗死的发病率为 110/10 万人,约占全部脑卒中的 70%,病死率平均为 10%～15%,致残率极高,且极易复发。

一、脑血栓形成

(一)病因和病理

脑血栓形成最常见的病因是动脉粥样硬化,其次是高血压、糖尿病、真性红细胞增多症、高凝状态、高脂血症,再次是血管壁病变(如结核性、化脓性病变)、钩端螺旋体感染、结缔组织病及变态反应性动脉炎等。动脉粥样硬化好发于大血管的分叉处及弯曲处,故脑梗死多发于大脑中动脉和大脑前动脉的主要分支以及颈内动脉的虹吸部及起始部、椎动脉及基底动脉中下段。脑血栓形成的病理:脑动脉闭塞 6 小时以内脑组织改变不明显;8~48 小时缺血的中心部位软化,组织肿胀、坏死,镜检见组织形态混浊,神经细胞及胶质细胞变性、坏死,毛细血管轻度扩张,周围可见液体或红细胞渗出;2 或 3 天后,周围水肿明显;7~14 天,病变区明显变软,神经细胞消失,脑组织液化,巨噬细胞大量出现,星形细胞增生;21~28 天,胶质细胞及毛细血管增生,小病灶形成胶质瘢痕,大病灶形成中风囊,此期可持续数月至两年。

(二)临床表现

脑血栓形成常在安静或睡眠中发病,部分患者有 TIA 前驱症状,局灶性体征多在发病后10 余小时或一两天达到高峰,临床症状的复杂性多与脑损害的部位、脑缺血性血管大小、缺血的严重程度、发病前有无其他疾病,以及有无合并其他重要脏器疾病等有关。

1.颈内动脉闭塞综合征

颈内动脉闭塞综合征可无症状,有症状的闭塞可引起类似于大脑中动脉闭塞的表现(如病灶对侧偏瘫、偏身感觉减退、同向偏盲),优势半球受累可造成失语。近 15% 的患者有先兆,包括 TIA 和同侧视网膜动脉缺血引起的单眼盲。部分患者可伴有一过性失明和霍纳综合征。

2.大脑中动脉闭塞综合征

大脑中动脉闭塞综合征为大脑中动脉闭塞发生脑血管病中最为严重的一种,可引起病灶对侧偏瘫、偏身感觉障碍和偏盲,优势半球侧动脉主干闭塞可有失语、失写、失读;深支或豆纹动脉闭塞可引起病灶对侧偏瘫,一般无感觉障碍或同向偏盲,优势半球受损可出现失语;皮质支闭塞可引起以面部及上肢为重的病灶对侧偏瘫,优势半球可引起运动性失语、感觉性失语、失读、失写、失用,非优势半球可引起体象障碍。

3.大脑前动脉闭塞综合征

大脑前动脉闭塞综合征不多见。一侧大脑前动脉近端闭塞时,如前交通动脉循环良好,则可无症状。前交通动脉后闭塞导致对侧中枢性面舌瘫与下肢瘫、尿潴留或尿急、淡漠、反应迟钝、欣快、强握反射及吸吮反射,优势半球病变可出现布罗卡失语和上肢失用;皮质支闭塞可导致对侧下肢的感觉障碍及运动障碍,伴有尿潴留;深穿支闭塞可导致对侧中枢性面瘫、舌肌瘫及上肢瘫痪,也可产生情感淡漠、欣快等精神障碍及强握反射。

4.大脑后动脉闭塞综合征

大脑后动脉闭塞可引起影响对侧视野的同向偏盲,但黄斑视觉保留,因大脑中、后动脉供应支配黄斑的皮质,同大脑中动脉区域的梗死引起的视觉缺损不同,大脑后动脉引起的更加严重;深穿支闭塞可出现典型的红核丘脑综合征,表现为病灶对侧半身感觉减退伴丘脑性疼痛、对侧肢体舞蹈样徐动症等。

5. 椎-基底动脉闭塞综合征

基底动脉主干闭塞可出现四肢瘫痪、眼肌麻痹、瞳孔缩小,常伴有面神经、展神经、三叉神经、迷走神经及舌下神经的麻痹及小脑症状等,严重者可出现迅速昏迷、中枢性高热、去脑强直、消化道出血甚至死亡。椎-基底动脉部分阻塞可引起闭锁综合征,表现为四肢瘫痪,面无表情,缄默无声,不能讲话,但神志清楚,能听懂人们的讲话,并以眼球活动示意理解。脑桥支闭塞可出现米亚尔-居布勒综合征、福维尔综合征。

6. 小脑后下动脉或椎动脉闭塞综合征

小脑后下动脉或椎动脉闭塞综合征表现为眩晕、恶心、呕吐、眼球震颤、同侧面部感觉缺失、同侧霍纳综合征、吞咽困难、声音嘶哑、同侧肢体共济失调、对侧面部以下痛觉及温度觉缺失。

(三)临床类型

1. 依症状、体征的演进过程分类

(1)完全性卒中:神经功能缺失症状,体征较重,进展迅速,6 小时内达高峰。

(2)进展性卒中:神经功能缺失症状,体征轻微,但在 48 小时内不断进展。

(3)可逆性缺血性神经功能缺失:神经功能缺失症状、体征较轻,于 3 周内恢复。

2. 依临床表现及影像学检查分类

(1)大面积脑梗死:常为颈内动脉主干、大脑中动脉主干或皮质支完全性卒中。

(2)分水岭脑梗死:多因血流动力学障碍所致,典型发生于颈内动脉严重狭窄或闭塞伴全身血压降低时,也可源于心源性或动脉源性栓塞。

(3)出血性脑梗死:由脑梗死的动脉坏死使血液漏出或继发出血所致,常见于大面积脑梗死后。

(4)多发性脑梗死:由反复发生的脑梗死所致的 2 个或 2 个以上不同供血系统脑血管闭塞引起的梗死。

3. 牛津郡社区卒中研究分型

牛津郡社区卒中研究分型不依赖影像学结果,常规 CT、MRI 尚未能发现病灶时就可根据临床表现迅速分型,并提示闭塞血管和梗死灶的大小和部位,临床简单易行,对指导治疗、评估预后有重要价值。

(1)完全前循环梗死:表现为"三联征",即完全大脑中动脉闭塞综合征的表现。

(2)部分前循环梗死:有以上"三联征"中的两个,或只有高级神经活动障碍,或感觉运动缺损较完全前循环梗死局限。

(3)后循环梗死:表现为各种不同程度的椎-基底动脉闭塞综合征。

(4)腔隙性梗死:表现为腔隙综合征,大多是基底节或脑桥小穿通支病变引起的小腔隙灶。

(四)实验室和其他检查

1. 血、尿、便常规及生化检查

血、尿、便常规及生化检查结果主要与脑血管病危险因素(如高血压、糖尿病、高血脂、心脏病、动脉粥样硬化等)相关。

2. 脑 CT

(1)病灶的低密度:由脑组织缺血性水肿所致,是脑梗死重要的特征性表现。

(2)局部脑组织肿胀:发病后 4～6 小时观察到脑沟消失,脑池、脑室受压变形,中线结构向对侧移位。

(3)致密动脉影:血栓或栓子较对侧或周围脑组织密度高而衬托出脑动脉密度增高影,常见于大脑中动脉。部分患者在缺血 24 小时内可出现。头颅 CT 平扫是最常用的检查,但有时不能显示脑干、小脑的较小梗死灶。

3. 脑 MRI 检查

梗死后数小时即出现 T_1 低信号、T_2 高信号病灶,出血性梗死显示其中混杂 T_1 高信号。脑 MRI 检查在缺血性脑梗死早期诊断和鉴别诊断的评价中已显示出优势。

4. 其他

腰穿检查只在不能做 CT 检查、临床又难以区别脑梗死与脑出血时进行,通常脑压及脑脊液常规正常;经颅多普勒超声检查价格便宜、方便,能够及早发现较大血管的异常;脑 MRA 检查简单、方便,可以排除较大动脉的血管病变,帮助了解血管闭塞的部位及程度;DSA 能够发现较小的血管病变,且可以及时应用介入治疗。

(五)诊断和鉴别诊断

中老年人既往有高血压、糖尿病、心脏病史等,一至数日于安静休息时出现神经系统定位体征或其他脑局灶性症状,需及时做脑 CT 扫描或脑 MRI 检查,以帮助确诊。脑血栓形成需与以下疾病做鉴别。

1. 脑出血

脑出血常在一般活动中起病、发病急、进展快,常有头痛、呕吐等颅内压增高症状和不同程度的意识障碍,血压明显增高,CT 检查可以确诊。

2. 脑栓塞

脑栓塞起病急,局灶性体征在数秒至数分钟达到高峰,有心脏病史、感染或外伤病史,常见大脑中动脉栓塞引起大面积脑梗死,导致脑水肿及颅内压增高,常伴痫性发作。

3. 颅内占位病变

颅内占位病变病程长、进展慢,可呈卒中样发病,出现偏瘫等局灶性体征,CT 或 MRI 检查可以确诊。

(六)治疗

脑血栓形成急性期的治疗原则:针对不同病情、病因采取有针对性的综合治疗和个体化治疗措施;尽快恢复缺血区的脑灌注,阻止血栓扩展,缩小梗死范围;控制脑水肿,防治脑疝形成,降低病死率;改善脑血流动力学及微循环,促进侧支循环的建立;脑保护治疗,减轻再灌注损伤,防止细胞凋亡;加强护理和防治并发症,消除致病因素,预防脑梗死再发;积极进行早期规范的康复治疗,以降低致残率。

1. 一般治疗及对症治疗

脑血栓形成急性期应尽量卧床休息,加强对皮肤、口腔、呼吸道及大小便的护理。注意水、电解质的平衡,对起病 48～72 小时仍不能自行进食者,应给予鼻饲流质饮食以保障营养供应。病后收缩压大于 220 mmHg、舒张压大于 120 mmHg,已知原高血压水平的,应缓慢地降低血压,一般降至略高于平时的水平,如不清楚平时血压情况,则降压幅度不应大于 20%。发病后 2～5 天为脑水肿高发期,可根据临床观察选用 20% 甘露醇 125～250 mL,快速静脉注射,6～8 小时 1 次。

2. 急性期溶栓治疗

(1)适应证:①尽早开始溶栓治疗,在发病后 6 小时内进行,若是进展性卒中可以延长到 12 小时内进行;②年龄小于 75 岁;③无意识障碍;④脑 CT 扫描排除脑出血,且无神经功能缺损相对应的低密度区;⑤患者或家属同意。

(2)禁忌证:①单纯性共济失调或感觉障碍;②神经功能缺损很快恢复;③活动性内出血,有出血倾向或患出血性疾病、凝血障碍性疾病,处于低凝状态;④口服抗凝药物及凝血酶原时间超过 15 秒者,或 48 小时内用过肝素,且部分凝血活酶时间延长,低蛋白血症;⑤颅内动脉瘤、动静脉畸形、颅内肿瘤、蛛网膜下腔出血、脑出血;⑥6 周内做过大手术或有严重创伤;⑦治疗前血压明显增高,收缩压超过 180 mmHg,或者舒张压超过 110 mmHg;⑧其他,如曾发生过脑出血或出血性脑梗死者,3 周内有胃肠道及泌尿系出血,或活动性肺结核者,月经期、妊娠期、产后 10 天以内,严重的肝、肾功能障碍者,溶栓药物过敏者,急性、亚急性细菌性心内膜炎患者。

(3)常用的药物:①尿激酶:25 万～100 万 U 加入生理盐水 100 mL 中静脉滴注。②蛇毒治疗:有安克洛酶、巴曲酶、蝮蛇抗栓酶、去纤酶等。本类药物的不良反应甚微,使用相对安全,常用去纤酶注射剂首次 10 U 加生理盐水 250 mL,静脉滴注 90 分钟以上,以后隔天静脉滴注 1 次,5 U/d,连用 2 次,5 天 1 个疗程。

3. 抗凝治疗

抗凝药对早期的脑梗死具有一定的治疗作用,可用于不完全性缺血性卒中,尤其是椎-基底动脉血栓。常用药物:低分子肝素,皮下注射,每天 1 或 2 次;双香豆素,前 2 天与肝素合用,第 1 天用 100～200 mg,分 2 或 3 次口服,以后维持量为 25～75 mg/d;肠溶阿司匹林,50～75 mg/d;其他药物尚有华法林、醋硝香豆素等。凡有出血倾向、溃疡病史、严重高血压、肝疾病、肾疾病及年龄过大者忌用。

4. 神经保护药

钙离子拮抗药能阻止过多的钙流入胞质和线粒体,能减轻超载状态,防止细胞死亡,可以减轻脑血管平滑肌的痉挛,改善脑微循环,增加脑血流供应。常用药物:尼莫地平,发病 12～18 小时内开始应用,4～8 mg 加入 5% 葡萄糖 500 mL 中静脉滴注,1 次/天;氟桂利嗪,5～10 mg,每晚 1 次,口服,低血压、颅内压增高者慎用;其他尚有 γ-氨酪酸受体激动药、自由基清除药、神经营养因子等。

5. 脑梗死和颈内动脉狭窄的介入疗法

对于闭塞性脑血管病,如急性脑梗死引起的偏瘫、颈动脉或椎-基底动脉狭窄所致 TIA 可逆性神经功能障碍、视网膜中央动脉或中央静脉闭塞引起的视力减退、静脉窦血栓形成引起的颅内压增高等,均可通过血管内的溶栓、血管成形术或支架植入等介入方法得以改善。

6.康复治疗

康复治疗宜早期开始,病情稳定后,鼓励患者树立恢复生活自理的信心,积极进行康复知识和一般训练方法的教育。注意患肢体位,辅以针灸、按摩、理疗等,以减轻病残率,提高生存质量。患者可以在医师的指导下尽早适度进行神经功能缺损的康复锻炼。

(七)转诊

1.转诊指征

凡病情严重,或进行性加重,治疗效果不佳者,应转诊至上级医院。

2.转诊的注意事项

对血压下降或升高者应给予纠正;对有颅内压增高者应先进行脱水治疗;注意保持患者呼吸道通畅。

(八)健康指导

(1)保持乐观心态,稳定情绪,减轻精神压力。

(2)以低脂、低盐、低胆固醇、富含维生素饮食为宜,忌烟、酒,伴有糖尿病时定时定量进餐,勿过饱或过饥,保持理想体重。

(3)积极防治高血压、糖尿病、心脏病及血脂异常等,定期测血压、血糖、血脂及血液黏度。

(4)指导患者早期进行肢体功能锻炼,经常按摩患侧肢体,进行肢体功能康复训练,从日常生活的必需动作开始,循序渐进,以提高肌力,恢复肢体功能,指导患者加强语言表达能力训练,鼓励其从简短话说起,逐步加长句子,促进语言恢复。

(九)预后

脑血栓形成急性期的病死率为 5%~15%。存活的患者中约有 3/4 可部分或完全恢复工作。

二、脑栓塞

脑栓塞是指因各种栓子(气体、液体或固体)随血液循环流入脑动脉系统,使其突然阻塞,从而引起相应供血区的脑组织缺血、坏死和脑功能障碍的病变。脑栓塞占脑梗死的 15%~20%。

(一)病因和发病机制

1.心源性

心源性最常见,尤其是当发生风湿性心脏病二尖瓣缩窄合并心房颤动时,左心房附壁血栓脱落是最常见的原因,约占 50%。当发生感染性心内膜炎时,瓣膜上的炎性赘生物脱落、心肌梗死或心肌病的附壁血栓、二尖瓣脱垂、心脏黏液瘤和心脏外科手术的合并症等也常引起栓塞。

2.非心源性

非心源性来源于主动脉弓及其发出的大血管动脉粥样硬化斑块和附着物脱落,也是引起脑栓塞的常见病因。其他原因有败血症的炎症性栓子,股骨骨折的脂肪栓子,人工气胸、气腹或减压病时的气体栓子,癌细胞栓子,寄生虫虫卵栓子,异物栓子等。

3.来源不明

少数病例虽经反复检查仍未能发现栓子来源。

脑栓塞多见于颈内动脉系,尤其是左侧大脑中动脉的供血范围,其临床症状的严重程度主要取决于侧支循环建立的情况和是否合并脑动脉粥样硬化等。由于栓子突然堵塞动脉,侧支循环常难以迅速建立,引起该动脉供血区发生急性缺血,常伴有脑血管痉挛,所以发病时脑缺血的范围较广,临床症状较严重。当血管痉挛减轻,栓子碎裂、溶解并移向动脉远端,以及侧支循环建立后,脑缺血范围缩小,临床症状减轻,也可只表现为 TIA。

(二)临床表现

脑栓塞在任何年龄均可发病,但以青壮年最多见。风湿性心脏病引起者年龄较轻,动脉粥样硬化、心肌梗死引起者多见于老年人。脑栓塞多在活动中发病,无前驱症状,突然起病是其主要特征,常于数秒或数分钟内症状发展到高峰,是所有脑血管疾病中发病最快者。脑栓塞多表现为完全性卒中,常有不同程度的意识障碍,但持续时间比脑出血短,可有头痛、抽搐等,神经系统局灶症状常因栓塞的血管不同而表现不一,大脑中动脉的栓塞最多见,常表现为偏瘫、失语、偏身感觉障碍、偏盲等;当椎-基底动脉系出现栓塞时,表现为眩晕、复视、吞咽困难、共济失调、交叉性瘫痪等。

(三)实验室和其他检查

1.头颅 CT

头颅 CT 在发病 24～48 小时后即可见低密度梗死区,如果为出血性梗死,则在低密度区内可见高密度出血影,呈混杂密度改变。因为多数脑栓塞患者易发生出血性梗死,所以应定期复查头颅 CT,尤其是在发病 3 天内,以早期发现梗死灶内出血,及时调整治疗方案。

2.脑脊液检查

脑脊液检查可完全正常,也可有压力增高。出血性梗死者脑脊液中红细胞计数增多,感染性梗死者脑脊液中白细胞计数增多,脂肪栓塞时脑脊液中可有脂肪球。

(四)诊断

诊断依据:①突然起病、病情在数秒至数分钟内达高峰,迅速出现神经系统的局灶症状等;②有栓子来源的原发病,如心脏病、心房纤颤等;③CT 或 MRI 有助于确诊。

(五)治疗

脑栓塞的治疗包括两方面,即对脑部病变的治疗和对引起栓塞的原发病的治疗,治疗原则与脑血栓形成的相同。

(六)预防

脑栓塞的预防主要在于治疗原发病,防止栓子形成。对于慢性心房纤颤患者,可长期服用抗凝药,如阿司匹林、华法林等。

(杨欣璐)

第四节　蛛网膜下腔出血

颅内血管破裂出血流入蛛网膜和软脑膜之间的蛛网膜下腔,称为蛛网膜下腔出血。由颅脑损伤引起者称为外伤性蛛网膜下腔出血,非外伤引起者称为自发性蛛网膜下隙出血。后者分为原发性和继发性,出血部位开始就在脑底或脑表面的血管破裂,血液直接流入蛛网膜下腔者为原发性蛛网膜下腔出血;因脑实质出血,血流穿破脑组织流入脑室或蛛网膜下腔者为继发性蛛网膜下腔出血。蛛网膜下腔出血为一综合征,而不是原发病,约占急性脑卒中的10%。本节所讨论的是原发性蛛网膜下腔出血。

一、流行病学

美国、芬兰和日本蛛网膜下腔出血的发病率较高,新西兰和中东地区国家蛛网膜下腔出血的发病率较低。我国属蛛网膜下腔出血发病率较低的国家,为4/10万。蛛网膜下腔出血的发病率随着年龄的增长而增加,但不如其他类型脑血管病的增加那么明显,平均发病年龄是50岁。女性蛛网膜下腔出血的发病率稍高于男性的。

二、病因

(一)颅内动脉瘤

颅内动脉瘤是蛛网膜下腔出血最常见的原因,占50%～60%。颅内动脉瘤的患病率有随年龄增加的倾向,女性发病率高于男性发病率,患常染色体显性遗传的多囊肾、动脉粥样硬化症和有家族史者颅内动脉瘤的发生率明显增高。

1. 先天性动脉瘤

在各种颅内动脉瘤中,以先天性动脉瘤最多,占90%以上。

2. 动脉粥样硬化性动脉瘤

动脉粥样硬化性动脉瘤常发生在动脉粥样硬化的基础上,以颈内动脉和椎-基底动脉主干分叉处多见,动脉管腔呈梭形膨大,内壁凹凸不平,动脉瘤局部可呈念珠状。

3. 感染性动脉瘤

感染性动脉瘤又称粟粒状动脉瘤,为直径小于0.5 cm的动脉瘤。细菌、真菌和螺旋体等感染均可为病原。感染性栓子或脓细胞进入脑循环内,停留在脑的小动脉,引起此动脉的局部炎症,使局部动脉壁变薄,进而形成动脉瘤。

4. 外伤性动脉瘤

外伤性动脉瘤多由颅底骨折所致。因这种动脉瘤没有血管壁成分,故又被称为假性动脉瘤。

5. 夹层动脉瘤

动脉内膜受损,并与肌层分离,在血流作用下形成假通道。

(二)高血压动脉粥样硬化

高血压动脉粥样硬化占蛛网膜下腔出血原因的15%左右,老年人蛛网膜下腔出血多与此有关。

(三)脑血管畸形

脑血管畸形占蛛网膜下腔出血的5%～6%,可与脑动脉瘤在同一患者中发生,包括脑动-

静脉畸形、毛细血管扩张瘤、海绵状血管瘤及脑静脉畸形。

(四)颅内肿瘤

原发性颅内肿瘤和继发性颅内肿瘤均可合并蛛网膜下腔出血,占蛛网膜下腔出血的 1%~2%。

(五)血液病

血液病中白血病(特别是急性白血病)、凝血因子和血小板缺乏等亦可引起蛛网膜下腔出血。

(六)药物

药物(如抗凝剂、肾上腺素、激素、麻黄碱和可卡因等)亦可引起蛛网膜下腔出血。

(七)感染性疾病

很多感染性疾病可直接侵犯血管,引起蛛网膜下腔出血。

(八)其他

结缔组织病、颅底异常血管网、血管发育缺陷、中毒及过敏等亦可引起蛛网膜下腔出血。

三、发病机制

动脉瘤可能由动脉壁先天性肌层缺陷、后天获得性内弹力层变性或两者的联合作用所致。随着年龄的增长,动脉壁弹性逐渐减弱,薄弱的管壁在血流冲击等因素的影响下向外突出,形成囊状动脉瘤,其好发于脑底大脑动脉环的分支部位。梭形动脉瘤好发于脑底部较大的动脉主干,当脑动脉粥样硬化时,动脉壁肌层由纤维组织代替、内弹力层变性、断裂,胆固醇沉积于内膜,管壁受损,在血流冲击下,逐渐扩张,形成与血管纵轴平行的梭形动脉瘤。脑动静脉畸形是发育异常形成的畸形血管团,血管壁薄弱易破。过去认为,脑动静脉畸形破裂是蛛网膜下腔出血的第二常见原因,近年来的研究发现,脑动静脉畸形破裂多导致脑内血肿,仅极少数(<5%)出现蛛网膜下腔出血而不伴脑内血肿。

病变血管可自发破裂,也可因血压突然增高或其他不明显的诱因而导致血管破裂,血液进入蛛网膜下腔,通过围绕在脑和脊髓周围的脑脊液迅速播散,刺激脑膜,引起脑膜刺激征。颅内容量增加引起颅内压增高,甚至脑疝。在脑室和脑底,凝固的血液可阻塞脑脊液循环通路,使其吸收和回流受阻,引起梗阻性脑积水或蛛网膜粘连。后交通动脉瘤的扩张或破裂出血可压迫邻近的动眼神经,产生不同程度的动眼神经麻痹。血细胞释放的血管活性物质可引起血管痉挛,严重者可发生脑梗死。血液刺激下丘脑可引起血糖升高、发热等内分泌和自主神经功能紊乱症状。

四、病理

动脉瘤好发于大脑动脉环的血管及附近的分支。动脉瘤破裂最常发生在以下部位:后交通动脉和颈内动脉交界处,约占 40%;前交通动脉和大脑前动脉,约占 30%;大脑中动脉在外侧裂的第一个主要分支处,约占 20%;后循环动脉瘤多发生在基底动脉尖或椎动脉与小脑后下动脉连接处,约占 10%。约 20% 的患者有 2 个或 2 个以上的动脉瘤,多位于对侧相同动脉,称为"镜像动脉瘤"。动脉瘤的形状通常不规则,管壁可薄如纸张,较大的动脉瘤可有凝血块填充。破裂处多在瘤顶部,流入蛛网膜下腔的血液多沉积在脑底部各脑池中。出血量大时,血液可形成一层凝块,将颅底的脑组织、血管及神经覆盖住。有时血液可进入动脉瘤附近的脑实质而形成脑内血肿,多见于额、颞叶。在出血较多处可能发现破裂的动脉瘤。出血量大时,血液充填各脑室,导致脑脊液回流障碍而出现急性梗阻性脑积水、脑室扩大,脑膜可表现为无菌性炎症反应。

蛛网膜下腔的脑脊液中有血凝块及血液,新鲜出血为红色,陈旧性出血为棕色或暗红色,沉积在脑池、脑沟中,距出血越近积血越多,仰卧位时由于重力影响,血液积聚在后颅凹。出血量少时限于出血局部,出血量大时可达整个脑表面,脑表面有薄层血凝块覆盖,还可流至脊髓蛛网膜下腔,甚至逆流进入第四脑室和侧脑室。随时间的推移,红细胞溶解,释放含铁血黄素,使脑皮质黄染。部分血可被吸收,未吸收的血可机化,使蛛网膜及软脑膜增厚,色素沉着,在脑膜、血管和神经之间引起粘连。脑实质内可见广泛的白质水肿,皮质有多发的斑块状缺血灶,以动脉瘤的血供区最明显,还可发现引起蛛网膜下腔出血的原发疾病。如动脉瘤和动-静脉畸形,因白血病引起者在软脑膜、脑实质及血管周围见大量幼稚白细胞浸润,由肿瘤引起者可找到癌细胞。

显微镜下,由于血液进入蛛网膜下腔引起的炎症反应,在脑膜和蛛网膜上可见到含血红蛋白的巨噬细胞,出血后 1～32 小时可见软脑膜血管周围有白细胞聚集,出血后第 3 日,多形核细胞反应达到顶峰,淋巴细胞和吞噬细胞急剧增加,在巨噬细胞内可见完整的红细胞、含铁血黄素及完整的白细胞。7 日以后淋巴细胞浸润显著,吞噬细胞最活跃,完整的红细胞明显减少。10 日后,有不同程度的纤维化,有些病例可见到脑积水。

如果蛛网膜下腔出血后出现脑血管痉挛,在早期有血管内膜的水肿,肌层变性、坏死,内弹力层肿胀、排列紊乱,外膜水肿和炎症细胞浸润。晚期内膜增厚、纤维变性、内弹力层和肌层萎缩、外膜结缔组织增生等。

五、病理生理

蛛网膜下腔出血后会出现一系列的病理过程,如颅内压增加、阻塞性脑积水、化学性脑膜炎、下丘脑功能紊乱和自主神经功能紊乱等。

(一)脑血管痉挛

蛛网膜下腔出血会出现脑血管痉挛,其机制可能与血液直接刺激和血细胞破坏后释放的肾上腺素、去甲肾上腺素、5-羟色胺、血管紧张素和氧合血红蛋白等血管活性物质有关。脑血管痉挛可引起血管自动调节功能障碍,严重者脑血流量下降,可引起脑缺血,甚至形成脑梗死。脑血管痉挛一般发生在蛛网膜下腔出血后的 4～12 日内。

(二)颅内压升高

由于出血直接压迫或者积血对脑脊液循环和吸收的影响,蛛网膜下腔出血患者均有不同程度的颅内压升高。尽管出现颅内压升高对患者是不利的,但急性期颅内压升高有减少动脉瘤再出血的可能。

(三)脑血量动力学变化

因脑血管痉挛和颅内压升高,蛛网膜下腔出血可引起脑血流的下降,局部脑耗氧量和脑灌注压降低,局部脑血容量增加,大脑新陈代谢的能力下降,这些变化提示有小动脉的收缩和微循环扩张。

六、临床表现

蛛网膜下腔出血的临床表现包括突然发生的剧烈头痛、呕吐、脑膜刺激征及血性脑脊液等。

(一)先兆和诱发因素

尽管经典的蛛网膜下腔出血是突然发生,但因为部分动脉瘤或动静脉畸形并非突然破裂出血,而是不断磨损发生的渗血,所以在这部分患者会出现由于血管扩张、渗血或畸形血管反复小量出血引起的先兆,根据病损的部位不同而出现相应的症状,最常见的是头痛和眼肌麻痹等。

60%~70%的患者在发病前有一定的诱因,如用力排便、剧烈咳嗽、情绪激动、体力劳动、剧烈运动、颅脑外伤、饮酒和性生活等。

(二)蛛网膜下腔出血发病时的表现

1. 头痛

68%~100%的蛛网膜下腔出血患者的首发症状为头痛,多为活动中或活动后出现爆裂样局限性或全头部剧痛,并可延及颈、肩、背、腰及双腿,而后变为钝痛或搏动性疼痛,持续 1 或 2 周以后逐渐减轻或消失。发病开始的局限性头痛有一定的定位意义,头痛侧常为出血侧,是由病变处扭转、变形及破裂出血所致。

2. 恶心和呕吐

恶心和呕吐多由颅内压升高引起,发生率为 70%~83%,多与头痛同时出现,有时呈喷射性呕吐,伴有面色苍白、出冷汗等,有些患者可反复呕吐。

3. 意识障碍

有 48%~81%的患者出现不同程度的意识障碍,其程度和持续时间及恢复的可能性与出血量大小、出血部位、有无再出血、脑血管痉挛、脑水肿、颅内压升高和有无脑实质出血等因素有关。意识障碍可表现为嗜睡、昏睡、意识模糊和昏迷,年龄大者意识障碍多见,且较重,一般在发病后立即或病后 1 日内出现。如果意识恢复后,又再次突然出现昏迷,往往提示再出血,或有严重的脑血管痉挛、脑梗死、脑水肿,甚至脑疝形成。

4. 精神症状

有些患者以精神症状开始,或伴有精神症状,如欣快、淡漠、谵妄、木僵、定向力障碍、遗忘和痴呆等,一般经过数周可恢复。有人认为,精神症状是由大脑前动脉或前交通动脉附近的动脉瘤破裂所致。

5. 癫痫发作

其发生率为 10%~25%,通常发生在发病后几分钟,可为大发作或局灶性发作,系由于颅内压突然升高或天幕上出血对皮质的直接刺激。

6. 自主神经和内脏功能障碍

因为蛛网膜下腔出血累及丘脑下部或由于血管痉挛引起丘脑下部缺血,所以常有自主神经和内脏功能障碍。

(1)体温:发热在老年患者多见,多在发病后 2 或 3 日开始发热,体温可达 38~39 ℃,超过

39 ℃者少见,也有人认为属于吸收热。如果体温正常后再上升,多提示为再出血或合并感染。

(2)血压:多在出血初期增高,收缩压通常不超过 26.67 kPa(200 mmHg),常在数日后恢复正常。

(3)呼吸:重症患者呼吸不规则,呼吸频率增快,如有颅内压升高,呼吸频率变慢。

(4)胃肠道:少数患者有应激性溃疡。

7.其他症状

部分患者开始时有头昏症状。头昏多与头痛同时发生,一般很少单独出现。患者可有小便失禁或尿潴留,尿失禁多与意识障碍有关,而尿潴留与血液进入脊髓蛛网膜下腔影响腰骶部神经功能有关。

8.蛛网膜下腔出血的体征

(1)脑膜刺激征:是蛛网膜下腔出血的基本特征性体征,颈项强直最明显,发生率也最高,可达 66%～100%,其次是克尼格征和布鲁辛斯基征。在发病后数小时即出现,少数患者出现较晚,但老年患者常不明显,但意识障碍较重。如出血直接进入脑室,有时可无脑膜刺激征,脑膜刺激征多在发病后 3 或 4 周内消失。

(2)眼底变化:主要变化为视网膜出血和视盘水肿,可发生在一侧或双侧。前者出现较早,发生率在 12.5%～25%,是诊断蛛网膜下腔出血的重要依据之一。视盘水肿通常在发病后几天内出现,如出现则提示颅内有占位性病变。另外,部分患者可见玻璃体膜下片状出血,是由颅内高压和眼静脉回流所致,有诊断的特异性。

(3)脑神经损害:以一侧动眼神经麻痹最常见,可表现为完全性或不完全性麻痹,提示该侧颅底动脉环有病变。展神经和面神经损害也可出现,三叉神经和听神经麻痹较少见,舌咽神经和迷走神经一般不受影响。由于上述脑神经损害,患者常表现为眼睑下垂、眼球活动受限、复视、耳鸣、听觉过敏或眩晕等症状。

(4)运动障碍和感觉障碍:有 7%～35% 的患者可发生短暂或持久的肢体偏瘫、单瘫、截瘫、四肢瘫及偏侧深感觉障碍。但瘫痪程度较轻,有些患者可引出病理反射。其原因与出血引起的脑水肿、出血进入脑实质形成血肿或出血后脑血管痉挛导致的脑缺血等因素有关。

(三)老年人蛛网膜下腔出血的特点

老年人因动脉瘤和动静脉畸形引起蛛网膜下腔出血的比例较青壮年少,对头痛反应迟钝,脑萎缩造成的对颅内压升高缓冲余地较大等原因,临床表现常不典型,其特点为起病较慢、头痛较轻,也可仅有头昏而无头痛的症状,恶心、呕吐的频度较中青年低,意识障碍和脑实质损害症状较重,容易出现精神症状,脑膜刺激征不显著,常伴有高血压等慢性疾病。

(四)常见并发症

1.脑血管痉挛

脑血管痉挛是蛛网膜下腔出血常见且危险的并发症,与再出血和急性梗阻性脑积水并列为脑血管病患者的三大致死原因。血管造影证实,血管痉挛的发生率为 30%～70%,在这些患者中有 20% 会出现症状,血管痉挛发生的确切机制不明,现认为是由厚的蛛网膜血凝块诱发,氧合血红蛋白是假定的引起血管痉挛物质。蛛网膜下腔出血后的脑血管痉挛,常发生在出血后的 4～14 日,6～8 日为高峰,2 周后逐渐减少,可继发脑梗死。如果蛛网膜下腔出血是首次发生,则脑血管痉挛出现的时间较晚,如果为再次发生,则出现时间较早。尽管如此,50% 的血管痉挛发生在高峰时间内,表现为病情稳定后又出现新的体征和意识障碍或原有的病情加重。多数患者病情发展缓慢,开始只有轻微的体征,并在半小时或数天内逐渐加重,可持续数日至数周,约半数逐渐缓解,少数发展迅速。脑血管痉挛主要的临床特点:蛛网膜下腔出血经治疗好转后,又出现进行性加重,出现意识变化,患者由清醒转为嗜睡或昏迷,或者由昏迷转为清醒后再昏迷,这种意识变化为脑血管痉挛的特点;出现偏瘫、偏身感觉障碍、失语等局灶体征,但这些体征对原发的动脉瘤出血部位无定位意义;出现头痛、呕吐等颅内压升高症状;腰穿脑脊液无再出血改变。

2.再出血

与颅内出血相比,蛛网膜下腔出血容易再发出血,再出血是蛛网膜下腔出血致命的并发症,发生率为 18.6%~38.6%,病死率为 41%~46%,远高于第 1 次出血的病死率。再出血可发生在第 1 次出血后的任何时间,首次出血后 1 个月内最多见,尤其是前 2 周内(占再发出血病例的 45.5%~74%),1 个月后再出血明显减少。再出血的原因:一是与病因有关,囊状动脉瘤最容易再出血,在第 1 次出血后 10~14 日多见,脑血管畸形再出血的机会较动脉瘤少,且出血的间隔时间也较长;二是首次出血后 7~14 日为纤维蛋白溶解酶活性的高峰,易使首次出血部位封闭破裂处的血块溶解,而在此时破裂处动脉壁的修复尚未完成,在焦虑不安、咳嗽、打喷嚏、用力排便、癫痫发作、情绪激动和血压骤增等诱因下容易再出血。再出血的次数越多,预后越差。

再出血的临床表现较复杂,绝大部分表现为在病情平稳或好转的情况下,突然发生剧烈头痛、频繁呕吐、烦躁不安或意识障碍加重、抽搐、脑膜刺激征、眼底出血加重、原有的神经体征加重或出现新的症状和体征。另外,再出血并发的脑内出血或脑室出血、脑血管痉挛和脑积水均较首次出血的概率增加。

3.脑积水

(1)蛛网膜下腔出血后急性脑积水:是指蛛网膜下腔出血后数小时至 1 周内发生的急性或亚急性脑室扩大所致的脑积水,发生率为 9%~27%,发生的主要机制是脑室积血和脑池血量增加,使血液沉积在基底池和脑室诸孔附近,使脑脊液正常循环阻塞,脑脊液的产生和吸收不受影响。蛛网膜下腔出血后急性脑积水无特异的临床症状和体征,通常表现为剧烈头痛、呕吐、脑膜刺激征和意识障碍等,与蛛网膜下腔出血很难鉴别,确切的诊断只能依靠 CT。老年、出现脑血管痉挛和应用抗纤维蛋白溶酶药物,也是引起急性阻塞性脑积水的原因之一。

(2)蛛网膜下腔出血后正常颅内压脑积水:是蛛网膜下腔出血的远期并发症,发生率为 10%~30%,发生机制是由于出血后在脑基底池、大脑凸面和小脑天幕切迹等处形成的粘连及蛛网膜颗粒阻塞,使脑脊液回吸收出现障碍所致,与再出血的次数和出血量的大小有关。临床主要表现为精神症状、步态异常和尿失禁三主症,腰穿发现脑脊液压力正常或稍低,细胞数、蛋白含量和糖含量正常,大多数病例腰穿后症状有改善,CT 显示脑室扩大。

4.迟发性脑缺血

由于外科手术的进展,使得再出血率下降,迟发性脑缺血在蛛网膜下腔出血所引起的并发症中越来越引起重视。动脉瘤引起的蛛网膜下腔出血的发生率在 10%~20%,其占蛛网膜下腔出血终身残疾和病死的 14%~32%。

5.颅内出血

颅内出血由蛛网膜下隙的血肿继发破入脑实质所致,大多出现在大脑中动脉的动脉瘤处。

6.脑室出血

脑室出血容易导致脑积水,预后不良,病死率达64%。

7.硬膜下血肿

硬膜下血肿较少见,发生率为1.3%~2.8%,发生机制与蛛网膜撕裂有关。

8.癫痫发作

蛛网膜下腔出血除了急性期有癫痫发作外,在发病后数月(甚至数年)仍有少部分患者会有癫痫发作。

七、辅助检查

(一)头颅CT

头颅CT是诊断蛛网膜下腔出血的首选方法。CT平扫最常表现为基底池弥散性高密度影。出血严重时血液可延伸到外侧裂、前纵裂池、后纵裂池、脑室系统或大脑凸面。血液的分布情况可提示破裂动脉瘤的位置:动脉瘤位于颈内动脉段常为鞍上池不对称积血;动脉瘤位于大脑中动脉段多为外侧裂积血;动脉瘤位于前交通动脉段多为前纵裂基底部积血;而脚间池和环池的积血,一般无动脉瘤,可考虑为原发性中脑周围出血。CT还可显示局部脑实质出血或硬膜下出血、脑室扩大、较大而有血栓形成的动脉瘤和血管痉挛引起的脑梗死。动态CT检查有助于了解出血的吸收情况、有无再出血等。CT对蛛网膜下腔出血诊断的敏感性在24小时内为90%~95%,3天为80%,1周为50%。

(二)头颅MRI

当蛛网膜下腔出血发病后数天CT的敏感性降低时,MRI可发挥较大作用。由于血红蛋白分解产物(如氧合血红蛋白和正铁血红蛋白)的顺磁效应,4天后,T_1相能清楚地显示外渗的血液,T_2相血液的高信号表现可持续至少2周,在FLAIR相则持续更长时间。因此,当病后1或2周,CT不能提供蛛网膜下腔出血的证据时,MRI可作为诊断蛛网膜下腔出血和了解破裂动脉瘤部位的一种重要方法。

(三)脑血管造影

脑血管造影是确诊蛛网膜下腔出血病因(特别是颅内动脉瘤)最有价值的方法,其中DSA效果最好,它可清楚地显示颅内动脉瘤的位置、大小、与载瘤动脉的关系、有无血管痉挛等血管畸形,还可清楚地显示烟雾病。关于造影的最佳时机尚有争议,多数研究人员认为,在条件具备、病情容许时应争取尽早行全脑血管造影,以确定出血原因、决定治疗方法和判断预后。造影时机一般在出血3天内或三四周后,以避开脑血管痉挛和再出血的高峰期。

(四)CTA和MRA

CTA和MRA是无创性的脑血管显影方法,但敏感性和准确性不如DSA。CTA和MRA主要用于有动脉瘤家族史或有动脉瘤破裂先兆者的筛查、动脉瘤患者的随访以及急性期不能耐受DSA检查的患者的检查。

(五)脑脊液检查

对CT检查已确诊者,腰穿不作为常规检查。当出血量少或距起病时间较长,CT检查无阳性发现时,如果临床疑为蛛网膜下腔出血而且病情允许,则需行腰穿检查脑脊液,最好于发病 12 小时后进行腰穿,以便与穿刺误伤鉴别。脑脊液呈均匀一致的血性,压力增高;初期红细胞/白细胞值为 700∶1,与外周血相似,数天后白细胞计数可增加,蛋白含量可增高,糖和氯化物无明显变化。出血 12 小时后出现黄变,送检的脑脊液离心后上清液呈黄色,可与穿刺伤鉴别。穿刺伤常表现为不均匀的血性脑脊液或发病 12 小时后的脑脊液没有黄变现象。发现吞噬了红细胞、含铁血黄素或胆红素结晶的吞噬细胞时也提示为蛛网膜下腔出血。如果没有再出血,脑脊液的红细胞和黄变现象多于出血后 2 或 3 周消失。

(六)经颅多普勒

经颅多普勒可动态检测颅内主要动脉的流速,发现脑血管痉挛倾向和痉挛的程度。但因 10% 的患者没有合适的骨窗且其准确性极大地依赖于操作者的技术水平,故结果可靠性有限。

根据突然发生的剧烈头痛、呕吐、脑膜刺激征阳性及头颅 CT 相应改变可诊断为蛛网膜下腔出血。当 CT 未发现异常或没有条件进行 CT 检查时,可根据临床表现结合腰穿脑脊液呈均匀一致血性、压力增高等特点考虑蛛网膜下腔出血的诊断。

确定蛛网膜下腔出血的诊断后,应进一步进行病因诊断,例如安排脑血管造影、MRI、MRA 及血液等检查,以便进行病因治疗。

八、鉴别诊断

(一)蛛网膜下腔出血与脑膜炎相鉴别

结核性、真菌性、细菌性或病毒性脑膜炎均可出现头痛、呕吐和脑膜刺激征。尤其是蛛网膜下腔出血发病后 1 或 2 周,脑脊液黄变,白细胞计数增多,因吸收热体温可达 37～38 ℃,更应与脑膜炎(特别是结核性脑膜炎)相鉴别。根据脑膜炎发病一般不如蛛网膜下腔出血急骤、病初先有发热、脑脊液有相应的感染性表现、头颅 CT 无蛛网膜下隙出血表现等特点可以鉴别。

(二)其他

某些老年患者,头痛、呕吐均不明显,主要以突然出现的精神障碍为主要症状,应注意鉴别。

九、治疗

治疗的目的是防治再出血、血管痉挛及脑积水等并发症,降低病死率和致残率。

(一)一般处理及对症治疗

对蛛网膜下腔出血患者应以急诊收入医院并进行密切监护,监测生命体征和神经系统体征变化;保持气道通畅,维持稳定的呼吸、循环系统功能;嘱其安静休息,避免情绪激动和用力(如咳嗽或用力大便);保持大便通畅。对烦躁者可给予地西泮类药物镇静。对有相应症状者可给予镇痛、镇咳药物。注意液体出入量平衡,纠正水、电解质平衡紊乱。慎用阿司匹林等可能影响凝血功能的非甾体抗炎镇痛药物或吗啡、哌替啶等可能影响呼吸功能的药物。痫性发作时可以短期应用抗癫痫药物,如地西泮、卡马西平或丙戊酸钠。

(二)降低颅内压

对有颅内压增高者,可适当限制液体入量,以防治低钠血症、降低颅内压。临床常用脱水剂降颅压,可用甘露醇、呋塞米、甘油果糖,也可酌情选用清蛋白。伴发体积较大的脑内血肿时,可通过手术清除血肿、降低颅内压,以抢救生命。

(三)防治再出血

1.安静休息

绝对卧床 4～6 周,减少探视,最好能保持环境安静和避光。避免用力和情绪波动。及时应用镇静、镇痛、镇吐、镇咳等药物。

2.调控血压

去除疼痛等诱因后,如果平均动脉压超过 120 mmHg 或收缩压超过 180 mmHg,可在密切监测血压下使用短效降压药物,保持血压稳定在正常或起病前水平。可选用钙离子通道阻滞剂、β 受体阻滞剂等药物。应避免突然将血压降得太低。

3.抗纤溶药物

为防止动脉瘤周围的血块溶解引起再出血,可酌情选用抗纤维蛋白溶解剂。6 -氨基己酸,初次剂量为 4～6 g,溶于 100 mL 生理盐水或 5％葡萄糖液中,静脉滴注,15～30 分钟内完成,以后静脉滴注 1 g/h,维持 12～24 小时后 12～24 g/d,持续 7～10 天,逐渐减量至 8 g/d,共用 2 或 3 周;氨甲苯酸,0.1～0.2 g,加入生理盐水或 5％葡萄糖液 100 mL 中,静脉滴注,每日 2 或 3 次,共用 2 或 3 周,应注意此类药物有引起脑缺血性病变的可能,一般应与尼莫地平联合使用。

4.外科手术

动脉瘤的消除是防止动脉瘤性蛛网膜下腔出血再出血最好的方法。诊断为蛛网膜下腔出血后,应请脑外科会诊,以确定有无手术指征。可选择手术夹闭动脉瘤或介入栓塞动脉瘤。早期(3 天内)或晚期病情稳定后手术哪个效果更好,尚无充分的研究证据,目前多主张早期手术。

(四)防治脑动脉痉挛及脑缺血

1.维持正常的血容量和血压

避免过度脱水。在动脉瘤处理后,对血压偏低者,应首先去除诱因,如减少或停用脱水和降压药物;也可给予胶体溶液(清蛋白、血浆等)以扩容升压,必要时使用升压药物(如多巴胺)静脉滴注。对血压偏高者给予降压治疗。

2.早期使用钙通道阻滞剂

常用尼莫地平口服,40～60 mg,每日 4～6 次,共服用 21 天。必要时可通过静脉途径使用,应注意低血压等不良反应。

3.早期手术

通过去除动脉瘤,移除血凝块,避免了血凝块释放致动脉痉挛的物质,从而防止脑动脉痉挛。

(五)防治脑积水

1.药物治疗

对轻度的急、慢性脑积水患者可进行药物治疗,给予乙酰唑胺 0.25g,每日 3 次,减少脑脊液的分泌,还可选用甘露醇、呋塞米等药物。

2.脑室穿刺脑脊液外引流术

脑脊液外引流术适用于患蛛网膜下腔出血后脑室积血扩张或形成铸型,出现急性脑积水,经内科治疗后症状仍进行性加剧,伴有意识障碍者;或因年老,有心、肺、肾等内脏严重功能障碍,不能耐受开颅手术者。紧急脑室穿刺脑脊液外引流术可以降低颅内压、改善脑脊液循环、减少梗阻性脑积水和脑血管痉挛的发生,可使50%~80%患者的临床症状得到改善。

3. 脑脊液分流术

慢性脑积水经内科治疗多数可以逆转。若内科治疗无效、CT 或 MRI 显示脑室明显扩大者,则可行脑室-心房或脑室-腹腔分流术,以免加重脑损害。

十、预后

约 10%的患者在接受治疗以前死亡,30 天内的病死率约为 25%或更高。再出血的病死率约为 50%,2 周内的再出血率为 20%~25%,6 个月后的年复发率为 2%~4%。影响预后最重要的因素是发病后的时间间隔及意识水平,死亡和并发症多发生在病后 2 周内;6 个月时的病死率在昏迷患者为 71%,在清醒患者为 11%。影响预后的其他因素:年老患者较年轻患者预后差;动脉瘤性蛛网膜下腔出血较非动脉瘤性蛛网膜下腔出血预后差。

（王喜波）

第六章

呼吸系统危急重症

第一节 肺 炎

肺炎是指终末气道、肺泡和肺间质的炎症，可由病原微生物、理化因素、免疫损伤、过敏及药物所致。细菌性肺炎是最常见的肺炎之一。现在主张凡未表明特定病因者，肺炎即指感染性的。感染性病原体引起的肺炎常与"肺部感染"一词混用。严格地说，肺部感染仅是一种病因分类上的表述，还包括气道等部位的感染，不能用于疾病的诊断。

依解剖分类法可将肺炎分为以下几种。①大叶性（肺泡性）肺炎：病原体先在肺泡引起炎症，然后经肺泡间孔向其他肺泡扩散，致使部分或整个肺段、肺叶发生炎症改变。典型者表现为肺实质炎症，通常并不累及支气管。其致病菌多为肺炎链球菌。胸部X线片显示肺叶或肺段有实变阴影。②小叶性（支气管性）肺炎：病原体经支气管入侵，引起细支气管、终末细支气管及肺泡的炎症。其常继发于其他疾病，如支气管炎、支气管扩张、上呼吸道病毒感染以及长期卧床的危重患者。其病原体有肺炎链球菌、葡萄球菌、病毒、肺炎支原体及军团菌等。因支气管腔内有分泌物，故常可闻及湿性啰音，无实变体征。X线显示为沿肺纹理分布的不规则斑片状阴影，边缘密度浅而模糊，无实变征象。肺下叶常受累。③间质性肺炎：以肺间质为主的炎症，可由细菌、支原体、衣原体、病毒或肺孢子菌等引起，可累及支气管壁及其周围组织，有肺泡壁增生及间质水肿。因病变仅在肺间质，故呼吸道症状较轻，异常体征较少。X线常表现为一侧或双侧肺下部的不规则条索状阴影，从肺门向外伸展，可呈网状，其间可有小片肺不张阴影。

依病因分类法可将肺炎分为以下几种。①细菌性肺炎：可分为肺炎链球菌肺炎、金黄色葡萄球菌肺炎、甲型溶血性链球菌肺炎、肺炎克雷伯菌肺炎、流感嗜血杆菌肺炎、铜绿假单胞菌肺炎等。②非典型病原体所致肺炎：如军团菌肺炎、支原体肺炎和衣原体肺炎等。③病毒性肺炎：如冠状病毒肺炎、腺病毒肺炎、呼吸道合胞病毒肺炎、流感病毒肺炎、麻疹病毒肺炎、巨细胞病毒肺炎、单纯疱疹病毒肺炎等。④真菌性肺炎：如白念珠菌肺炎、曲霉肺炎、放线菌肺炎等。⑤其他病原体所致肺炎：如立克次体肺炎、弓形虫肺炎、原虫（如卡氏肺囊虫）肺炎、寄生虫（如肺包虫、肺血吸虫）肺炎等。⑥理化因素所致的肺炎：如放射性损伤引起的放射性肺炎、胃酸吸入引起的化学性肺炎，对吸入或内源性脂类物质产生炎症反应的类脂性肺炎等。

根据患病环境可将肺炎分为两类。①社区获得性肺炎（community-acquited pneumonia，CAP）：指在医院外罹患的感染性肺实质（含肺泡壁，即广义上的肺间质）炎症，包括具有明确潜伏期的病原体感染在入院后于潜伏期内发病的肺炎。②医院获得性肺炎（hospital-acquired pneumonia，HAP）：也称医院内肺炎，指患者入院时不存在，也不处于潜伏期，而于入院48小时后在医院（包括老年护理院、康复院）内发生的肺炎。HAP还包括呼吸机相关性肺炎和卫生保健相关性肺炎。

因为肺炎的病原学诊断仍然存在诸多困难和诊断延迟,经验性治疗成为现实的和相当有效的方法,所以按肺炎的获得环境分类,有利于指导经验治疗。

一、病因与发病机制

CAP常见的病原体为肺炎支原体、肺炎链球菌,其次为流感嗜血杆菌、肺炎衣原体、肺炎克雷伯菌和呼吸道病毒(甲型流感病毒、乙型流感病毒、腺病毒、呼吸合胞病毒和副流感病毒)等。HAP无感染高危因素患者常见的病原体依次为肺炎链球菌、流感嗜血杆菌、金黄色葡萄球菌、大肠埃希菌、肺炎克雷伯菌、不动杆菌属等;有感染高危因素患者常见的病原体为金黄色葡萄球菌、铜绿假单胞菌、肠杆菌属、肺炎克雷伯菌等。近年来,耐甲氧西林金黄色葡萄球菌、铜绿假单胞菌和鲍曼不动杆菌的感染有明显增加趋势。

正常的呼吸道防御机制(支气管内黏液-纤毛运载系统、肺泡巨噬细胞等细胞防御的完整性等)是使气管隆凸以下的呼吸道保持无菌。是否发生肺炎取决于病原体和宿主因素。若病原体数量多,毒力强和(或)宿主呼吸道局部和全身免疫防御系统损害,即可发生肺炎。病原体可通过以下途径引起CAP:①空气吸入;②血流播散;③邻近感染部位蔓延;④上呼吸道定植菌的误吸。HAP可通过误吸胃肠道的定植菌(胃食管反流)和通过人工气道吸入环境中的致病菌引起。病原体直接抵达下呼吸道后滋生繁殖,引起肺泡毛细血管充血、水肿,肺泡内纤维蛋白渗出及细胞浸润。除了金黄色葡萄球菌、铜绿假单胞菌和肺炎克雷伯菌等可引起肺组织的坏死性病变易形成空洞外,肺炎治愈后多不遗留瘢痕,肺的结构与功能均可恢复。

二、诊断

CAP的诊治思路分为以下6个步骤:①判断诊断是否成立;②评估病情的严重程度并选择治疗场所;③推测可能的病原体及耐药风险;④合理安排病原学检查,及时启动经验性抗感染治疗;⑤动态评估经验性抗感染效果;⑥治疗后随访。

(一)确定肺炎诊断

首先,必须把肺炎与上、下呼吸道感染区别开来。呼吸道感染虽然有咳嗽、咳痰和发热等症状,但各有其特点,上、下呼吸道感染无肺实质浸润,胸部X线检查可鉴别。其次,必须把肺炎与其他类似肺炎的疾病区别开来。

1.肺炎的临床表现特点

肺炎的临床表现变化较大,可轻可重,取决于病原体和宿主的状态。其常见症状为咳嗽、咳痰,或原有呼吸道症状加重,并出现脓性痰或血痰,伴或不伴胸痛。病变范围大者可有呼吸困难、呼吸窘迫。多数患者伴有发热。老年患者的临床表现可不典型,有时仅表现为食欲缺乏、体力下降、精神状态异常等。早期肺部体征可无明显异常,重症患者可有呼吸频率增快、鼻翼扇动、发绀。肺实变时有典型的体征,如触诊可发现语颤增强,叩诊呈浊音或实音,听诊可有管状呼吸音或湿性啰音。并发胸水者患侧胸部叩诊呈浊音,触诊可发现语颤减弱,听诊可发现呼吸音减弱。外周血白细胞总数和中性粒细胞比例通常升高。但在老年患者、重症患者、免疫抑制患者可不出现血白细胞总数升高,反而可能会下降。急性C反应蛋白浓度、降钙素原浓度和红细胞沉降率可升高。X线影像学可表现为边缘模糊的片状或斑片状浸润影。

2.肺炎的鉴别诊断

肺炎常需与下列疾病鉴别。

(1)肺结核：多有全身中毒症状，如午后低热、盗汗、疲乏无力、体重减轻、失眠、心悸等。胸部 X 线片见病变多在肺尖或锁骨上、下，密度不均，消散缓慢，且可形成空洞或肺内播散。痰中可找到结核分枝杆菌。一般抗菌药物治疗无效。

(2)肺癌：多无急性感染中毒症状，有时痰中带血丝。血白细胞计数不高，若痰中发现癌细胞可以确诊。肺癌可伴发阻塞性肺炎，经抗生素治疗后炎症消退，肿瘤阴影渐趋明显，或可见肺门淋巴结肿大，有时可出现肺不张。若经抗生素治疗后肺部炎症不易消散，或暂时消散后于同一部位再出现肺炎，则应密切随访，必要时进一步做 CT、MRI、纤维支气管镜和痰脱落细胞等检查，以免贻误诊断。

(3)急性肺脓肿：早期表现与肺炎链球菌肺炎的表现相似。但随着病程进展，咳出大量浓臭痰为肺脓肿的特征。X 线检查可见脓腔及气-液平面，易与肺炎相鉴别。

(4)肺血栓栓塞症：多有静脉血栓的危险因素，如血栓性静脉炎、心肺疾病、创伤、手术和肿瘤等病史，可发生咯血、晕厥，呼吸困难较明显，颈静脉充盈。胸部 X 线片示区域性肺纹理减少，有时可见尖端指向肺门的楔形阴影。动脉血气分析常见低氧血症及低碳酸血症。D-二聚体、CT 肺动脉造影、放射性核素肺通气/灌注扫描和 MRI 等检查可助鉴别。

(5)非感染性肺部浸润：如肺间质纤维化、肺水肿、肺不张、肺嗜酸性粒细胞浸润症和肺血管炎等。

3.肺炎的临床诊断标准

(1)CAP 的临床诊断标准：社区发病。肺炎相关临床表现：①新近出现的咳嗽、咳痰或原有呼吸道疾病症状加重，伴或不伴脓痰、胸痛、呼吸困难及咯血；②发热；③肺实变体征和（或）闻及湿性啰音；④外周血白细胞计数$>10\times10^9/L$ 或$<4\times10^9/L$，伴或不伴细胞核左移。胸部影像学检查显示有新出现的斑片状浸润影、叶或段实变影、磨玻璃影或间质性改变，伴或不伴胸水。

排除肺结核、肺部肿瘤、非感染性肺间质性疾病、肺水肿、肺不张、肺栓塞、肺嗜酸性粒细胞浸润症及肺血管炎等后，可对 CAP 做出诊断。

(2)HAP 的临床诊断标准：医院发病。依据其临床诊断依据是 X 线检查出现新的或进展的肺部浸润性阴影加上下列三个临床表现中的两个或两个以上：①发热超过 38 ℃；②血白细胞计数增多或减少；③脓性气道分泌物。HAP 的临床表现、实验室和影像学检查特异性低，应注意与肺不张、心力衰竭、肺水肿、基础疾病肺侵犯、药物性肺损伤、肺栓塞和 ARDS 等相鉴别。早期诊断有赖于对 HAP 的高度警惕性，高危人群包括昏迷、免疫功能低下、胸腹部手术、长期 ICU 住院、人工气道和机械通气、长期糖皮质激素和免疫抑制剂治疗者。患者可有不明原因发热或热型改变，咳嗽、咳痰或症状加重，痰量增加或咳脓性痰。若氧疗患者所需吸氧浓度增加或机械通气者所需每分通气量增加，均应怀疑 HAP 可能，应及时进行 X 线检查。

(二)评估肺炎的严重程度

1.肺炎病情严重程度评估

CAP 病情严重程度评估，对于选择适当的治疗场所、经验性抗感染药物和辅助支持治疗来说至关重要。评估时应结合患者年龄、基础疾病、社会经济状况、胃肠功能及治疗依从性等综合判断。

2.肺炎住院治疗标准

《中国成人社区获得性肺炎诊断和治疗指南》(2016年版,下简称新指南)建议使用CURB-65评分作为判断CAP患者是否需要住院治疗的标准,CURB-65评分共5项指标,满足1项得1分:①意识障碍;②血尿素氮浓度>7 mmol/L;③呼吸频率>30次/分钟;④收缩压<90 mmHg或舒张压<60 mmHg;⑤年龄>65岁。0或1分:原则上门诊治疗即可。2分:建议住院或在严格随访下进行院外治疗。3~5分:应住院治疗。

3.重症肺炎的诊断标准

肺炎的严重程度取决于三个主要因素:局部炎症程度、肺部炎症的播散和全身炎症反应程度。新指南的重症CAP诊断标准如下。主要标准:①需要气管插管行机械通气治疗;②脓毒症休克经积极液体复苏后仍需要血管活性药物治疗。次要标准:①呼吸频率>30次/分钟;②氧合指数<250 mmHg;③多肺叶浸润;④意识障碍和(或)定向障碍;⑤血尿素氮浓度>7.14 mmol/L;⑥收缩压<90 mmHg。凡符合1项主要标准或超过3项次要标准,即可诊断为重症CAP,此时需密切观察,积极救治,有条件时应收入ICU治疗。

(三)病原学诊断

对门诊接受治疗的轻症CAP患者不必常规进行病原学检查;对门诊治疗失败、聚集性发病以及住院(和住ICU)的患者,应尽量在使用或更换使用抗感染药物前采集病原学检测标本,争取尽早进行有针对性的抗感染治疗。

1.痰标本的采集、送检和实验室处理

痰液是最方便和无创性的病原学诊断标本,但易遭到口咽部细菌的污染。因此,痰标本质量的好坏、送检及时与否、实验室质控如何,将直接影响细菌的分离率和结果的解释。①采集:需在抗生素治疗前采集标本。嘱患者先行漱口,并指导或辅助患者深咳嗽,留取脓性痰送检。对无痰患者检查分枝杆菌或肺孢子菌时可用高渗盐水雾化导痰。②送检:一般要求在2小时内送检,延迟送检时可将待处理标本置于4 ℃环境中保存,且应在24小时内处理。③实验室处理:挑取脓性部分涂片做瑞氏染色,镜检筛选合格标本(鳞状上皮细胞<10个/低倍视野,多核白细胞>25个/低倍视野,或两者比例<1:2.5)。用血琼脂平板和巧克力平板两种培养基接种合格标本,必要时加用选择性培养基或其他培养基。若痰定量培养分离的致病菌或条件致病菌的浓度≥10^7 cfu/mL,则可认为是肺炎的致病菌;若<10^4 cfu/mL,则为污染菌;若介于两者之间,则建议重复痰培养;若连续分离到相同细菌,浓度在10^5~10^6 cfu/mL两次以上,则也可认为是致病菌。

2.经纤维支气管镜或人工气道吸引

经纤维支气管镜或人工气道吸引受口咽部细菌污染的机会较咳痰为少,若吸引物细菌培养浓度>10^5 cfu/mL,则可认为是致病菌,若低于此浓度,则多为污染菌。

3.防污染标本毛刷

若所取标本培养细菌浓度>10^3 cfu/mL,则可认为是致病菌。

4.支气管肺泡灌洗

若灌洗液细菌浓度>10^4 cfu/mL,防污染BAL标本细菌浓度>10^3 cfu/mL,则可认为是

致病菌。

5.经皮细针抽吸和开胸肺活检

经皮细针抽吸和开胸肺活检敏感性与特异性均很好,但因是创伤性检查,容易引起并发症,如气胸、出血等,故应慎用。在临床上一般用于对抗生素经验性治疗无效或其他检查不能确定者。

6.血和胸水培养

血和胸水培养是简单易行的肺炎病原学诊断方法。若肺炎患者血和痰培养分离到相同细菌,则可将其确定为肺炎的病原菌。即使仅血培养阳性,不能用其他原因(如腹腔感染、静脉导管相关性感染等)解释,也可将血培养的细菌认为是肺炎的病原菌。胸水培养的细菌可认为是肺炎的致病菌,但需排除操作过程中皮肤细菌的污染。

三、治疗

(一)治疗原则

抗感染治疗是肺炎治疗的最主要环节。细菌性肺炎的抗感染治疗包括经验性治疗和目标性治疗两种。前者主要根据本地区和单位的肺炎病原体流行病学资料,选择可能覆盖病原体的抗生素;后者是依据病原学的培养结果或肺组织标本培养或病理结果以及药物敏感试验结果,选择体外试验敏感的抗生素。此外,还要根据患者年龄、基础疾病、临床特点、实验室及影像学检查、疾病严重程度、肝功能、肾功能、既往用药和药物敏感性情况选择抗生素和给药途径。

(1)对于门诊轻症 CAP 患者,尽量使用生物利用度好的口服抗感染药物治疗,建议口服阿莫西林或阿莫西林/克拉维酸治疗;对青年无基础疾病患者或考虑支原体、衣原体感染患者,建议口服多西环素或米诺环素;我国肺炎链球菌及肺炎支原体对大环内酯类药物耐药率高,在耐药率较低地区可用于经验性抗感染治疗;呼吸喹诺酮类可用于上述药物耐药率较高地区、药物过敏或不耐受患者的替代治疗。

(2)对于需要住院的 CAP 患者,推荐单用 β-内酰胺类或联合多西环素、米诺环素、大环内酯类药物或单用喹诺酮类药物。对于需要入住 ICU 的无基础疾病青壮年重症 CAP 的患者,推荐青霉素类药物/酶抑制剂复合物、三代头孢菌素、厄他培南联合大环内酯类或单用喹诺酮类药物静脉治疗,而对老年或有基础疾病的患者推荐联合用药。

(3)重症肺炎的治疗首先应选择广谱的强力抗菌药物,足量、联合用药。重症 CAP 常用 β-内酰胺类联合大环内酯类药物或氟喹诺酮类药物;青霉素过敏者用氟喹诺酮类药物和氨曲南。HAP 可用氟喹诺酮类或氨基糖苷类药物联合抗假单胞菌的 β-内酰胺类药物、广谱青霉素/β-内酰胺酶抑制剂、碳青霉烯类的任何一种,必要时可联合万古霉素、替考拉宁、利奈唑胺或替加环素。

(4)对有误吸风险的 CAP 患者应优先选择氨苄西林/舒巴坦、阿莫西林/克拉维酸、莫西沙星、碳青霉烯类等有抗厌氧菌活性的药物,或联合应用甲硝唑、克林霉素等。

(5)流感流行季节应注意流感病毒感染,常规进行流感病毒抗原或核酸检查,并应积极应用神经氨酸酶抑制剂(奥司他韦)抗病毒治疗,不必等待流感病原检查结果,即使发病时间超过48 小时也推荐应用,并注意流感继发金黄色葡萄球菌感染,必要时联合用于治疗耐甲氧西林金黄色葡萄球菌肺炎的药物。

(6)首剂抗感染药物争取在诊断肺炎后尽早使用。经治疗后达到临床稳定,可以认定为初始治疗有效。经初始治疗后症状明显改善者可继续原有抗感染药物治疗,对达到临床稳定且能接受口服药物治疗的患者,改用同类或抗菌谱相近、对致病菌敏感的口服制剂进行序贯治疗。抗感染治疗一般可于热退 2 或 3 天且主要呼吸道症状明显改善后停药,但疗程应视病情严重程度、缓解速度、并发症及不同病原体而异,不必以肺部阴影吸收程度作为停用抗感染药物的指征。通常轻、中度 CAP 患者疗程为 5～7 天,重症患者需要 7～10 天或更长疗程。临床稳定标准需符合下列所有 5 项指标:①体温<37.8 ℃;②心率<100 次/分;③呼吸频率<24 次/分;④收缩压>90 mmHg;⑤氧饱和度>90%(或者动脉氧分压>60 mmHg,在呼吸空气的条件下)。

(7)抗菌药物初始治疗后 72 小时内应对病情进行评价。

(二)不同人群 CAP 患者初始经验性抗感染治疗

新指南中对不同人群 CAP 患者初始经验性抗感染治疗的建议如下。

1. 门诊治疗(推荐口服给药)

(1)无基础疾病的青壮年患者:常见病原体为肺炎链球菌、肺炎支原体、流感嗜血杆菌、肺炎衣原体、流感病毒、腺病毒、卡他莫拉菌。推荐方案:①氨基青霉素、青霉素类(青霉素、阿莫西林等)/酶抑制剂复合物(不包括有抗假单胞菌活性的青霉素类如哌拉西林、替卡西林);②一代、二代头孢菌素;③多西环素或米诺环素;④喹诺酮类(左氧氟沙星、莫西沙星等);⑤大环内酯类:(阿奇霉素、克拉霉素)。

(2)有基础疾病或老年患者:常见病原体为肺炎链球菌、流感嗜血杆菌、肺炎克雷伯菌、肺炎衣原体、流感病毒、呼吸道合胞病毒、卡他莫拉菌。推荐方案:①青霉素类药物/酶抑制剂复合物;②二代、三代头孢菌素(口服);③喹诺酮类药物;④青霉素类药物/酶抑制剂复合物、二代头孢菌素、三代头孢菌素联合多西环素、米诺环素或大环内酯类药物。

2. 需入院治疗、但不必收住 ICU 的患者(可选择静脉或口服给药)

(1)无基础疾病的青壮年:常见病原体为肺炎链球菌、流感嗜血杆菌、卡他莫拉菌、金黄色葡萄球菌、肺炎支原体、肺炎衣原体、流感病毒、腺病毒、其他呼吸道病毒。推荐方案:①青霉素、氨基青霉素、青霉素类/酶抑制剂复合物;②二代头孢菌素、三代头孢菌素、氧头孢烯类;③上述药物联合多西环素、米诺环素或大环内酯类药物;④呼吸喹诺酮类药物;⑤大环内酯类药物。

(2)有基础疾病或老年患者(≥65 岁):常见病原体为肺炎链球菌、流感嗜血杆菌、肺炎克雷伯菌、流感病毒、呼吸道合胞病毒、卡他莫拉菌、厌氧菌、军团菌。推荐方案:①青霉素类药物/酶抑制剂复合物;②三代头孢菌素或其酶抑制剂复合物、头孢菌素类药物、氧头孢烯类药物、厄他培南等;③上述药物单用或联合大环内酯类药物;④喹诺酮类药物。

3. 需入住 ICU 的重症患者(推荐静脉给药)

(1)无基础疾病的青壮年:常见病原体为肺炎链球菌、金黄色葡萄球菌、流感病毒、腺病毒、军团菌。推荐方案:①青霉素类药物/酶抑制剂复合物、三代头孢菌素、头孢菌素类药物、氧头孢烯类药物、厄他培南联合大环内酯类药物;②喹诺酮类药物。

（2）有基础疾病或老年患者：常见病原体为肺炎链球菌、军团菌、肺炎克雷伯菌、金黄色葡萄球菌、厌氧菌、流感病毒、呼吸道合胞病毒。推荐方案：①青霉素类药物/酶抑制剂复合物、三代头孢菌素或其酶抑制剂的复合物、厄他培南联合大环内酯类；②青霉素类药物/酶抑制剂复合物、三代头孢菌素或其酶抑制剂复合物、厄他培南联合呼吸喹诺酮类药物。

4.有铜绿假单胞菌感染危险因素的 CAP 患者,需住院或入住 ICU(推荐静脉给药)

常见病原体为铜绿假单胞菌、肺炎链球菌、军团菌、肺炎克雷伯菌、金黄色葡萄球菌、厌氧菌、流感病毒、呼吸道合胞病毒。推荐方案：①具有抗假单胞菌活性的 β-内酰胺类药物（如头孢他啶、头孢吡肟、哌拉西林/他唑巴坦、头孢哌酮/舒巴坦、亚胺培南、美罗培南等）；②有抗假单胞菌活性的喹诺酮类药物；③具有抗假单胞菌活性的 β-内酰胺类药物联合有抗假单胞菌活性的喹诺酮类药物或氨基糖苷类药物；④具有抗假单胞菌活性的 β-内酰胺类药物、氨基糖苷类药物、喹诺酮类药物三药联合。

（三）重症肺炎的对症支持治疗

重症肺炎治疗除了针对病原体的抗感染治疗外,维持水、电解质、酸碱平衡,纠正低蛋白血症,给予营养支持非常有必要；同时可辅助雾化、体位引流、胸部物理治疗。对存在低氧血症的患者应给予氧疗,维持 SO_2 在 90% 以上；对需呼吸支持的患者应及时进行机械通气,以使患者恢复有效通气并改善氧合状况。

（四）肺炎治疗后的评价、处理和出院标准

大多数 CAP 患者在初始治疗后 72 小时临床症状改善,但影像学检查结果的改善滞后于临床症状的改善。应在初始治疗后 72 小时对病情进行评价,部分患者对治疗的反应相对较慢,只要临床表现无恶化,就可以继续观察,不必急于更换抗感染药物。

1.初始治疗后评价的内容

初始治疗后评价的内容应包括以下 5 个方面。①临床表现：包括呼吸道及全身症状、体征。②生命体征：一般情况、意识、体温、呼吸频率、心率和血压等。③一般实验室检查：包括血常规、血生化、血气分析、C 反应蛋白、降钙素原等指标。④微生物学指标：可重复进行常规微生物学检查,必要时采用分子生物学和血清学等方法,积极获取病原学证据。⑤胸部影像学：对临床症状明显改善的患者不推荐常规复查胸部影像；当症状或体征持续存在或恶化时,应复查胸部 X 线片或胸部 CT 确定肺部病灶变化。

2.初始治疗有效的判断及处理

经治疗后达到临床稳定,可以认定为初始治疗有效。临床稳定标准需符合下列所有 5 项指标：①体温＜37.8 ℃；②心率＜100 次/分；③呼吸频率＜24 次/分；④收缩压＞90 mmHg；⑤SO_2＞90%（或者动脉氧分压＞60 mmHg,在呼吸空气的条件下）。初始治疗有效的处理：①经初始治疗后症状明显改善者可继续原有抗感染药物治疗；②对达到临床稳定且能接受口服药物治疗的患者,改用同类或抗菌谱相近、对致病菌敏感的口服制剂进行序贯治疗。

3.初始治疗失败的判断及处理

若初始治疗后患者症状无改善,需要更换抗感染药物,或初始治疗一度改善后又恶化,病情进展,则认为初始治疗失败。初始治疗失败在临床上主要包括以下两种形式。①进展性肺

炎:在入院 72 小时内进展为急性呼吸衰竭需要机械通气支持或脓毒症休克需要血管活性药物治疗。②对治疗无反应:初始治疗 72 小时,患者不能达到临床稳定标准。其原因可能有:①出现局部或全身并发症,如肺炎旁积液、脓胸、肺脓肿、ARDS、静脉炎、败血症及转移性脓肿是初始治疗失败的危险因素;②治疗方案未覆盖重要病原体(如金黄色葡萄球菌、假单胞菌)或细菌耐药(耐药肺炎链球菌或在治疗过程中敏感菌变为耐药菌);③特殊病原体感染(结核分枝杆菌、真菌、肺孢子菌、病毒等);④非感染性疾病被误诊为肺炎;⑤存在影响疗效的宿主因素(如免疫抑制)等,应进行相应处理。

4. 出院标准

患者诊断明确,经有效治疗后病情明显好转,体温正常超过 24 小时且满足临床稳定的其他 4 项指标,可以转为口服药物治疗,当无需要进一步处理的并发症及精神障碍等情况时,可以考虑出院。

(五)几种特殊类型的肺炎

1. 病毒性肺炎

我国免疫功能正常成人 CAP 检测到病毒的比例为 15.0%~34.9%,常见病毒有流感病毒、副流感病毒、鼻病毒、腺病毒、人偏肺病毒及呼吸道合胞病毒等。2009 年以来,甲型 H1N1 流感病毒已经成为季节性流感的主要病毒株,与季节性病毒株 H3N2 共同流行。近年来,我国也有人感染禽流感(H5N1、H7N9 和 H10N8)和输入性中东呼吸系统综合征的病例。结合流行病学(如流行季节和疫区旅行史等)和临床特征早期诊断、早期抗病毒(48 小时内)及合理的支持对症治疗是降低病毒性肺炎患者病死率的关键手段。

2. 军团菌肺炎

军团菌肺炎在 CAP 中所占比例为 5%。军团菌肺炎常发展为重症,住院的军团菌感染者近 50% 需入住 ICU,病死率达 5%~30%。易感人群包括老年人、男性、吸烟者及伴有慢性心肺基础疾病、糖尿病、恶性肿瘤、免疫抑制、应用肿瘤坏死因子-α 拮抗剂等的患者。流行病学史包括接触被污染的空调或空调冷却塔以及被污染的饮用水,进行温泉洗浴,从事园艺、管道修理工作,有军团菌病源地旅游史等。当成人 CAP 患者出现伴相对缓脉的发热、急性发作性头痛、非药物引发的意识障碍或嗜睡、非药物引起的腹泻、休克、急性肝功能和肾功能损伤、低钠血症、低磷血症、对 β-内酰胺类药物无应答时,要考虑有军团菌肺炎的可能。军团菌肺炎胸部影像相对特异性的表现是磨玻璃影中混杂着边缘相对清晰的实变影。虽然临床症状改善,影像学在短时间内仍有进展(1 周内),或肺部浸润影几周(甚至几个月)后才完全吸收也是军团菌肺炎的影像学特点。对于免疫功能正常的轻中度军团菌肺炎患者,可采用大环内酯类药物、呼吸喹诺酮类药物或多西环素单药治疗;对于重症、单药治疗失败、免疫功能低下的患者建议用喹诺酮类药物联合利福平或大环内酯类药物治疗。

3. 社区获得性耐甲氧西林金黄色葡萄球菌肺炎

目前,我国大陆社区获得性耐甲氧西林金黄色葡萄球菌(community-acquired - methicillin resistant staphylococcus aureus, CA - MRSA)肺炎较少,仅有儿童及青少年的少量病例报道。CA - MRSA 肺炎病情严重,患者的病死率高达 41.1%。易感人群包括与耐甲氧西林金黄色葡萄球菌感染者或携带者密切接触者、流感病毒感染者、竞技类体育运动员、男性有同性性行为者、经静脉吸毒的人员、蒸汽浴使用者及在感染前使用过抗菌药物的人群。CA－MRSA 肺炎病情进展迅速,其临床症状包括类流感症状、发热、咳嗽、胸痛、胃肠道症状、皮疹,严重者可出现咯血、意识模糊、ARDS、MOF、休克等重症肺炎表现,也可并发酸中毒、DIC、深静脉血栓、气胸或脓胸、肺气肿、肺脓肿及急性坏死性肺炎。CA－MRSA 肺炎影像学特征为双侧广泛的肺实变及多发空洞。流感后或既往健康年轻患者出现空洞、坏死性肺炎,伴胸腔水快速增加、大咯血、中性粒细胞减少及红斑性皮疹时需疑诊为 CA－MRSA 肺炎。糖肽类抗生素或利奈唑胺是 CA－MRSA 肺炎的首选药物。

4. 老年 CAP

目前将老年 CAP 定义为＞65 岁人群发生的肺炎。老年 CAP 的临床表现可不典型,有时仅表现为食欲缺乏、尿失禁、体力下降、精神状态异常等,而发热、咳嗽、白细胞/中性粒细胞增高等典型肺炎表现不明显,容易漏诊和误诊。呼吸急促是老年 CAP 的一个敏感指标。当老年人出现发热或上述不典型症状时,应尽早行胸部影像学检查以明确诊断。肺炎链球菌是老年 CAP 的主要病原体,但对于伴有基础疾病的老年患者(充血性心力衰竭、心脑血管疾病、慢性呼吸系统疾病、肾衰竭、糖尿病等),要考虑肠杆菌科细菌感染的可能。对此类患者应进一步评估产超广谱 β-内酰胺酶肠杆菌科菌的危险因素,对有产超广谱 β-内酰胺酶耐药菌感染高风险的患者可经验性选择头孢菌素类、哌拉西林/他唑巴坦、头孢哌酮/舒巴坦、厄他培南或其他碳青霉烯类。相关危险因素包括有产超广谱 β-内酰胺酶肠杆菌定植或感染史、前期曾使用三代头孢菌素、有反复或长期住院史、留置医疗器械以及肾脏替代治疗等。

5. 吸入性肺炎

吸入性肺炎是指食物、口咽分泌物、胃内容物等吸入喉部和下呼吸道所引起的肺部感染性病变,不包括吸入无菌胃液所致的肺化学性炎症。吸入性肺炎多由隐性误吸引起,约占老年 CAP 的 71％。诊断吸入性肺炎时应注意以下几点:①有无吸入的危险因素(如脑血管病等各种原因所致的意识障碍、吞咽困难、牙周疾病或口腔卫生状况差等);②胸部影像学显示病灶是否以上叶后段、下叶背段或后基底段为主,呈坠积样特点。吸入性肺炎多为厌氧菌、革兰氏阴性菌及金黄色葡萄球菌感染,治疗应覆盖以上病原体,并根据患者病情的严重程度选择阿莫西林/克拉维酸、氨苄西林/舒巴坦、莫西沙星、碳青霉烯类等具有抗厌氧菌活性的药物,或联合应用甲硝唑、克林霉素,待痰培养及药敏试验结果出来后进行有针对性的目标治疗。

(张　伟)

第二节　ARDS

ARDS 是指患严重感染、创伤、休克等肺内、外疾病后出现的以肺泡毛细血管损伤为主要表现的临床综合征,属于急性肺损伤的严重阶段。其临床特征为呼吸频速和窘迫、进行性低氧血症,X 线呈弥漫性肺泡浸润。本症与婴儿呼吸窘迫综合征颇为相似,但其病因和发病机制不尽相同,为示区别,1972 年 Ashbauth 提出了"成人呼吸窘迫综合征"的命名。后来人们注意到 ARDS 也发生于儿童,故协同讨论达成共识,以"急性"代替"成人",称为急性呼吸窘迫综合征。

新生儿呼吸窘迫综合征也称新生儿肺透明膜病。新生儿呼吸窘迫综合征多见于早产儿,是由于肺成熟度差,肺泡表面活性物质缺乏所致,表现为出生后进行性呼吸困难及呼吸衰弱,患者的病死率高。

一、病因

（一）休克

创伤者由于大量失血造成的低血容量，可致心排血量降低，同时也造成肺血流量减少。由于肺血容量的减少和源源不断地接受由体循环而来的微型栓子，可堵塞肺血管床，阻碍气体交换的进行。被破坏的血细胞和组织分解产物引起的支气管和肺小血管收缩，可使毛细血管通透性增加，引起肺间质充血、水肿，使呼吸阻力加大。在持久性休克的基础上加上其他因素，如大量输液、输血等，即可导致 ARDS。

（二）脂肪栓塞

脂肪栓塞是多发骨折后常见的并发症。大的脂肪滴可阻塞肺小动脉并使之扩张。小脂肪滴可弥散于很多微小血管内，造成广泛性的微循环栓塞。同时，中性脂肪在脂肪酶的作用下，分解成游离脂肪酸，它造成的化学性炎性反应可导致肺水肿和肺出血，临床表现为低氧血症，是肺功能损害的一个重要指标。

（三）输液过多

在严重创伤者中，由于应激反应，水潴留和盐潴留的反应时间较为持久，常超过 72 小时。因此，伤后大量输液可使几升水潴留在体内，增加了细胞外液量。同时，大量电解质溶液可稀释血浆蛋白，降低血浆的胶体渗透压，使肺水肿加重。此外，如果肺脏本身又直接受到各种不同原因的损害，如挫伤、误吸、休克或脓毒症等，则较正常肺脏更易潴留水分。即使是轻微的输液过量，也易造成肺水肿。因此，输液过量在发生急性呼吸窘迫综合征的诸多因素中，占有相当重要的地位。

（四）感染

化脓性感染可使细菌毒素或细胞破溃产物进入肺循环。在内毒素作用下，体内释放出血管活性物质，如 5-羟色胺、组胺、乙酰胆碱、儿茶酚胺等，能使毛细血管的通透性增加。感染还可以转移至肺部，从而并发肺衰竭。休克、多发性创伤和大量输液等因素，则容易使患者发生脓毒症。

（五）颅脑创伤

严重颅脑创伤常并发肺水肿，这是因为脑创伤可以引起强烈的交感神经兴奋，导致显著的末梢血管收缩，随即迅速发生急性心力衰竭和肺水肿。若预先应用 α 肾上腺素能阻滞剂，则可防止此种损害。因最近发现创伤后肺水肿的积液内蛋白质含量很高，故除高压性水肿外，还可能有通透性水肿因素的存在。

（六）误吸

误吸作为引起 ARDS 的原因之一，近年来受到重视。误吸大量的酸性胃内容物是非常严重的情况。小量 pH 值低于 2.5 的酸性分泌物也能造成严重后果，引起化学性肺炎和肺部感染，从而导致呼吸衰竭。

（七）氧中毒

呼吸衰竭时常用高浓度氧治疗，但长期使用反而会造成肺损害。决定氧中毒的主要因素是吸入氧的压力和吸氧时间,吸入氧压力越大,时间越长,氧对机体的损害可能就越大。当发生肺氧中毒时,支气管的纤毛运动可受到明显抑制。100％氧吸入 6 小时即可产生无症状的急性支气管炎。

二、临床表现

除相应的发病征象外,当肺刚受损的数小时内,患者可无呼吸系统症状。随后呼吸频率加快,气促逐渐加重,肺部体征无异常发现,或可听到吸气时细小的湿啰音。胸部 X 线片显示为清晰肺野,或仅有肺纹理增多、模糊,提示血管周围液体聚集。动脉血气分析示 PaO_2 和 $PaCO_2$ 偏低。随着病情进展,患者呼吸窘迫,感胸部紧束、吸气费力、发绀,常伴有烦躁、焦虑不安,两肺广泛间质浸润,可伴奇静脉扩张、胸膜反应或有少量积液。因明显低氧血症引起过度通气,$PaCO_2$ 降低,故出现呼吸性碱中毒。呼吸窘迫不能用通常的氧疗使之改善。如上述病情持续恶化,呼吸窘迫和发绀继续加重,则胸部 X 线片示肺部浸润,阴影大片融合,甚至发展成"白肺"。呼吸肌疲劳导致通气不足、二氧化碳潴留,引发混合性酸中毒、心脏停搏,部分患者可出现 MOF。

三、诊断

(一)肺功能测定

1.肺量计测定

肺容量和肺活量、残气量、功能残气量均减少,呼吸无效腔增加,若无效腔量/潮气量>0.6,则提示需要进行机械通气。

2.肺顺应性测定

在床旁测定的常为胸肺总顺应性,对应用呼气末正压通气的患者可按公式计算动态顺应性。顺应性检测对诊断、判断疗效、监测有无气胸或肺不张等合并症均有实用价值。

3.动脉血气分析

PaO_2 降低是 ARDS 诊断和监测的常用指标。根据动脉血氧分析可以计算出肺泡动脉氧分压差($P_{A-a}O_2$)、静动脉血分流(Qs/Qt)、呼吸指数($P_{A-a}O_2/PaO_2$)、氧合指数(PaO_2/FiO_2)等派生指标,对诊断和评价病情的严重程度十分有帮助。如 Qs/Qt 增高被提倡用于病情分级,以高于 15％、25％和 35％分别划分为轻、中、重不同严重程度。呼吸指数的正常范围为 0.1～0.37,>1 表明氧合功能明显减退,>2 表明需要进行机械通气;氧合指数的正常范围为 400～500 mmHg,患 ARDS 时降至 200 mmHg。

(二)肺血管通透性和血流动力学测定

1.肺水肿液蛋白质测定

患 ARDS 时肺毛细血管通透性增加,水分和大分子蛋白质进入间质或肺泡,使水肿液蛋白质含量与血浆蛋白含量之比增加。若比值>0.7,则考虑为 ARDS;若比值<0.5,则考虑为心源性肺水肿。

2.肺泡-毛细血管膜通透性测定

应用双核素体内标记技术,以铟(In)自体标记转铁蛋白,用来测定肺的蛋白质积聚量;同时以锝(Te)自体标记红细胞,校正胸内血流分布的影响。分别算出铟、锝的肺心放射计数比值,观察2小时的变化,得出血浆蛋白积聚指数。

3.血流动力学监测

通过通入四腔漂浮导管,可同时测定并计算肺动脉压、肺动脉毛细血管楔压、肺循环阻力、PVO_2、CVO_2、Qs/Qt 及热稀法测定心排血量等,不仅对诊断、鉴别诊断有价值,而且可为机械通气治疗提供监测指标。

4.肺血管外含水量测定

可用来判断肺水肿的程度、转归和疗效,但需一定的设备条件。

四、治疗

(一)一般治疗

ARDS患者处于高代谢状态,应及时补充富含高热量、高蛋白、高脂肪的营养物质,应尽早给予强有力的营养支持,鼻饲或静脉补给;应协助患者取半坐位,在氧气充足、湿化的床罩内做肋间神经封闭,以控制胸痛,促使患者咳嗽;应考虑做鼻气管吸痰,经支气管镜吸引及气管切开吸痰。

(二)控制静脉输液量

一般应适当控制摄入的液体量,降低肺血管内静水压,在保证血容量、稳定血压的前提下,要求出入液量处于轻度负平衡。当内皮细胞通透性增加时,胶体可渗至间质内,加重肺水肿,故在ARDS的早期血清蛋白浓度正常时不宜给予胶体液。应使肺小动脉楔压维持在14~16 cmH_2O。一般输液速度应控制在1 $mL/(kg \cdot h)$。

(三)药物治疗

1.激素治疗

激素治疗ARDS主要是发挥激素的综合作用。糖皮质激素可以降低肺毛细血管的通透性,减少渗出,减轻肺间质水肿和由透明膜形成所致的弥散障碍。同时,糖皮质激素可以增加肺泡表面活性物质的生成,降低表面张力,减少肺泡萎陷所致的肺内分流。

2.扩血管药物

扩血管药物具有降低肺动脉压,减轻右心室负荷,提高右心排血量的作用,其治疗ARDS的原理主要是提高肺血流灌注,增加氧运送,改善全身氧合功能。

3.氧自由基清除剂、抗氧化剂

过氧化物歧化酶、过氧化氢酶可防止 O_2 和 H_2O_2 氧化作用所引起的急性肺损伤;尿酸可抑制 O_2、OH^- 的产生和多形核白细胞呼吸暴发;维生素E具有一定的抗氧化剂的效能。脂氧化酶和环氧化酶途径抑制剂(如布洛芬等)可使血栓素A2和前列腺素分泌减少,抑制补体与多形核白细胞结合,防止多形核白细胞在肺内聚集。

4. 免疫治疗

免疫治疗是通过中和致病因子,对抗炎性介质和抑制效应细胞来治疗 ARDS。目前,研究较多的有抗内毒素抗体,抗 TNF、IL-1、IL-6、IL-8 及抗细胞黏附分子的抗体或药物。因为参与急性肺损伤的介质十分多,相互之间的关系和影响因素十分复杂,所以仅针对其中某一介质和因素进行干预,其效果十分有限。

5. 机械通气

ARDS 一旦确诊,就要考虑急送加强治疗病房或急诊做气管切开术,以吸除痰液,降低气管阻力,减小呼吸无效腔和呼吸做功,合理、及时地应用机械辅助通气。有关机械通气治疗 ARDS 存在问题的研究发现,患 ARDS 时肺泡损伤的分布并不均匀,即部分区域肺泡闭陷,部分区域肺泡保持开放和正常通气。通常受重力影响,在下肺区存在广泛的肺水肿和肺不张,而在上肺区存在通气较好的肺泡。肺 CT 扫描证实了不同体位下存在重力依赖性肺液体积聚现象,患 ARDS 时参与气体交换的肺容量减至正常肺容量的 $35\%\sim50\%$,严重时甚至减至 20%。当使用适用于全肺通气的常规潮气量时,会导致机械通气相关性肺损伤。

(四)呼吸支持治疗

1. 氧疗

纠正缺氧刻不容缓,可采用经面罩持续气道正压吸氧,但大多需要借助机械通气吸入氧气。一般认为当 $FiO_2>0.6$、$PaO_2<60$ mmHg、$SO_2<90\%$ 时,应对患者采用以 PEEP 为主的综合治疗。

2. 机械通气

(1)PEEP:改善 ARDS 的呼吸功能,主要通过其吸气末正压使陷闭的支气管和闭合的肺泡张开,提高功能残气量。

(2)反比通气:即机械通气吸(I)与呼(E)的时间比$>1:1$。延长正压吸气时间,有利于气体进入,使肺泡复张,恢复换气功能,并使快速充气的肺泡发生通气再分布,改善气体分布,改变通气与血流之比,增加弥散面积;缩短呼气时间,使肺泡容积保持在小气道闭合的肺泡容积之上,具有类似 PEEP 的作用;反比通气可降低气道峰压的 PEEP,升高气道平均压,并使 PaO_2/FiO_2 随气道平均压的增加而增加。延长吸气末的停顿时间有利于血红蛋白的氧合。因此,当 ARDS 患者在 PEEP 疗效差时,可加试反比通气。要注意气道平均压过高仍有发生气压伤和影响循环功能、减少心排血量的不良反应,故气道平均压以不超过 14 cmH$_2$O 为宜。应用反比通气时,若患者感觉不适或难受,则可加用镇静剂或麻醉剂。

(3)机械通气并发症的防治:机械通气本身最常见的和致命性的并发症为气压伤,由于 ARDS 广泛炎症、充血水肿、肺泡萎陷,机械通气往往需要较高的吸气峰压,加上高水平 PEEP,增加气道平均压将会使病变较轻、顺应性较高的肺单位过度膨胀,肺泡破裂。据报道,当 PEEP>25 cmH$_2$O 时,并发气胸和纵隔气肿的发生率达 14%,病死率几乎为 100%。现在一些学者主张低潮气量、低通气量,甚至允许有一定通气不足和轻度的二氧化碳潴留,使吸气峰压<40 cmH$_2$O,>15 cmH$_2$O。

另外,也有采用吸入一氧化氮、R 氧合膜肺或高频通气,可减少或防止由机械通气造成的气压伤。

3.膜式氧合器

在 ARDS 患者经人工气道机械通气、氧疗后效果差,呼吸功能短期内无法纠正的情况下,有人应用体外膜肺模式,经双侧大隐静脉根部用扩张管扩张后分别插入导管,使导管深达下腔静脉。近年来,人们在临床上使用了血管内氧合器/排除 CO_2 装置,以具有氧合和 CO_2 排除功能的中空纤维膜经导管从股静脉插至下腔静脉,用一负压吸引使氮通过血管内氧合器/排除 CO_2 装置,以改善气体交换功能。血管内氧合器/排除 CO_2 装置配合机械通气可以降低机械通气治疗的一些参数,减少机械损伤。

五、护理

(一)呼吸困难的护理

(1)取坐位或半坐位。

(2)病室内保持适宜的温湿度,空气洁净清新。

(3)保持呼吸道通畅。

(4)观察呼吸的频率、节律、深浅度、比例的变化及水、电解质、酸碱平衡情况,准确记录出入量。

(二)咳嗽、咳痰的护理

(1)观察咳嗽的性质、时间,判断有无痰液产生。

(2)嘱患者多饮水,以湿润呼吸道。

(3)指导患者进行深呼吸和有效咳嗽。协助患者翻身、叩背,鼓励患者咳出痰液。

(4)遵医嘱给予雾化吸入治疗。

(三)发绀的护理

(1)嘱患者绝对卧床休息,以减轻心脏负担,减少耗氧量。

(2)对呼吸困难者协助取高枕卧位或半卧位,持续给予高浓度面罩吸氧。

(3)给予高热量、富含维生素、营养丰富、易消化的饮食,少量多餐,防止过饱。

(4)密切观察病情。注意体温、脉搏、呼吸、发绀发生的部位、程度,有无烦躁、呼吸困难等,必要时采动脉血进行血气分析检查。

(5)注意有无呼吸衰竭的早期症状,保持呼吸道通畅,备好呼吸兴奋剂,及时通知医师。

(四)一般护理

(1)执行呼吸系统疾病的一般护理常规。

(2)嘱患者绝对卧床休息,取半卧位。

(3)给流质或半流质饮食,必要时协助进食。

(4)给高浓度氧气吸入,必要时加压给氧。为防止氧中毒,应注意观察氧分压的变化,使其维持在 $60\sim70$ mmHg 即可。如氧分压始终低于 50 mmHg,则需行机械通气治疗,最好使用 PEEP。

(5)给予特别护理,密切观察病情变化。如发现吸气时肋间隙和胸骨上窝下陷明显,呼吸频率由快变慢,节律不整,经大流量吸氧后,发绀仍进行性加重,则应随时通知医师,并协助抢救。

（6）仔细观察患者有无弥漫性血管内凝血的迹象，如出现皮肤、黏膜、呼吸道、阴道等处出血，则应及时通知医师。

（7）注意水、电解质平衡，应遵照医嘱及时输入新鲜血液及补充液体。输入量不宜过多，滴速不宜过快，以防诱发或加重病情。随时测量中心静脉压，其正常值为 5～12 mmHg，若低于 5 mmHg，则提示血容量不足，若高于 15～20 mmHg，则提示心功能明显衰弱，应通知医师，并监护心肺功能。

（8）静脉应用呼吸兴奋剂时观察药物的不良反应，如发现患者面色潮红、抽搐等，应减慢药液滴速，通知医师。

（9）做好病情观察和出入量记录，注意观察血压和每小时尿量。

（10）加强口腔护理，及时清除呕吐物和分泌物，以防窒息。做好皮肤护理，防止压疮发生，按时翻身，变换体位，以免加重肺部感染。

（11）遵照医嘱随时进行血气分析，根据血氧分压调节呼吸机给氧流量，进行心电图检查以及有关生化检查等，以协助医师监测各生命指标的动态变化。

（12）备好抢救用品，如氧气、人工呼吸器、气管插管、气管切开包、吸痰器、呼吸兴奋剂、强心剂、利尿剂等，并积极配合医师进行抢救。

（张　伟）

第三节　围术期患者的呼吸功能管理

大多数麻醉药物对呼吸有抑制作用，它们可以通过不同的机制和途径对患者的呼吸功能产生影响。手术的性质和部位也会不同程度地影响患者的呼吸功能。对于重症患者来说，一般患有严重的基础疾病，并伴有器官功能障碍或全身状态较差，这些患者术中及术后呼吸系统并发症的发生率与病死率明显增加。另外，一部分患者尽管病情不重，但有较高的发生呼吸系统严重并发症的风险。主要包括以下情况：①严重创伤、感染；②胸、腹部手术；③脑血管意外或颅脑手术；④较大的肢体手术，特别是输血量或输液量较大时；⑤在全麻条件下实施的胆囊、前列腺等所谓小手术，特别是在老年、肥胖、高血压、冠心病、有呼吸系统基础疾病的患者。正确评估这些患者术前的呼吸功能，进行严密的呼吸功能监测，并加强术后呼吸功能管理对于保护及改善患者围术期的呼吸功能来说至关重要。

对围术期的重症患者进行系统化、规范化的呼吸功能管理是重症医学和麻醉学的重要命题之一。本节将着重对围术期重症患者术前呼吸功能评估以及术后呼吸功能管理两个方面问题进行讨论。

一、麻醉对呼吸功能的影响

（一）麻醉药物对呼吸功能的影响

常用的麻醉药物有吸入用药和静脉用药两种。麻醉药物对呼吸功能的影响主要表现为药物对呼吸中枢、气道及肺血管的影响。很多药物（如巴比妥类、麻醉性镇痛药、吸入麻醉药）可降低缺氧反射。有的药物（如巴比妥及卤素碳氢化合物）可改变 CO_2 通气反应曲线，使曲线右移,并明显减小其斜率,最后完全无反应。麻醉性镇痛药,如吗啡,可使曲线右移,但斜率不变,除非患者入睡。不同麻醉药物对气道和肺血管的影响是不一样的,如氨氟醚、异氟醚,有扩张支气管和肺血管的作用,氧化亚氮是血管收缩药而氯胺酮则有扩张支气管的作用。

(二)麻醉方法对呼吸功能的影响

全麻对患者呼吸功能影响较其他麻醉影响大。全麻患者均需要进行机械通气,多个环节可影响肺功能,如气管内插管的内径、机械无效腔以及麻醉时人工呼吸操作是否恰当等。胸外科手术常采用单肺通气,因为术侧肺没有通气但血流灌注仍然存在,所以导致动静脉分流量增加,使 PaO_2 降低,而健侧肺可能出现过度通气。若椎管内麻醉平面过高,则可导致肋间肌、膈肌麻痹,影响患者的通气功能。

(三)其他

如麻醉机供氧系统障碍,包括供氧系统机械失灵及其管道与接口脱离、氧流量不足、麻醉剂报警系统失灵、钠石灰失效等,均可引起低氧或二氧化碳潴留。

二、手术对呼吸功能的影响

(一)手术损伤

手术损伤主要见于胸外科手术,如肺切除术导致的肺容积丢失和各种胸部手术后胸膜粘连等常导致限制性肺功能减退;开胸手术切口影响正常胸廓的活动,限制肺的充分膨胀和回缩;上腹部手术影响膈肌的活动,术后伤口疼痛限制呼吸运动和咳嗽等对呼吸功能造成不同程度的影响。行高位脊柱手术后,若脊髓水肿或椎管内出血压迫脊髓,则可产生呼吸抑制。

(二)体位

如甲状腺手术常采用颈后仰位,这种体位常会使患者感到憋气,特别是颈部肿物(包括肿瘤)较大或肥胖者更易感到呼吸不畅。凡限制胸廓、膈肌活动或使肺内血容量增加的体位,均可使胸廓和肺的顺应性降低,如俯卧位时易导致患者通气不足和低氧血症。各种体位摆放时应严格设计重心支撑点、固定点以及人体各个部位的位置,尤其是头部的位置,否则体位变化可能对呼吸功能造成严重的影响。

(三)其他

与手术相关的大量输血、输液等可对呼吸功能造成影响。

三、常用术前呼吸功能评估的方法

麻醉和手术都会不同程度地影响患者的呼吸功能,在各种术后并发症中,呼吸系统并发症的发生率是最高的,与心脏并发症的发生率类似。尤其是对于术前存在高危因素的患者(如合并有慢性呼吸系统疾病的患者),他们围术期的呼吸系统并发症明显增加,严重者甚至死亡。因此,正确评估患者术前的肺功能情况,及时发现存在高危因素的患者,采取积极措施尽可能减少这些危险因素,选择更为合理的麻醉方式和手术方式,使患者安全地度过手术期,显得尤为重要。

(一)病史

应在全面了解患者病史的情况下,重点询问有无咳嗽、咳痰、咯血、呼吸困难、喘鸣、胸痛等常见症状,既往有无慢性呼吸系统疾病史,有无心脏病疾病史、吸烟、饮酒等情况。

(二)体格检查

体格检查包括有无体型、胸廓改变,呼吸的频率以及呼吸幅度,有无辅助呼吸肌的异常活动、有无气管移位、有无呼吸音的改变等。

(三)实验室检查

实验室检查主要包括术前的三大常规、胸部 X 线片、心电图等。通过血常规可了解患者有无感染、慢性缺氧等征象。血生化检查可以帮助了解患者的肝、肾功能及营养状况。胸部 X 线片对于患者的肺部情况及心脏情况的判断十分有用。

病史、体格检查、实验室检查是临床肺功能评估的基础,依次可初步了解呼吸系统疾病的类型、肺功能受损的程度,再根据手术的大小和部位,可决定是否需做进一步的呼吸功能检查。

(四)呼吸功能检查与监测

呼吸功能检查与监测主要包括肺功能测定、血气分析、呼吸中枢驱动力、呼吸肌功能、呼吸力学等手段。这些监测手段项目繁多,且临床意义各不相同。在做术前评估时,因为目前缺乏相应的建议哪一种患者需要做哪方面监测的指南,所以需要根据患者的具体情况来选择合适的监测手段。在此,我们仅介绍与手术相关的主要的肺功能指标。

(1)预测术后通气储备。预测术后最大通气量(maximal voluntary ventilation,MMV)与静息每分钟通气量(minute ventilation at rest,VE)之比(MMV/VE)的大小。该比值越大,则手术安全性越大。当 MMV/VE＝3 时,胸部和上腹部手术可考虑,但安全性相对较小,而中下腹手术安全性大。而对于胸外科手术来说,情况显得更为复杂。如一侧肺叶切除,则肺活量(vital capacity,VC)下降接近 1/4;若手术肺叶的基础病变重,则 VC 下降幅度小;若为一侧不完全堵塞的肺叶切除,则 VC 稍下降;若切除的肺基础病变轻,对侧肺的基础病变重,则 VC 下降大。肺减容手术的气肿周围被压迫的有效肺组织越多,则手术后肺功能的改善越明显。因此,术后肺功能的判断需要结合手术类型和影像学的变化来进行。

(2)预测术后 $FEV_1 \geq 0.8$ 是手术的基本要求,否则禁忌行肺叶或肺段切除。

(3)FEV_1 可逆的变化与支气管哮喘的发作有关,若为阳性,则必须注意预防哮喘发作。

(4)分侧肺功能,在有明显肺功能损害的患者,分侧肺功能测定是判断能否进行肺切除术比较可靠的方法,习惯上用侧位肺功能测定来判断。手术侧的肺功能比例可以较好地预测切除术后 VC 的下降程度。

(5)若术前无低氧血症或轻度低氧血症,则患者一般能承受手术;若 PaO_2 降低较明显,但低流量吸氧即可改善,则手术也可以考虑,否则风险较大(心脏及病变肺部分不张等手术除外)。

(6)最大峰流速与术后咳痰能力直接相关,最大峰流速大于 3 L/s 者,咳痰能力较好,术后发生痰栓堵塞的概率较小。

(7)其他肺容积时的峰流速(V_{75}、V_{50}、V_{25})与术后中小气道分泌物的引流和是否容易发生肺部感染有关。若三者皆低于 1 L/s,则分泌物的引流差,感染的概率大。

四、识别高危患者

通过上述评估手段,可以让我们对患者的基本情况以及呼吸功能有比较全面的了解,那么怎样通过这些信息来识别围术期肺并发症的高危患者呢？美国内科医师协会综合非心脏手术术后关于肺并发症的高危因素的研究所做的系统评价，为我们识别这些具有高危因素的患者提供了有价值的参考(表6-1)。

表6-1 术后肺并发症的高危因素及推荐强度

危险因素	推荐强度	比值比(OR)	危险因素	推荐强度	比值比(OR)
与患者相关的风险			胸外科手术	A	4.24
高龄	—	2.09~3.04	下腹部手术	—	3.01
ASA评分＞Ⅱ级	A	2.55~4.87	上腹部手术	A	2.91
充血性心力衰竭	A	2.93	颅脑手术	A	2.53
COPD	A	1.65~2.51	手术时间延长	A	2.26
体重下降	B	1.79	头颈部手术	A	2.21
意识障碍	B	1.62	急症手术	A	2.21
吸烟	B	1.39	血管手术	A	2.20
饮酒	B	1.21	全麻	A	1.83
胸部体格检查异常	B	NA	围术期输血(＞4 unit)	B	1.47
糖尿病	C	—	髋部手术	D	—
肥胖	D	—	妇产科及泌尿科手术	D	—
阻塞性睡眠呼吸暂停综合征	I		食管手术	I	—
激素的使用	I		实验室检查		
HIV感染	I		血浆白蛋白＜35 g/L	A	2.53
心律失常	I		胸部X线片异常	B	4.81
缺乏锻炼	I		尿素氮＞7.5 mmol/L	B	NA
与麻醉手术相关的风险			肺功能测定	I	—
主动脉瘤修补术	A	6.90			

注:①NA=未能提供;②A=有好的证据支持;B=至少有一般的证据支持;C=至少有一般的证据建议;D=有好的证据建议,该因素不是术后肺并发症的危险因素;I=证据不足,或研究质量差,或相互矛盾;③对于A和B级危险因素,提供了trimandfill估计的比值比;当不能计算trimandfill估计的比值比时,提供的是总额估计。

(一)患者相关的危险因素

高龄、ASA评分＞Ⅱ级、充血性心力衰竭、COPD有好的证据支持。一般的证据(相关的研究要比A级少一些,或者OR值要低一些)支持意识障碍、胸部体格检查异常、吸烟、饮酒、体重下降是危险因素。有许多研究支持肥胖和控制良好的哮喘不是肺部术后并发症的危险因素。只有一个研究显示控制不良的哮喘会增加肺部术后并发症的发生率。对于阻塞性睡眠呼吸暂停综合征、激素的使用以及缺乏锻炼是否为风险因素证据不足。

相对于患者相关危险因素来说,麻醉和手术相关危险因素的 OR 值更高,也就是说,由手术和麻醉引起的肺部术后并发症的风险更大。主动脉瘤修补术、胸外科手术、腹部手术、颅脑外科手术、血管手术、头颈部手术以及全麻均有足够的证据支持是肺部术后并发症的危险因素,而食管手术以及围术期输血有一般的证据支持。

术前通过肺功能检查来评估肺功能可以说是术前评估领域中最有争议的问题。许多研究评价了肺功能检查对患者肺部术后并发症的预测作用。大多数研究表明,术前肺功能检查有异常的患者,术后发生肺部并发症的概率增加。因为各个研究采用的标准不一样,所以目前并不存在一个可以作为手术禁忌证的准确的肺功能检查的域值。一项纳入 107 位患有严重慢性阻塞性肺疾病患者的研究表明,术后的病死率及严重肺部并发症的风险是很高的(6 例死亡,7 例发生严重并发症),然而,如果临床医师认为通过手术可以挽救患者的生命,那么这样的肺功能状态仍然是可以接受手术的。而且,目前也没有任何研究显示肺功能检查对于患者术前肺功能评估以及肺部术后并发症预测比传统的询问病史及体格检查价值更高。因此,临床工作者在做术前肺功能评估时,不能过分依赖辅助检查,询问病史以及体格检查同等重要。白蛋白浓度<35 g/L 以及尿素氮浓度>7.5 mmol/L 是强有力的发生肺部术后并发症的风险预测因子。

(二)胸外科手术术后发生肺部并发症的高危因素

目前,对于非胸外科手术术后发生肺部并发症的危险因素已经有了比较有力的证据,然而对于胸外科手术术后发生肺部并发症的危险因素目前尚缺乏相关的证据。因为胸外科手术的操作均要进入胸腔,所以其对患者呼吸功能的影响比较大,对此类患者术前呼吸功能的评估以及术后的呼吸管理来说,具有一定的特殊性和难度。

1.肺切除术

对于肺癌患者来说,术前肺功能评估(包括肿瘤的类型、大小以及患者的心肺储备情况)可以被用来预估患者术后生存的最大可能性。一项大样本的回顾性研究(纳入了 3424 例行肺切除术患者)表明,术前呼吸困难的程度、ASA 评分、手术的级别及年龄都是住院患者病死率的独立危险因素。还有一些研究表明,纤维蛋白原以及乳酸脱氢酶的水平与围术期患者的病死率有关。也有研究表明,肿瘤的大小、手术时间、心脏疾病以及高龄等都与病死率的增加有关。

2.心脏手术

心脏手术患者术后常有较多的肺部并发症,尤其是对同时伴有肺部疾病的患者来说,肺部术后并发症的发生率及患者的病死率明显增加。这主要是由心脏手术进行的胸骨切开,引起了肺和胸壁运动机制的改变、体外循环时低温状态下造成呼吸抑制、膈神经损害等所致。

3.食管切除术

食管切除术术后肺部并发症的发生率也是很高的,一项多中心的前瞻性研究(纳入了1777 例食管切除术患者)表明,术后肺炎的发生率是 21%,呼吸衰竭的发生率是 16%,术前的危险因素包括高龄、呼吸困难、糖尿病、COPD、碱性磷酸酶浓度>125 U/L、低蛋白血症、功能状态的下降。

五、降低风险的策略

降低肺部术后并发症的策略应该贯穿整个围术期,包括术前、术中以及术后。对于这些高危患者来说,术前应该积极纠正可校正的危险因素,尽可能降低患者术后并发症的发生率。术前积极控制原发呼吸系统疾病,改善心脏功能,加强营养支持,纠正低蛋白血症,鼓励患者加强呼吸肌功能的锻炼,这一点对于准备做胸外科手术的患者来说至关重要。有研究表明,对拟行冠状动脉旁路血管移植术的具有肺部术后并发症高危因素的患者进行术前呼吸肌锻炼,可以明显降低肺部术后并发症的发生率。

麻醉医师和外科医师应该根据患者的具体情况选择更为合理的麻醉手术方式,比如对于有多种高危因素的患者、预计围术期并发症发生率很高的患者来说,是否可以尽量不用全麻,若必须全麻,则应避免使用长效的神经肌肉阻滞剂等对患者呼吸功能影响大的药物;是否可以选择对患者呼吸功能影响更小的手术方式,比如将开放式的腹部手术改为腹腔镜手术。对这部分高危险患者术后应该尽可能转入 ICU 进行严密的呼吸功能监测,以利于及早发现病情变化,及时治疗。

六、术后床旁呼吸功能监测常见异常情况的原因

对术后患者进行床旁持续地呼吸监测是 SICU 术后监测的重要内容。最常用的连续监测手段包括经皮无创脉搏血氧饱和度法(non-invasive pulse oximetry, NPO)、$PetCO_2$ 监测以及呼吸机参数监测。下面是对针对术后患者出现监测异常的常见原因的分析。

(一)低 SO_2

NPO 测得的 SO_2 是 ICU 的常规监测项目,监测 SO_2 能及时发现危重症患者的低氧血症及其程度。SO_2 下降常见于以下原因。

1. 与患者相关的因素

(1)基础疾病:如患者本身就存在 COPD、重症肌无力等基础呼吸系统疾病;或患有右向左分流的心脏疾病,存在心功能不全、心排血量减低、严重贫血等疾病,导致肺血流量不足和肺换气功能障碍;合并有颅内肿瘤、血肿等神经系统疾病,造成中枢性呼吸抑制。

(2)术后并发症:呼吸系统并发症,如气道梗阻、肺气肿、肺不张、胸水、肺栓塞等;循环系统并发症,如各种原因所致的休克;神经系统并发症,如脑血管意外、脑水肿或缺血缺氧性脑病等。

2. 手术相关的因素

(1)常见的有由胸部手术和上腹部手术引起的限制性通气障碍。

(2)头颈部手术常引起气道梗阻。

(3)一侧肺切除术后,对侧肺功能失代偿。

(4)胸外科术中误伤膈神经或肺下叶切除后进行膈神经麻痹,使膈肌在吸气相中不能发挥作用。

(5)心脏手术引起心功能不全。

(6)颅内手术对呼吸中枢的影响等。

3. 与麻醉相关的因素

(1)麻醉肌松药的残余作用,或者术后由于应用了拮抗药物再度出现肌肉松弛作用。

(2)麻醉性镇静、镇痛药的延迟效应导致呼吸抑制。

(3)进行椎管内麻醉时,由于阻滞平面过高,导致支配辅助呼吸肌的肋间神经、膈神经麻痹。

4. 与术后治疗相关的因素

(1)术后由于使用了镇静、镇痛药物,而使患者出现呼吸抑制。

(2)吸入氧分压过低、呼吸机参数设置不合适、潮气量过低等。

(3)术后镇静、镇痛药物的使用也会产生呼吸抑制。

5. 可能影响读数准确性的因素

(1)脉搏的强弱:任何搏动性血流减弱的因素,如寒冷刺激、交感神经兴奋、糖尿病及动脉粥样硬化等,都会降低仪器的测定效能。对体外循环停跳期和心搏骤停患者来说,无法检测 SO_2。静脉血流搏动是一种病理性干扰,常发生于右侧心力衰竭、三尖瓣关闭不全和 CVP 升高者,此时将患者的手抬过头,可得到正确的读数。

(2)血红蛋白的质和量:低 Hb(如贫血、血液过度稀释)会影响测定的准确性。

(3)血液中的色素成分:亚甲蓝、靛胭脂、吲哚花青绿及荧光素均可使 SO_2 下降。因此,监护时应了解这些染料的代谢过程,以排除其干扰。一般体内染料很快能重新分布并被肝脏清除,因此其影响比较短暂。

(4)探头放置部位:在 FiO_2 迅速变化的情况下,将探头放在耳垂、鼻部、面颊等靠近心脏的中心部位,可更快、更准确地反应 SO_2 的变化,而放置在手指、足趾等远离心脏的部位,则反应较慢、误差较大。

(5)皮肤和指甲:大多数 NPO 对不同肤色人种的精确性相似。在黄疸患者中,因胆红素吸收波长与 NPO 所用的波长不同,故 NPO 偏差较小。患高胆红素血症时,COHb 增高,可能造成测定结果偏高。指甲对光的吸收是非波动性的,故理论上讲,指甲光泽不影响 SO_2 读数。但有资料显示,指甲光泽仍能影响 NPO 的准确性。蓝、绿、黑色指甲可使 SO_2 读数偏低。指甲过长、指甲真菌均会影响 SO_2 读数。

(6)血流动力学状态:心脏指数、温度、平均动脉压、体循环阻力指数都可能影响 NPO 的准确性。对低血容量休克患者,因为末梢血管扩张,组织氧利用障碍,形成一定程度的动静脉分流以及存在静脉搏动,所以 SO_2 测定存在误差,虽然这种误差很小,但具有统计学意义,应注意。

(二)$PetCO_2$ 监测出现的异常

正常 $PetCO_2$ 波形如图 6-1。

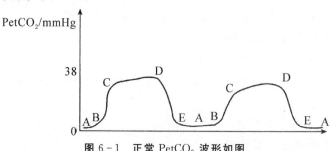

图 6-1　正常 $PetCO_2$ 波形如图

Ⅰ相:相当于 A、B 段,代表吸气停止、呼气开始,呼出的气体是来自气管(或人工气道时的气管导管)、支气管和小支气管的无效腔气,在此期间 PCO_2 为零。Ⅱ相:相当于 B、C 段,曲线呈"S"形上升,代表无效腔气和肺泡气的混合过程,由于肺泡气开始呼出,CO_2 水平快速升高。Ⅲ相:呼气平台,呈水平线,相当于 C、D 段,代表含 CO_2 气体的肺泡混合气被持续呼出,其末尾最高点(D 点)即为仪器显示的 $PetCO_2$ 值。正常情况下 $PetCO_2$ 值为 35~40 mmHg。Ⅳ

相:为吸气下降支,相当于 D、E 段。Ⅰ相与Ⅱ相之间的夹角称 α 角,可间接反映通气血流比(V/Q)。当 α 角增大时,斜率缩小,说明无效腔量增加。

(1)$PetCO_2$ 波形图分析包括高度决定 $PetCO_2$ 值、节律反映呼吸中枢功能、基线代表呼气时气道内的 CO_2 浓度或分压、波形改变具有特殊意义。

(2)Ⅰ相变化基线升高但波形正常见于 CO_2 重复吸入者。在正常情况下,吸入气中 CO_2 的浓度几乎为零,存在 CO_2 重复吸入时升高(图 6-2)主要见于呼吸回路异常,如钠石灰耗竭、吸气活瓣失灵或被蒸汽、分泌物及灰尘等污染。

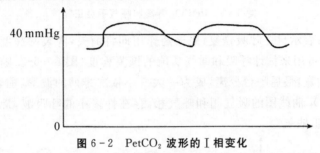

图 6-2 $PetCO_2$ 波形的Ⅰ相变化

(3)Ⅱ相变化呼气升支逐渐延长、斜率缩小,随着呼气时间逐渐延长,吸气可在呼气完成前开始,$PetCO_2$ 降低(图 6-3),见于呼出气流受阻,如气管导管阻塞、COPD、支气管哮喘,对判断阻塞性肺疾病和估计通气功能具有特殊意义。

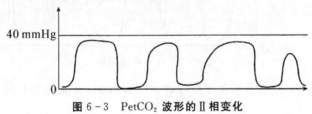

图 6-3 $PetCO_2$ 波形的Ⅱ相变化

(4)Ⅲ相变化可有多种表现,临床意义复杂。

$PetCO_2$ 降低和呼气平台正常:常见于过度通气或无效腔通气增加(图 6-4)。通过比较 $PetCO_2$ 和 $PaCO_2$ 可进行鉴别,如 $PaCO_2$ 降低,则提示过度通气。

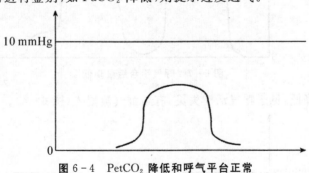

图 6-4 $PetCO_2$ 降低和呼气平台正常

$PetCO_2$ 升高和呼气平台正常:见于通气不足、CO_2 产量增加(图 6-5),如甲亢危象、恶性高热和全身性感染等,以及突然放松止血带、静脉输注碳酸氢钠过多等。

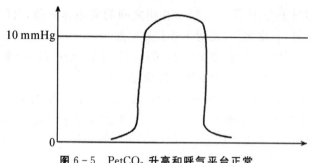

图 6-5　PetCO$_2$ 升高和呼气平台正常

呼气平台沟裂：表示自主呼吸恢复，肌松药作用即将消失，沟裂的深度和宽度与自主呼吸 VT 的大小呈正比，可用来估计呼吸和通气功能的恢复程度（图 6-6）。随着自主呼吸 VT 逐步增大，沟裂加深加宽，最后平台分离，成为一大一小依次排列的波形，前者代表 MV，后者代表自主呼吸。在 CO$_2$ 曲线图的吸气相和呼气相，存在许多小的呼吸波，常见于呼吸机调节不良、肌松不满意、严重缺氧等。

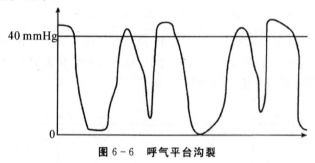

图 6-6　呼气平台沟裂

呼气平台后段降低：见于手术者按压患者胸廓或肺部，造成胸廓和肺反弹，气道内气体逆向流动（图 6-7）。

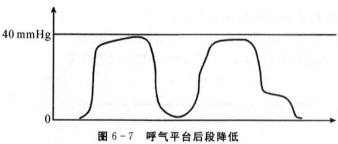

图 6-7　呼气平台后段降低

呼气平台前段降低：见于呼气活瓣失灵，有新鲜气流混入（图 6-8）。

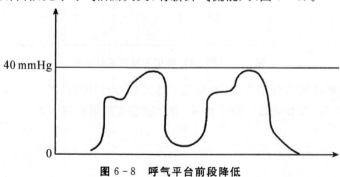

图 6-8　呼气平台前段降低

驼峰样 CO_2 曲线：呼气平台呈驼峰样，由两侧肺呼出气流大小不同所致（图 6-9），见于患者取侧卧位时和气管插管导管插入一侧的主支气管。

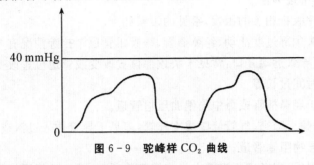

图 6-9　驼峰样 CO_2 曲线

（5）Ⅳ相变化与Ⅲ相相似，可有多种表现。

心源性振荡样 CO_2 曲线：吸气下降支出现锯齿样波形（图 6-10），由心脏、胸腔大血管收缩和舒张对肺的拍击作用造成。振荡的频率与心电图同时记录的心率一致。许多原因与心源性振荡有关，如胸腔负压、VT 过低、肌肉松弛等。在大部分情况下，调节呼吸机相对危险度、流速或 VT 可消除心源性振荡。

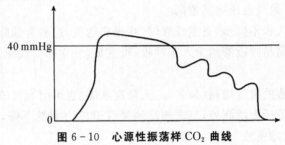

图 6-10　心源性振荡样 CO_2 曲线

下降支坡度变大、斜率增大：提示吸气流速减慢，见于限制性通气功能障碍或吸气单向活瓣关闭不全（图 6-11）。

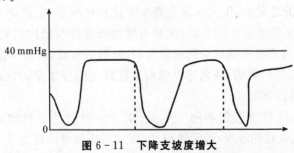

图 6-11　下降支坡度增大

冰山样 CO_2 曲线：见于自主呼吸恢复初期，无峰相，频率慢，$PetCO_2$ 可正常，提示肌松药作用消失（图 6-12）。

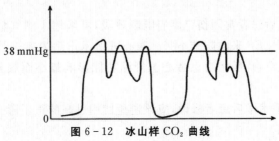

图 6-12　冰山样 CO_2 曲线

(三)呼吸机参数监测异常

其中气道压力异常最为常见。

(1)首先应考虑呼吸机相关的因素,常见的因素如下。

导管扭曲:多与头颈部过度活动、经鼻插管、呼吸机管道牵拉等情况有关。

气囊疝出而嵌顿导管远端开口:常见于头颈部位置改变或管道位置改变、气囊充气过多或气囊偏心、导管使用时间过长等。

管道塌陷:多见于经鼻插管或鼻中隔偏曲压迫管道。

管道远端开口嵌顿于隆突、气管侧壁或支气管:多见于导管插入过深或位置不当等。

其他:如痰栓或异物阻塞管道。

(2)排除这些原因后,应考虑为患者本身病情变化所致,常见的原因如下。

支气管痉挛:有哮喘和支气管炎病史的患者常见,若有支气管痉挛的促发因素,如吸入刺激性药物、气管插管机械刺激等,更应警惕。

气胸:是机械通气患者最严重的并发症之一,气道压突然增高,患者烦躁、呼吸窘迫、血压下降,气管偏向健侧,患侧叩诊呈鼓音,胸部 X 线片及胸腔穿刺出气体可协助确诊。

急性胸水、血胸:可致气道压突然增高。

人机对抗:表现为人机不同步,自主呼气时,呼吸机送气,患者常烦躁不安。应立即脱开呼吸机,利用人工气囊或简易呼吸器给予人工呼吸,吸纯氧,并立即寻找原因,根据具体情况进行处理。

其他:任何原因导致的腹压增高(如腹胀、大量腹水等)也可引起气道压增高。

气道压力异常:除了压力增高外,与之相反的是气道压力突然下降,通常为呼吸回路的各接口处脱落或呼吸机故障所致。

七、术后需要机械通气患者的呼吸管理

在术后转入 ICU 的患者中,很大一部分都需要进行机械通气,因此对这部分患者的呼吸管理可以说是 ICU 的工作重点。一方面,需要合理地设置呼吸机的模式和参数,使其比较理想地符合呼吸生理,改善患者的通气功能和换气功能;另一方面,应尽早使患者脱离呼吸机,努力减少气压伤及其对循环的影响,降低呼吸肌相关性肺炎的发生率。在此涉及一些术后机械通气患者需要特别注意的问题。

(1)麻醉药和肌松药残留引起的通气不足,术后应继续给予机械通气,可给予 SIMV、MMV、CSV 或 PSV 模式辅助呼吸;若无禁忌证,可适当加快输液速度或(和)应用小剂量利尿剂,加速药物排泄;可适当给予呼吸兴奋剂或麻醉药物的拮抗剂,如纳洛酮,以促进患者自主通气功能尽快恢复。待神志完全清醒、生命体征平稳、肌松药和镇静药作用消失,即可考虑停机拔管。

(2)开胸、上腹部术后患者常因伤口疼痛限制呼吸,可采用小潮气量和增快呼吸频率的通气方式,并给予适当的 PEEP 来预防肺不张。对心脏手术术后患者进行机械通气常需要加用一定的 PEEP 来保证氧合,一般将对患者心脏舒缩功能影响最小而氧分压上升明显的 PEEP 称为最佳 PEEP。

(3)对于肺和气道手术术后患者来说,应该避免使用过高的正压通气,以免肺内压过高,引起手术缝合口破裂。

（4）对剧烈腹胀的患者，应行胃肠减压，以降低吸气阻力。

（5）对肺大疱或既往有自发性气胸的患者，机械通气压力不能过大，必要时使用高频喷射通气或高频通气来保证气体交换。

（6）对气道烧伤患者，初期治疗应以防治小气道闭塞为主，并尽早行气管切开，局部应用激素、麻黄碱、抗生素等药物；后期应注意清除脱落的痂皮，可行支气管肺泡灌洗，同时用高频喷射通气或高频通气来保证气体交换。

（7）对口、咽、颌、面、喉部大手术后的患者，为保持气道通畅，应保留气管插管，或行气管切开，以避免误吸及呼吸道梗阻等并发症的发生。

（8）对颈部巨大肿物的患者，气管壁由于长期受压可发生软化，肿物切除后可因气管塌陷而发生窒息，拔除气管插管前应进行必要的检查和评估，必要时再次快速建立人工气道。

（9）对并发 ARDS 的患者应采用小潮气量通气策略，VT＜6 mL/PBW（预测千克体重），平台压≤30 cmH$_2$O，可以允许 PaCO$_2$ 略高于正常，以及加用适当水平的 PEEP。

（10）对需要进行单肺通气的患者，血气分析应该更加密切，根据血气分析结果调整呼吸机参数设置。对单肺合并高碳酸血症的患者行 MV 时，建议 VT 应比较低，如仍存在碱中毒，则应降低通气参数。

八、胸部物理治疗

在减少术后肺并发症的各种手段中，胸部物理治疗是目前证据最充分的有效手段。它主要包括两个方面：促进气道清洁的技术，包括体位引流、胸部叩击、胸部震颤、刺激咳嗽等；增加患者呼吸效能的技术，包括深吸气锻炼和刺激性肺量计。随着胸部治疗在术后患者呼吸管理中的地位日益增加，作为外科重症病房的医师务必熟练掌握各种物理治疗技术的使用方法。

（一）体位引流

体位引流是通过不断改变患者的体位，利用重力作用，使肺、支气管内的分泌物排出体外的一种治疗和预防肺部疾病的重要手段。通过体位引流不仅可以促进分泌物排出，有效预防感染，而且可以改善肺内通气/血流分布，从而纠正和防止因通气/血流比失调而致的低氧。

（1）适应证：呼吸道分泌物潴留或呼吸道清洁功能障碍者。肺部基础疾病（如慢性支气管炎、支气管扩张、肺脓肿等）、脊髓损伤、胸腹部手术术后的患者均应进行体位引流。

（2）操作方法：应根据肺部病变部位，决定采取的体位，将病变部位置于最高位，使引流区的支气管呈垂直状。下叶病变，为引流下叶支气管，应采取仰卧位、头低脚高位；上叶病变，应采用半坐位引流；右中叶或左舌叶病变，需采用侧卧位。同时需拍击背部，振动局部以协助黏痰排出。一般体位引流需在餐前或餐后 1～2 小时进行，每日 1～3 次，每次治疗时间不宜超过 30 分钟。

（3）禁忌证：头颈部损伤未固定、有活动性出血伴血流动力学不稳定者为绝对禁忌证。相对禁忌证包括：①颅脑手术后采取头低脚高位时可能致颅内压增高；②植皮术和脊柱手术，体位变换可增加缝合口的张力；③血压过高、心功能Ⅲ～Ⅳ级的患者；④肺水肿，大量胸水、脓胸，近期内有大咯血病史；⑤有潜在误吸危险者；⑥意识模糊、焦虑或不合作的患者；⑦不能耐受体位改变者等。

（二）胸部叩击和胸部震颤

胸部叩击和胸部震颤的主要目的是通过引起胸壁的振动起到松动痰液、促进其移动的作用,常与体液引流联合使用。适应证同体液引流。胸部叩击的方法是将双手手指并拢,手掌呈杯状,两手交替从肺底由下向上、由外向内轻拍胸壁并振动气道。胸部震颤是将手掌放在患者胸部表面,操作者肩部和手掌快速、小幅度地颤动,并沿肋骨方向轻轻压迫患者胸部,应在患者呼气时进行。胸部有手术切口、肋骨骨折及恶性肿瘤骨转移、有全身出血倾向等患者为胸部叩击和胸部震颤的相对禁忌证。

近年来,在传统方法的基础上出现了许多新技术,这些新技术的主要原理是通过引起胸壁或吸入气体的振动而起到松动痰液、降低黏稠度、促进其排出的作用。这些新技术主要包括两类。

(1)外部振动(作用于胸壁),也称高频胸壁振动。

(2)内部振动,又分两种:①呼气正压技术和气道内振动;②肺内叩击通气。虽然没有足够的证据支持这些方法的疗效优于传统方法,但至少有一些证据支持其是同样有效的,而且可以明显减轻医务人员的体力强度。

(三)有效咳嗽

在进行了体位引流、胸部叩击、胸部震颤等措施后,最终需借助咳嗽将分泌物排出体外。咳嗽虽然是呼吸道受刺激后自然发生的保护性反射,但同时也可由人主动发动与控制。它适用于成人及神志清醒的患者。常用的方法是指导性咳嗽技术,根据患者病情采取坐位或卧位,指导患者以腹式呼吸方式进行深吸气,屏气一段时间后在身心放松的状态下突然放开声门、运用腹肌的有力收缩将痰液咳出,对于胸、腹部大手术后及有神经肌肉病变的患者,可在此基础上用手置于两侧胸壁或上腹部,在咳嗽时施压辅助。这一咳嗽方式对一般患者是有效的,但对于 COPD 患者会因为用力呼气使胸膜腔内压升高,因此在此基础上,人们改良了该技术,产生了强迫呼气技术。强迫呼气技术是指在正常吸气后,口与声门需保持张开,压缩胸部、腹部肌肉将气体挤出,如同用力地发出无声的"哈"。

近年来,在促进有效咳嗽方面也有许多新进展。如主动呼吸周期、自发引流、间歇正压吸气、机械吸-呼技术等,都是基于咳嗽的原理,即刺激、吸气、屏气、咳嗽这四个步骤模仿或加强咳嗽过程的技术,旨在提高患者的咳嗽效率。

(四)呼吸肌锻炼

呼吸肌锻炼包括缩唇呼吸、用力腹式呼吸等。

(1)缩唇呼吸:即用鼻吸气用口呼气,呼气时口唇缩拢似吹口哨状,持续慢慢呼气,同时收缩腹部。吸气时应有意尽力应用膈肌,达到上腹部最大隆起。呼气时腹肌收缩、腹壁下陷,推动膈肌上移。缩唇呼吸可提高呼气相气道内压,防止呼气时小气道的陷闭,对 COPD 患者尤其适用。目前,也有很多模拟缩唇呼吸原理增加呼气相气道压的装置,它们可协助患者进行呼吸锻炼。

(2)用力腹式呼吸:从呼气开始,嘱患者逐渐紧缩上腹部,有意识地用力,尽可能延长呼气。在呼气末,让患者经鼻腔吸气,同时让腹部膨出,重复呼吸周期数次。其主要目的是为了增强腹壁肌肉的收缩力。其适用于呼吸肌协调性差或呼吸肌无力导致咳嗽无效的患者。

这些方法虽然简单,却是目前为数不多的多项研究证实对改善患者呼吸功能行之有效的方法。因此,医务工作者应该耐心指导患者,先做示范,然后不断地对患者进行辅导和纠正。开始的时候每次锻炼次数宜少,锻炼时间宜短,以后逐渐增加锻炼强度和时间。在锻炼前应先进行体位引流及有效咳嗽。

(五)刺激性肺测量法

刺激性肺测量法的原理是通过产生内部负压而形成跨肺压力梯度,使得在吸气阶段吸入最大流量,以保证肺泡扩张。该方法的主要目的是控制气道感染,防止肺不张。临床上有多种类型的刺激性肺测量法模式,具体操作需要遵守仪器的指导说明。刺激性肺测量法可以帮助那些由各种原因所致的自主呼吸功能效果差的患者进一步通畅呼吸道。在使用刺激性肺测量法之前应控制急性肺部感染,且患者自主呼吸潮气量及呼吸频率应在可接受的范围内。

(六)持续气道正压

持续气道正压即吸气及呼气相均保持正压。该方法既可经人工气道进行,也可经面罩或鼻罩进行。它能增加功能残气量,减少呼吸功及在呼气时预防小气道的陷闭。该方法没有使用的绝对禁忌证,但在使用面罩对患者进行持续气道正压治疗时,要注意患者有无头部外伤,如有颅骨骨折则不能进行该操作。

(七)胸部物理治疗效果的评价

患者在接受了胸部物理治疗后,应对其效果进行评估。

(1)观察痰液的性状:治疗后24小时对痰液进行评价。如为绿色痰液,则提示痰液在肺内潴留时间较长;如为棕色痰液,则提示与陈旧性出血有关;如为红色痰液,则提示为新鲜血液。

(2)肺部听诊:注意肺部湿啰音、干啰音及哮鸣音出现的部位及程度,与治疗前进行比较。

(3)呼吸功的改变:当有痰液潴留时,患者常有运用辅助呼吸肌、胸腹部反常运动等呼吸功增加的表现,如上述症状缓解,则说明治疗有效。

(4)动脉血气分析:若血气分析改善,则说明治疗有效;若无改善,则需要综合考虑其他可能影响患者肺功能的因素。

九、术后镇痛、谵妄、躁动与呼吸管理

(一)术后疼痛与呼吸管理

疼痛是机体对疾病本身和手术创伤所致的一种复杂的生理反应,会加重患者已经存在的应激反应,使肌体处于高代谢状态,增加耗氧量,而且还可引起疼痛部位肌肉紧张、广泛肌肉强直或痉挛,使胸壁运动和膈肌运动受到限制,从而造成呼吸功能障碍。因此,术后进行有效镇痛,对患者呼吸功能的保护以及病情恢复都十分重要,但多种镇痛药物会对患者的呼吸功能造成抑制,故应在合理选用镇痛药物及镇痛方式的基础上,监测患者呼吸功能的各项指标,严格控制镇痛药物对呼吸的抑制。

1.常用的镇痛措施

(1)药物镇痛:目前常用的术后镇痛药物包括以下几种:①阿片类镇痛药,如吗啡、芬太尼、瑞芬太尼、舒芬太尼;②非阿片类中枢性镇痛药,如曲马多;③非甾体类抗炎药,如对乙酰氨基酚等。

由于非甾体类抗炎药对危重患者的镇痛效果不确切,起效慢,且不良反应明显,如胃肠道出血等,术后患者一般为急性疼痛,故较少使用,一般可与阿片类药物联用增强疗效。阿片类药物间断肌内注射是临床上常用的方法,其用药间隔时间应尽量延长,以减少用药次数,用药持续时间应短,一般术后镇痛药的应用不超过48小时。但该法需反复给药且不可能消除患者药效学和药代学的个体差异,尤其是在血流动力学不稳定时不推荐用此法。持续静脉用药常

比肌肉用药量少,对血流动力学影响小,但需根据镇痛效果不断调整用药剂量。在药物选择上应根据患者的年龄、体质、伴随疾病、手术部位、手术类型及创伤程度等情况,从最小有效剂量开始。一般来讲,吗啡是血流动力学稳定患者的首选;芬太尼适用于血流动力学不稳定、肾功能不全的患者;曲马多适用于轻中度疼痛的患者,对呼吸循环抑制作用较轻;不推荐将哌替啶重复应用于危重患者。

(2)患者自控镇痛:对于估计术后会有疼痛的患者,应在手术快结束时预留患者自控镇痛泵,可经静脉也可经硬膜外、皮下给药。患者自控镇痛能真正做到及时、迅速、用药个体化,止痛效果好且呼吸抑制的发生率低,是目前常用的术后镇痛方式。

(3)神经干镇痛:对术后患者或创伤患者蛛网膜下腔或硬膜外给予局麻药或阿片类药物也是非常好的镇痛方法。这些技术特别适用于血管外科、胸外科、腹部手术及矫形手术后。有研究表明,麻醉方案包括硬膜外镇痛,可降低胸外手术、腹部手术患者的肺部术后并发症的发生率。

(4)外周神经阻滞:作为外科和创伤后控制疼痛的特有方式,可单独注射,也可连续应用。当神经干阻滞和胃肠道外给阿片类药物禁忌或不适时,可选用该方法。

肋间神经阻滞:对胸部切口及肋骨骨折非常有效。其优点是注入局麻药后起效快,可产生胸部或上腹部的镇痛作用,减轻肌肉痉挛,而且不影响患者深呼吸和有效咳嗽,降低术后肺功能不全的程度。其缺点是术后镇痛需反复多次注射给药,穿刺有一定的难度及风险,且不能消除内脏或腹膜深部疼痛。

臂丛神经阻滞:主要用于上肢手术后镇痛。

下肢外周神经阻滞:适用于下肢手术镇痛。

这些外周神经阻滞法,对危重患者的内环境以及呼吸影响小,在条件许可的情况下推荐使用。

2.镇痛效果评价

不管采用何种镇痛方式,ICU医师应对患者的疼痛进行定期的评估,包括疼痛的部位、特点、加重或减轻因素及强度,并借助多种评分方法来评估疼痛的程度及对治疗的反应。目前,常用的评价方式包括以下几种。

(1)语言评分法:按从疼痛最轻到最重的顺序以0分(不痛)至10分(疼痛难忍)的分值来代表不同的疼痛程度,由患者自己选择不同的分值来量化疼痛程度。

(2)视觉模拟法:用一条100 mm的水平直线,两端分别定为不痛和疼痛难忍。由测试者在最接近自己疼痛程度的地方画垂线标记,以此量化其疼痛强度。

(3)数字评分法:是一个从0~10的点状标尺,0代表不痛,10代表疼痛难忍,由患者从上面选一个数字描述。

(4)面部表情评分法:由6种面部表情及0~10分(或0~5分)构成,程度由不痛到疼痛难忍。由患者选择图像或数字来反映最接近其疼痛的程度。

这些评价方式的有效性和可靠性已为多个研究证实,而且后三者有很好的相关性,重复性也较好。根据患者的评分情况及时调整镇痛方式及药物用量,与此同时,需严密监测患者有无由镇痛药物所致的呼吸抑制,对于没有人工气道的患者来说尤应高度警惕,一旦发生呼吸抑制或低氧血症,应及时供氧通气,对严重者应建立人工气道,进行机械通气。

（二）术后谵妄与呼吸管理

谵妄也是术后患者常见的并发症之一，其特点为兴奋与嗜睡交替、定向力障碍和不协调行为。可发生于任何年龄的患者，老年人更常见，胸外科和颅脑外科手术术后患者发生率高。谵妄的常见原因：①由严重的躯体疾病所致；②低氧血症；③水、电解质、酸碱失衡；④疼痛；⑤低血糖；⑥酒精戒断症状；⑦某些药物可诱发，如阿片类、氯胺酮、巴比妥类药物。因谵妄一方面可由患者呼吸功能差引起，另一方面可加重对患者呼吸功能的损害，故应早期发现，积极治疗。

目前推荐使用 ICU 谵妄诊断的意识状态评估来对谵妄进行诊断。

对于诊断为谵妄的患者应：①维持呼吸道通畅，支持呼吸；②做血气分析、血糖、电解质等检查以及疼痛评估等，寻找引起谵妄的原因，针对病因进行治疗；③氟哌啶醇曾经是治疗谵妄的常用药物，目前不推荐常用，可间断肌内注射或静脉注射，因该药半衰期长，故对急性发作者需给予负荷剂量，以快速起效；④目前尚无有效的谵妄治疗药物，右美托咪定、奥氮平等药物可能有助于缩短谵妄持续时间。

（三）术后躁动与呼吸管理

术后躁动是外科重症病房常见的并发症，会增加耗氧量，并且存在意外拔除气管导管等危险，因此应该明确躁动的原因，积极处理。

躁动常见原因：①年龄因素（多见于儿童和青少年）；②术前有脑功能障碍（脑疾病史、精神疾病史）；③创伤及颅脑手术；④膀胱过度充盈；⑤呼吸道欠通畅，呼吸困难；⑥精神过度紧张；⑦镇静不够。对于躁动的患者首先应排除由缺氧所致的躁动，千万不能盲目地给予镇静剂，否则将加重气道阻塞和呼吸困难。然后需寻找相关可能的病因，针对病因进行处理，如因膀胱过度充盈所致，则应及时安置尿管。在排除了与呼吸相关的原因后，如必须使用镇静剂，则须在保持呼吸道通畅且有呼吸支持的情况下使用。对于需经气管插管进行机械通气的术后患者需常规进行镇静。常用的镇静药物包括苯二氮䓬类及丙泊酚。在进行镇静时，需对患者进行镇静评估，常用的评估方法包括 Ramsay 评分，Ricker 镇静、躁动评分，在避免躁动的同时，应避免由镇静过深所致的严重的药物不良反应，并应进行每日唤醒计划。目前大多数研究认为，该方案可减少用药量，减少机械通气时间和 ICU 停留时间，但在患者清醒期间应注意严密监测和护理，以防止患者自行拔管等危险的发生。

十、常见术后呼吸系统并发症的诊治

（一）气道阻塞

气道阻塞在麻醉后恢复期是常见并发症之一，其临床表现为患者处于深睡状态、鼾声明显、吸气困难，严重气道梗阻时会出现"三凹征"，或呼吸频率较快、呼吸幅度较弱。监测项目：SO_2 降低，$PaCO_2$ 升高；通气量（潮气量、每分钟通气量）明显减少，气道阻力明显增加。气道阻塞的原因有舌后坠，分泌物、血液堵塞上呼吸道及喉头痉挛，另外，对全麻尚未完全清醒者，在实施气管切开术后，应特别注意口内血液流入气管内堵塞气道的危险。舌后坠多由患者未完全清醒或肌松剂残余，使舌体落下和咽腔肌肉失去肌张力，堆积在喉头，堵塞上呼吸道所致；血凝块、大量黏性痰堵住气道；对婴幼儿和高龄患者来说，麻醉后咽肌张力恢复较慢，且苏醒也慢，苏醒又易复睡，较易在术后发生气道梗阻。喉痉挛的诱因较多，如呼吸道分泌物刺激、过于频繁吸痰刺激等。其处理包括面罩吸入 100% 氧气、人工呼吸、清除气道分泌物、托起下颌或置入口咽通气道;对严重喉痉挛的患者可应用肌松剂,若效果不佳,可行环甲膜穿刺置管或造口置管通气给氧,也可行紧急气管切开通气供氧。

除上述原因引起上呼吸道梗阻外,还存在气道水肿和手术切口血肿及声带麻痹和气管塌陷造成气道阻塞。

1.气道水肿

气道水肿以小儿多见,特别是手术前存在上呼吸道感染者;反复多次插管;气道局部或毗邻部位,如头颈、口腔、下颌及口底的检查或手术,如正颌手术、头低位手术时间过长,过敏反应等。处理:术中可应用地塞米松 5~10 mg,静脉注射,以预防气道水肿的发生;术后应用面罩纯氧吸入,静脉注射地塞米松 10~20 mg,对严重病例应使用 0.25%肾上腺素 0.5~1 mL,雾化吸入,并应用地塞米松 20~30 mg+5%葡萄糖注射液,静脉滴注,1 次/天,使用 3 天以上,必要时使用抗生素。

2.手术切口血肿

颈部手术切口血肿压迫可致上呼吸道梗阻,立即引流血肿是解除气道压迫最直接、有效的方法。在病情紧急时,可实施切口引流,必要时应行钢丝支架气管导管插管或气管切开,解除气道梗阻。

3.声带麻痹和气管塌陷

对疑手术操作损伤喉返神经或有可能在术后发生气管塌陷者,拔管时应做好气道阻塞预防,如拔管前先置入一细塑料管,以利于一旦发生气管塌陷时做好通气供氧、紧急插管、环甲膜穿刺、气管切开等准备。

(二)支气管痉挛

麻醉或手术中支气管痉挛均可发生,可引发下呼吸道梗阻。支气管痉挛的常见原因是术前患者气道已处于高反应状态,如有哮喘或慢性呼吸道疾病史,这类患者在麻醉手术过程中和术后支气管平滑肌处于应激状态,某些麻醉药物或肌松剂会促使组胺释放及浅麻醉下手术、气管导管拔管刺激、吸痰刺激等都有可能引起支气管痉挛、哮喘发作。处理主要是应用支气管扩张药物,如氨茶碱和糖皮质激素等,解除支气管痉挛,同时消除诱因。

(三)呕吐与误吸

全麻恢复期发生呕吐情况较多,若是在患者未完全清醒或非气管内全麻时发生呕吐,则有发生误吸的可能,一旦发生胃内容物(pH 值<2.5)误吸,则可造成肺的严重损伤,并发症有肺部感染、化学性肺炎、ARDS。其防治方法有术前有效禁食、禁饮;在术毕拔管前,给予恩丹西酮 4~8 mg 静脉注射,有较好的预防呕吐的作用;对某些手术患者预计可能术后发生呕吐时,应在完全苏醒后拔除气管导管;对非气管内全麻患者,术后应将患者头颈后仰(伸展),偏向一侧,且取头低位,以利于呕吐物流出口外;一旦发生呕吐,除及时吸除上呼吸道分泌物、呕吐物外,还应考虑到误吸的可能,可听诊呼吸音,如有无干、湿啰音及哮鸣音等,若有上述异常呼吸音则有可能已经发生误吸(没有异常呼吸音也不能排除误吸),若两肺呼吸音清晰、对称,一般发生误吸的可能性小。

不论什么原因引起呕吐,当考虑到患者有误吸可能时,应果断实施气管插管,进行气道冲洗,吸出误吸的呕吐物,冲洗液含有生理盐水、地塞米松、庆大霉素、糜蛋白酶等。每次向气道内注入冲洗液 5~10 mL,在气道内停留 2 分钟后,用吸痰管吸出,重复 5 或 6 次,同时拍击胸背,使冲洗液在气道内振动,稀释误吸物,且采用体位引流方式,使气道内的误吸物排出。若误吸入气道内的为固定食物,则应用支气管纤维镜将固体物取出。气道冲洗的目的是使气道损伤减低到最低程度,随后输入大量液体,增加体内有害物质排泄及应用有效抗生素,以预防肺部感染,必要时应用机械呼吸支持。

(四)急性肺水肿

急性肺水肿是不同原因引起的肺组织血管外液体积聚过多,并涌入气道内,肺泡充满液体,严重影响气体交换。患者表现为急性呼吸困难、发绀,呼吸做功增加,两肺布满湿啰音,甚至从气道涌出大量泡沫样痰液。胸部 X 线片、肺小动脉楔压可协助明确诊断。

急性肺水肿的治疗原则:①病因治疗,这也是缓解和消除肺水肿的基本措施;②维持气道通畅,充分供氧和机械通气治疗,积极纠正低氧血症;③降低肺血管静水压,提高血浆胶体渗透压,改善肺毛细血管通透性;④保持患者镇静,预防和控制感染。

(五)肺部感染

术后肺部感染是较常见的并发症,在 ICU 病房更为常见。其常见病因包括术后患者的咳嗽反射受到抑制,气道内分泌物容易潴留、排出困难,引起肺不张和细菌繁殖;误吸胃肠内容物入呼吸道,引起呼吸道及肺实质的急性化学性刺激反应,在此基础上继发细菌感染;呼吸机相关性肺炎为机械通气患者常见的并发症。另外,术后患者常伴有营养状况差、低蛋白血症、长期卧床等高危因素。一旦患者出现肺部感染征象,如体温升高、白细胞计数增高、脓性痰以及胸部 X 线片浸润阴影等,应积极治疗,合理应用抗生素,加强痰液引流及营养支持等对症处理。

(六)ARDS

感染、手术创伤等多种原因是导致术后 ARDS 发生的常见病因。该病起病急,病死率高,故早期诊断、及时治疗非常关键。近年来,关于 ARDS 的诊断与治疗有很多新的进展,主要包括控制致病因素、调整机体炎症反应、小潮气量通气治疗策略、肺外器官功能支持及全身营养支持等。

(七)急性肺栓塞

急性肺栓塞是血栓性或(和)肺血栓性栓子突然脱落而堵塞肺动脉或分支引起的急性呼吸循环功能障碍综合征。其常见于长期卧床、长骨或骨盆多发性骨折的患者及接受较大的下肢矫形手术、全腹或盆腔肿瘤手术的患者。发病前患者常有久病卧床、用力咳嗽或排便等诱因。临床症状包括呼吸困难、烦躁不安、晕厥、发绀、休克等,对于有高危因素的患者应尽快行动脉血气分析、EEG、胸部 X 线片、超声心动图、下肢静脉血栓检查、D-二聚体检查、肺动脉造影和螺旋 CT 等,以帮助确诊。治疗包括呼吸支持、抗休克、溶栓、抗凝等对症支持治疗。

(八)胸外科手术常见的术后呼吸系统并发症

开胸手术由于破坏了胸廓的完整性及胸腔的负压,损伤了呼吸肌,再加之术中造成肺机械性创伤,故其术后患者呼吸功能的损害十分常见,除了前述的常见并发症以外,由于胸外科手术的特殊性,ICU 医师应能够早期识别其特有的并发症,从而与胸外科医师一起对患者的这些并发症进行积极的救治,保护患者平稳度过开胸手术后的危险期。

1.气胸

开胸手术后,胸膜腔的环境受到破坏,加上患者合并慢性支气管炎、肺气肿,术后机械通气,胸腔闭式引流过程中引流管滑脱、水封瓶内水太少等原因,可导致闭合性气胸或张力性气胸的发生。闭合性气胸肺压缩低于 20％时多无症状,超过 20％时可有胸闷、呼吸困难、气管及心脏向健侧移位、叩诊呈鼓音,严重者有皮下气肿及纵隔气肿。张力性气胸患者呼吸困难、发绀进行性加重、极度烦躁,甚至出现昏迷、休克,还可出现皮下气肿、纵隔气肿及气管偏位明显等表现。胸部 X 线片及胸腔穿刺出气体可确诊。

2.支气管胸膜瘘

支气管胸膜瘘是肺切除术后的严重并发症之一,其原因有支气管缝合处张力过大、缝线脱落、支气管残端血运不良、术前放射治疗等。患者常诉随着体位变化而发生的顽固性咳嗽,痰液的性状也会改变,最典型的是大量稀薄暗褐色或铁锈色痰液。患者术后 1 周左右仍持续排出大量气体。一系列胸部 X 线片的随访是诊断支气管胸膜瘘的关键。

3.胸水和脓胸

大量胸水可使纵隔向对侧移位,严重影响心、肺功能。慢性脓胸可在肺表面形成一层厚的纤维板,限制肺的膨胀。

4.食管吻合口瘘

食管吻合口瘘是食管手术术后最严重的并发症,可表现为胸腔引流液中有食物残渣,患者出现持续性体温升高、心率增快、呼吸困难、频繁刺激性咳嗽、胸部剧痛及全身中毒症状。

5.呼吸道食管瘘

呼吸道食管瘘的发生多与手术引起的创伤及感染有关。患者常于进食后出现剧烈咳嗽,这也是该并发症特征性的表现。因为呼吸道食管瘘多伴有脓胸的发生,所以发热、胸痛等症状也十分常见。引流出的脓液具有恶臭味,可以在脓液或咳出物中发现食物残渣,细菌培养呈现消化道菌群谱。

6.重症肌无力危象

重症肌无力危象常发生于胸腺手术后,表现为全身性肌无力、呼吸困难,甚至呼吸突然停止。及时建立人工气道是抢救患者的首要措施。

总之,对于重症患者术后的呼吸管理是在 ICU 严密的呼吸监测的基础上,对患者进行的呼吸支持及预防和治疗相关并发症的综合管理。

(孙国栋)

第四节　肺动脉高压与肺源性心脏病

肺动脉高压是由多种已知或未知原因引起的肺动脉压异常升高的一种病理生理状态,血流动力学诊断标准为在海平面、静息状态下,右心导管测量平均肺动脉压≥25 mmHg。

一、肺动脉高压的分类

以往将肺动脉高压分为原发性肺动脉高压和继发性肺动脉高压两类,随着认识的逐步深入,肺动脉高压的分类也在不断完善。世界卫生组织将肺动脉高压分为 5 大类:①动脉性肺动脉高压;②左心疾病所致肺动脉高压;③肺部疾病和(或)低氧所致肺动脉高压;④慢性血栓栓塞性肺动脉高压;⑤未明多因素机制所致肺动脉高压。该分类考虑了病因或发病机制、病理与病理生理学特点,对于制订患者的治疗方案具有重要的指导意义。

动脉性肺动脉高压、肺部疾病或低氧所致肺动脉高压及未明多因素机制所致肺动脉高压都属于毛细血管前性肺动脉高压,血流动力学特征为肺动脉压≥25 mmHg,肺毛细血管楔压或左心室舒张末压<15 mmHg。左心疾病所致肺动脉高压属于毛细血管后性肺动脉高压,血流动力学特征为肺动脉压≥25 mmHg,肺毛细血管楔压或左心室舒张末压>15 mmHg。肺动脉高压的严重程度可根据静息状态下肺动脉压水平分为"轻"(26~35 mmHg)、"中"(36~45 mmHg)、"重"(>45 mmHg)三度。

二、特发性肺动脉高压

特发性肺动脉高压(idiopathic pulmonary arterial hypertension,IPAH)是一种不明原因的肺动脉高压,过去被称为原发性肺动脉高压。其病理表现为致丛性肺动脉病,即由动脉中层肥厚、向心性或偏心性内膜增生及丛状损害和坏死性动脉炎等构成的疾病。

(一)病因与发病机制

特发性肺动脉高压迄今病因不明,目前认为其发病与遗传因素、自身免疫,以及肺血管内皮、平滑肌功能障碍等因素有关。

1.遗传因素

11%~40%的散发IPAH患者存在骨形成蛋白受体2基因变异。有些病例存在激活素受体样激酶1基因变异。

2.免疫与炎症反应

免疫调节作用可能参与IPAH的病理过程。有29%的IPAH患者抗核抗体水平明显升高,但却缺乏结缔组织疾病的特异性抗体。若在IPAH患者的丛状病变内见到巨噬细胞、T细胞和B细胞浸润,则提示炎症细胞参与了IPAH的发生与发展。

3.肺血管内皮功能障碍

肺血管收缩和舒张由肺血管内皮分泌的收缩因子和舒张因子共同调控,前者主要为血栓素 A_2 和内皮素-1,后者主要为前列环素和氧化亚氮。由于上述因子表达的不平衡,导致肺血管平滑肌收缩,从而引起肺动脉高压。

4.血管壁平滑肌细胞钾通道缺陷

患者血管平滑肌增生肥大,电压依赖性钾通道功能缺陷, K^+ 外流减少,细胞膜处于除极状态,使 Ca^{2+} 进入细胞内,从而导致血管收缩。

(二)临床表现

1.症状

IPAH的症状缺乏特异性,早期通常无症状,仅在剧烈活动时感到不适;随着肺动脉压力的升高,可逐渐出现全身症状。

(1)呼吸困难是最常见的症状,多为首发症状,主要表现为活动后呼吸困难,进行性加重,在静息状态下即感呼吸困难,与心排血量减少、肺通气/血流比例失衡等因素有关。

(2)胸痛是由右心后负荷增加、耗氧量增多及冠状动脉供血减少等引起心肌缺血所致,常于活动或情绪激动时发生。

（3）头晕或晕厥由心排血量减少使脑组织供血突然减少所致，常在活动时出现，有时休息时也可以发生。

（4）咯血通常为小量咯血，有时也可出现大咯血而致死亡。

其他症状包括疲乏、无力，往往容易被忽视。10％的患者出现雷诺现象，增粗的肺动脉压迫喉返神经，可引起声音嘶哑。

2.体征

IPAH 的体征均与肺动脉高压和右心室负荷增加有关。

(三)辅助检查

1.血液检查

血红蛋白可增高，与长期缺氧代偿有关；脑钠肽浓度可有不同程度的升高，与疾病的严重程度及患者的预后具有一定的相关性。

2.心电图

心电图不能直接反映肺动脉压升高，但能提示右心增大或肥厚。

3.胸部 X 线检查

胸部 X 线检查提示有肺动脉高压的征象。

4.超声心动图和多普勒超声检查

超声心动图和多普勒超声检查是筛查肺动脉高压最重要的无创性检查方法，多普勒超声心动图估测三尖瓣峰值流速＞3.4 m/s 或肺动脉收缩压＞50 mmHg 将被诊断为肺动脉高压。

5.肺功能测定

可有轻到中度的限制性通气障碍与弥散功能降低。肺功能检测可以发现潜在的气道或肺实质疾病。

6.血气分析

多数患者有轻中度低氧血症，这是由通气/血流比例失衡所致。肺泡高通气导致二氧化碳分压降低。重度低氧血症可能与心排血量下降、合并肺动脉血栓或卵圆孔开放有关。

7.放射性核素肺通气/灌注显像

IPAH 患者可呈弥漫性稀疏或基本正常，也是排除慢性栓塞性肺动脉高压的重要手段。

8.右心导管检查及急性肺血管反应试验

右心漂浮导管检查可直接测量肺动脉压力，测定心排血量，计算肺血管阻力，确定有无左向右分流等，有助于制订治疗策略。

急性血管反应试验是评价肺血管对短效血管扩张剂的反应性的方法，目的是筛选出对口服钙通道阻滞剂可能有效的患者。对肺血管扩张剂有良好反应的 IPAH 患者预后明显好于无反应患者。用于该试验的药物有静脉用前列环素（依前列醇）、静脉用腺苷和吸入 NO。急性肺血管反应试验阳性的标准为肺动脉压下降多≥10 mmHg，且肺动脉压下降到 40 mmHg，同时心排血量增加或保持不变。一般而言，仅有 10％～15％的 IPAH 患者可达到此标准。

(四)诊断与鉴别诊断

临床表现、心电图、胸部 X 线或 CT 征象对于提示或诊断肺动脉高压具有重要价值。多普勒超声心动图估测肺动脉收缩压＞50 mmHg,结合临床可以诊断肺动脉高压。肺动脉高压的确诊标准是右心导管检查测定平均肺动脉压≥25 mmHg。

IPAH属于排除性诊断,必须在排除各种引起肺动脉高压的病因后方可做出诊断,凡能引起肺动脉高压的疾病均应与IPAH进行鉴别。

(五)治疗

1.氧疗
低氧刺激可引起肺血管收缩、红细胞增多而血液黏稠、肺小动脉重构加速IPAH的进展。对伴有低氧血症的IPAH患者应给予氧疗,以保持其动脉SO_2持续大于90%。

2.药物治疗
(1)血管舒张药:包括以下几种。

钙通道阻滞剂:仅对10%～15%的IPAH患者有效,使用剂量通常较大,如硝苯地平每日剂量应达150 mg,应用时要特别注意药物的不良反应。急性血管反应试验结果阳性是应用钙通道阻滞剂治疗的指征。

前列环素:不仅能扩张血管,降低肺动脉压,长期应用尚可逆转肺血管重构。常用的前列环素如依前列醇半衰期很短,须持续静脉滴注。现在已有半衰期长且能皮下注射的曲前列尼尔,口服的贝前列素和吸入的伊洛前列素。

NO:NO吸入是一种仅选择性地扩张肺动脉而不作用于体循环的治疗方法。但是由于NO的作用时间短,加上外源性NO的毒性问题,从而限制了其在临床上的使用。

内皮素受体拮抗剂:多项临床试验结果都证实了该药可改善肺动脉高压患者的临床症状和血流动力学指标,提高运动耐量,改善生活质量和存活率。常用非选择性内皮素受体拮抗剂波生坦62.5～125 mg,每天两次;选择性内皮素受体拮抗剂安立生坦5～10 mg,每天一次。

(2)抗凝治疗:并不能改善患者的症状,但可延缓疾病的进程,从而改善患者的预后。华法林为首选的抗凝药。

(3)其他治疗:当出现右心衰竭、肝淤血及腹水时,可用利尿药治疗。

3.肺或心肺移植
疾病晚期可以行肺或心肺移植治疗。

4.健康指导
对IPAH患者进行生活指导,加强相关卫生知识的宣传教育,增强患者战胜疾病的信心。预防肺部感染,育龄期妇女注意避孕。

三、慢性肺源性心脏病

肺源性心脏病简称肺心病,是指由支气管-肺组织、胸廓或肺血管病变致肺血管阻力增加,产生肺动脉高压,继而右心室结构或(和)功能改变的疾病。根据起病缓急和病程长短,可分为急性肺心病和慢性肺心病两类。急性肺心病常见于急性大面积肺栓塞。这里重点论述慢性肺心病。

(一)流行病学
慢性肺心病是我国一种常见的呼吸系统疾病,多数继发于慢性支气管炎、肺疾病,尤其是慢性阻塞性肺疾病(简称慢阻肺),因此这里重点讨论的是慢阻肺所致肺动脉高压和慢性肺心病。

我国慢性肺心病的患病率存在地区差异,北方地区的患病率高于南方地区的,农村地区的患病率高于城市地区的。吸烟者比不吸烟者患病率明显增高,男、女无明显差异。冬、春季节和气候骤然变化时,易出现慢性肺心病急性发作。

(二)病因

按原发病部位的不同,可将慢性肺心病分为以下几类。

1.支气管、肺疾病

支气管、肺疾病以慢阻肺最为多见,占 80％～90％,其次为支气管哮喘、支气管扩张、肺结核、间质性肺疾病等。

2.胸廓运动障碍性疾病

胸廓运动障碍性疾病较少见,严重胸廓或脊椎畸形以及神经肌肉疾病均可引起胸廓活动受限、肺受压、支气管扭曲或变形,导致肺功能受损、气道引流不畅、肺部反复感染,并引发肺气肿或纤维化。

3.肺血管疾病

特发性肺动脉高压、慢性栓塞性肺动脉高压和肺小动脉炎均可引起肺血管阻力增加、肺动脉压升高和右心室负荷加重,并进一步发展成慢性肺心病。

4.其他

原发性肺泡通气不足及先天性口咽畸形、睡眠呼吸暂停低通气综合征等均可引发低氧血症,引起肺血管收缩,导致肺动脉高压,并进一步发展成慢性肺心病。

(三)发病机制和病理生理改变

不同疾病所致肺动脉高压的机制不完全一样,这里主要讨论低氧性肺动脉高压(尤其是慢阻肺所致肺动脉高压)的机制和病理生理改变。

1.肺动脉高压的形成

(1)肺血管阻力增加的功能性因素:肺血管收缩在低氧性肺动脉高压的发生中起着关键作用。缺氧、高碳酸血症和呼吸性酸中毒使肺血管收缩、痉挛,其中缺氧是肺动脉高压形成最重要的因素。缺氧时收缩血管的活性物质(如白三烯、5-羟色胺、血管紧张素Ⅱ、血小板活化因子等)增多,使肺血管收缩,血管阻力增加。内皮源性舒张因子和内皮源性收缩因子的平衡失调,在缺氧性肺血管收缩中也起一定作用。

缺氧使平滑肌细胞的细胞膜对 Ca^{2+} 的通透性增加,细胞内 Ca^{2+} 含量增高,肌肉兴奋-收缩耦联效应增强,直接使肺血管平滑肌收缩。

当发生高碳酸血症时,由于 H^+ 产生过多,使血管对缺氧的收缩敏感性增强,致使肺动脉压增高。

(2)肺血管阻力增加的解剖学因素:指肺血管解剖结构的变化,形成肺循环血流动力学障碍。其主要原因如下。

长期反复发作的慢阻肺及支气管周围炎:可累及邻近肺小动脉,引起血管炎,管壁增厚、管腔狭窄或纤维化,甚至完全闭塞,使肺血管阻力增加,产生肺动脉高压。

肺气肿导致肺泡内压增高,压迫肺泡毛细血管,造成毛细血管管腔狭窄或闭塞。肺泡壁破裂造成毛细血管网的受损,肺泡毛细血管床减损超过70%时肺循环阻力增大。

肺血管重构:慢性缺氧使肺血管收缩,管壁张力增高,同时缺氧时肺内产生多种生长因子(如多肽生长因子),可直接刺激管壁平滑肌细胞、内膜弹力纤维及胶原纤维增生。

血栓形成:尸检发现,部分慢性肺心病急性发作期患者存在多发性肺微小动脉原位血栓形成,可引起肺血管阻力增加,加重肺动脉高压。

(3)血液黏稠度增加和血容量增多:慢性缺氧产生继发性红细胞增多,血液黏稠度增加。缺氧可使醛固酮增加,导致水、钠潴留;缺氧又可使肾小动脉收缩,肾血流减少,加重水、钠潴留。血液黏稠度增加和血容量增多可导致肺动脉压升高。

2.心脏病变和心力衰竭

肺循环阻力增加导致肺动脉高压,右心发挥其代偿功能,以克服升高的肺动脉阻力而发生右心室肥厚。肺动脉高压早期,右心室尚能代偿,舒张末期压仍正常。随着病情的进展,特别是急性加重期,肺动脉压持续升高,超过右心室的代偿能力,右心失代偿,右心排出量下降,右心室收缩末期残留血量增加,舒张末期压增高,促使发生右心室扩大和右心衰竭。

慢性肺心病除发现右心室改变外,也有少数可见左心室肥厚。由于缺氧、高碳酸血症、酸中毒、相对血流量增多等因素,使左心负荷加重。如病情进展,则可发生左心室肥厚,甚至导致左心衰竭。

3.其他重要脏器的损害

缺氧和高碳酸血症除影响心脏外,还可导致其他器官(如脑、肝、肾、胃、肠等)发生病理改变,引起多脏器的功能损害。

(四)临床表现

本病发展缓慢,临床上除原有支气管、肺和胸廓疾病的各种症状和体征外,主要是逐步出现肺、心功能障碍以及其他脏器功能损害的征象。这里按其功能的代偿期与失代偿期进行分述。

1.肺、心功能代偿期

(1)症状:咳嗽、咳痰、气促,活动后可有心悸、呼吸困难、乏力和劳动耐力下降,少有胸痛或咯血。感染可使上述症状加重。

(2)体征:可有不同程度的发绀,原发肺脏疾病体征(如肺气肿体征),干、湿啰音,$P_2 > A_2$,三尖瓣区可出现收缩期杂音或剑突下心脏搏动增强,提示有右心室肥厚。部分患者因肺气肿使胸膜腔内压升高,阻碍腔静脉回流,可有颈静脉充盈甚至怒张,或使横膈下降、肝界下移。

2.肺、心功能失代偿期

(1)呼吸衰竭:具体如下。

症状:呼吸困难加重,夜间为甚,常有头痛、失眠、食欲下降,白天嗜睡,甚至出现表情淡漠、神志恍惚、谵妄等肺性脑病的表现。

体征:发绀明显,球结膜充血、水肿,严重时可有视网膜血管扩张、视盘水肿等颅内压升高的表现;腱反射减弱或消失,出现病理反射;在高碳酸血症的影响下可出现周围血管扩张的表现,如皮肤潮红、多汗。

(2)右心衰竭:具体如下。

症状:明显气促,心悸、食欲缺乏、腹胀、恶心等。

体征:发绀明显、颈静脉怒张、心率增快,可出现心律失常,剑突下可闻及收缩期杂音,甚至出现舒张期杂音;肝大且有压痛,肝颈静脉回流征阳性,下肢水肿,重者可有腹水;少数患者可出现肺水肿及全心衰竭的体征。

(五)辅助检查

1. X 线检查

除肺、胸基础疾病及急性肺部感染的特征外,尚有肺动脉高压症。X 线诊断标准如下:①右下肺动脉干扩张,其横径>15 mm,或右下肺动脉横径与气管横径比值>1.07,或动态观察右下肺动脉干增宽>2 mm;②肺动脉段明显突出或其高度≥3 mm;③中心肺动脉扩张和外周分支纤细,形成"残根征";④圆锥部显著凸出(右前斜位 45°)或其高度>7 mm;⑤右心室增大。具有上述任意一条即可诊断。

2. 心电图检查

心电图对慢性肺心病的诊断阳性率为 60.1%～88.2%。慢性肺心病的心电图诊断标准如下:①额面平均电轴>+90;②$V_1 R/S ≥ 1$;③重度顺钟向转位($V_5 R/S ≥ 1$);④$R_{V1} + S_{V5} ≥$ 1.05 mV;⑤aVR R/S 或 R/Q>1;⑥$V_1 ～ V_3$ 呈 QS、Qr 或 qr(酷似心肌梗死,应注意鉴别);⑦肺型 P 波。具有上述任意一条即可诊断。

3. 超声心动图检查

超声心动图诊断肺心病的阳性率为 60.6%～87.0%。慢性肺心病的超声心动图诊断标准如下:①右心室流出道内径≥30 mm;②右心室内径≥20 mm;③右心室前壁厚度≥5 mm或前壁搏动幅度增强;④左、右心室内径比值<2;⑤右肺动脉内径≥18 mm 或肺动脉干≥20 mm;⑥右心室流出道/左心房内径>1.4;⑦肺动脉瓣曲线出现肺动脉高压征象(α 波低平或<2 mm,或有收缩中期关闭征等)。

4. 血气分析

慢性肺心病肺功能失代偿期可出现低氧血症,甚至呼吸衰竭或合并高碳酸血症。

5. 血液化验

红细胞及血红蛋白可升高;全血黏度及血浆黏度可增加,红细胞电泳时间延长;合并感染时白细胞计数增多,中性粒细胞计数增多。部分患者血清学检查可有肾功能或肝功能异常,以及电解质(如血清钾、钠、氯、钙、镁、磷)异常。

6. 其他

慢性肺心病合并感染时痰病原学检查可以指导抗生素的选用。早期或缓解期慢性肺心病可行肺功能检查评价。

(六)诊断

根据患者有慢阻肺或慢性支气管炎、肺气肿病史,或其他胸肺疾病病史,并出现肺动脉压增高、右心室增大或右心功能不全的征象,如颈静脉怒张、$P_2 > A_2$、剑突下心脏搏动增强、肝大且压痛、肝颈静脉反流征阳性、下肢水肿等,心电图、胸部 X 线片、超声心动图有肺动脉增宽和右心增大、肥厚的征象,可以做出诊断。

(七)鉴别诊断

本病应与下列疾病相鉴别。

1.冠状动脉粥样硬化性心脏病(简称冠心病)

慢性肺心病与冠心病均多见于老年人,有许多相似之处,而且常共存。冠心病多有典型的心绞痛、心肌梗死病史或心电图表现,若有左心衰竭的发作史、原发性高血压、高脂血症、糖尿病史,则更有助于鉴别。体检、X线、心电图、超声心动图检查呈左心室肥厚为主的征象,冠状动脉造影提示冠状动脉狭窄可资鉴别。慢性肺心病合并冠心病时鉴别有较多困难,应详细询问病史,并结合体格检查和有关心、肺功能检查加以鉴别。

2.风湿性心脏病

风湿性心脏病的三尖瓣病变应与慢性肺心病的相对三尖瓣关闭不全相鉴别。前者往往有风湿性关节炎和心肌炎病史,其他瓣膜(如二尖瓣、主动脉瓣)常有病变,在 X线、心电图、超声心动图上有特殊表现。

3.原发性心肌病

本病多为全心增大,无慢性支气管炎、肺疾病史,无肺动脉高压的 X线表现等。

(八)治疗

1.肺、心功能代偿期

对肺、心功能代偿期患者,可采用中西医结合的综合治疗措施,延缓基础支气管、肺疾病的进展,增强患者的免疫功能,预防感染,减少或避免急性加重,加强康复锻炼和营养,需要时给予长期家庭氧疗或家庭无创呼吸机治疗等,以改善患者的生活质量。

2.肺、心功能失代偿期

治疗原则为积极控制感染,通畅呼吸道,改善呼吸功能,纠正缺氧和二氧化碳潴留,控制呼吸衰竭和心力衰竭,防治并发症。

(1)控制感染:呼吸系统感染是引起慢性肺心病急性加重致肺、心功能失代偿的常见原因,故应积极控制感染。

(2)控制呼吸衰竭:给予扩张支气管、祛痰等治疗,通畅呼吸道,改善通气功能;合理氧疗,纠正缺氧;需要时给予无创正压通气或气管插管有创正压通气治疗。

(3)控制心力衰竭:慢性肺心病患者一般在积极控制感染、改善呼吸功能、纠正缺氧和二氧化碳潴留后,心力衰竭便能得到改善,患者尿量增多,水肿消退,无须常规使用利尿药和正性肌力药。对经上述治疗无效或严重心力衰竭患者,可适当选用利尿药、正性肌力药或血管扩张药。

利尿药:通过抑制因为肾脏钠、水重吸收而增加尿量,消除水肿,减少血容量,减轻右心前负荷。利尿药应用后易出现低钾、低氯性碱中毒,痰液黏稠,不易排出和血液浓缩等情况,应注意预防,所以原则上宜选用作用温和的利尿药,联合保钾利尿药,小剂量、短疗程使用,如氢氯噻嗪 25 mg,1～3 次/日,联用螺内酯 20～40 mg,1～2 次/日。

正性肌力药:慢性肺心病患者由于慢性缺氧及感染,对洋地黄类药物的耐受性低,易致中毒,出现心律失常。因此,是否应用洋地黄类药物应持慎重态度,洋地黄类药物应用的指征有:①感染已控制,呼吸功能已改善,利尿治疗后右心功能无改善;②以右心衰竭为主要表现而无明显感染;③合并室上性快速心律失常,如室上性心动过速、心房颤动(心室率＞100 次/分);④合并急性左心衰竭。原则上应选用作用快、排泄快的洋地黄类药物,小剂量(常规剂量的1/2 或 2/3)静脉给药,常用毒毛花苷 K 0.125～0.25 mg,或毛花苷 C 0.2～0.4 mg 加入 10%

葡萄糖注射液内静脉缓慢注射。用药前应注意纠正缺氧,防治低钾血症,以免发生药物毒性反应。因低氧血症、感染等均可使心率增快,故不宜以心率作为衡量洋地黄类药物的应用指征和疗效考核指征。

血管扩张药:钙通道阻滞剂、氧化亚氮、川芎嗪等有一定的降低肺动脉压的效果,对部分顽固性心力衰竭可能有一定效果,但并不像治疗其他心脏病那样效果明显。血管扩张药在扩张肺动脉的同时也可扩张体动脉,往往造成体循环血压下降,反射性产生心率增快、氧分压下降、二氧化碳分压上升等不良反应,因而限制了其在慢性肺心病治疗中的应用。

(4)防治并发症:慢性肺心病的并发症有以下几种。

肺性脑病:由呼吸衰竭所致缺氧、二氧化碳潴留引起的神经精神障碍综合征,常继发于慢阻肺。诊断肺性脑病必须排除脑血管疾病、感染中毒性脑病、严重电解质紊乱等。

酸碱失衡及电解质紊乱:慢性肺心病失代偿期常合并各种类型的酸碱失衡及电解质紊乱。呼吸性酸中毒以通畅气道,纠正缺氧和解除二氧化碳潴留为主。呼吸性酸中毒并代谢性酸中毒通常需要补碱治疗,尤其是当 pH 值<7.2 时,应先补充 5%碳酸氢钠 100 mL,然后根据血气分析结果酌情处理。呼吸性酸中毒并代谢性碱中毒常合并低钠、低钾、低氯等电解质紊乱,应根据具体情况进行补充。低钾、低氯引起的代谢性碱中毒多是医源性的,应注意预防。

心律失常:多表现为房性期前收缩及阵发性室上性心动过速,其中以紊乱性房性心动过速最具特征性。也可有心房扑动及心房颤动。少数病例由于急性严重心肌缺氧,可出现 VF 甚至心搏骤停。应注意与洋地黄中毒等引起的心律失常相鉴别。一般的心律失常经过控制感染、纠正缺氧、酸碱失衡和电解质紊乱后,可自行消失。如果心律失常持续存在,则可根据心律失常的类型选用药物。

休克:慢性肺心病患者发生休克并不多见,一旦发生,则预后不良。休克发生的原因有严重感染、失血(多由上消化道出血所致)和严重心力衰竭或心律失常。

消化道出血:慢性肺心病患者因感染,呼吸衰竭而发生缺氧和二氧化碳潴留,因心力衰竭而发生胃肠道淤血,因应用糖皮质激素等而并发消化道出血。因此,除了针对消化道出血的治疗外,还应给予病因治疗和预防治疗。

深静脉血栓形成:应用普通肝素或低分子肝素可预防肺微小动脉原位血栓形成及深静脉血栓形成。

(5)护理:慢性肺心病、肺功能失代偿期存在多脏器衰竭,全面、正确评估病情,制订详尽的护理计划,并正确有效地实施护理计划是抢救成功的关键。

(九)预后

慢性肺心病常反复急性加重,随肺功能的损害病情逐渐加重,多数预后不良,病死率在10%～15%,但经积极治疗可以延长寿命,提高患者的生活质量。

(十)预防

对慢性肺心病的预防主要是防治支气管、肺和肺血管等的基础疾病,预防肺动脉高压、慢性肺心病的发生和发展。

(张　伟)

第七章

循环系统急危重症

第一节 急性心力衰竭

一、概述

(一)定义

急性心力衰竭(acute heart failure，AHF)指由于急性发作的心功能异常而导致的以肺水肿、心源性休克为典型表现的临床综合征。发病前可以有或无基础心脏病病史,可以是收缩性或舒张性心力衰竭,起病突然,或在原有慢性心力衰竭的基础上急性加重。AHF 通常会危及患者的生命,必须紧急实施抢救和治疗。

(二)病因和发病机制

任何导致的血流动力学负荷增加(如过多补液、过度劳累等)或心肌缺血、缺氧,导致心肌收缩力急性受损的因素,均可引起急性心力衰竭。急性心力衰竭可突然发作,也可以在原有心血管疾病的基础上发生和(或)在慢性心力衰竭基础上的急性失代偿。通常,冠心病、高血压是高龄患者发生 AHF 的主要病因,而年轻人中急性心力衰竭多是由扩张型心肌病、心律失常、先天性心脏病、心脏瓣膜病或心肌炎引起。同时,应特别注意甲状腺疾病、结缔组织病、中毒(包括药物、乙醇、重金属或生物毒素中毒)等病因。由于心脏血流动力学短期内快速异常,肺毛细血管压短期内急速增高,机体没有足够的时间发挥代偿机制,血管内液体渗入肺间质和肺泡内形成急性肺水肿。肺水肿早期可因交感神经激活血压升高,但随着病情进展,血管反应减弱,血压逐步下降。

(三)临床表现

1.症状

AHF 典型的临床表现为严重呼吸困难,如端坐呼吸,甚或站立、平卧后诱发或加重的咳嗽,干咳或有大量白痰、粉红色泡沫痰、咯血,吸气性肋间隙和锁骨上窝凹陷。情绪紧张、焦虑、大汗淋漓,极重的患者会有面色苍白、口唇青紫、四肢湿冷、末梢充盈不良、皮肤苍白和发绀等表现。AHF 初起时患者血压升高、脉搏快而有力,若未及时处理,则 20～30 分钟后会发生血压下降、脉搏细速、休克甚至死亡,部分患者可表现为心搏骤停。

2.体征

肺部听诊早期可闻及干啰音和喘鸣音,吸气相和呼气相均有窘迫,肺水肿发生后可闻及广泛的湿啰音和哮鸣音,心率增快,有舒张期奔马律,可闻及第三心音和肺动脉瓣第二心音亢进。

（四）严重程度的评估

1. Killip 分级

Killip 分级主要用于急性心力衰竭的严重性评价，它将心力衰竭的情况分为 Ⅰ～Ⅳ 级。Ⅰ级：无心力衰竭，无心功能失代偿症状。Ⅱ级：心力衰竭，有肺部中下野湿啰音、心脏奔马律，X 线片示肺淤血。Ⅲ级：严重心力衰竭，有明显的肺水肿，满肺布满湿啰音。Ⅳ级：心源性休克，低血压（收缩压<90 mmHg）、面色苍白、发绀、少尿、四肢湿冷。

2. Forrester 分级

Forrester 分级以临床特点和血流动力学特征将心力衰竭分为 4 级。

3. 临床严重程度分级

根据末梢循环和肺部听诊可将心力衰竭分为 4 级。

二、诊断思路

（一）急性心力衰竭与慢性心力衰竭的区别

急性心力衰竭与慢性心力衰竭的区别见表 7-1。

表 7-1　急性心力衰竭与慢性心力衰竭的比较

特征	急性心力衰竭	失代偿性慢性心力衰竭	慢性心力衰竭
症状严重性	显著	显著	从轻至重
肺水肿	常见	常见	罕见
外周水肿	罕见	常见	常见
体重增加	从无到轻	常见	常见
总的体液容量负荷	不变或轻度增加	显著增加	增加
心脏扩大	不常见	多见	常见
心室收缩功能	降低正常或升高	下降	下降
室壁应力	升高	显著升高	升高
交感神经系统激活	明显	明显	轻到明显
肾素-血管紧张素-醛固酮系统的激活	常增加	明显	轻到明显
可修复、可纠正的病因和病变	常见	偶见	偶见

（二）肺水肿的鉴别诊断

急性心源性肺水肿应与其他原因导致的肺水肿相鉴别（表 7-2）。常见的非心源性肺水肿有 ARDS、高原性肺水肿、神经源性肺水肿、麻醉剂过量引起的肺水肿、电复律后发生的肺水肿等。

表7-2　心源性肺水肿与非心源性肺水肿的鉴别

项目	心源性肺水肿	非心源性肺水肿
病史	急性心脏事件	近期内急性心脏事件少见
临床检查	低血流状态：四肢冷，S3奔马律，心脏扩大，颈静脉怒张，爆裂声（湿性）心电图：缺血/梗死	常有高血流状态：四肢温暖，脉搏有力，无奔马律，无颈静脉怒张，爆裂声（干性）有其他相关疾病的临床表现
实验室检查	胸部X线片：肺门分布明显。 心肌酶浓度可能升高。 肺动脉楔压>18 mmHg。 肺内分流小。 水肿液蛋白/血清蛋白比率<0.5。 脑钠肽浓度明显升高	胸部X线片：外周分布阴影。 心肌酶浓度常正常。 肺动脉楔压<18 mmHg。 肺内分流大。 水肿液蛋白/血清蛋白比率>0.7。 脑钠肽浓度常无明显升高

三、治疗措施

急性心力衰竭一旦发展为肺水肿或心源性休克，会在短期内危及患者的生命，抢救治疗要突出"急"字，做到及时、准确、系统。

(一)一般治疗

1.体位
取坐位有利于减少回心血量，减轻心脏前负荷。

2.氧疗
氧疗的目标是尽量保持患者的SO_2在95%～98%。氧疗的方法：①鼻导管吸氧；②开放面罩吸氧；③无创通气治疗能更有效地改善肺水肿患者的氧合状况，减少呼吸做功，减轻症状，降低气管插管的概率和病死率；④气管插管等机械通气治疗。

3.镇静
患AHF时，早期应用吗啡对抢救有重要意义。吗啡有强大的镇静作用，能够轻度扩张静脉和动脉，减慢心率。多项研究表明，一旦建立起静脉通道，则立即静脉注射吗啡，每次3～5 mg，视患者的症状和情绪而定，必要时可重复。对昏迷、严重呼吸道疾病患者禁用。

(二)静脉注射血管扩张剂的应用

1.硝普钠
硝普钠主要应用于严重心力衰竭（特别是急性肺水肿）、有明显后负荷升高的患者。如高血压性AHF、急性二尖瓣反流等，建议从小剂量$[0.3\ \mu g/(kg\cdot min)]$起静脉注射，逐渐上调，剂量可达5 $\mu g/(kg\cdot min)$甚或更高，应用时注意避光保存（用棕色或黑色管），以免发生化学分解，产生氰酸盐，对严重肝功能、肾功能异常的患者更要小心。

2.硝酸甘油
硝酸甘油更加适用于有急性冠状动脉综合征的重症心力衰竭患者，没有硝普钠对于冠状动脉血流的"窃血效应"。建议起始剂量为 0.14 μg/(kg·min)，静脉注射，逐渐上调可达 4 μg/(kg·min)。在紧急情况下，也可先舌下含服或喷雾吸入硝酸甘油，每次 400～500 μg。

3. 重组人 B 型利钠肽

重组人 B 型利钠肽是一种内源性激素，具有扩张血管，利尿利钠，有效降低心脏前后负荷，抑制 ARRS 和交感神经系统等作用，可以有效改善 AHF 患者的急性血流动力学障碍。通常为 1～2 μg/kg 负荷量静脉注射，然后 0.01～0.03 μg/(kg·min)持续静脉注射。

血管扩张剂能有效地扩张血管，增加心脏指数，降低肺动脉楔压，改善患者的症状，然而，静脉使用以上血管扩张剂应注意其降低血压的问题，特别是对主动脉瓣狭窄的患者。通常当 AHF 患者的收缩压低于 90 mmHg 时，应慎重使用血管扩张剂，对已使用者血压下降至此时，应及时减量，若血压进一步下降，则需停药。通常来说，患者的用药后平均血压较用药前降低 10 mmHg 比较合适。对于肝功能不全、肾功能不全、平时长期高血压的患者，更应注意血压不可较平时降低过多。

(三)静脉注射利尿剂的应用

强效利尿剂(袢利尿剂)是 AHF 抢救时改善急性血流动力学紊乱的基石。常用的袢利尿剂有呋塞米、布美他尼、托拉塞米，它们具有强大的利尿利钠作用，能减轻心脏前、后负荷，静脉注射还能够扩张血管，降低肺动脉楔压。当发生肺淤血时，呋塞米每次 20～40 mg，口服，若症状改善不好，利尿效果不佳，则增加剂量或静脉注射。当发生肺水肿时，呋塞米每次 40～100 mg 负荷量静脉注射或 5～40 mg/h 持续静脉滴注，每日总量小于 500 mg。依据患者的症状改善情况，调整剂量和用法。若有利尿剂抵抗，则可合用小剂量多巴胺或氢氯噻嗪。

利尿剂抵抗指达到水肿完全消除前，利尿剂作用下降和消失的现象。利尿剂效果不佳可能与血容量不足、血压较基础水平下降过多、低钠低氯血症、低氧血症、低蛋白血症等有关，可通过纠正这些诱发因素，改变用药途径等改善。与此同时，还应注意过度利尿后引起的电解质紊乱、低血容量综合征等。

(四)β 受体阻滞剂

目前，尚无在急性心力衰竭中应用 β 受体阻滞剂治疗能够迅速改善症状的研究。但是，一些研究证明，当发生急性心肌梗死时应用 β 受体阻滞剂能够缓解缺血导致的胸痛，缩小心肌梗死面积。实际应用中对于严重 AHF、肺底部有啰音的患者来说，应慎重使用 β 受体阻滞剂。目前，比较公认的药物有美托洛尔、比索洛尔、卡维地洛。

(五)正性肌力药物

1. 强心苷

强心苷(包括洋地黄、地高辛和毛花苷 C)主要有正性肌力、降低交感神经兴奋性、负性传导和频率的作用。一般而言，急性心力衰竭并非其应用指征，除非快速心房颤动。急性心力衰竭应使用其他合适的治疗措施(常为静脉给药)，强心苷仅可作为长期治疗措施的开始阶段而发挥部分作用。当发生 AHF 时，若患者心率快、血压偏低，则可静脉注射毛花苷 C，每次 0.2～0.4 mg；若患者为快速心房颤动，则可用每次 0.4 mg，总量不宜超过 1.2 mg；口服用药最常用的是地高辛，0.125～0.25 mg/d。

2. 儿茶酚胺类

儿茶酚胺类主要有多巴酚丁胺和多巴胺。多巴酚丁胺起始剂量为 2～3 μg/(kg·min)，持续静脉注射,根据血流动力学监测可逐渐增加至 15～20 $\mu g/(kg \cdot min)$;患者病情好转后,应逐渐减少剂量[每两天减少 2 $\mu g/(kg \cdot min)$]而停药,不可骤停。当发生 AHF 伴有低血压时,更宜选用多巴胺,起始剂量为 2～3 $\mu g/(kg \cdot min)$,有正性肌力、改善肾血流和尿量的作用。

3.磷酸二酯酶抑制剂

磷酸二酯酶抑制剂具有正性肌力作用和外周血管扩张作用,可降低肺动脉压、肺动脉楔压和增加心排血量,可增加室性心律失常的发生,且与剂量相关。其代表药物主要为米力农和依诺昔酮。

4.钙离子增敏剂

左西孟旦是钙浓度依赖的钙离子增敏剂,半衰期达 80 小时,可增加心排血量,降低PCMP,降低血压。与多巴酚丁胺的双盲对照试验显示,将该药应用于 AHF 患者时,应注意其降低血压的作用,通常不建议将其用于收缩压<85 mmHg 的患者。

5.心肌糖苷类

此类药物不宜用于由急性心肌梗死引起的心力衰竭的患者。其应用指征是心动过速引起的心力衰竭的患者,如通过应用 β 受体阻滞剂未能控制心率的心房颤动患者。

(六)机械辅助治疗

1.动脉内气囊反搏

动脉内气囊反搏可延长收缩时间,增加动脉舒张压和冠状动脉灌注压,增加冠状动脉血流量,可起到辅助心脏功能的作用。

2.体外膜氧合器

体外膜氧合器是一种临时性的部分心肺辅助系统,通过引流管将静脉血引流到体外膜氧合器内进行氧合,再经过另一根引流管将氧合血泵入体内(静脉或动脉),改善全身组织氧供,可以暂时替代肺的气体交换功能和心脏的泵血功能。北京阜外心血管病医院已经对晚期终末期心力衰竭、心源性休克且经内科治疗无效的患者,成功应用该技术进行支持治疗,有效地维持了患者的心脏功能和血流动力学稳定,帮助部分患者度过了危险期,成功撤机并逐渐恢复心脏功能,帮助部分患者赢得了心脏移植的时间。

3.左心辅助

左心辅助适用于晚期终末期心力衰竭、心源性休克的患者。

4.心脏移植

终末期心力衰竭,内科药物治疗效果不佳或无效,心源性休克内科治疗无效,在体外膜氧合器或左心辅助循环支持下,等待合适供体,尽早心脏移植。

(七)其他

1.饮食和休息

急性期卧床休息,尽量减少体力活动,缓解后逐渐增加运动量,急性期若血压偏高或正常,则应保持液体出量大于入量。根据胸部 X 线片肺水肿或淤血改善的情况调整液体出入量。饮食不宜过多,不能饱餐,控制在六七成饱便可,必要时可静脉补充营养,意即"质高量少"。缓解期应严格控制液体出入量的平衡。

2.预防和控制感染

感染是 AHF 发生(特别是慢性心力衰竭急性失代偿)的重要原因和诱因,应积极预防和控制。

3.保持水、电解质和酸碱平衡

内环境的稳定对于纠正患者的 AHF,防止恶性心律失常的发生具有重要的意义,应特别注意。不仅要重视血钾浓度的变化,还要重视低钠血症,限钠是有条件的,不要一味强调。

4.基础疾病和合并疾病的处理

β受体阻滞剂的正确使用、积极改善缺血发作是治疗 AHF 的关键。对高血压引起的AHF,要积极降低血压,不宜突然过度降压,一个"正常"的血压,可能对特定的患者就是低血压,导致肾灌注不足,发生肾衰竭。

(八)缓解期的治疗和康复

(1)加强对心脏病(如冠心病、高血压)的治疗。

(2)对于慢性心力衰竭的患者,要重视对诱因的预防,防止反复发生急性失代偿。

(3)有计划地开展康复锻炼。

总之,急性心力衰竭作为一种最严重的心血管综合征,其诊断和治疗必须强调整体观念,要系统地考虑患者的机体状况,这样才能获得良好的疗效。

(杨松柳)

第二节　严重心律失常

心律失常临床极为常见,其临床意义依其发生原因、伴随临床情况、有无器质性心脏病和血流动力学障碍等因素的不同而不同。严重心律失常通常指可引起严重血流动力学障碍、短暂意识丧失或猝死等危急状态的心律失常。早期识别和及时处理严重心律失常有着十分重要的临床意义。

标准 12 导联心电图及持续心电监测是诊断心律失常最重要的方法。通过确定有无 P 波,分析 P 波和 QRS 波的形态、频率、节律、振幅,P-R 间期或 R-P 间期,以及 P 波与 QRS 波的互相关系做出相应诊断。

梯形图是表示心脏除极与传导顺序的模式图,可以显示起搏点的位置和传导情况,临床常用来检验和解释复杂心律失常的诊断是否正确、合理。其表示方法是在心电图的下方以横线分隔成 3～5 区,以代表窦房结、心房、房室交界区和心室,以直线和斜线代表各种心脏结构中发生的电活动,始于 P 波和 QRS 波的直线分别表示心房与心室的除极,斜线表示传导,连接A、V 的斜线代表房室传导时间,斜线的角度代表传导的速度,与斜线垂直的短线表示传导阻滞,其中窦房结除极和窦房传导时间以及房室交界区或心室起搏点逆行传导的时间仅仅是假设。

一、快速型心律失常

快速型心律失常按其起源可分为室上性和室性两类。前者包括室上性期前收缩、室上性心动过速、心房扑动、心房纤颤;后者包括室性期前收缩、VT、心室扑动和心室纤颤。

(一)阵发性室上性心动过速

阵发性室上性心动过速简称室上性心动过速,指希氏束分叉以上的心脏组织参与和由不同机制引起的一组心动过速,通常包括窦房结折返性心动过速、房内折返性心动过速、房室结折返性心动过速、房室折返性心动过速,其中房室结折返性心动过速和房室折返性心动过速占全部室上性心动过速的90%以上。

1.临床表现

器质性心脏病和全身性疾病均可发生室上性心动过速,但大多数患者无肯定的器质性心脏病。其临床表现为心动过速突然发作、突然终止,持续时间长短不一,短则数秒钟,长则数小时,甚至数天,发作时患者有心悸、焦虑、恐惧、乏力、眩晕甚至昏厥,并可诱发心绞痛、心功能不全或休克等。症状的轻重与发作时患者的心室率、持续时间和是否有器质性心脏病等有关。

2.心电图特点

(1)连续3个以上快速QRS波,频率为150~250次/分钟,节律规则。

(2)QRS波形态和时限正常,当伴室内差异性传导时,QRS波增宽。

(3)若可见P'波,P'波呈逆传型(Ⅱ、Ⅲ、aVF导联倒置),可位于QRS波前、QRS波中或QRS波后,P'波与QRS波有恒定关系。房室结折返性心功过速发作时R-P'间期<60~70 ms,房室折返性心动过速发作时R-P'间期>110~120 ms。由于心室率极快,P'波常重叠于QRS-T波群中而不易被识别。

(4)ST-T有继发性改变。心电生理检查证实有房室结双径路或房室旁路,心房、心室顺序刺激可诱发或终止心动过速。

3.治疗

(1)迷走神经刺激法适用于无明显血流动力学障碍的年轻患者,可作为室上性心动过速急诊治疗的第一步,常用的方法有颈动脉窦按摩(患者取仰卧位,先按摩右侧,无效时再按摩左侧,切莫双侧同时按摩)、Valsalva动作(深吸气后屏息,再用力做呼气动作)、刺激咽喉部诱导恶心等,刺激过程中应监测心音或脉搏,一旦心动过速终止即停止刺激。

(2)药物治疗:减慢房室结、旁路传导和延长不应期的药物因能阻断折返激动通常都能终止室上性心动过速。其中洋地黄类、钙通道阻滞剂、β受体阻滞剂和腺苷主要抑制房室结慢通道的前向传导,而ⅠA和ⅠC类药物可抑制快通道的逆向传导(表7-3)。

表7-3　减慢房室结、旁路传导和延长其不应期的药物

影响部位	药物
旁道	ⅠA类(普鲁卡因胺) Ⅱ类(艾司洛尔、普萘洛尔)
房室结	Ⅳ类(维拉帕米、地尔硫草) 腺苷类
旁道和房室结	洋地黄类 ⅠC类(普罗帕酮) Ⅲ类(胺碘酮)

维拉帕米适用于无严重血流动力学障碍和无窦房结功能不全者，对正常 QRS 波型室上性心动过速效果较好。首剂 5 mg，稀释后缓慢静脉注射，15 分钟后仍未转复者可重复静脉注射。剂量过大或速度过快时可引起血压骤降、心搏骤停等严重后果，应用时应注意。

三磷酸腺苷（ATP）为强迷走神经激动剂，对窦房结、房室结均有明显的抑制作用，起效快，半衰期短，首剂 10～20 mg，在 3～5 秒内快速静脉注射，3～5 分钟后未能转复者可重复 20～30 mg。注射时，患者一般都有一过性胸闷、脸红、头昏等反应，偶可有较长时间的窦性停搏、房室传导阻滞、室性心律失常等，故应在心电图监视下用药，并保留静脉通道。三磷酸腺苷禁用于冠心病、病态窦房结综合征、传导系统病变、支气管哮喘或老年患者。

普罗帕酮可抑制房室结及房室旁道的传导，故对室上性心动过速有较好的转复作用。首剂 70 mg，缓慢（5～10 分钟）静脉推注，如无效，30 分钟后再给 35～70 mg。心功能不全和室内传导障碍者相对禁忌或慎用。

毛花苷 C 仅用于房室结折返性心动过速合并心功能不全者，首剂 0.4～0.8 mg，稀释后静脉注射，无效者 2～4 小时后可再给 0.2～0.4 mg，24 小时总量可达 1.2～1.4 mg。但起效慢，转复有效率仅 50% 左右。

逆向型房室折返性心动过速其折返环路经旁路顺传，经房室结逆传，故呈宽 QRS 波型心动过速，部分患者易演变为经旁路前传的心房颤动。洋地黄、维拉帕米因缩短房室旁路不应期、加快旁路前传而加快心室率，从而导致严重血流动力学障碍和诱发致命性心律失常，故应禁用，而宜选用延长旁道不应期的药物，如普罗帕酮、普鲁卡因胺或胺碘酮等。

（3）电复律：药物治疗无效或有严重血流动力学障碍（合并心绞痛、低血压、心力衰竭）表现者应立即行电复律治疗，能量 50～100 J。由洋地黄中毒引起的室上性心动过速或已用洋地黄者，则不宜行电复律治疗。可选经食管心房调搏、体外无创起搏或经静脉心腔起搏。

（4）经导管射频消融：对反复发作、药物难以奏效、不能长期服药的房室结折返性心动过速或房室折返性心动过速宜做射频消融术，以期根治。

（二）房性心动过速

房性心动过速按发生机制分为自律性房性心动过速、房内折返性心动过速和紊乱性房性心动过速三种。

1. 临床表现

房性心动过速常发生于有明显器质性心脏病的患者，如冠心病（伴或不伴心肌梗死）、心肌病、慢性阻塞性肺疾病、心脏瓣膜性病变、急性感染、饮酒过度、低血钾、低氧血症及洋地黄中毒。其主要症状有心悸不适和相应的心脏病症状，可呈阵发性或持续性发作。无休止发作者可致心动过速性心肌病。

2. 心电图特点

（1）自律性房性心动过速：①P′波的电轴、形态与窦性 P 波的不同；②P′波频率为 100～180 次/分钟，发作起始时 P′波频率逐渐加速（温醒现象）；③P′-R 间期受心动过速频率的影响，发生房室传导阻滞时不能终止发作；④心动过速不能被房性期前刺激诱发或终止。

（2）房内折返性心动过速：①P′波的电轴、形态与窦性 P 波的不同；②P′波频率为 100～240 次/分钟，节律匀齐；③P′-R 间期受心动过速频率的影响，发生房室传导阻滞时不能终止发作；④心动过速能被房性期前刺激诱发或终止。

(3)紊乱性房性心动过速：①3种或3种以上不同形态的P波，P′-P′间期和P′-R间期不规则；②P′波频率为100~130次/分钟；③P′-P′之间有等电位线，大部分P′波能下传心室，部分P′波下传受阻。

3.治疗

房性心动过速的治疗主要是针对基础疾病和诱发因素的治疗。短暂阵发性房性心动过速通常不引起严重的血流动力学障碍，如患者有不能耐受的症状时则需治疗。正在接受洋地黄治疗的患者如发生房性心动过速，则首先应排除洋地黄中毒；若非洋地黄引起，则可选用洋地黄、β受体阻滞剂、维拉帕米、胺碘酮、普罗帕酮等治疗。

(三)心房扑动

心房扑动是一种快速而规则的心房电活动引起快而协调的心房收缩，并以不同比例传入心室。阵发性心房扑动可发生于无器质性心脏病者，持续性心房扑动几乎均发生于器质性心脏病者。

1.临床表现

心房扑动的症状与患者的基础心脏病和心室率有关，心室率不快者可无症状，伴极快心室率时可有黑矇、昏厥、低血压并可诱发心绞痛或充血性心力衰竭。体格检查时可见快速地颈静脉扑动，心尖搏动规则或不规则，第一心音强度随房室传导比例的不同而改变。

2.心电图特点

根据心房扑动的扑动波方向的不同可将心房扑动分为Ⅰ型和Ⅱ型两型。其中Ⅰ型较常见，约占95%。

(1)Ⅰ型心房扑动：①P波消失，代之以250~350次/分钟波形和振幅相同、间隔匀齐的锯齿样心房扑动波(F波)，F波间无等电位线；②F波在Ⅱ、Ⅲ、aVF导联呈负向，在V_1导联呈正向；③房室传导比例为(2~4)∶1，以2∶1传导最常见，心室率为150次/分钟左右；④QRS波的形态与窦性的相同，当发生室内差异性传导时，QRS波增宽。

(2)Ⅱ型心房扑动：①F波频率为340~430次/分钟，F波间无等电位线；②Ⅱ、Ⅲ、aVF导联F波正向，V_1导联F波负向；③QRS波呈室上性。

3.治疗

心房扑动的急诊治疗包括减慢心室率和复律治疗，Ⅱ型心房扑动的治疗同心房纤颤。对心房扑动伴血流动力学障碍者宜选择低电能(10~50 J)同步电复律或快速心房起搏。药物治疗用于血流动力学尚稳定的患者。钙通道阻滞剂和β受体阻滞剂能有效减慢心室率，快作用洋地黄制剂则主要用于心功能不全者，但心房扑动患者对洋地黄的耐量较大，可能需要较大剂量才能达到减慢心室率的目的。

ⅠA类、ⅠC类和Ⅲ类抗心律失常药物有恢复窦性心律和预防复发的作用。但需在洋地黄、β受体阻滞剂、钙通道阻滞剂减慢心室率的基础上应用。因Ⅰ类药物能减慢心房扑动波的频率，使房室传导加快，可造成扑动波1∶1下传心室的严重后果。

(四)心房纤颤

心房纤颤是临床常见的心律失常。阵发性心房颤动多见于正常人，持续性心房颤动多见于器质性心脏病患者。

1.临床表现

心房颤动的主要临床表现:①心悸不适;②引起或加重心功能不全;③血栓栓塞。心房颤动初始,患者恐惧不安、心悸不适,心室率极快时可出现心绞痛、昏厥或心功能不全的表现。慢性持续性心房颤动的症状因心室率、有无器质性心脏病和血栓栓塞并发症而异,心音强弱不等,心律极不规则和脉搏短绌是心房颤动的主要体征。

2.心电图特点

心电图特点:①P波消失,代之以形态、振幅、间距不规则的心房颤动波(f波),频率为350~600次/分钟;②QRS波的形态与窦性的相同,R－R间期绝对不匀齐,心室率一般为100~160次/分钟。心房纤颤合并有房室旁路前传、束支阻滞、室内差异性传导时QRS波增宽,应与VT鉴别。

3.治疗

心房纤颤的急诊治疗包括治疗基础心脏病、纠正诱发因素、控制心室率、恢复窦性心律和预防血栓栓塞。各类心房颤动的治疗方法略有不同(表7－4)。

表7－4　心房纤颤的分类和治疗

类型	临床特点	治疗
阵发性心房颤动	持续通常<48小时(2~7天)能自行转回窦性心律;>2~7天,不能自行转回	应用ⅠC类或Ⅲ类抗心律失常药转复和(或)在发作期采用控制心室率的方法
持续性心房颤动	窦性心律,药物或其他复律术能转回窦性心律	抗心律失常药＋电复律术＋华法林
永久性心房颤动	不能转复为窦性心律	控制心室率＋华法林或阿司匹林

阵发性心房颤动发作时,常有心室率过快而致血流动力学不稳定,需紧急处理,心房颤动持续时间越长,越容易导致心房电重构而致不易转复为窦性节律。如心房颤动伴快速心室率引起低血压、心功能不全、心绞痛或预激综合征经旁路前传的心房颤动,则应紧急施行电复律。

药物转复常用ⅠA、ⅠC及Ⅲ类抗心律失常药,有器质性心脏病、心功能不全的患者首选胺碘酮,无器质性心脏病者可首选Ⅰ类抗心律失常药。伊布利特、多非利特及阿米利特终止持续性心房颤动也有一定效果,必要时可供选用。

控制心房颤动的心室率常用洋地黄、钙通道阻滞剂及β受体阻滞剂静脉注射。其中洋地黄主要用于慢性心房颤动。对具有预激综合征的心房颤动患者则禁用洋地黄和钙通道阻滞剂。

慢性持续性心房颤动有较高的栓塞并发症风险,故超过48小时未自行复律的持续性心房颤动,应使用华法林等抗凝药物,并使凝血因子时间国际标准化比值(INR)维持在2.0~3.0。不适宜用华法林或属血栓栓塞事件的极低危人群(如较为年轻、无高血压、糖尿病、脑血管疾病、瓣膜病或充血性心力衰竭病史者),则选用阿司匹林。

(五)VT

VT是指发生于希氏束分叉以下的快速连续性室性异位激动,可由自律性异常、折返激动或触发活动等不同机制引起。按心动过速持续时间分为持续性(＞30 秒)和非持续性(30 秒内自行终止)。VT 按心电图表现的不同可分为单形性、多形性、双向性、并行心律性、分支阻滞性、自主性和尖端扭转性室性心动过速等,其中以单形性室性心动过速最为常见。

90％以上的 VT 患者有器质性心脏病或明确诱因,主要见于冠心病、心肌病,其他原因包括电解质紊乱、二尖瓣脱垂、药物中毒、Q-T 间期延长。少数 VT 无器质性心脏病证据,称为特发性 VT。

1. 临床表现

VT 因发作时心脏基础病变、心功能状态、室性心动过速的频率和持续时间不同,其临床表现和预后迥异。非持续性 VT 患者症状轻微,持续性 VT 者则常有血流动力学障碍的表现,常见表现有心悸、胸闷、气促、眩晕和低血压等,严重者可出现昏厥、休克、急性左心衰竭或心室纤颤甚至猝死。

发生 VT 时,由于房室分离、第一心音强弱不等,有时可闻及大炮音,颈静脉搏动强弱不一,间歇出现较强的颈静脉搏动波(α 波)。

2. 心电图特点

(1)连续出现 3 个或 3 个以上宽大畸形 QRS 波,频率≥100 次/分钟,节律基本规则,T 波与 QRS 主波方向相反。

(2)P 波与宽大畸形的 QRS 波无固定关系,形成房室分离,房率小于室率。因 P 波常融于畸形的 QRS 波中,故难以辨认。

(3)完全或部分心室夺获:发生 VT 时,有时窦性激动可下传完全夺获心脏,表现为窄QRS 波,其前有 P 波,P-R 间期＞0.12 秒。当窦性激动与异位激动同时兴奋心肌时,表现为部分夺获,图形介于窦性和室性之间,称为室性融合波。VT 与室上性心动过速伴室内差异性传导的心电图表现十分相似,两者的临床意义和处理完全不同,故需注意鉴别。

3. 治疗

大多数 VT 发作时症状较重,持续性 VT,特别是心室率极快的无脉性 VT,临床表现凶险,常可转为心室纤颤而发生猝死,故必须及时有效地终止。VT 的急诊治疗包括立即中止VT 发作,寻找和消除诱发因素,积极治疗原发病,预防 VT 复发和心脏性猝死。

直流电复律是终止 VT 安全和有效的治疗措施。持续性 VT 伴严重的血流动力学障碍而出现低血压、休克、心绞痛、心力衰竭,脑血流灌注不足等症状时,电复律可作为首选的治疗措施。复律电能为 50～100 J。洋地黄中毒引起的 VT 则不宜电复律。

对 VT 且无显著血流动力学障碍者或伴有昏厥的非持续性 VT 者可选药物治疗。常用药物包括利多卡因、普罗帕酮、普罗卡因胺,无效时可选用胺碘酮。

利多卡因:首剂 50～100 mg,静脉注射,必要时 5～10 分钟后可重复静脉注射 50～100 mg,但 1 小时总量不超过 300 mg,有效后可用 1～3 mg/min 静脉滴注维持。

普罗帕酮:一般用 1.0～1.5 mg/kg(多用 35～70 mg),稀释后缓慢静脉注射,无效时可在10～20 分钟后重复一次;必要时以 0.5～1.0 mg/min 静脉滴注维持,总量不超过 280 mg。

普鲁卡因胺:稀释后静脉滴注,每 5 分钟静脉注射 100 mg,直至有效或总量达 1000 mg;有效后继以 1～4 mg/min 静脉注射维持。

胺碘酮:负荷量 2.5～5 mg/kg,常用 150 mg 稀释于 5％葡萄糖液 100 mL 中缓慢静脉注射 10 分钟,或以 15 mg/min 由输液泵注入,有效后以 0.5~1 mg/min 静脉滴注维持 24 小时,总量不宜超过 1000 mg。

对各种抗心律失常治疗无效的持续性单形性 VT 者,可采用导管射频消融治疗或植入心律复律除颤器。

(六)心室扑动和心室纤颤

当发生心室扑动时,心室率极快但收缩无效;当发生 VF 时,心室律更快且不规则。因此,当发生心室扑动、心室颤动时,心脏已丧失了射血功能,体内血液循环已中断。各种严重器质性心脏病及其他全身性疾病的晚期都可以出现心室扑动和心室颤动,也见于心脏手术、麻醉、触电、雷击及药物中毒时。

1. 临床表现

当发生心室扑动和 VF 时,患者意识丧失,抽搐,呼吸缓慢、不规则或停止,心音和大血管搏动消失,血压无法测出,瞳孔散大,对光反射消失,如不及时抢救,会迅即死亡。

2. 心电图特点

(1)心室扑动:P 波消失,出现连续宽大和比较规则的正弦波状的心室扑动波,QRS 波与 T 波难以分辨;心室扑动波的频率为 150~300 次/分钟,通常为 200 次/分钟。

(2)心室纤颤:P-QRS-T 波消失,代之以形态、振幅和间隔完全不规则的小波、波幅常＜0.2 mV;纤颤波的频率为 250~500 次/分钟。

3. 治疗

心室扑动和 VF 的诊断一旦确立,应立即按心肺脑复苏的原则建立有效呼吸和人工循环,并尽快行非同步直流电除颤,必要时可连续 3 次,电能依次为 200 J、300 J、360 J。对电除颤无效者可在持续胸外按压和人工通气的同时静脉推注肾上腺素 1 mg,每 3~5 分钟 1 次,每次给药后 60 秒内再次行电除颤(360 J),必要时辅以利多卡因等。

二、缓慢型心律失常

缓慢性心律失常主要发生的部位是窦房结、房室结和心室内。发生于窦房结的缓慢型心律失常包括窦性心动过缓、窦性停搏和窦房传导滞;发生于房室结的缓慢型心律失常则为房室传导阻滞;发生于心室内的缓慢型心律失常主要为传导阻滞,包括右束支、左束支、左前分支和左后分支阻滞。

(一)窦性心动过缓

窦性心动过缓简称窦缓,常见于健康人睡眠状态或训练有素的运动员。病理性窦缓见于病态窦房结综合征、颅内压增高、阻塞性黄疸、甲状腺功能减退及药物(如 β 受体阻滞剂、钙通道阻滞剂、洋地黄、胺碘酮、奎尼丁、利血平等)影响。显著窦缓者有头晕、乏力,严重者可有晕厥、低血压、心绞痛和心功能不全等。

1. 心电图特点

(1)窦性 P 波,频率＜60 次/分钟。

(2)P 波与 QRS 波关系恒定,P-R 间期为 0.12~0.20 秒。

(3)常有窦性心律不齐。

2. 治疗

无症状者无须治疗。对发生病理状态的窦缓患者主要针对病因进行治疗，必要时适当应用阿托品、麻黄碱等；对严重而持久的窦性心动过缓患者，则需要行起搏治疗。

(二)窦性停搏

窦房结在一段时间内不发放冲动被称为窦性停搏，又称窦性静止。

1. 临床表现

窦性停搏见于迷走神经张力突然升高，如按摩颈动脉窦、按压眼球、刺激咽喉引起呕吐时，但多数系由病态窦房结综合征、冠心病及抗心律失常药(如奎尼丁、胺碘酮等)引起。窦性停搏时间较长者可致眩晕、黑矇或短暂意识丧失，严重者甚至会出现抽搐。

2. 心电图特点

(1)在正常窦性心律，突然出现显著的长间歇。

(2)长间歇中无 P - QRS - T 波。

(3)长间歇与基本的 P - P 间期无倍数关系。

(4)长间歇中可见房室交界性或室性逸搏。

3. 治疗

有症状的窦性停搏，治疗主要针对病因，如纠正高钾血症、停用可能引起窦性停搏相关药物。症状明显者在病因治疗的同时可短时应用阿托品、异丙肾上腺素等药物治疗。对有昏厥发作者，应给予心脏起搏治疗。

(三)窦房阻滞

窦房阻滞指窦房结的冲动向心房传导时发生延缓或阻滞。

1. 临床表现

迷走神经张力过高或颈动脉窦过敏者，可发生窦房阻滞，但多为累及窦房结或窦房结周围组织的病变所致，如冠心病、心肌病、心肌炎及退行性病变等，高钾血症和药物(如奎尼丁、洋地黄等)影响也可致窦房阻滞。临床症状依窦房阻滞程度的不同而异，轻者有心悸、停搏感，若有长间歇者，则可出现头晕、黑矇或昏厥等症状。

2. 心电图特点

(1)一度窦房阻滞：因为常规心电图无法记录到窦房结的电活动，所以常规心电图难以诊断。

(2)二度Ⅰ型窦房阻滞：①P - P 间期逐渐缩短，直至 P 波"脱落"，出现长 P - P 间期；②P 波脱落前的 P - P 间期最短；③P 波脱落后的 P - P 间期大于脱落前的 P - P 间期；④有 P 波脱落的长 P - P 间期小于基本 P - P 间期的两倍。

(3)二度Ⅱ型窦房阻滞：①P - P 间期规则；②突然出现长 P - P 间期；③长 P - P 间期是基本 P - P 周期的倍数；④长 P - P 间期内无 P - QRS - T 波。

(4)三度窦房传导阻滞很难与窦性停搏鉴别。

3. 治疗

对由短暂的迷走神经张力增高引起的窦房阻滞者，通常无须处理。对由心脏病变引起者，应针对原发病进行治疗,阿托品和异丙肾上腺素可短期改善症状;对病态窦房结综合征患者,应考虑进行心脏起搏治疗。

(四)房室传导阻滞

房室传导阻滞是指激动从心房传至心室过程中发生传导延迟或阻断的病变。按阻滞程度的不同,可将房室传导阻滞分为一度、二度和三度房室传导阻滞。

1. 临床表现

房室传导阻滞多由器质性心脏病引起,如冠心病、心肌病、心肌炎、结缔组织病和原发性传导束纤维化或退行性变等,也可由风湿热、电解质紊乱和药物中毒引起。一度或二度Ⅰ型房室传导阻滞偶见于迷走神经张力增高的健康人。其临床症状和严重度因房室传导阻滞的程度和原发病的不同而异。一度房室传导阻滞常无症状;二度房室传导阻滞常有心悸、疲乏;二度Ⅱ型或三度房室传导阻滞心室率缓慢者常有眩晕、黑矇、昏厥、心绞痛、阿-斯综合征或猝死。第一心音减弱常是一度房室传导阻滞的体征;二度房室传导阻滞常有间歇性心搏脱漏;三度房室传导阻滞,常有第一心音强弱不等,可闻及大炮音,并见颈静脉间歇性巨大搏动波。

2. 心电图特点

(1)一度房室传导阻滞:P-R间期>0.20秒,无QRS波脱落。

(2)二度Ⅰ型房室传导阻滞(又称莫氏Ⅰ型或文氏型):①P-R间期逐渐延长,直至P波后脱落QRS波;②R-R间期逐渐缩短,直至P波受阻;③包含受阻P波在内的长R-R间期小于正常窦性P-P间期的两倍。

(3)二度Ⅱ型房室传导阻滞(又称莫氏Ⅱ型房室阻滞):①P-R间期恒定(可正常,也可延长);②间断或周期性出现P波后QRS波脱落,可呈2:1,3:1脱落;③含末下传P波的长R-R间期为短R-R间期的两倍;④发生在希氏束内的Ⅱ型阻滞QRS波大多正常,发生于希氏束远端和束支的Ⅱ型阻滞,则QRS波宽大、畸形,呈束支传导阻滞型。

(4)三度房室传导阻滞:又称完全性房室传导阻滞,即心房的激动完全不能下传至心室,心室由阻滞部位以下的逸搏点控制。心电图表现:①房室分离,P-P间期和R-R间期有各自规律,P波与QRS波无关;②P波频率>QRS波频率;③QRS波缓慢,若阻滞水平高,心室起搏点位于希氏束分叉以上,QRS波不增宽,频率为40~60次/分钟,若心室起搏点位于希氏束分叉以下,则QRS波宽大、频率<40次/分钟。

3. 治疗

(1)病因治疗:急性发生的房室传导阻滞,最常见于急性心肌梗死、心肌炎、药物(β受体阻滞剂、钙通道阻滞剂、洋地黄和抗心律失常药)影响、电解质紊乱(高钾血症和高钙血症)等,应针对原发病做相应治疗。

(2)增快心室律,促进房室传导:对一度房室传导阻滞和二度Ⅰ型房室传导阻滞心室率不太慢和无症状者,通常无须应用抗心律失常药物,必要时可选用阿托品口服或肌内注射。对二度Ⅱ型以上房室传导阻滞心室率缓慢者,可选用异丙肾上腺素1~2 mg加入5%葡萄糖液500 mL中缓慢静脉滴注,或1~2 μg/min由输液泵注入,依治疗反应调整剂量,以使心室率提高至50~60次/分钟,剂量过大可诱发VT,甚至VF。

阿托品适用于阻滞部位在房室结的房室传导阻滞,能增加高部位心室起搏点的自律性,从而增加心室传导阻滞的心室率,常用0.5~2.0 mg静脉注射,若能终止传导阻滞或将心室率提高至 50 次/分钟,则可继续给药,但不宜超过 48 小时,以免发生阿托品毒性反应。对二度Ⅱ型房室传导阻滞伴 QRS 波增宽者,不宜用阿托品。

肾上腺皮质激素通过减轻传导系统的炎症和水肿常用于治疗手术、急性心肌炎和其他感染所引起的急性三度房室传导阻滞,临床常用氢化可的松 100~200 mg 或地塞米松 10~20 mg 加入葡萄糖液中短期静脉滴注。

(3)心脏起搏:对三度房室传导阻滞或二度Ⅱ型房室传导阻滞经药物治疗无效或有血流动力障碍及晕厥者,应立即行临时性或永久性心脏起搏治疗。

(杨松柳)

第八章

消化系统急危重症

第一节 重症患者的急性胃肠功能损伤

重症医学发展至今,我们对呼吸、循环及肾脏替代治疗等都有了较为成熟的方案。然而,过去通常被忽视的胃肠功能问题开始困扰着 ICU 医务工作者,该问题包括恶心、呕吐、胃潴留、腹胀、腹泻、便秘、应激性溃疡、无结石性胆囊炎和肠源性感染等。基于对 MODS 的认识,研究人员往往将这一组重症患者的胃肠问题统称为"胃肠功能障碍",并将其作为 MODS 的一部分。近年来,重症患者的胃肠功能障碍成为不可忽视的问题,一方面,重症患者胃肠道功能障碍的发生率很高;另一方面,胃肠功能障碍对重症患者的疾病发生、发展均可产生重要作用。急性胃肠功能障碍是直接关乎重症患者预后的重要因素之一,例如,腹胀和肠麻痹导致的腹腔高压,肠屏障障碍导致的肠源性感染等均能显著加重病情,对预后产生重要影响。近年来,随着人们对胃肠功能认识的逐渐深入,胃肠功能状态的评估与维护成为重症领域的研究热点。本节将从急性胃肠功能障碍的发展历史、流行病学、评分、处理等方面进行阐述。

一、急性胃肠功能障碍的发展历史

20 世纪 80 年代以前,对胃肠道功能的认识仅为运送食物、消化和吸收营养、分泌某些胃肠道激素等。1956 年,Irving 提出"肠衰竭"一词,将其定义为"功能性肠道减少,不能满足食物的充分消化吸收"。1981 年,Flaming 和 Reming 将"肠衰竭"的含义延伸为"肠功能下降至难以维持消化、吸收营养的最低需要量"。这些研究人员提出的"肠衰竭"都是指肠道的消化、吸收功能因各种原因出现了障碍,包括大量小肠切除后的短肠综合征、肠蠕动过快导致的腹泻、假性肠梗阻或神经性肠麻痹引起的肠蠕动缓慢或消失、炎症性肠病等。对于处于应激状态下的危重患者而言,研究人员通常认为其肠道处于"休眠状态",肠道系统的血液经再分布后,分流到脑、肝、肺等器官,忽略了肠道在患者整体病理生理过程中的作用。

在 20 世纪 70 年代,临床观察到严重感染、休克、大面积烧伤后出现多器官功能障碍的现象。1975 年,Baue 等将这种现象命名为 MOF。1980 年,Fry 对此进行了较多的研究,认为在严重应激时,除实质器官有损害现象外,神经、血液、代谢等系统也均有损害,因此将之命名为多系统器官衰竭。当时,对"器官衰竭"的理解是指器官功能损害到不可逆转的程度。因此,在不同研究人员所认为的器官衰竭诊断标准中,各项指标都选定在器官功能障碍的上限。以致被诊断为"MOF"患者的病死率极高,当有 3 或 4 个器官达到"衰竭"的诊断标准时,少有能存活者。经临床应用,此类诊断标准有失临床"早期发现,及时治疗"的要求。1991 年,美国胸科医师协会与危重医学会共同讨论、研究后,认为以"功能障碍"一词替代"衰竭"为宜,将监测诊断指标参数改为从异常值的下限开始,以达到能及早诊断、及早治疗的效果。最严重的功能障碍即是衰竭,这一命名逐渐为临床医师所接受。因此,随后 Deitch 的定义中将"肠功能障碍"和"肠衰竭"区分开,将"肠功能障碍"定义为腹胀,不耐受食物 5 天以上,而将"肠衰竭"定义为应激性溃疡出血与急性胆囊炎。

到 20 世纪 80 年代,研究人员发现,早期烧伤患者的创面尚无细菌感染时,血培养即可出现阳性,且为肠道细菌,称为"肠源性感染",此后研究人员对此进行了研究。在动物实验中证实,肠黏膜有屏障功能。当有缺氧、缺血等情况时,肠黏膜的屏障功能受损,细菌和内毒素可从肠腔内进入肠壁的淋巴或血液循环中,称为肠内毒素、细菌易位。这一现象可在动物实验中获得直接的证据,在临床获得了间接的证据。1998 年,Boyle 等对 448 例择期剖腹手术的患者,从淋巴结、肠黏膜和外周血培养中,发现有 15.4% 的患者为阳性,术后这些患者中有 41% 发生了脓毒症,较外周血培养阴性患者 14% 的脓毒症发生率高。无论是外科手术,还是内科疾病,只要有肠道缺氧、缺血发生,即可有肠黏膜屏障功能障碍,肠道细菌经淋巴系统、门静脉系统易位至全身可进一步引发 SIRS、脓毒症以致 MODS。

从此,研究人员对肠功能的认识不再局限于营养的消化和吸收,还有肠屏障功能。2004 年我国知名的胃肠外科专家黎介寿院士将肠功能障碍的定义调整为"肠实质和(或)功能的损害,导致消化、吸收营养和(或)屏障功能发生严重障碍"。肠道参与了机体应激时机体的病理生理改变,被认为是"机体应激的中心器官"和"MODS 的发动机"。黎介寿院士提出了肠功能障碍的分型:功能性肠道绝对减少型,如短肠综合征;小肠实质广泛损伤型,如放射性肠损伤、炎症性肠病、肠外瘘、肠梗阻等;以肠黏膜屏障功能损害为主型,可同时伴有消化吸收功能障碍,如严重创伤、出血、休克所致的肠功能障碍。2005 年,Kutayli 等提出了肠衰竭的新概念,泛指危重患者腹腔和消化道的问题,包括胃肠动力障碍、吸收不良性腹泻、应激性溃疡、无结石性胆囊炎、腹腔高压、肠源性感染等。研究人员在此基础上发展出了"急性胃肠功能障碍"的概念,它指继发于创伤、烧伤、大手术、休克等重症疾病的一种胃肠道急性病理改变,以胃肠黏膜屏障功能障碍、消化吸收功能障碍和胃肠动力障碍为主要特征,不是一组独立的疾病,而是 MODS 的一部分。2012 年,欧洲危重病学会腹部问题工作小组提出"急性胃肠损伤"的概念,将其用于描述 ICU 患者各种胃肠道症状(如腹泻、恶心、呕吐等)及胃肠炎、腹腔高压等疾病的诊断。

二、急性胃肠功能障碍的流行病学

目前有关 ICU 患者胃肠功能障碍的流行病学资料较少,其主要原因是对胃肠功能的客观评价有困难。法国一项多中心研究显示,几乎每例重症患者都存在不同程度的腹胀、肠鸣音减弱或大便困难,约 2/3 的 ICU 患者发生胃肠动力障碍,40% 的 ICU 患者表现为腹泻或对肠内营养不耐受,16% 的 ICU 患者表现为便秘。研究人员对 502 名 ICU 患者进行调查后,将胃肠功能障碍患者的临床表现分为 10 个类型,每一类型的发生率不同,76.9% 的患者无法进食,60.9% 的患者出现腹胀症状,59% 的患者需要胃肠减压,30.7% 的患者出现了腹泻,31.1% 的患者出现了腹痛,其他胃肠道症状或体征还包括反流、胃潴留、肠鸣音减弱或消失、便秘等。研究人员还发现,行腹部外科手术的患者胃肠功能障碍的发生率更高,合并腹腔感染的重症患者胃肠功能障碍则更为严重。由此可见,重症患者胃肠功能障碍的发生率特别高,需引起足够的重视。

三、急性胃肠功能障碍评分

随着人们对 MODS 认识的深入,不少研究人员对器官功能障碍做出严重度评分,以求达到早识别、早治疗的目的。1995年，Marshall将心、肺、肾、肝、神经等器官或系统的功能按正常（0）与不同的障碍严重度（1，2，3，4）计分，最严重的功能障碍相当于以往的"衰竭"标准，但一直没有胃肠功能障碍的评分标准。胃肠道有多种多样的功能，既有吸收、肠蠕动问题，又有肠黏膜糜烂出血、肠黏膜屏障的问题，难以综合归纳，许多研究人员因同样的困难而无法形成胃肠功能障碍的评分标准。但是鉴于胃肠功能障碍对于患者预后的重要决定作用，建立有效的胃肠功能障碍评分一直是重症医学领域的研究热点。1997年，重症患者肠功能障碍圆桌会议提出建立胃肠衰竭严重度评估系统，但一直进展缓慢。急性生理和慢性健康评估和序贯性器官功能评估评分等重要评分系统，均未将胃肠功能损害纳入。随着对胃肠衰竭引发免疫炎症紊乱及腹腔高压后果认识的深入，评估胃肠衰竭的严重性已成为迫切的临床需要；与制定诊断标准的要求相比，制定严重度评估系统较灵活，只要能够真实反映器官病损对预后的影响，就是有价值的，任何人均可开展此项研究。

2006年，Reintam等对德国和爱沙尼亚的3家医院共计2588名ICU重症患者进行回顾性研究，将胃肠衰竭定义为出现个以下症状：进食不耐受（鼻饲后呕吐或抽出食物残留量大于前次所给食物量）；消化道出血（胃管内可见出血或黑便）；腹胀（动力性肠梗阻）。结果发现252名患者被诊断为胃肠衰竭（9.2%），其中20%发生于入科时，82%发生于入科1周内，将出现胃肠衰竭组和无胃肠衰竭组两组进行比较发现，年龄、入院时的急性生理和慢性评估评分、序贯性器官功能评估评分、机械通气时间、住ICU时间、病死率两组之间有显著性差异。

腹腔高压与腹腔间隙综合征国际会议达成的共识认为，腹腔高压和腹腔间隙综合征对重症患者的预后有重要影响，且可与胃肠衰竭互为因果。因此，Reintam等对自己之前的研究进行了完善，纳入腹腔高压，对398名机械通气患者进行了研究，将腹腔高压定义为腹腔内压力＞12 mmHg，将胃肠衰竭定义为进食不耐受、呕吐、肠胀气、腹泻或高胃残留量而减少或停止鼻饲，结果发现同时存在胃肠衰竭和腹腔高压的重症患者较单纯的胃肠衰竭患者的病死率更高，住ICU天数更长。因此，基于肠道喂养状况和腹腔压力，2008年，Reintam等发布了重症患者的胃肠衰竭评分系统，其中分为5个等级（0～4），具体如表8-1所示。

表8-1　胃肠衰竭评分系统

分级	临床症候学
0	胃肠功能正常
1	肠内营养低于目标需要量的50%或腹部手术后3天未行肠内营养
2	喂养不耐受（因以下原因肠内营养无法实施：高度的胃残留量、呕吐、肠管扩张、严重腹泻）或腹腔高压
3	喂养不耐受和腹腔高压
4	腹腔间隙综合征

随后，Reintam等设计了一项前瞻性的随机对照研究，在德国及爱沙尼亚4所医院ICU中纳入了264名机械通气患者，来验证他们的胃肠衰竭评分系统。他们连续记录入院前3天的胃肠衰竭评分和序贯性器官功能评估评分，来分析对患者ICU预后的预测价值，最后发现前三天平均的胃肠衰竭评分是ICU病死率的独立因素，而且相对于单纯的序贯性器官功能评估评分而言，序贯性器官功能评估评分联合胃肠衰竭评分可以更好地预测ICU病死率，此外，同时合并喂养不耐受和腹腔高压与更高的ICU病死率相关。

Reintam 等推出的胃肠衰竭评分使用简单,初步验证具有可靠性,既可单独使用,也可加强现有的评分系统的评估能力,弥补了目前胃肠功能无法评估的缺陷,使对患者预后的评估更加完整,值得推荐。然而,胃肠衰竭评分的确切价值尚有待大规模的临床实验和长时间的临床实践来验证。此外,胃肠衰竭评分也存在可改进之处,胃肠衰竭评分中将腹腔压力单纯分作腹腔高压和腹腔间隙综合征两档看来过于简单,似乎有进一步细分的必要;细菌/内毒素移位和由此引发的炎症反应是胃肠衰竭重要的病理变化和组成部分,如何在评分中体现也值得进一步探讨。

四、急性胃肠功能障碍的处理

针对以上问题,Reintam 等继续进行研究,并致力于推广胃肠功能障碍的评分系统,遂成立了欧洲危重病学会腹部疾病工作小组,针对目前重症患者的胃肠功能及胃肠功能障碍缺乏统一的定义与分级,并于 2012 年发布了最新的关于重症患者胃肠功能的推荐,包括相关的术语、定义和管理等方面。此外,首次明确提出急性胃肠损伤的概念,并推出了全新的急性胃肠损伤分级。

(一)术语、定义和管理

重症患者常处于镇静状态,胃肠道不适常无法直接表达,故重症患者的胃肠道症状及治疗有其自己的特点。

1.食物不耐受综合征

食物不耐受综合征的诊断常基于复杂的临床评估。目前没有单独明确的症状或指标来定义食物不耐受综合征。当经过 72 小时,20 kcal/(kg·d)的能量供给目标不能由肠内营养途径实现,或者因任何临床原因停止肠内营养的,需考虑食物不耐受综合征的可能性。食物不耐受综合征常需要临床干预来维持或重建胃肠道功能,包括:限制使用损害肠动力药物、应用促动力药物和(或)使用通便药物、控制腹腔内压。临床可以尝试给予少量的肠内营养。对食物不耐受综合征患者来说,应给予补充肠外营养。目前,数据显示,延迟 1 周的肠外营养与早期肠外营养相比,可以促进病情恢复。

2.腹腔高压

腹腔高压指临床上 6 小时内至少两次测量腹腔内压>12 mmHg。治疗上应当注意液体复苏策略,避免过度复苏。对于原发性腹腔高压的术后患者,持续的胸椎硬膜外镇痛可以降低腹腔内压。建议使用鼻胃管/结肠减压方法,用于排出胃肠道的内容物。腹水患者,推荐使用经皮管道引流减压。床头抬高超过 20°是腹腔高压发展的额外危险因素。肌松药可降低腹腔内压,但因其有过多的不良反应,故仅在特定的患者中使用。

3.腹腔间隙综合征

腹腔间隙综合征是指腹腔内压持续增高,在 6 小时内至少两次腹腔内压测量均超过 20 mmHg,并出现新的器官功能障碍。治疗上,尽管外科减压是治疗腹腔间隙综合征唯一确切的处理措施,但其适应证和手术时机的选择仍然存在争议。对于保守治疗无效的腹腔间隙综合征患者,推荐将外科减压作为抢救生命的重要措施。对于存在多个腹腔高压/腹腔间隙综合征危险因素的患者,在进行剖腹手术时,可以给予预防性的减压措施。在大多数严重的腹主动脉瘤破裂或腹部创伤患者,可以不关腹,使用人工膜覆盖,以避免腹腔间隙综合征进一步发展。

4. 胃潴留

单次胃残留量＞200 mL，为大量胃潴留。暂时没有足够的科学证据或生理学依据来定义大量胃潴留的确切值，也没有标准的测量胃残留的方法。当胃残留＞200 mL 时，需密切进行床旁评估与监测；若单次的胃残留量在 200～500 mL，则不应停止输注肠内营养；若胃残留量＞500 mL，则应停止经胃营养，考虑幽门后喂养。但需要注意的是，幽门后喂养易引发小肠扩张，少数引起穿孔，故不作为常规推荐。尽管缺乏科学依据，欧洲危重病学会腹部疾病工作组将 24 小时残留量＞1000 mL 作为异常胃排空的一项指征，需要给予特殊的关注。治疗方面，高度胃潴留时推荐使用上消化道促动力药物，如甲氧氯普胺或红霉素等，但不推荐常规使用全消化道促动力药物，如必利类药物，同时应尽可能避免或减少使用阿片类药物，降低镇静深度。

5. 腹泻

稀水样便每日＞3 次，且大便量＞200～250 g/d 或 250 mL/d，称为腹泻。常规的腹泻分为动力型、分泌型、渗透型和渗出型，但重症患者的腹泻分类更习惯于从病因角度来分，分为疾病本身相关（如短肠综合征的患者）、药物相关（如抗生素相关性腹泻）、食物或喂养相关（肠内营养不耐受等）。

对于重症患者腹泻的治疗，主要有对症治疗和对因治疗。对症治疗包括调整水、电解质平衡，维持血流动力学稳定及保护脏器功能，如纠正低血容量，以防止肾功能损害等。可能的病因主要包括药物性的因素、疾病本身的因素以及营养耐受不良等，因此对因治疗方面包括：停用通便、山梨醇、乳果糖、抗生素等；治疗吸收功能障碍、炎症性肠病等疾病本身的问题；对于肠内营养不耐受导致的腹泻，可以通过减慢喂养速度、重新放置营养管或稀释营养配方来治疗；加入膳食纤维，延长食物转运时间。此外，对近年来常有报道的严重或反复发作的难辨梭状芽孢杆菌相关性腹泻的治疗，目前认为口服万古霉素的效果优于口服甲硝唑的效果。

6. 胃肠道出血

胃肠道出血指任何进入胃肠道内腔的出血，并经呕吐液、胃内容物或粪便等标本隐血试验证实。在对明显的胃肠道出血患者的治疗方面，主要由血流动力学状态决定治疗策略。伴有血流动力学障碍的出血，内镜检查可以明确诊断。但活动性和大量出血时，除了内镜检查，血管造影术是合适的选择。推荐早期（24 小时内）进行上消化道内镜检查，急性静脉曲张出血需要更紧急（12 小时内）的干预。联合使用肾上腺素和血管夹、热凝固术或注射组织硬化剂等方法。不推荐常规复查内镜，当再出血时，推荐复查内镜。对上消化道内镜检查阴性的胃肠道出血患者，需进行结肠镜检查，而结肠镜也阴性时，可使用推进式电子小肠镜探查小肠。对内镜检查阴性的活动性消化道出血患者，需考虑内镜手术或介入治疗。

7. 下消化道麻痹

下消化道麻痹指肠蠕动功能受损，导致粪便不能排出体外的病变。其临床症状包括至少 3 天肛门停止排便，肠鸣音存在或消失，同时需排除机械性肠梗阻。在 ICU 之外的科室，便秘和顽固性便秘还包括不舒服的肠道蠕动、排便困难和疼痛等症状。因 ICU 患者无法表达上述症状，故建议使用"下消化道麻痹"这个概念。

治疗上尽可能停用抑制胃肠动力药物（如儿茶酚胺类、镇静药、类罂粟碱等），纠正损害胃肠动力的机体状态(如高血糖、低钾血症等),同时可使用促胃肠动力药物。

通便药物因为有一定的延迟效应,所以可早期使用或预防性使用。

8.肠管扩张

腹部 X 线片或 CT 上测得小肠直径＞3 cm,结肠直径＞6 cm(盲肠直径＞9 cm),称为肠管扩张。其常见的原因包括肠梗阻、中毒性巨结肠、假性结肠梗阻等。

治疗方面,首先要注意纠正水、电解质失衡,鼻胃管减压可能有效,但对于择期开腹手术的患者不推荐常规放置鼻胃管。排除机械性梗阻后,对于盲肠直径＞10 cm 而在 24 小时内无缓解者,应考虑静脉使用新斯的明;若保守治疗 24～48 小时仍无效,则推荐使用结肠镜进行非外科减压,结肠镜减压的有效率达 80%,但存在一定风险。当盲肠直径＞12 cm 时,联合结肠镜减压的保守治疗可以持续 48～72 小时。保守治疗无效者,由于存在穿孔的风险,建议行外科手术治疗。使用胸椎硬膜外麻醉的腹腔镜手术,术后一定程度上可以改善肠道功能,预防肠管扩张。

(二)急性胃肠损伤分级与治疗

急性胃肠损伤分级整合了胃肠功能损伤的风险因素、胃肠道症状、腹腔压力及全身情况等,分为四级,具体如下。

Ⅰ级:有发展为胃肠功能障碍或衰竭的风险,表现为胃肠功能的部分受损,例如腹部手术后第一天的恶心、呕吐、肠鸣音减弱,休克早期的肠蠕动减少。这种胃肠损伤多为暂时性的、自限性的,常伴随一般情况的好转而消失,无须特殊处理,推荐损伤后 24～48 小时内行早期肠内营养。

Ⅱ级:胃肠功能障碍,表现为急性发生的胃肠道症状,胃肠道的消化吸收功能受损,需要外界干预才能满足机体对营养物质和水分的需求,如胃轻瘫伴高度胃残留或反流、下消化道麻痹、腹泻、腹高压Ⅱ级(腹腔压力为 12～15 mmHg)、肉眼可见胃内容物或粪便内有血、喂养不耐受(72 小时内的喂养尝试仍然不能通过肠内途径达到每日 20 kcal/kg 的喂养目标)。治疗方法主要是治疗腹高压,促进胃肠动力的恢复及处理高度胃残留。

Ⅲ级:胃肠衰竭,即使外界干预,胃肠功能也无法恢复,表现为持续性的肠内营养不耐受,治疗后仍无法改善,可能导致 MODS 的持续或加重,如持续性的胃肠麻痹、出现肠管扩张或进一步加重、腹高压进展为Ⅱ级(腹腔压力为 15～20 mmHg)、腹腔灌注压＜60 mmHg。治疗主要包括腹腔高压的监测及靶向性治疗,同时注意排除腹部可能存在的其他问题,如胆囊炎、腹膜炎、肠缺血等,定时尝试小剂量肠内营养;在入 ICU 的最初 7 天内,若肠内营养无法达到目标值,则不推荐使用肠外营养来补充,因为其可能会增加院内感染的发生率。

Ⅳ级:胃肠衰竭伴有远隔器官功能的严重损害,直接或立即威胁患者的生命,同时加重 MODS 及休克,如肠管缺血、坏死,胃肠道出血导致失血性休克,需要减压的腹腔间隙综合征等,应立即行开腹手术或其他急诊干预措施以挽救生命,无有效的非手术治疗方案。

欧洲重症医学会腹部疾病工作小组推出的这一推荐,制定了重症患者胃肠功能及胃肠功能障碍的相关规范,为今后胃肠功能问题的共同研究与探讨奠定了基础,值得肯定。其提出的急性胃肠损伤分级,暂时弥补了急性胃肠功能障碍或损伤评价系统的缺失,但急性胃肠损伤分级的临床实用性和可靠性有待进一步验证。因此,胃肠功能的评估系统仍然需要重症医学工作者的共同探索与改进,影像、超声等辅助诊断技术的发展将有望为重症患者胃肠功能的评估和急性胃肠功能障碍/急性胃肠损伤的早期诊断提供有力的支持。

(王剑冰)

第二节　食管胃静脉曲张破裂出血

一、概述

食管胃静脉曲张破裂出血是门脉高压的主要并发症,发生率为 25%～30%。虽然有 65% 的患者在确定食管胃底静脉曲张的诊断后 2 年内不会发生出血,但一旦出血,首次出血者的病死率可高达 50%,反复出血者的病死率更高。目前,肝硬化是引起门脉高压的主要病因。门脉高压指肝静脉-门静脉压力梯度>5 mmHg,其发生机制是肝硬化高动力循环状态时,体循环血管扩张引起内脏血流增加或肝内及门脉侧支血管阻力增加。药物治疗的目的是减少内脏血流,降低血管阻力,从而降低门脉压力。药物治疗包括使内脏血流减少的非选择性 β 受体阻滞剂、血管加压素、生长抑素及其类似物、直接使门脉侧支血管扩张和(或)内脏血流减少的长效硝酸盐制剂。非选择性 β 受体阻滞剂和长效硝酸盐制剂主要用于对静脉曲张出血一级和二级的预防;加压素和生长抑素及其类似物主要用于控制急性出血,并为内镜下注射硬化剂或皮圈结扎治疗赢得时间,使内镜下观察更清晰。

二、食管胃静脉曲张破裂出血的病因

食管胃静脉曲张破裂出血的主要原因是门静脉高压。国外相关研究显示,肝脏功能储备及肝静脉压力梯度(hepatic venous pressure gradient,HVPG)是决定食管胃静脉曲张破裂出血的重要因素。HVPG 的正常值为 3～5 mmHg。若 HVPG<10 mmHg,则肝硬化患者通常不发生静脉曲张。肝硬化伴食管胃静脉曲张患者的 HVPG 为 10～12 mmHg。若 HVPG<12 mmHg,则可控制门静脉高压相关的并发症。因此,理论上长期用药持续降低门静脉压力,可降低门静脉高压相关并发症的发生率,但目前仍无理想的预防与治疗方法。

食管胃静脉曲张见于约 50% 的肝硬化患者,与肝病严重程度密切相关,约 40% 的 Child-Pugh 改良分级评分 A 级患者和 85% 的 C 级患者可发生静脉曲张。原发性胆汁性肝硬化患者可在病程早期发生静脉曲张及出血,甚至在没有明显肝硬化形成前即可发生。有报道认为,在肝脏组织学上有桥接纤维化的丙型肝炎患者中,16% 有食管静脉曲张,没有静脉曲张的患者以每年 8% 的速度发展为有静脉曲张的患者。是否发生静脉曲张的最强预测因子为 HVPG>10 mmHg。较小直径的曲张静脉以每年 8% 的速度发展为较大直径的曲张静脉。失代偿期肝硬化(Child-Pugh 改良分级评分 B/C 级)、酒精性肝硬化和曲张静脉表面存在红色征与曲张静脉的直径增加相关。

静脉曲张破裂出血的年发生率为 5%～15%,较为重要的预测因子为曲张静脉的直径,其他预测因子包括失代偿期肝硬化和红色征。6 周内的病死率可达 20% 左右。若出血 24 小时内 HVPG>20 mmHg,入院 1 周内早期再出血的高风险率或止血失败率为 83%,1 年病死率为 64%。压力低于此数值者,相应事件的发生率仅为 29% 和 20%,未治疗的患者后期再出血率约为 60%,大部分发生在首次出血后的 1～2 年。

曲张静脉壁张力是决定其是否破裂的主要因素。血管直径是决定血管壁张力的因素之一。在相同的血管内压力下,血管直径越大,管壁张力越大,则越容易破裂。决定血管壁张力的另一因素为曲张静脉内压力,后者与 HVPG 直接相关。HVPG 下降会导致曲张静脉壁张力降低,从

而减少破裂出血的风险。一般认为,HVPG<12 mmHg 者不会发生静脉曲张破裂出血。HVPG 较基线值下降超过 20％者,再出血风险也会显著下降。HVPG 降低至 12 mmHg 以下或较基线值下降 20％者("HVPG 应答者"),不仅静脉曲张出血复发的概率降低,而且发生腹水、肝性脑病和死亡的风险也会降低。

与食管静脉曲张相比,胃静脉曲张的发生见于 33.0％～72.4％的门静脉高压患者,据报道其 2 年的出血发生率约为 25％。胃静脉曲张破裂出血的风险因素包括胃静脉曲张程度、Child-Pugh 改良分级评分及红色征。

三、食管胃静脉曲张分级(型):我国的分型方法

我国按食管静脉曲张形态及出血危险程度将食管静脉曲张分轻、中、重 3 级。轻度(G1):食管静脉曲张呈直线形或略有迁曲,无红色征。中度(G2):食管静脉曲张呈直线形或略有迁曲,有红色征或食管静脉曲张呈蛇形迁曲隆起,但无红色征。重度(G3):食管静脉曲张呈蛇形迁曲隆起且有红色征,或食管静脉曲张呈串珠状、结节状或瘤状(不论是否有红色征)。

我国胃静脉曲张的分类主要根据其与食管静脉曲张的关系以及在胃内的定位来进行。

食管胃静脉曲张是食管静脉曲张的延伸,可分为 3 型。最常见的为 1 型静脉曲张,显示为连续的食管胃静脉曲张,沿胃小弯延伸至胃食管交界处以下 2～5 cm,这种静脉曲张较直,被认为是食管静脉的延伸,其处置方法与食管静脉曲张类似。2 型静脉曲张沿胃底大弯延伸,超过胃食管结合部,通常更长、更迁曲或呈贲门部结节样隆起。3 型静脉曲张既向小弯侧延伸,又向胃底延伸。

孤立的胃静脉曲张不伴食管静脉曲张,分为 2 型。1 型位于胃底,迁曲交织,呈串珠样、瘤样、结节样等。2 型位于胃体、胃窦或幽门周围,此型十分罕见。出现 1 型胃底静脉曲张时,需首先排除腹腔、脾静脉栓塞。

四、食管胃静脉曲张破裂出血的治疗目的

(1)控制急性食管胃静脉曲张破裂出血。

(2)预防食管胃静脉曲张首次破裂出血(一级预防)与再次破裂出血(二级预防)。

(3)改善肝脏功能储备。

五、食管胃静脉曲张出血与再出血

(一)食管胃静脉曲张破裂出血的诊断

破裂出血 48 小时内进行食管胃十二指肠镜检查是诊断食管胃静脉曲张破裂出血唯一可靠的方法。内镜下可见曲张静脉活动性出血(渗血、喷血)、曲张静脉上有"血栓头"、虽未发现其他部位有出血病灶,但有明显的静脉曲张。

(二)提示食管胃静脉曲张破裂出血未控制的征象

72 小时内出现以下表现之一者为继续出血。6 小时内输血 4 个单位以上,生命体征不稳定,收缩压<70 mmHg,心率>100 次/分钟或心率增加>20 次/分钟;间断呕血或便血,收缩压降低 20 mmHg 以上或心率增加>20 次/分钟,继续输血才能维持血红蛋白含量的稳定;药物或内镜治疗后新鲜呕血,在没有输血的情况下,血红蛋白含量下降 30 g/L 以上。

(三)提示食管胃静脉曲张再出血的征象

出现以下表现之一者为再出血。出血控制后再次有活动性出血的表现(呕血或便血;收缩压降低 20 mmHg 以上或心率增加>20 次/分钟,在没有输血的情况下,血红蛋白含量下降 30 g/L 以上)。早期再出血:出血控制后 72 小时～6 周内出现活动性出血。迟发性再出血:出血控制 6 周后出现活动性出血。

六、控制活动性急性出血

(一)综合治疗

对中等量及大量出血的早期治疗措施主要是纠正低血容量性休克、止血、防止胃肠道出血相关并发症、监测生命体征和尿量。

1.恢复血容量

保持静脉通畅,以便于快速补液输血。应尽早恢复血容量,根据出血程度确定扩容量及液体性质,以维持血流动力学稳定并使血红蛋白水平维持在 80g/L 以上。需要强调的是,血容量的恢复要谨慎,过度输血或输液可能导致继续或重新出血。避免仅用氯化钠溶液补足液体,以免加重腹水或其他血管外液体的蓄积。必要时应及时补充血浆、血小板等。血容量充足的指征:①收缩压为 90～120 mmHg;②脉搏<100 次/分钟;③尿量>40 mL/h、血钠浓度<140 mmol/L;④神志清楚或好转,无明显脱水症状。

2.应用降低门静脉压力的药物和其他药物

药物治疗是静脉曲张破裂出血的首选治疗手段,β 受体阻滞剂在急性出血期不宜使用。

血管加压素及其类似物联用或不联用硝酸酯类药物(包括神经垂体素、血管加压素、特利加压素等)。静脉使用血管加压素的疗效已在一些临床试验中得到证实。它可明显控制曲张静脉破裂出血,但病死率未获降低,且不良反应较多(如心脏及外周器官缺血、心律不齐、高血压、肠缺血)。加用硝酸酯类药物可改善其安全性及有效性,但联合用药的不良反应多于特利加压素、生长抑素及类似物的。因此,为减少不良反应,静脉持续使用最高剂量血管加压素的时间<24 小时。神经垂体素用法同血管加压素,0.2～0.4 U/min 连续静脉泵入,最高可加至 0.8 U/min;常联合静脉输入硝酸酯类药物,并保证收缩压大于 90 mmHg。特利加压素是合成的血管加压素类似物,可持久有效地降低 HVPG、减少门静脉血流量,且对全身血流动力学影响较小。特利加压素的推荐起始剂量为每 4 小时 2 mg,出血停止后可改为 2 次/天,每次 1 mg。一般维持 5 天,以预防早期再出血。

生长抑素及其类似物:这类药物包括十四肽生长抑素、八肽生长抑素类似物、伐普肽等。十四肽生长抑素是人工合成的环状 14 氨基酸肽,能显著改善出血控制率,但病死率未获改善。疗效和病死率与血管加压素大致相同,但不良反应更少、更轻微。与血管加压素不同,生长抑素与硝酸甘油联用不但不能加强疗效,反而会带来更多的不良反应。此外,生长抑素可有效预防内镜治疗后的 HVPG 升高,从而提高内镜治疗的成功率。使用方法为首剂负荷量 250 μg 快速静脉内滴注后,持续进行 250 μg/h 静脉滴注。奥曲肽是人工合成的八肽生长抑素类似物,它保留了生长抑素的大多数效应,且半衰期更长。相关荟萃分析及对照研究显示,奥曲肽是控制急性出血安全有效的药物,其用法通常为起始静脉滴注 50 μg,之后 50 μg/h 静脉滴注,首次控制出血率为 85%～90%,无明显的不良反应,使用 5 天或更长时间。伐普肽是新近人工合成的生长抑素类似物,用法为起始剂量 50 μg,之后 50 μg/h 静脉滴注。

H₂ 受体拮抗剂和质子泵抑制剂:H₂ 受体拮抗剂和质子泵抑制剂能提高胃内 pH,促进血小板聚集和纤维蛋白凝块的形成,避免血凝块过早溶解,有利于止血和预防再出血,临床常用。

抗生素的应用:活动性出血时常存在胃黏膜和食管黏膜炎性水肿,预防性使用抗生素有助于止血,并可减少早期再出血及预防感染。相关荟萃分析表明,抗生素可通过减少再出血及感染提高存活率。因此,对肝硬化急性静脉曲张破裂出血者应短期应用抗生素,可使用喹诺酮类抗生素,对喹诺酮类耐药者,也可使用头孢类抗生素。

3.气囊压迫止血

气囊压迫可使出血得到有效控制,但出血复发率高。当前只用于药物治疗无效的病例或作为内镜下治疗前的过渡疗法,以获得内镜止血的时机。目前,已很少应用单气囊止血。应注意其并发症,包括吸入性肺炎、气管阻塞等,严重者可致死亡。进行气囊压迫时,应根据病情 8～24 小时放气一次,拔管时机应在血止后 24 小时,一般先放气观察 24 小时,若仍无出血,则可拔管。

4.并发症的预防和处理

主要并发症包括吸入性肺炎、肝性脑病、感染、低氧血症和电解质紊乱等,这些往往会导致肝功能的进一步损害并成为最终的死亡原因。

(二)内镜治疗

内镜治疗的目的是控制急性食管静脉曲张破裂出血,并尽可能使静脉曲张消失或减轻,以防止其再出血。内镜治疗包括内镜下曲张静脉套扎术、硬化剂或组织黏合剂(氰基丙烯酸盐)注射治疗。药物联合内镜治疗是目前治疗急性静脉曲张破裂出血的主要方法之一,可提高止血成功率。

1.内镜下曲张静脉套扎术

(1)适应证:急性食管静脉曲张破裂出血;外科手术后食管静脉曲张复发;中、重度食管静脉曲张虽无出血史,但存在出血危险倾向(一级预防);既往有食管静脉曲张破裂出血史(二级预防)。

(2)禁忌证:有上消化道内镜检查禁忌证,出血性休克未纠正;肝性脑病期;过于粗大或细小的静脉曲张。

(3)疗程:首次套扎间隔 10～14 天可行第 2 次套扎,直至静脉曲张消失或基本消失。建议疗程结束 1 个月后复查胃镜,然后每隔 3 个月复查第二、第三次胃镜;以后每 6～12 个月进行胃镜检查,如有复发,则在必要时行追加治疗。

(4)术后处理:术后一般禁食 24 小时,观察有无并发症,如术中出血(曲张静脉套扎割裂出血)、脱落(早期再发出血)、发热及局部梗噎感等。

2.硬化剂注射治疗

(1)适应证:同内镜下曲张静脉套扎术。对于不适合行内镜下曲张静脉套扎术的食管静脉曲张者,也可考虑应用硬化剂注射治疗。

(2)禁忌证:有上消化道内镜检查禁忌证;出血性休克未纠正;肝性脑病期;伴有严重肝、肾功能障碍,大量腹水或出血抢救时,应根据医师经验及医院情况而定。

(3)疗程:第一次硬化剂注射治疗后,再行第二、第三次硬化剂注射治疗,直至静脉曲张消失或基本消失。每次硬化剂注射治疗间隔时间约 1 周。第 1 个疗程一般需 3～5 次硬化剂注射治疗。建议疗程结束后 1 个月复查胃镜,每隔 3 个月复查第二、第三次胃镜,6～12 个月后再次复查胃镜。

(4)术后处理：禁食 6～8 小时后可进流质饮食；注意休息；适当应用抗生素以预防感染；酌情应用降门静脉压力的药物；严密观察出血、穿孔、发热、败血症及异位栓塞等并发症征象。因为胃曲张静脉直径较大，出血速度较快，硬化剂不能很好地闭塞血管，所以胃静脉曲张较少应用硬化剂注射治疗。但在下列情况下，可将硬化剂注射治疗作为临时止血措施：急诊上消化道出血行胃镜检查见胃静脉喷射状出血；胃曲张静脉有血囊、纤维素样渗出或其附近有糜烂或溃疡。

3.组织黏合剂注射治疗

(1)适应证：急性胃静脉曲张破裂出血。

(2)方法：三明治夹心法。总量根据胃曲张静脉的大小进行估计，最好一次将曲张静脉闭塞 1 个月、3 个月及 6 个月时复查胃镜。可重复治疗直至胃静脉闭塞。

(3)术后处理：同硬化治疗，给予抗生素治疗 5～7 天，注意酌情应用抑酸药。组织黏合剂疗法有效而经济，但组织黏合剂注射治疗后可发生排胶出血、败血症和异位栓塞等并发症，且有一定的操作难度及风险。

内镜下曲张静脉套扎术、硬化剂注射治疗和组织黏合剂注射治疗均是治疗食管胃静脉曲张破裂出血的一线疗法，但临床研究证明，其控制效果与生长抑素及其类似物的控制效果相似，因此，当发生活动性食管胃静脉曲张破裂出血时，应首选药物治疗或药物联合内镜下治疗。有研究显示，联用内镜下曲张静脉套扎术和硬化剂注射治疗有一定的优势，并发症较少、根除率较高、再出血率较低。对不能控制的胃底静脉曲张破裂出血患者，介入治疗或外科手术是有效的抢救措施。

(三)介入治疗

1.经颈静脉肝内门体静脉支架分流术

经颈静脉肝内门体静脉支架分流术（transjuqular intrahepatic portosystemic shunt，TIPS）能在短期内明显降低门静脉压，因此推荐用于治疗门静脉高压和食管胃静脉曲张破裂出血。与外科门体分流术相比，TIPS 具有创伤小、成功率高、降低门静脉压力效果可靠、可控制分流道直径、能同时行断流术（栓塞静脉曲张）、并发症少等优点。TIPS 对急诊静脉曲张破裂出血的即刻止血成功率可达 90％～99％。但其中远期（≥1 年）疗效尚不满意。影响疗效的主要因素是术后分流道狭窄或闭塞，主要发生在术后 6～12 个月。

(1)适应证：食管胃静脉曲张破裂大出血保守治疗（药物、内镜下治疗等）效果不佳；外科手术后再发静脉曲张破裂出血；终末期肝病等待肝移植术期间静脉曲张破裂出血等待处理。有争议的适应证：肝功能 Child－Pugh 改良分级评分 C 级，尤其是血清胆红素、肌酐和凝血因子国际标准化比值高于正常值上限者，除非急诊止血需要，否则不宜行 TIPS；门静脉高压性胃病，经保守治疗无效者等。

(2)禁忌证：救治急诊静脉曲张破裂大出血时 TIPS 无绝对禁忌证。但在下列情况下应持谨慎态度：重要脏器（心、肺、肝、肾等）功能严重障碍者；难以纠正的凝血功能异常，未能控制的感染性疾病，尤其是存在胆系感染者，肺动脉高压存在右心衰竭者，顽固性肝性脑病；多囊肝或多发性肝囊肿（容易导致囊腔内出血）；肝癌合并重度静脉曲张；门静脉海绵样变性。

2.其他介入疗法

经球囊导管阻塞下逆行闭塞静脉曲张术、脾动脉栓塞术、经皮肝曲张静脉栓塞术等。

(四)外科手术治疗肝硬化门静脉高压曲张静脉破裂出血

尽管有以上多种治疗措施,仍有约 20％患者的出血不能控制或出血一度停止 24 小时内复发出血。对 HVPG＞20 mmHg(出血 24 小时内测量),但 child - Pugh 改良分级评分 A 级者行急诊分流手术有可能可挽救患者的生命;对 Child - Pugh 改良分级评分 B 级者多考虑实施急诊断流手术;对 Child - Pugh 改良分级评分 C 级者决定手术应极为慎重(病死率≥50％)。外科分流手术在降低再出血率方面非常有效,但可增加肝性脑病的风险,且与内镜及药物治疗相比并未改善生存率。肝移植是可考虑的理想选择。

七、再出血预防

急性静脉曲张破裂出血停止后,患者再次发生出血和死亡的风险很大。对于未经预防治疗的患者,1 年内平均出血复发率为 60％,病死率可达 33％。二级预防(预防再出血)非常重要。对于未接受一级预防者,建议使用非选择性 β 受体阻滞剂、内镜下曲张静脉套扎术、硬化剂注射治疗或药物与内镜联用。对于已接受非选择性 β 受体阻滞剂进行一级预防者,二级预防建议加行内镜下曲张静脉套扎术和硬化剂注射治疗。一般,二级预防在首次静脉曲张出血 1 周后开始进行。

(一)药物预防

1. 非选择性 β 受体阻滞剂

非选择性 β 受体阻滞剂可减少再出血,提高生存率。非选择性 β 受体阻滞剂联合内镜下曲张静脉套扎术的疗效优于单纯内镜下曲张静脉套扎术的疗效。对于肝硬化 Child - Pugh 改良分级评分 A 级和 B 级患者,如果对普萘洛尔的反应性差或基础心率低,可联合应用血管扩张药(如硝苯地平、5 -单硝酸异山梨醇等),但这一点仍需要更多的临床循证医学依据。对于 Child - Pugh 改良分级评分 C 级患者,普萘洛尔可因减少肝动脉及门静脉血流而加重肝功能损害。

2. 其他药物

相关报道表明,长效生长抑素类似物可有效降低 HVPG,可试用于二级预防。因部分肝硬化门静脉高压患者因各种原因对单一降门静脉压力药物无反应,故需选择联合用药,如表 8 - 2 所示。

表 8 - 2　肝硬化门静脉高压症治疗药物的选择

类别	推荐药物及方法
预防急性出血	一线药物:生长抑素或其类似物; 血管加压素/神经垂体素＋硝酸甘油/酚妥拉明
预防初次出血	一线药物:普萘洛尔; 普萘洛尔＋5 -单硝酸异山梨醇酯/螺内酯/硝苯地平
预防再次出血	一线药物:普萘洛尔; 普萘洛尔＋5 -单硝酸异山梨醇酯/螺内酯/硝苯地平; 长效生长抑素类似物、血管紧张素受体拮抗剂值得研究

(二)内镜治疗

二级预防内镜治疗的目的是根除静脉曲张。曲张静脉根除者的 5 年生存率明显高于未根除者的。对于急诊采用内镜治疗的食管胃静脉曲张出血者,应连续治疗至食管静脉曲张消除或基本消除,可加用非选择性 β 受体阻滞剂以提高疗效。对于食管胃静脉曲张出血时采用药物和双囊三腔管压迫止血者,可在 1 周内进行内镜治疗。联用非选择性 β 受体阻滞剂和内镜下曲张静脉套扎术是静脉曲张破裂出血二级预防的最佳选择。药物联合内镜治疗较单一内镜治疗效果更好,但要求患者定期复查胃镜,以减少再发出血、延长生存期。

(三)介入治疗

TIPS 预防复发出血 6 个月内的有效率为 85%～90%,1 年内 70%～85%,2 年内 45%～70%。美国一组多中心双盲对照研究结果表明,TIPS 术后 1～2 年(平均为 18 个月)复发出血率低于内镜治疗,但肝性脑病发生率较高,总体生存率未获改善。TIPS 可用于内镜及药物治疗失败者或作为肝移植前的过渡。近年聚四氟乙烯被覆膜支架广泛应用于临床,明显降低TIPS 术后再狭窄及血栓形成率,可提高远期效果,但需进一步临床对照研究证实其疗效。TIPS 在 Child - Pugh 改良分级评分 A 级、B 级药物治疗或内镜治疗无效复发出血者再出血率、肝性脑病发生率和病死率方面与远端脾肾分流术基本相同。

经皮肝曲张静脉栓塞术是否可作为预防食管胃静脉曲张破裂出血的措施,目前尚无循证医学证据。对于破裂风险很高的重度胃静脉曲张者,若急救条件有限,且不考虑其他治疗措施时,可考虑行经皮肝曲张静脉栓塞术。

经球囊导管阻塞下逆行闭塞静脉曲张术是一种比较有效的介入治疗技术,对肝功能影响小,术后无肝性脑病并发症,损伤较小,技术成功率为 60%～90%,临床有效率为 50%～80%。此手术日本学者报道较多,我国尚无大宗病例报道。

脾动脉栓塞术是一种安全、有效的介入诊疗技术,临床用于无急症手术指征的脾脏损伤、门静脉高压症等多种疾病的治疗。

(王剑冰)

第三节　下消化道出血

下消化道出血的患病率虽不及上消化道出血高,但临床也常发生。其中,小肠出血比大肠出血少见,但诊断较为困难。近年来,由于检查手段增多及治疗技术的提高,下消化道出血的病因诊断率有了明显提高,急性大出血的病死率也有所下降。

一、病因

(一)肠道原发疾病

1.肿瘤和息肉

恶性肿瘤有癌、类癌、恶性淋巴瘤、平滑肌肉瘤、纤维肉瘤、神经纤维肉瘤等;良性肿瘤有平滑肌瘤、脂肪瘤、血管瘤、神经纤维瘤、囊性淋巴管瘤、黏液瘤等。这些肿瘤以癌最常见,多发生于大肠;其他肿瘤少见,多发生于小肠。

息肉多见于大肠,主要是腺瘤性息肉,还有幼年性息肉、幼年性息肉病变及黑斑息肉综合征。

2.炎症性病变

引起出血的感染性肠炎有肠结核、肠伤寒、菌痢及其他细菌性肠炎等;寄生虫感染有阿米巴原虫、血吸虫、蓝氏贾第鞭毛虫所致的肠炎,由大量钩虫或鞭虫感染所引起的下消化道大出血国内也有报道。非特异性肠炎有溃疡性结肠炎、克罗恩病、结肠非特异性孤立溃疡、抗生素相关性肠炎、坏死性小肠炎、缺血性肠炎及放射性肠炎等。

3.血管病变

血管病变如血管瘤、毛细血管扩张症、血管畸形(其中结肠血管扩张常见于老年人,为后天获得,常位于盲肠和右半结肠,可发生大出血)、静脉曲张(注意门静脉高压所引起的罕见部位静脉曲张出血可位于直肠、结肠和回肠末段)。

4.肠壁结构性病变

常见的肠壁结构性病变包括憩室(其中小肠 Meckel 憩室出血不少见)、肠重复畸形、肠气囊肿病(多见于高原居民)、肠套叠等。

5.肛门病变

肛门病变,如痔和肛裂。

(二)全身疾病累及肠道

白血病和出血性疾病;风湿性疾病,如系统性红斑狼疮、结节性多动脉炎、Behcet 病等;淋巴瘤;尿毒症性肠炎。

腹腔邻近脏器恶性肿瘤浸润或脓肿破裂侵入肠腔可引起出血。

据统计,引起下消化道出血的最常见原因为大肠癌和大肠息肉,肠道炎症性病变次之,其中肠伤寒、肠结核、溃疡性结肠炎、克罗恩病和坏死性小肠炎有时可发生大量出血。不明原因出血虽然少见,但诊断困难,应予以注意。

二、诊断

(一)排除上消化道出血

下消化道出血一般为血便或暗红色大便,不伴呕血。但出血量大的上消化道出血也可表现为暗红色大便;高位小肠出血乃至右半结肠出血,如血在肠腔停留较久也可呈柏油样。遇此类情况时,应常规做胃镜检查排除上消化道出血。

(二)下消化道出血的定位及病因诊断

1.病史

(1)年龄:老年患者以大肠癌、结肠血管扩张、缺血性肠炎多见。儿童以 Meckel 憩室、幼年性息肉、感染性肠炎、血液病多见。

(2)出血前病史:结核病、血吸虫病、腹部放疗史可引起相应的肠道疾病;动脉粥样硬化、口服避孕药可引起缺血性脑炎;对血液病、风湿性疾病病程中发生的出血应考虑为原发病引起的肠道出血。

(3)粪便颜色和性状:血色鲜红,附于粪表面,多为肛门、直肠、乙状结肠病变;便后滴血或喷血常为痔或肛裂;右侧结肠出血为暗红色或猪肝色,停留时间长可呈柏油样便;小肠出血与右侧结肠出血相似,但更易呈柏油样便;黏液脓血便多见于菌痢、溃疡性结肠炎,大肠癌(特别是直肠、乙状结肠癌)有时也可出现黏液脓血便。

(4)伴随症状:伴有发热见于肠道炎症性病变,由全身性疾病(如白血病、淋巴瘤、恶性组织细胞病及风湿性疾病)引起的肠出血也多伴发热;伴不完全性肠梗阻症状常见于克罗恩病、肠结核、肠套叠、大肠癌。上述情况往往伴有不同程度的腹痛,而不伴有明显腹痛的多见于息肉、未引起肠梗阻的肿瘤、无合并感染的憩室和血管病变。

2.体格检查

(1)检查皮肤黏膜有无皮疹、紫癜、毛细血管扩张;浅表淋巴结有无肿大。

(2)腹部检查要全面细致,特别应注意有无腹部压痛及腹部包块。

(3)一定要常规检查肛门、直肠,注意痔、肛裂、瘘管;直肠指检有无肿物。

3.实验室检查

常规血、尿、粪便及生化检查,疑似伤寒者应做血培养及肥达试验,疑似结核者应做结核分枝杆菌素试验,疑似全身性疾病者应做相应检查。

4、内镜及影像学检查

除某些急性感染性肠炎(如痢疾、伤寒、坏死性肠炎等)外,绝大多数下消化道出血的定位及病因需依靠内镜和影像学检查来明确。

(1)结肠镜检查:是诊断大肠回肠末端病变的首选检查方法。其优点是诊断敏感性高、可发现活动性出血、结合活检病理检查可判断病变性质。检查时应注意,如有可能,无论在何处发现病灶,均应将镜端送至回肠末段,称全结肠检查。

(2)X线钡剂造影:X线钡剂灌肠用于诊断大肠、回盲部及阑尾病变,一般主张进行双重气钡造影。其优点是基层医院已普及,患者较易接受。其缺点是对较平坦病变、广泛而较轻炎症性病变容易漏诊,有时无法确定病变性质。因此,对X线钡剂灌肠检查阴性的下消化道出血患者需进行结肠镜检查,对已做结肠镜全结肠检查患者一般不强调X线钡剂灌肠检查。

小肠X线钡剂造影是诊断小肠病变的重要方法。X线小肠钡餐检查又称全小肠钡剂造影,通过口服钡剂分段观察小肠,该检查敏感性低、漏诊率相当高。小肠钡灌可在一定程度上提高诊断阳性率,但有一定难度,要求经口或鼻插管至近段小肠导入钡剂。

X线钡剂造影检查一般要求在大出血停止至少3天后进行。

(3)放射性核素扫描或选择性腹腔动脉造影:必须在活动性出血时进行,主要用于内镜检查(特别是急诊内镜检查)和X线钡剂造影不能确定出血来源的不明原因出血。

放射性核素扫描是静脉推注用^{99m}Tc标记的患者自体红细胞或胶体硫进行腹部扫描,当出血速度$>0.1\ mL/min$时,标记红细胞在出血部位溢出形成浓染区,由此可判断出血部位。该检查创伤少,但存在假阳性和定位错误,可作为初步出血定位。

对持续大出血患者则宜及时做选择性腹腔动脉造影,当出血量$>0.5\ mL/min$时,可以发现造影剂在出血部位溢出,有比较准确的定位价值。对于某些血管病变(如血管畸形和血管瘤、血管丰富的肿瘤)兼有定性价值。螺旋CT血管造影是一项新技术,可提高常规血管造影的诊断率。

(4)胶囊内镜或双气囊小肠镜检查:十二指肠降段以下小肠病变所致的消化道出血一直是传统检查的"盲区"。近年研究人员发明了胶囊内镜,患者吞服胶囊内镜后,内镜在胃肠道拍摄的图像通过无线电发送至体外接收器。该检查对小肠病变诊断的阳性率在$60\%\sim70\%$。传统推进式小肠镜插入深度仅达幽门下$50\sim150\ cm$,近年发展起来的双气囊小肠镜具有插入深度好、诊断率高的特点,不仅可以在直视下清晰观察病变,而且可进行活检和治疗,因此已逐渐成为诊断小肠病变的重要手段。胶囊内镜或双气囊小肠镜检查适用于常规内镜检查和 X 线钡剂造影不能确定出血来源的不明原因出血,出血活动期或静止期均可进行,可视病情及医疗条件选用。

5. 手术探查

各种检查不能明确出血灶,持续大出血危及患者生命,必须进行手术探查。有些微小病变(特别是血管病变)手术探查也不易发现,此时可借助术中内镜检查帮助寻找出血灶。

(三)下消化道出血的诊断步骤

多数下消化道出血患者有明显血便,结合临床进行有必要实验室检查,通过结肠镜全结肠检查,必要时,配合 X 线小肠钡剂造影检查,确诊一般并不困难。

不明原因消化道出血的诊断步骤:不明原因消化道出血是指常规消化道内镜检查(包括检查食管至十二指肠降段的胃镜及肛门直肠至回肠末段的结肠镜检查)不能确定出血来源的持续或反复消化道出血。多为小肠出血(如小肠的肿瘤、Meckel 憩室和血管病变等),虽然不多见(占消化道出血的 3%~5%),但却是消化道出血诊断的难点。在出血停止期,先行小肠钡剂检查;在出血活动期,应及时做放射性核素扫描或(及)选择性腹腔动脉造影;若上述检查结果为阴性,则选择胶囊内镜或(及)双气囊小肠镜检查;对出血不止、危及生命者,可行手术探查,探查时,可辅以术中内镜检查。

三、治疗

下消化道出血主要是病因治疗,大出血时应积极抢救。

(1)一般急救措施及补充血容量。

(2)止血治疗。

凝血酶保留灌肠有时对左半结肠出血有效。

内镜下止血:急诊结肠镜检查如能发现出血病灶,则可试行内镜下止血。

血管活性药物应用:血管加压素、生长抑素静脉滴注可能有一定作用。如做动脉造影,可在造影完成后通过动脉输注血管加压素 0.1~0.4 U/min,对右半结肠及小肠出血的止血效果优于静脉给药的止血效果。

动脉栓塞治疗:对动脉造影后动脉输注血管加压素无效的患者,可做超选择性插管,在出血灶注入栓塞剂。本法的主要缺点是可能引起肠梗死,对拟进行肠段手术切除的患者,可作为暂时止血用。

紧急手术治疗:经内科保守治疗仍出血不止、危及生命,无论出血病变是否确诊,均是紧急手术的指征。

(3)病因治疗:针对不同病因,选择药物治疗、内镜治疗、择期外科手术治疗。

(康现鑫)

第四节　重症急性胰腺炎

急性胰腺炎是一种病情差异很大的疾病,从病情轻微、仅有上腹部疼痛,经抗炎、补液治疗 1 周可康复出院的轻症急性胰腺炎,到病情凶险危重、出现全身多器官衰竭、花费巨资治疗数月,甚至病死的重症急性胰腺炎。因此,对急性胰腺炎相关的概念和病情严重程度进行准确定义和分类相当重要。1992 年的亚特兰大国际共识对急性胰腺炎的分类和定义做了较为明确的说明,对指导急性胰腺炎的诊治起了重要作用。近年来,随着影像学的发展和人们对急性胰腺炎认识的进一步深入,原有的一些概念有了较多变化。与亚特兰大国际共识相比,《2012 版急性胰腺炎分类:亚特兰大国际共识的急性胰腺炎分类和定义的修订》对急性胰腺炎局部并发症和全身并发症的定义、病情严重度的判断和分类做了较多修改,更加科学、实用、可行,对指导急性胰腺炎的治疗及其他外科重症疾病的治疗都有重要作用。

一、急性胰腺炎的诊断标准

急性胰腺炎的诊断须符合下列 3 项指标中的 2 项:①上腹部持续疼痛(疼痛发病急、较重,并常向后背部放射);②血清脂肪酶浓度或淀粉酶浓度至少高于正常值上限的 3 倍;③增强 CT 显示有特征性急性胰腺炎表现。如果患者有持续上腹部疼痛而血清脂肪酶浓度或淀粉酶浓度不高于正常值上限的 3 倍或正常,则需要行强化 CT 以明确是否有急性胰腺炎;如果患者有上腹部疼痛并且血清脂肪酶浓度或淀粉酶浓度高于正常值上限的 3 倍,则可以诊断为急性胰腺炎,不需要在急诊室或病程早期行 CT 检查。

二、急性胰腺炎的种类

急性胰腺炎可分为间质水肿性急性胰腺炎和坏死性急性胰腺炎两类。大部分患者为间质水肿性急性胰腺炎,增强 CT 显示胰腺实质均匀强化,有的患者有胰腺周围积液。间质水肿性急性胰腺炎通常在 1 周内即可恢复。5%～10% 的急性胰腺炎为坏死性急性胰腺炎,胰腺实质和(或)胰周组织有坏死。胰腺实质和胰周组织从血供障碍到坏死有个演变过程,常需要数天,这就是早期 CT 常不能判别有胰腺和胰周组织坏死存在的原因所在。胰腺和胰周坏死组织既可能是无菌的,也可能已被感染。大多数研究显示,胰腺和胰周组织坏死的程度与感染的发生率和症状的持续时间没有相关性。坏死感染很少发生在病程的第 1 周。感染性胰腺坏死的诊断主要是通过增强 CT、细针穿刺。增强 CT 发现肠腔外胰腺或胰周组织内有气泡,FNA 抽吸物涂片染色、培养发现有细菌和(或)真菌,均可以诊断为感染性胰腺坏死。

三、急性胰腺炎病情严重程度的定义

急性胰腺炎可分为轻症急性胰腺炎、中度重症急性胰腺炎、重症急性胰腺炎 3 种。

轻症急性胰腺炎是指既没有脏器功能障碍,也没有局部和全身并发症,患者通常在早期就可以出院,不需要做 CT 检查,很少有病死。中度重症急性胰腺炎是指有一过性脏器功能障碍,或有局部并发症或有全身并发症,但没有持续性脏器功能障碍。中度重症急性胰腺炎可能不需要手术治疗就能治愈,也可能需要很长时间的专业治疗,但病死率较重症急性胰腺炎要低很多。重症急性胰腺炎是急性胰腺炎伴有脏器功能障碍,或出现坏死、脓肿或假性囊肿等局部并发症者,或两者兼有。常见腹部体征有上腹部明显的压痛、反跳痛、肌紧张、腹胀、肠鸣音减弱或消失等,还可以有腹部包块,偶见腰肋部皮下瘀斑征和脐周皮下瘀斑征(culien 征),可以并发一个或多个脏器功能障碍,也可伴有严重的代谢功能紊乱,包括低钙血症(血钙 < 1.87 mmol/L)。增强 CT 为诊断胰腺坏死的最有效方法,B 超及腹腔穿刺对诊断有一定的帮助。对重症急性胰腺炎患者,凡在起病 72 小时内经正规非手术治疗(包括充分液体复苏)仍出现脏器功能障碍者,可诊断为暴发性急性胰腺炎。暴发性急性胰腺炎病情凶险,非手术治疗常

不能奏效,常继发腹腔间隙综合征。

四、急性胰腺炎的并发症

(一)脏器衰竭的定义

评估 3 个器官系统功能来评价脏器衰竭状况:呼吸系统、心血管系统、肾脏。脏器衰竭的定义为修订版的 Marshall 评分系统中 3 个器官系统任一器官功能评分>2 分,详见表 8-3 所示。

表 8-3　判断器官衰竭的 Marshall 评分系统(修订版)

器官系统	评分				
	0 分	1 分	2 分	3 分	4 分
呼吸(PaO_2/吸氧浓度)	>400	301~400	201~300	101~200	<101
肾脏(血清肌酐,μmol/L)	<134	134~169	170~310	311~439	>439
心血管(收缩压,mmHg)	>90	<90	<90	<90	<90
		液体复苏有效	液体复苏无效	pH 值<7.3	pH 值<7.2

(二)局部并发症的定义

急性胰腺炎的局部并发症主要有 4 个:急性胰周液体集聚、胰腺假性囊肿、急性坏死集聚、包裹性坏死,其他局部并发症还可能有胃排空功能不全(胃输出道梗阻)、脾静脉及门静脉栓塞、结肠坏死。

(1)急性胰周液体集聚:发生在急性间质水肿性胰腺炎早期阶段,在 CT 图像上可见均质的、无包膜的液体,大多数液体可以被自发吸收,无须特殊处理,少数会发展为胰腺假性囊肿。

(2)胰腺假性囊肿:胰腺假性囊肿是由急性胰周液体集聚而来的,有完整的包膜,内容物无坏死组织等实体组织,如果有胰腺或胰周坏死组织,则称为包裹性坏死。其从起病到假性囊肿形成一般至少需要 4 周时间。

(3)急性坏死集聚:在急性坏死性胰腺炎起病的前 4 周,胰腺或胰周坏死组织以及周围的液体,统称为急性坏死集聚。在急性胰腺炎起病的第 1 周,急性坏死集聚很难与急性胰周液体集聚鉴别,因为很难判断有无胰腺或胰周组织坏死,但 1 周后一旦确定有胰腺或胰周组织坏死,则应称为急性坏死集聚。

(4)包裹性坏死:急性坏死集聚经过炎症包裹形成完整有包膜的包裹性坏死大约需要 4 周时间,包裹性坏死可能会继发感染。

(三)全身并发症的定义

患者先前已存在的伴发疾病,如冠心病、慢性阻塞性肺气肿等,因患急性胰腺炎而加重,称为全身并发症。

五、急性胰腺炎的分期

根据急性胰腺炎有 2 个死亡高峰期,可将急性胰腺炎分为 2 个有重叠的阶段:早期和后期。早期多为病程的第一周,以后进入病程长达数周,甚至数月的后期。

(1)早期：胰腺炎症所引起的细胞因子瀑布样级链反应，临床表现为 SIRS，如果 SIRS 持续存在，则可能发展为脏器衰竭。急性胰腺炎早期病情严重程度主要是由是否有脏器衰竭以及脏器衰竭的持续时间所决定。脏器衰竭分为一过性脏器衰竭和持续性脏器衰竭两种。一过性脏器衰竭是指脏器衰竭持续时间＜48 小时；持续性脏器衰竭是指脏器衰竭持续时间超过 48 小时。如果脏器衰竭超过 1 个则称为 MOF。

(2)后期：只有中度重症急性胰腺炎或重症急性胰腺炎才有后期，临床表现为急性胰腺炎的局部并发症和(或)全身并发症持续存在，因此，急性胰腺炎后期的病情严重程度是由局部并发症和有无脏器功能障碍决定的。

重症急性胰腺炎无脏器功能障碍者为 1 级，伴有脏器功能障碍者为 2 级，其中 72 小时内经充分的液体复苏，仍出现脏器功能障碍的 1 级重症急性胰腺炎属于暴发性急性胰腺炎。其全病程大体可以分为 3 期。①急性反应期：自发病至 2 周，可有休克、呼吸功能障碍、肾功能障碍和脑病等并发症。②全身感染期：发病 2 周～2 个月，以全身细菌感染、深部真菌感染或双重感染为主要临床表现。③残余感染期：时间为发病 2～3 个月后，主要临床表现为全身营养不良，存在后腹膜或腹腔内残腔，常引流不畅，窦道经久不愈，伴有消化道瘘。但不是所有患者都有 3 期病程，有的只有第 1 期，有的有 2 期，有的有 3 期。

六、急性胰腺炎的治疗方案

(一)急性反应期的处理

急性反应期的处理主要为针对病因的治疗。

(1)胆源性急性胰腺炎：首先要鉴别有无胆管梗阻病变。对伴有胆管梗阻者，一定要及时解除梗阻。首选做经纤维十二指肠镜下行 Oddi 括约肌切开取石及鼻胆管引流，或联合腹腔镜胆囊切除，或做开腹手术(包括胆囊切除、胆总管探查、明确胆总管下端有无阻塞)。对胰腺受累明显者，若有需要可加做小网膜囊胰腺区引流。对无胆管梗阻者，可先行非手术治疗，待病情缓解后尽早进行进一步诊断和治疗。胆源性的病因有时很隐蔽，如胆管阻塞，需要通过密切的临床观察、肝功能化验和影像检查加以识别，对于非手术治疗不能奏效而又怀疑有胆管梗阻者，可以做 ERCP 以明确胆管病因，同时置管引流。

(2)高血脂性急性胰腺炎：近年来明显增多，因此入院时一定要询问高脂血症、脂肪肝和家族性高脂血症病史，以及是否应用可能升高血脂的药物，静脉抽血时注意血浆是否已成乳糜状，若成乳糜状，则需要早期监测血脂。三酰甘油浓度＞11.3 mmol/L 易发生急性胰腺炎，需要在短时间内降至 5.65 mmol/L 以下。对这类患者要限用脂肪乳剂，避免应用可能升高血脂的药物。药物治疗可以采用小剂量低分子肝素和胰岛素，主要是增加脂蛋白酶的活性，加速乳糜微粒的降解；快速降脂技术有血脂吸附和血浆置换。

(3)酒精性急性胰腺炎：针对酒精性急性胰腺炎的可能致病机制，强调减少胰液分泌、胃酸分泌，改善十二指肠酸化状态，强调缓解 Oddi 括约肌痉挛，改善胰液的引流状态。

(4)其他病因：对于其他能发现的病因，也要及时针对病因进行治疗，如高钙性急性胰腺炎大多与甲状旁腺功能亢进有关，需要做降钙治疗和相应的甲状旁腺手术。对于病因不明者，在按病程分期选择相应治疗的同时，应仔细观察有无隐匿病因出现。

(二)非手术治疗

(1)液体复苏、维持水、电解质平衡和加强监护治疗：由于胰周及腹膜后大量渗出，造成血容量丢失和血液浓缩，又由于毛细血管渗漏存在，需要以动态监测 CVP 或 PWCP 作为指导，进行扩容，并要注意晶体与胶体的比例，减少组织间隙的液体潴留。应注意观察尿量和腹内压的变化，同时注意维护机体的氧供和内脏功能监测。

（2）胰腺休息疗法：如禁食、胃肠减压、抑酸和抑酶治疗。

（3）预防性抗生素应用：主要针对肠源性革兰氏阴性杆菌易位，应采用能通过血胰屏障的抗生素，如喹诺酮类、头孢他啶、碳青霉烯类及甲硝唑等。

（4）镇静、解痉、止痛处理：采的相应措施进行镇静、解痉、止痛处理。

（5）中药治疗：生大黄 15 g，胃管内灌注或直肠内滴注，2 次/天。中药皮硝全腹外敷，500 g，2 次/天。

（6）预防真菌感染：可采用氟康唑。

（7）营养支持：在内环境紊乱纠正后、肠功能恢复前，可酌情选用肠外营养；一旦肠功能恢复，就要早期进行肠内营养，一定要采用鼻空肠管输注法，根据肠道功能状况，选用合适的配方、浓度和速度，一定要逐步加量，同时严密观察耐受反应。

（三）早期识别暴发性急性胰腺炎和腹腔间隙综合征

在早期进行正规的非手术治疗（包括充分液体复苏和去除病因治疗）的同时，密切观察脏器功能变化，如果脏器功能障碍呈进行性加重，即可及时判断为暴发性急性胰腺炎，需要争取早期手术引流，手术方式尽量简单，以渡过难关，若患者无手术条件，需要积极创造，包括应用机械通气改善机体氧供，应用血滤纠正内环境紊乱的危象等。

腹腔内压增加到一定程度，一般来讲，当腹腔内压≥25 cmH₂O 时，就会引发脏器功能障碍，出现腹腔间隙综合征。本综合征常是暴发性急性胰腺炎的重要并发症及患者的死亡原因之一。腹腔内压测定的简便、实用方法是经导尿管膀胱测压法，患者平卧，以耻骨联合作为 0 点，排空膀胱后，通过导尿管向膀胱内滴入 100 mL 生理盐水，测得平衡时水柱的高度即为腹腔内压。腹腔间隙综合征的治疗原则是及时采用有效的措施缓解腹内压，方法包括腹腔内引流、腹膜后引流以及肠道内减压，需要酌情选用。

（四）治疗中出现坏死感染者应中转手术治疗

在正规的非手术治疗过程中，若怀疑有感染时，则需要做 CT 扫描，判断有困难时，可以在 CT 导引下做细针穿刺抽吸术，以判别胰腺坏死及胰外侵犯是否已有感染。对临床上出现明显脓毒综合征或腹膜刺激征者，或 CT 上出现气泡征者，可通过细针穿刺抽吸物涂片找到细菌或真菌者，均可判为坏死感染，应立即行手术治疗。手术方法为胰腺感染坏死组织清除术及小网膜腔引流加灌洗，对有胰外后腹膜腔侵犯者，应做相应腹膜后坏死组织清除及引流。对于有胆管感染者，应加做胆总管引流和空肠营养性造瘘。必要时，可部分敞开切口。

（五）全身感染期的治疗

（1）根据细菌培养及药敏试验，选择敏感的抗生素。

（2）结合临床征象做动态 CT 监测，明确感染灶所在的部位。在急性炎症反应期过后，体温再度上升，或者高热不降，要怀疑坏死感染或胰腺脓肿的出现，要做 CT 扫描。患者出现明显脓毒综合征，排除导管感染等因素，CT 扫描见胰腺或胰周有坏死病灶或包裹性液性病灶存在，可以不依赖 CT 气泡征或细针穿刺抽吸物涂片找到细菌或真菌，而做出坏死感染或胰腺脓肿的临床判断。对感染病灶，进行积极的手术处理是控制感染的关键之一。对坏死感染，包括包裹性坏死感染,需要做坏死组织清除引流术,术后持续灌洗,有时需要再次清创;对胰腺脓肿可以采用手术引流或经皮穿刺引流,但要密切注意引流情况,若引流不满意,应及时做手术引流,对有胰外后腹膜腔侵犯者,应做相应腹膜后坏死组织清除及引流,或经腰侧做腹膜后引流和空肠营养性造瘘。

(3)警惕深部真菌感染,根据菌种选用抗真菌药物,如氟康唑或两性霉素 B。

(4)注意有无导管相关性感染。

(5)继续加强全身支持治疗,维护脏器功能和内环境稳定。

(6)在病情尚未缓解时,继续采用空肠营养支持;饮食恢复一定要在病情缓解后逐步进行。

(7)如果出现消化道瘘,则需要根据瘘的类型采取相应的处理措施。对十二指肠瘘可采取三腔管低负压持续灌洗引流,有自愈的可能;对结肠瘘宜行近端失功性造瘘,以减轻胰周病灶的感染,后期行结肠造瘘还纳。

(8)如果术后出现创口出血,则要区分是血管性出血、坏死感染出血,还是肉芽出血。对血管性出血需要通过手术止血,由于组织和血管往往较脆,可以用 1/2 弧的小圆针或者缝线止血;对坏死感染出血需要一边清除坏死组织,一边止血;肉芽出血无须手术处理。同时,应做好凝血机制的监测和纠正。

(六)残余感染期的治疗

(1)通过造影明确感染残腔的部位、范围及毗邻关系,注意有无胰瘘、胆瘘及消化道瘘的存在。

(2)继续强化全身支持疗法,加强营养支持,改善营养状况。如果存在上消化道功能不全或十二指肠瘘,则需要采用空肠营养。

(3)及时做残腔扩创引流,对不同消化道瘘做相应的处理。

(七)局部并发症的治疗原则

(1)急性液体积聚:多会自行吸收,无须手术,也不必穿刺,使用中药皮硝外敷可加速吸收,具体用法为将 500 g 皮硝装在棉布袋内做腹部大面积外敷,每天更换 2 次。

(2)胰腺及胰周组织坏死:坏死感染,需做坏死组织清除术加局部灌洗引流;对无菌坏死原则上不做手术治疗,但是对症状明显、加强治疗无效者应做手术处理;对包裹性坏死感染者,需要做坏死组织清除术加局部灌洗引流。

(3)急性胰腺假性囊肿:囊肿长径<6 cm,无症状,不做处理,随访观察,若出现症状、体积增大或继发感染,则需要手术引流或经皮穿刺引流,如果穿刺引流不畅,则应改行手术引流;对囊肿>6 cm,经过 3 个月仍不吸收者做内引流术,术前可行 ERCP 检查,以明确假性囊肿与主胰管的关系。对于因症状出现或体积增大,不能观察到 3 个月的患者,在做手术治疗的时候,可以根据术中情况决定是否做引流,如果囊肿壁成熟,囊内无感染、无坏死组织,则可行内引流术,否则应做外引流术。

(4)胰腺脓肿:对胰腺及胰外侵犯区临床及 CT 证实确有脓肿形成者,应立即做手术引流,或先做经皮穿刺引流,但对引流效果不明显者应立即做手术引流。

七、关于重症急性胰腺炎治疗的争议与共识

(1)SAP 早期是否应预防性应用抗生素目前还有争议。SAP 后期死亡的主要原因是胰腺和胰腺周围坏死组织感染引起的 MODS;SAP 继发感染的发生率为 40%～70%;SAP 继发胰

腺感染及感染性并发症的病死率高达 50%。由此可见,感染是直接影响 SAP 治愈率的主要因素之一。但 SAP 早期预防性应用抗生素的疗效一直存在争议。20 世纪 70 年代的随机对照试验结果显示,预防性应用抗生素并未明显降低 SAP 感染性并发症的发生率和病死率。但需要指出的是,当时研究应用的氨苄西林不能有效渗透入胰腺组织,致使该结论受到广泛质疑。20 世纪 90 年代后期,Gokib 等对 8 项预防性应用抗生素治疗急性胰腺炎的随机对照试验进行了荟萃分析,其结果为预防性使用抗生素在降低病死率方面有积极作用,但这种治疗获益仅限于胰腺组织中达到有效抗菌浓度的重症患者,提示早期预防性应用抗生素能有效预防胰腺感染坏死。随后的两个荟萃分析均包括了 6 个高质量的随机对照试验并得出结论:研究方法的质量和预防性应用抗生素与 SAP 的病死率呈负相关,预防性应用抗生素与病死率、胰腺感染和手术干预没有相关性,这两个荟萃分析均不支持预防性应用抗生素治疗 SAP。由于不同时期学者对疾病认识的差异以及研究方法、抗生素疗效的不同,各临床对照试验得出的结论并不一致。高质量、令人信服的随机对照试验更彰显了其重要性。最近两个高质量的双盲随机对照试验结果表明,预防性应用抗生素并不能减少胰腺感染的发生、需手术治疗的比例及住院时间。目前,对 SAP 早期预防性应用抗生素的指征已有一定共识:①入院 72 小时内有 MODS 和休克表现或发展为 SIRS;②有脓毒血症的临床表现或胰腺坏死>50%;③合并肺炎、菌血症和泌尿系统感染;④胆源性胰腺炎合并急性胆囊炎或急性胆管炎。

　　(2)胆源性胰腺炎早期是否行 ERCP 治疗目前还有争议。早期诊断并及时去除病因对胆源性胰腺炎的治疗至关重要。胆源性胰腺炎多伴有胆管梗阻及继发胆管感染,早期行 ERCP 治疗能发现胆管梗阻的原因,对于 SAP 的病因诊断和后续治疗都有很大益处。但早期行 ERCP 联合 EST 或 ENBD 治疗 SAP 仍存在争议。基于共同通道学说,大量临床试验研究了早期行 ERCP 治疗对 SAP 治愈率的影响,这也是荟萃分析的基础。1999 年,关于 ERCP 治疗急性胆源性胰腺炎的第 1 个荟萃分析推荐所有胆源性胰腺炎均应早期行 ERCP 治疗;2004 年,第二个荟萃分析对有无胆管炎的患者进行了明确区分,结果表明早期行 ERCP 治疗能减少预测重症胆源性胰腺炎的并发症;2008 年,第三个荟萃分析结果表明,在伴发或不伴发胆管炎的轻症或重症胆源性胰腺炎中,早期行 ERCP 治疗并不能降低并发症的发生率。还有临床研究结果表明,对重症胆源性胰腺炎患者行 ERCP 和 EST 治疗是必要的和有效的。基于这些荟萃分析和临床研究,不同国家或组织也制定了相应的指南:美国胃肠学会建议早期行 ERCP 治疗只适用于重症胆源性胰腺炎和胆管炎患者;日本的指南建议对可疑胆管梗阻和胆管炎的重症胆源性胰腺炎患者行 ERCP 治疗;荷兰的指南建议对重症胆源性胰腺炎伴有胆管炎或胆管梗阻患者应 24 小时内行 ERCP 治疗,对于无胆管炎或胆管梗阻的重症胆源性胰腺炎患者应 72 小时内行 ERCP 治疗。由此可见,大量研究结果和指南对于早期行 ERCP 治疗胆源性胰腺炎的结论并不一致。目前,对于早期行 ERCP 治疗胆源性胰腺炎虽未达成共识,但国内学者更多倾向于对伴有胆管炎或胆管梗阻的患者早期行 ERCP 治疗。

　　(3)SAP 继发腹腔感染的干预时机目前还有争议。感染坏死是影响 SAP 患者预后的重要因素,对感染坏死的干预与治疗是提高 SAP 患者生存率的重要手段。对 SAP 继发腹腔感染的干预时机有两种不同观点:一种认为应早期手术;另一种认为应避免早期手术,尽量延迟手术至发病 4 周后。前者认为,SAP 在发病后 72 小时常伴有由腹内高压导致的难以纠正的休克,甚至发生 MODS,虽未发生感染,也应尽早进行手术,以减缓或终止 SAP 的病情发展。而后者认为,早期手术胰腺坏死感染组织尚未充分液化、局限,导致手术清除不彻底,且会加重患者的应激反应,造成"二次打击",不但不能减缓 SAP 的发展,反而会加重病情。近年来,Buehler 等报道在 SAP 发病 28 天后手术病死率明显下降。由此可见,延迟手术能极大地降低 SAP 患者的病死率。然而,由于 SAP 继发腹腔感染病情凶险、复杂多变,治疗窗可能很短暂,手术时机的延迟应该在严密的临床观察下进行,以免错过最佳外部干预时机。目前,国内外学者对 SAP 手术时机已有一定共识:①发生感染坏死的 SAP 患者,若生命体征稳定,应首选非手术治疗;②感染不是手术的绝对指征,在严密的观察下,尽量延迟手术时间(4 周),但也应避免错过最佳时机。

(4)胆源性胰腺炎胆囊切除的时机目前还有争议。胆源性胰腺炎占我国胰腺炎发病总数的 50%～70%,其中胆囊结石是其首要病因。胆囊结石病因的存在是胰腺炎复发的重要因素。胆囊切除在预防胆源性胰腺炎复发中有重要意义。胆囊切除的最佳时机应取决于疾病的临床表现。但由于胰腺炎病情的特殊性,不适当的手术创伤可能会加重病情,胆囊切除手术的时机也存在争议。多个研究对胆源性胰腺炎胆囊切除的时机的提法也不一致。有学者认为,入院时或 2 周内行胆囊切除,也有学者认为,出院 3 或 4 周后再次入院行胆囊切除。Nguyen 等的研究结果显示,住院期间未行胆囊切除的胆源性胰腺炎的复发率达到 25%～63%。主张早期行胆囊切除的学者认为,复发的胆源性胰腺炎病情可能更重,甚至是致命的。因此,应尽早于住院期间行胆囊切除,以避免或减少胰腺炎的复发。主张延迟行胆囊切除的学者也承认胆源性胰腺炎治疗后会复发的风险。他们认为早期胆囊难于分离,可能会加重病情,甚至出现更多的并发症,如胆管损伤,应让患者从胰腺炎的应激中完全恢复后再行胆囊切除。针对多个研究未能就胆囊切除的时机达成一致的情况,Bakker 等重新评估了胆源性胰腺炎行胆囊切除的最佳时机。这项多中心的研究结果表明,胆源性胰腺炎患者出院后平均为 6 周行胆囊切除,其因胰腺炎复发再次住院率达 13.7%,而住院期间行胆囊切除患者的复发率则较低。该研究结果更倾向于同次住院期间早期行胆囊切除。目前,国内尚缺乏有关胆囊切除时机的研究,但国内学者更多主张于住院期间 SAP 病情稳定且趋于康复时行胆囊切除。

(5)SAP 液体复苏原则目前还有争议。SAP 早期细胞因子和炎症介质的释放,使有效循环血量锐减,血流动力学不稳定,最终导致胰腺微循环障碍,甚至 MODS。液体复苏在 SAP 早期治疗中的作用不可忽视。现阶段对于 SAP 急性反应期液体治疗的主要争论在于是开放性还是限制性液体复苏。充分的液体治疗是维持器官功能、纠正内环境紊乱、防治 MODS 的关键;而不充分的液体治疗可导致休克、微循环低灌注、急性肾衰竭等,但过度的液体治疗则加重液体潴留、心肺超负荷,导致 ARDS、急性心力衰竭等。因此,其实质性的争论是对于液体复苏终点的判断。Rivers 等的研究结果发现,早期目标导向治疗对于严重脓毒症和脓毒症休克患者具有重要意义。目前,国内外尚缺乏关于 SAP 早期开放性和限制性液体复苏的临床研究。国内学者的共识是 SAP 急性反应期液体治疗应遵循早期目标导向治疗的基本原则,在保证血流动力学稳定的基础上,减少液体潴留,防治胰外器官功能障碍,促使液体负平衡尽早出现。早期目标导向治疗应达到的目标:心率为 80～110 次/分钟、尿量>0.5 mL/(kg·h)、平均动脉压≥65 mmHg、中心静脉压为 8～12 mmHg、红细胞比容≥30%、中心静脉 SO_2≥70%。

(6)SAP 的营养支持目前还存在争议。SAP 可导致快速营养消耗,约 30% 的患者伴有营养不良、免疫功能受损,致使脓毒症和 MODS 的风险增加,进而使病死率增加。我们在临床实践中也意识到了营养支持的重要性。营养支持已成为 SAP 支持治疗中必不可少的一部分。直到 20 世纪 90 年代中期,国内外学者均认为经口或鼻的肠内营养对胰腺炎是有害的,主张在胰腺炎的急性反应期完全肠外营养以满足机体营养需求,减少胰腺外分泌,从而使其得到休息,以利于缓解病情。但随着研究的深入,临床研究结果表明,在完全肠外营养阶段,肠道内会迅速发生一系列改变:肠蠕动紊乱、细菌过度繁殖、动脉血流量减少、肠道黏膜屏障通透性增加和细菌异位,导致胰周和(或)胰腺感染坏死,甚至全身感染。而肠内营养能维持肠黏膜的完整性,减少炎症介质的释放和氧化应激及促进 SIRS 的消退。有研究结果表明,急性胰腺炎患者早期肠内营养能明显改善预后。Bakker 等的多中心临床对照试验结果表明,与早期(24 小时内)经口或 72 小时后经鼻空肠管肠内营养比较,早期经鼻空肠管肠内营养能够明显降低病死率和感染发生率。可见,早期经鼻空肠管肠内营养能够避免完全肠外营养的并发症,减少胰腺感染,降低病死率。目前,关于 SAP 营养支持国内学者尚未达成共识,但我们认为,实施符合"个体化"的阶段性营养支持治疗方案效果更佳。

(张　伟)

第九章

急性肾损伤与肾脏替代治疗

第一节　急性肾损伤

急性肾损伤(acute kidney injury，AKI)以短时间内肾脏功能受损为特征，并非一个单一疾病，而是有不同临床表现和严重程度的综合征。它既可表现为仅发生血清肌酐浓度升高而无临床症状，也可出现短期内肾脏衰竭，引起体内尿毒症毒素积累、酸碱和电解质紊乱、加重体液负荷等，威胁患者的生命安全。人群中 AKI 发病率高，约为 2.1/1000，与急性心肌梗死的发病率相似；在住院患者中，AKI 的发病率更可高达 20%。尽管医疗水平不断进步，但 AKI 仍然与不良预后有关。尤其是在 ICU，重症 AKI 患者非常常见，据研究显示，35% 以上的住院重症患者合并 AKI，其病死率高达 30%～60%。除此以外，AKI 还与慢性肾脏病(chronic kidney disease，CKD)的发生和发展关系密切，会增加对医疗资源的消耗。因此，AKI 已成为当今一个重大的公共卫生问题。

一、定义及分级

1951 年，Horner 正式提出"急性肾衰竭"一词，此后这一术语被广泛应用至今。然而，急性肾衰竭曾长期缺乏得到公认的临床定义或诊断标准，文献中关于急性肾衰竭的定义多达 35 种。定义的不统一，使得不同研究间急性肾衰竭的发病率及其临床意义差别巨大，且无法进行比较。国内外肾脏病及危重病专家日益认识到统一定义的重要性，为此，急性透析质量倡议工作组(ADQI)在 2002 年提出了第一个急性肾衰竭的临床诊断标准"RIFLE"。RIFLE 以血清肌酐、肾小球滤过率、尿量改变为基础，在制定定义时注重临床的实用性和可推广性。2005 年，AKI 协作网(AKIN)首次正式提出"AKI"这一术语，指出 AKI 不仅是急性肾功能"衰竭"，而且是包括从肾功能微小变化到需要肾脏替代治疗的整个肾功能损伤不同严重程度的综合征，AKI 的诊断基于血清肌酐和尿量改变。2012 年，改善全球肾脏病预后组织(KDIGO)发布了第一个关于 AKI 的临床实践指南，其中提出了新的 AKI 临床定义和分级标准，仍基于血清肌酐及尿量改变。此外，KDIGO 提出"AKI"的概念和 AKI 的发生发展模型，AKI 是急性肾脏病的组成部分，它的发生可以伴随或不伴随其他急性或慢性的肾脏疾病。KDIGO 的 AKI 诊断标准为血清肌酐浓度48 小时内绝对值上升 0.3 mg/dL 或 7 天内较基线升高 50%，或尿量低于 0.5 mL/(kg·h)持续超过 6 小时(表 9-1)。可以看出，为了强调 AKI 的早期和及时诊断，新的 KDIGO 标准中血清肌酐浓度包含了 48 小时内的绝对值变化和 7 天内的比例变化。2002 年，ADQI 提出了 AKI 的 RIFLE 分级标准，用以反映 AKI 的严重程度及损伤时间。这个标准将 AKI 分为危险期(R)、损伤期(I)、衰竭期(F)、丧失期(L)、终末期(E)，有助于临床医师早期发现及干预 AKI，目前在临床的应用非常广泛。AKI 进展从"R"期到"F"期，病死率成倍增加。而在 KDIGO 最新的分期标准中,并未限定固定的时间,而强调分级应考虑到整个 AKI 过程中的血清肌酐浓度和尿量变化。此外,诊断为 AKI 的患者,只要单次血清肌酐浓度达到 4.0 mg/dL,就可以诊断为 3 期 AKI,不需要满足短期内升高 0.5 mg/dL 的标准。

表 9-1　AKI 的 KDIGO 分级标准

分期	血清肌酐浓度	尿量
1	升至基线 1.5~1.9 倍或升高≥0.3 mg/dL	<0.5 mL/(kg·h)持续 6~12 小时
2	升至基线 2.0~2.9 倍	<0.5 mL/(kg·h)持续>12 小时
3	升至基线 3.0 倍以上或升高至≥4.0 mg/dL,或开始肾脏替代治疗或 18 岁以下患者的肾小球滤过率降至 35 mL/(min·1.73m²)以下	<0.3 mL/(kg·h)持续≥24 小时或无尿持续≥12 小时

二、常见病因及危险因素

AKI 的临床病因多种多样,临床上常分为肾前性、肾实质性和肾后性,但也可相继发生。临床常见病因如下。

(一)肾前性 AKI

肾前性 AKI 是由于各种因素引起血管内有效循环血容量减少,肾脏有效循环容量不足,肾小管滤过率降低,肾小管内压下降,肾小管内原尿减少,肾小管重吸收水、钠增加,引起尿量减少,血尿素氮浓度和血清肌酐浓度升高,尿钠排出减少,钠排泄分数降低。常见原因如下。

(1)有效循环血容量不足:出血、胃肠液的丢失、休克;体液丢失,如烧伤、出汗;第三间隙积液,如腹膜炎、低蛋白血症、腹水;败血症、脓毒血症;利尿剂及血管扩张剂的使用。

(2)心排血量减少:左心衰竭,如心肌病、心肌梗死、慢性心功能不全和严重心律失常,右心衰竭,如肺栓塞、肺心病、心包炎、心脏压塞。

(3)肾血管病或血管动力学改变:肾动脉或肾静脉栓塞及动脉粥样硬化斑块形成;血管紧张素转化酶抑制剂、非甾体类抗炎药及前列腺素抑制剂的使用。

(二)肾性 AKI

肾性 AKI 是由肾实质疾病或肾前性因素未及时去除所致。

(1)肾小管疾病:急性肾小管坏死(最常见)、肾缺血、肾中毒(药物、造影剂、重金属、毒素及中草药等中毒)、异型输血后的色素肾病、轻链肾病和高钙血症等。

(2)肾小球疾病:见于原发性肾小球疾病,如急性肾小球肾炎、急进性肾小球肾炎;继发性肾小球疾病,如狼疮性肾炎、紫癜性肾炎和抗中性粒细胞胞浆抗体相关性小血管炎(Wegener 肉芽肿或显微镜下多血管炎)。

(3)肾间质疾病:肾盂肾炎、淋巴瘤白血病或肉瘤浸润、高尿酸血症、高钙血症、重金属中毒、药物过敏和自身免疫性疾病(系统性红斑狼疮或混合性结缔组织病)所致的间质受损。

(4)肾血管性病:微血管病,如血栓性血小板减少性紫癜、溶血性尿毒症综合征或产后急性肾衰竭(妊娠子痫和胎盘早剥);大血管病,如肾动脉闭塞和严重腹主动脉病(动脉瘤)。

(5)慢性肾脏疾病基础上的 AKI:在诱因的作用下使原有慢性肾脏病的病情急剧恶化,肾功能急剧减退引起的 AKI,常见于感染、脱水、容量负荷过重等。

(三)肾后性 AKI

各种原因导致急性尿路梗阻,梗阻以上部位压力增加,严重者致肾盂积水,肾实质受压引起肾功能急剧下降,常见于泌尿系统结石、前列腺肥大或前列腺癌、宫颈癌、腹膜后纤维化、骨盆肿块、管腔内肿块(血凝块和肿瘤等)、神经源性膀胱和尿道狭窄等。

值得注意的是,同一致病因素可导致不同类型的 AKI,一些药物(例如非甾体类抗炎药)既可引起肾前性 AKI,也可导致肾实质性的急性过敏性间质性肾炎;利尿剂既可引起间质性肾炎并导致 AKI,也可因为过度利尿导致血容量不足,从而引起肾前性 AKI;化疗药物既可引起急性肾小管坏死,也可导致肿瘤细胞大量溶解而产生大量尿素,进而引起肾内梗阻。

三、病理生理

目前,与 AKI 的发病机制有关的观点有以下几种。

(1)细胞损伤学说:在急性肾小管坏死发生的过程中,肾小管上皮细胞的损伤及其他代谢障碍由轻变重,最终导致细胞骨架结构破坏和细胞坏死。

(2)反漏和阻塞学说:肾缺血或肾中毒引起肾小管损伤。变性坏死的肾小管上皮细胞落入管腔与管腔内液中的蛋白质形成管型阻塞小管,使肾小管有效滤过压降低引起少尿。

(3)肾血流动力学变化:肾缺血和肾毒素的作用使血管活性物质释放,引起肾血流动力学变化,肾血流灌注量减少,肾小球滤过率下降致急性肾衰竭发生。

(4)缺血再灌注性肾损伤:肾缺血后肾血流再通时,反而加重细胞的损伤,细胞内钙超负荷和氧自由基在急性肾衰竭缺血再灌注肾损伤中起了重要作用。

(5)管-球反馈作用:肾小管受损使氢、钠的重吸收功能降低,小管内流的钠、氢浓度升高,通过肾素血管紧张素的作用使入球小动脉收缩,阻力升高,肾血流减慢,肾小球滤过率降低。

(6)其他因素:血管内皮源性舒张因子作用的肾脏自主调节功能及表皮因子对肾脏的再生与修复作用在急性肾衰竭的发病机制中起一定的作用。

既往的观念认为,ATN 在 AKI 的发生和发展中起关键作用。然而,越来越多的临床观察和动物实验发现,对于细胞坏死水平的检测,并不能推测肾功能的损害,无法准确预测肾功能的恢复,也不能判断患者是否需要进行肾脏替代治疗。此外,脓毒血症、横纹肌溶解等原因造成的 AKI,肾功能恢复慢,进展为 CKD 的风险大,这可能与这些原因造成的肾损伤机制不同于单纯的肾小管坏死有关。既往认为,脓毒症休克相关的 AKI,主要由于肾脏低灌注造成的肾组织缺血,因此,其治疗也多局限于通过扩容及增强心排血量以增加肾脏灌注。然而,在小鼠肾组织缺血的模型中,肾小管上皮细胞凋亡已被证实与肾功能的降低显著相关。在急性肾损伤发生的基本过程中,除了传统的坏死和近几年研究较多的凋亡,还有最近提出的程序性坏死,其兼具坏死与凋亡两者的特征,是不依赖半胱氨酸天冬氨酸蛋白酶的细胞死亡。最近研究指出,其信号通路可能与凋亡有交叉关联,但其各通路还有待进一步研究,而凋亡的各个通路已经研究得比较清楚了,且凋亡在 AKI 中发挥的作用是很重要的,是得到学术界公认的。目前,研究认为程序性坏死可通过免疫应答紊乱造成细胞死亡,而对 AKI 的防治应更注重在早期的初级损伤,凋亡在早期损伤中有关键作用。

四、临床特点

AKI 患者一般要经过少尿期、移行期、多尿期及恢复期四个阶段,常见的临床表现如下。

(1)尿量减少:通常在发病后数小时或数日出现少尿(尿量<400 mL/d)或无尿(尿量<100 mL/d)。但临床上也可存在非少尿的急性肾衰竭患者,尿量正常,甚至偏多。

(2)氮质血症:当发生急性肾衰竭时,摄入蛋白质的代谢产物不能经肾脏排泄而在体内潴留,可产生中毒症状,即尿毒症。血清尿素氮浓度每天上升>8.93 mmol/L成为高分解代谢。少尿型的急性肾衰竭通常存在高分解代谢,血清尿素氮浓度及血清肌酐浓度平均每天增加可达35 mmol/L和200~30 μmol/L,表明肾脏组织和功能损害严重。

(3)液体平衡紊乱:由于肾脏排泄障碍常导致患者表现为全身水肿、脑水肿和肺水肿。

(4)电解质紊乱:高钾血症(K^+>5.0 μmol/L)是急性肾衰竭最常见也是最严重的临床表现之一,严重高钾血症可导致心律失常、心搏骤停、呼吸机麻痹等致死性并发症,同时也可出现高磷血症、低钙血症、低钠血症及高镁血症等。

(5)代谢性酸中毒:肾脏的泌酸障碍常可导致患者严重代谢性酸中毒,表现为深大呼吸、低血压,甚至心搏骤停等,必要时需立即进行血液透析治疗。

(6)消化系统症状:常为急性肾衰竭的首发症状,临床多表现为食欲缺乏、恶心、呕吐及呃逆,约25%的患者可合并消化道出血,多由胃黏膜糜烂或应激性溃疡所致。

(7)神经系统症状:患者可表现为昏睡、精神错乱、木僵、激动等精神症状,也可伴发肌阵挛、反射亢进、不宁腿综合征及癫痫发作等。

五、诊断及鉴别诊断

由于AKI是一组由多种疾病、通过不同发病机制形成的,以短时间内肾功能的急剧恶化为特点的临床综合征,其治疗各有特点,又由于多种AKI如能在早期诊断和治疗,就可以治愈或使肾功能稳定,明显降低病死率及CKD的发生率,因此其早期的诊断显得尤为重要。

AKI的诊断应该包括三个过程:①鉴别AKI与CKD,不能忽视CKD基础上合并的AKI;②分析AKI的主要类型(肾前性、肾实质性或肾后性);③寻找确切的病因。

(一)AKI与CKD的鉴别

鉴别点主要有以下几点。①病程:AKI的总病程不会超过3个月,而CKD往往超过半年。②肾脏体积:若通过超声、CT或MRI等检查手段提示肾脏增大,则倾向于AKI的诊断;若肾脏体积缩小或肾脏皮质薄,则倾向于CKD的诊断。不过,需要注意的是,临床工作中相当一部分AKI及CKD的患者肾脏体积在正常范围以内。③贫血:几乎所有的CKD患者在肾小球滤过率低于60 mL/min以下时,会出现不同程度的贫血,但也有一部分AKI患者合并贫血,因此贫血不能作为排除AKI的标准。④肾活检:为判断AKI/CKD的"金标准",但并不作为鉴别的常规手段。肾活检的指标包括:①临床怀疑重症肾小球疾病所致的AKI;②临床表现符合急性肾小管坏死,但少尿期超过2周;③怀疑药物过敏所致的间质性肾炎合并AKI,但临床证据不充分;④在CKD基础上肾功能突然恶化;⑤AKI原因未明;⑥临床上无法用单一的疾病解释AKI发生的原因。

(二)肾前性氮质血症与急性肾小管坏死的鉴别

肾前性氮质血症指肾功能不完全是由低灌注引起的,而肾脏血流灌注的恢复则可以使肾功能迅速恢复,多可找到致病原因,肾小管无明显坏死,血清肌酐浓度多在267 μmol/L以下。急性肾小管坏死导致的AKI表现为:①循环障碍和(或)肾毒性物质的应用;②尿检异常提示有肾小管功能障碍;③如果患者度过急性期,几天或几周内肾功能多能明显或完全恢复。一般来说,在失血或大量体液丧失后血清肌酐升高应考虑肾前性氮质血症,在临床上可以发现口渴、眩晕、直立性低血压(舒张压下降 10 mmHg)、心动过速(心率增快超过 10 次/分)、颈静脉压降低、皮肤弹性下降、黏膜干燥、腋窝出汗减少。应该注意护理记录中的体重变化和尿量变化,以及是否有曾使用氨基糖苷类抗生素、造影剂、非甾体抗炎药、环孢素、血管紧张素转化酶抑制剂、西咪替丁、麻醉药的记录,同时还应注意一切潜在的毒物,如败血症、高钙血症、骨骼肌溶解等。肾前性氮质血症若持续不缓解将发展成急性紧小管坏死,故两者需明确鉴别。主要的鉴别方法有如下几种。

1. 补液实验

根据中心静脉压决定补液量。若中心静脉压低,补液后尿量增多且血尿素氮浓度下降,则提示为肾前性氮质血症;补液后尿量不增加且中心静脉压正常,可在 20 分钟内静脉滴注 20% 甘露醇 200~250 mL,若尿量增加,则提示为肾前性氮质血症,可重复一次;若静脉滴注甘露醇后尿量不增加而中心静脉压升高,则提示血容量过高,此时应给予呋塞米,每次剂量为 4 mg/kg,静脉注射;如尿量不增加,则不是急性肾小管坏死。

2. 尿液分析

在典型的肾前性氮质血症中,往往有水、钠的重吸收增加,使尿钠的浓度减小,尿尿素氮浓度和尿肌酐浓度增加,尿渗透压增高。相反,在典型的肾小管坏死/血流动力学相关 AKI 中,尿钠浓度往往增高,尿尿素氮浓度和尿肌酐浓度以及尿渗透压相对较低,这往往提示肾小管功能异常。对尿电解质的分析有助于 AKI 的诊断。一般需要测量血和尿的钠、尿素氮、血肌酐浓度,以及血和尿的渗透压。尿排钠系数在鉴别中最为敏感,阳性率高达 98%,自由水清除率、尿渗透压及尿钠排出量也高达 90%~95%。各指标均需在应用甘露醇和呋塞米前留尿检测。单纯尿钠浓度、尿尿素氮浓度检查的临床意义极小。

(三)肾后性氮质血症与急性肾小球坏死的鉴别

梗阻进展相对缓慢时,肾后性氮质血症可无症状。但常会有如下特点:①有导致尿路梗阻的原发病史(如结石、肿瘤、前列腺肥大等);②梗阻发生后尿量突然减少,梗阻一旦解除,尿量突然增多,血尿素氮浓度将降至正常;③B超检查或静脉肾盂造影见双肾增大、肾盂积液、上尿路扩张等表现。此法的诊断阳性率高达 98%;④放射性核素肾图可显示梗阻图形;⑤CT、MRI 检查对测量肾脏大小、结构,诊断肾盂积水和发现结石肿瘤均有帮助。

(四)急性肾小球坏死与肾小球肾炎、间质性肾炎、肾血管疾患及其他少见疾病鉴别

肾小球肾炎和血管炎引起的 AKI,有时临床表现非常明显,如在系统性红斑狼疮患者发生 AKI 而又有狼疮活动的证据。但更多的时候临床表现并不明显。

1. 肾小球肾炎所致肾衰竭

肾小球肾炎所致肾衰竭常见于新月体肾炎、急性链球菌感染后肾炎、重症的肾病综合征并发 AKI、狼疮性肾炎和紫癜性肾炎等。临床上可根据各种肾小球疾病的病史、临床表现、实验室检查及对药物治疗的反应来判断。尿检若有大量蛋白尿及红细胞管型,则有助于肾小球疾病的诊断。

2. 急性过敏性间质性肾炎所致 AKI

急性过敏性间质性肾炎多有用药史,青霉素和非甾体抗炎药是最常见的原因。患者常有发热、皮疹、淋巴结肿大及关节酸痛等症状,相关检查可见血嗜酸性粒细胞升高、血 IgE 升高、尿中白细胞(嗜酸性粒白细胞)增多等。

3. 肾小血管炎所致 AKI

肾小血管炎的临床表现为急性肾炎综合征、尿蛋白＋＋～＋＋＋＋、血尿、管型尿。原发性肾小血管炎抗中性粒细胞胞质抗体阳性有助于诊断,继发性血管炎是全身系统性疾病,故同时有多种脏器受累的证据。

4. 双侧肾动脉或肾静脉血栓栓塞所致 AKI

肾动脉血栓栓塞可以在长期的肾动脉粥样硬化和肾动脉狭窄的基础上发生,随着老年人的增多和动脉粥样硬化发病率的增高,肾血管病变引起的急性肾衰竭越来越多。影像学检查如果发现两侧肾脏一侧大小正常,另一侧缩小为 8～9 cm,则非常有诊断意义。虽然在这种情况下的 AKI 患者也可见肾小管坏死,但更有可能的是单一肾脏的急性血管闭塞、血栓和栓塞形成。这在高血压患者中很多见。其临床表现为腰痛、镜下血尿、少尿或完全无尿,如果有少量尿则尿钠浓度和血钠浓度相似。确诊方法为经肾动脉或肾静脉造影,核素肾扫描或彩色多普勒有助于对肾血管栓塞进行诊断。

(张　伟)

第二节　急性肾损伤的肾脏替代治疗

据统计,5％～7％的住院患者罹患 AKI,尽管医疗水平不断进步,AKI 仍然与不良预后有关。尤其是在 ICU,重症 AKI 患者较常见,据研究显示,35％以上的住院重症患者合并 AKI,其病死率高达 30％～60％。

急性肾损伤有透析指征的患者可以根据病情的严重程度、能否搬运、是否近期接受腹部手术等具体情况,选用间断血液透析、腹膜透析或持续性肾脏替代治疗。重症 AKI 患者常合并严重电解质紊乱、酸碱代谢失衡、脑和(或)肺水肿、心力衰竭、ARDS 及脓毒血症。目前尚缺乏治疗重症 AKI 的有效药物,利尿剂的应用并不能改善患者的整体预后,使得连续性肾脏替代治疗(continuous renal replacement therapy, CRRT)技术得以应运而生。

1977 年 Kramer 及其同事率先在 ICU 提出了 CRRT 的概念。这一技术的引进是因为人们普遍发现间歇性血液透析常使危重患者的血流动力学恶化,这些患者通常伴有低血压、休克而需要接受升压药物支持。2000 年,急性透析质量倡议工作组将 CRRT 定义为一种体外血液净化的治疗方法,其目的是为了替代损伤的肾脏进行长时间的治疗,治疗时间是每天 24 小时。CRRT 目前的应用日益广泛,其治疗机制包括清除毒素,维持水、电解质、酸碱平衡及内环境稳定,保护内皮细胞,调节免疫功能,保持心血管状态稳定,调节体温,保护器官功能及提供生命支持。

一、治疗指征及介入时机

2001 年,欧洲 ICU 中心制定的 CRRT 治疗的指征为:①少尿(＜200 mL/12 h)、无尿(＜50 mL/12 h);②高钾血症(＞6.5 mmol/L);③严重代谢性酸中毒(pH＜7.1);④氮质血症(尿素氮＞30 mmol/L);⑤明显的组织水肿(尤其是肺);⑥尿毒症性脑病、尿毒症心包炎、尿毒症神经/肌肉损伤;⑦严重高钠血症(＞160 mmol/L)或低钠血症(＜115 mmol/L);⑧药物过量和可透析的毒素;⑨难以控制的高热。该指征仍然沿用至今,但 CRRT 的介入时机目前仍存在较大争议,近年来,肾脏病学者做了多方面的研究,以探索是否 CRRT 的早期介入更有利于提高 AKI 患者的生存率。

CRRT 的治疗时机包括何时开始与何时结束两方面的问题。目前,关于 CRRT 最佳介入时机的研究较多,2011 年的系统评价指出,早期介入能改善重症 AKI 患者的预后,但目前尚缺乏公认的判断介入时机的标准。国内外的较多研究均发现,如将 RIFLE 分期作为介入时机的标准,在"I"损伤期之前介入能提高患者的生存率。我们建议对于合并容量负荷的 AKI 患者应在 2 期之前给予积极的 CRRT 治疗。另外,并不是所有的 AKI 患者均需肾替代治疗,对于非少尿型的 AKI 患者,不要急于给予肾替代治疗,早期应积极地纠正诱因,特别是对于肾脏灌注不足导致的 AKI,早期容量复苏显得尤为关键。除此之外,目前 AKI 的生物标志物受到广泛的关注,如中性粒细胞明胶酶相关脂质运载蛋白、IL-18 等,发现其能更早地预测 AKI 的发生,但如何应用于 CRRT 的介入时机是下一步研究的目标。

另外一个临床医师广泛关注的问题是 CRRT 该何时结束? 这个问题包括两层含义:CRRT 何时可转为低强度的肾脏替代模式(如日间 CRRT、持续缓慢低效血液透析或者间歇性血液透析等);肾脏替代治疗何时结束。目前,仍缺乏足够的证据来诠释。对于停止肾替代治疗的最佳时机,研究人员目前主要关注的是尿量这个指标。临床上常采用尿量增多($>1500 \text{ mL/d}$)合并血肌酐值的下降($<3 \text{ mg/dL}$)作为停止 CRRT 的指征,但因肌酐可被 CRRT 清除,故存在一定的缺陷。

在 2012 年 KDIGO 关于肾替代治疗 AKI 的推荐中,并没有具体地指出 CRRT 治疗 AKI 的开始及停止指征,但指出对于进入 2 期的 AKI 就应开始考虑肾脏替代治疗,特别当患者合并威胁生命的容量负荷、电解质紊乱及酸碱失衡时。另外,强调不应盲目使用利尿剂而减少肾脏替代治疗的治疗强度。

二、治疗模式与疗效分析

CRRT 作为主要用于重症 AKI 治疗的肾脏替代方式,其基本原理是通过弥散、对流及吸附清除血液中的某些溶质,通过超滤和渗透清除体内多余的水分,同时补充体内所需物质,纠正电解质及酸碱失衡。根据人体内毒素的分子量大小,可粗略地将内毒素分为小分子内毒素、中分子内毒素及大分子内毒素。弥散主要清除小分子内毒素;对流主要清除中、大分子内毒素;吸附则根据半透膜的性质清除某一类特殊分子。CRRT 的主要治疗模式包括连续性静-静脉血液滤过、连续性静-静脉血液透析滤过、连续性静-静脉血液透析。由于 CRRT 面对的主要是重症 AKI 患者,多采取以对流方式为主的连续性静-静脉血液透析模式,其不影响循环血液的渗透压,有利于对大分子内毒素的清除,因此更加有利于血流动力学的稳定和炎症介质的清除。近年来,研究人员提出的高容量血液滤过、连续性血浆分离吸附、血液灌流串联 CRRT 等新型技术已在某些领域取得了不错的效果。

相对于间歇性血液透析而言,CRRT 具有血流动力学稳定、精确控制容量平衡、缓慢持续清除毒素,清除炎症介质、调节免疫功能等多项优势,备受青睐。但 CRRT 也同时存在血液及营养物质丢失、药物清除、价格昂贵及潜在的出血风险等不足之处,过度采用显然会带来一定的弊端。目前,大量的研究证据均未说明在重症 AKI 的救治中 CRRT 优于间歇性血液透析,也间接地说明单一地采用任何一种模式均是不恰当的,个体化的选择更为重要。间歇性血液透析具有迅速纠正酸碱、电解质紊乱,治疗时间短,价格低廉等独特的优势,因此可根据患者的具体情况灵活地进行选择,并可序贯使用,力求在不同阶段采用最为合适的治疗方式,达到预期的"治疗靶目标"。而近期涌现的"中间模式",例如持续缓慢低效血液透析、日间 CRRT 等,一定程度上杂合了 CRRT 与间歇性血液透析的优点,更加丰富了临床医师的选择。

三、腹膜透析或持续性肾脏替代治疗的剂量

慢性肾衰竭患者行常规血液透析治疗透析的剂量是根据尿素动力学模型进行的,常用指标为 Kt/v 及尿素下降百分率,但因为 AKI 患者病理生理、营养及代谢状态均不同于慢性肾衰竭患者,所以在 CRRT 模式中,采用单位体重超滤率作为剂量的一种表示方式。目前学术界认为,超滤率为 20~35 mL/(kg·h)为传统剂量,超过 42.8 mL/(kg·h)时可以认为是大剂量。对于普通 AKI 患者来说,清除尿素及肌酐为主要目的;而对于脓毒症及 SIRS 患者来说,清除炎症因子才是主要目的。Ronco 在其 RCT 研究中发现,相比于 20 mL/(kg·h),使用 35 mL/(kg·h)能提高 AKI 患者的生存率,并指出使用更大剂量[45 mL/(kg·h)]能使脓毒血症患者受益。而随后的研究继续延续着对"大剂量"的热情,有研究人员认为使用 50~100 mL/(kg·h)的治疗剂量更加有利于脓毒症患者炎症介质的清除及血流动力学的稳定,但能否改善生存率尚不得而知。还有研究人员提出"脉冲式"大剂量治疗方式,即将短时间的大剂量与维持性的小剂量结合的治疗方式,也取得了不错的效果。目前,普遍认为当剂量在 0~20 mL/(kg·h)时,生存曲线与剂量成正相关,但更大剂量是否带来益处只有期待 IVOIRE 的研究结果。IVOIRE 研究比较了 35 mL/(kg·h)与 70 mL/(kg·h)不同剂量治疗感染性休克的疗效,在其中期报告中指出,在已纳入的 140 例患者中,两组剂量的生存曲线并无显著性差异。但该报告同时强调,使用较大的剂量[>35 mL/(kg·h)]可能有助于提高患者的整体生存率。因此,就目前的研究而言,仍然没有寻找到最佳剂量。

四、腹膜透析或持续性肾脏替代治疗的抗凝方式

CRRT 中途被迫暂停最主要的原因就是体外循环凝血,比例高达 74%。因此,只有保持 CRRT 体外循环的顺畅运行,才能最小化地缩小预设治疗剂量和实际完成剂量的差别。CRRT 的抗凝原则为使用最小剂量的抗凝剂,保证 CRRT 得以正常运行,并且不影响腹膜的生物相容性,避免出血并发症的发生。选用抗凝剂应尽量考虑到以下几个方面:抗凝剂抗血栓作用较强而出血的危险性较小,药物监测简便易行、不良反应小,使用过量有相应的拮抗药,操作简单易行。目前,国内外使用的抗凝剂均不能满足上述所有要求。

目前常用的抗凝剂包括普通肝素、低分子肝素、枸橼酸、阿加曲班、前列环素及甲磺酸卡萘司他等。但患者有出血倾向、合并活动性出血或有使用抗凝剂禁忌的时候,可采用无抗凝剂的方式实施 CRRT。

(一)普通肝素抗凝

普通肝素抗凝是目前使用最为普遍的抗凝方式,具有价格低廉、使用方便、监测抗凝效果方便、可用鱼精蛋白中和等多方面优势。但由于肝素在 AKI 患者中药代动力学的复杂性和不稳定性,常导致肝素相关性血小板减少症及出血风险增加。据研究表明,肝素抗凝出血事件的发生率高达 10%~50%,导致死亡风险增加 10%。有些透析中心采用局部肝素化抗凝。其原理为肝素抗凝活性可被鱼精蛋白迅速中和。用该法抗凝肝素一般在滤器前注入,在滤器后以适当的速率注入鱼精蛋白。但由于其潜在的不良反应和剂量需不断调整,应用并不广泛。

(二)低分子肝素抗凝

普通肝素含有相对分子质量从 4000~50000 U 大小不等的成分,而低分子肝素相对分子质量为 4000~8000 U,其抗凝血酶的作用较低,而对 Xa/Ⅱa 因子的抑制作用增强,表现为抗

血栓活性增强。相对于普通肝素而言，低分子肝素与血浆蛋白结合较少，药代动力学相对稳定，因此抗凝效果更加稳定，发生肝素相关性血小板减少症的风险也相对较少。但同时其半衰期较长，不能充分被血精蛋白中和，对其潜在的出血风险也须重视。使用低分子肝素抗凝的出血风险一般认为较枸橼酸的出血风险高。

（三）局部枸橼酸抗凝

通过动脉端输入枸橼酸钠，枸橼酸根与血液中游离钙结合成难以解离的可溶性复合物——枸橼酸钙，使血液中有活性的钙离子明显减少，阻止凝血酶原转化为凝血酶，以及凝血过程的其他诸多环节，而在外周静脉血中补充足够的离子钙，可使体内凝血过程恢复正常，这样即能达到体外循环抗凝，而无全身抗凝作用。因此，局部枸橼酸抗凝尤其适用于出血高危或活动性出血的患者。近年来，有关枸橼酸抗凝的临床研究发现，其具有出血风险明显降低、滤器寿命长、生物相容性好等多方面优势，几乎所有的试验结果均表明枸橼酸抗凝的有效性和安全性不亚于（甚至优于）普通肝素或低分子肝素。目前，枸橼酸抗凝均采用无钙透析/置换液。除此之外，临床医师应注意当患者存在肝功能障碍、低氧血症或严重循环衰竭时，枸橼酸根代谢减慢，易蓄积，可能导致患者出现严重酸中毒，应慎用枸橼酸抗凝。

（四）阿加曲班抗凝

阿加曲班是一种活性强、具有高度选择性的凝血酶抑制剂，可直接灭活凝血酶（因子Ⅱa）的活性；其起效快，半衰期只有数分钟，停药后在短时间内活化部分凝血激酶时间（activated partial thromboplastin time，APTT）或者全血凝固时间（activated clotting time of whole blood，ACT）即可恢复，容易控制药物抗凝的水平。国内外其实际应用较少，尚处在研究过程中。

以上几种常见抗凝技术的特点及使用方法见表 9-2。除上述抗凝模式外，还有无抗凝剂模式、前列环素、丝氨酸蛋白酶抑制剂、水蛭素等。因此，根据不同的 AKI 患者在不同的时期采用最合适的个体化抗凝模式，是 CRRT 能够顺利进行的前提条件。

表 9-2　CRRT 常用的抗凝技术

方法	滤器预处理	起始剂量	维持剂量	监测指标	优点	缺点
普通肝素抗凝	2 L 生理盐水＋2500～10000 U 普通肝素	10～20 U/kg	5～10 U/(kg·h)	ACT/APTT 延长1.5～2.0 倍	使用简便，价格便宜	出血风险大，血栓性血小板减少
低分子肝素抗凝	2 L 生理盐水	30～60 U/kg	5～10 U/(kg·h)	抗 Xa 因子浓度为250～350 U/L	操作简便，出血风险降低	价格昂贵，临床不常用
局部枸橼酸抗凝	2 L 生理盐水	无	4%枸橼酸钠150～200 mL/h	ACT 增加 1.5～20 倍，滤器后游离钙为0.25～0.35 mmol/L	出血危险降低，不影响患者体内的凝血状态	操作复杂，可能出现高钠血症、代谢性碱中毒/酸中毒
阿加曲班抗凝	2 L 生理盐水	0.05～0.1 mg/kg	0.02～0.05 mg/(kg·h)	APTT 增加 1.5～2 倍	出血风险降低	临床经验欠缺

（张　伟）

第十章

产科急危重症

第一节 产后出血

一、概述

产后出血指胎儿娩出后 24 小时内阴道出血量超过 500 mL,是目前我国孕产妇死亡的首位原因,发生人数占分娩总人数的 2%~3%。其结果随出血量、出血速度、产妇体质的不同而不同,短时间内出血多可发生失血性休克,严重者可危及产妇生命,休克时间过长可致脑垂体缺血坏死,继发严重的腺垂体功能减退,引起希恩综合征。

二、病因与发病机制

(一)子宫收缩乏力

子宫收缩乏力最常见,占产后出血总数的 70%~80%,各种引起子宫收缩和缩复功能异常的原因,均可导致子宫收缩乏力、出血。其常见诱发因素如下。

(1)全身性因素:产妇体质虚弱合并全身性疾病,有急、慢性病史,滞产,精神紧张,使用过多镇静剂或麻醉剂等。

(2)局部因素:包括以下几点。

1)子宫肌壁过度膨胀,肌纤维过度伸张,影响肌纤维缩复,如羊水过多、多胎妊娠、巨大儿、巨大胎盘、胎儿水肿等。

2)反复妊娠分娩,子宫肌纤维受损,结缔组织相对增多。

3)子宫发育不良或子宫疾病,如双角子宫、残角子宫、双子宫、子宫肌瘤、子宫体手术瘢痕等。

4)胎盘影响,如前置胎盘或胎盘早剥导致子宫收缩不良。

5)因膀胱、子宫、直肠同位于大网膜和后腹膜返折之间,子宫夹持在膀胱与直肠之间,如膀胱、直肠过度充盈,可导致子宫收缩乏力。

(3)产科因素:产程延长、体力消耗过多,各种产科并发症如妊娠高血压疾病、贫血、宫腔感染、盆腔炎等可以引起子宫肌水肿或渗血。

(二)胎盘因素

(1)胎盘小叶或副胎盘残留,影响子宫收缩而导致出血,有时可由胎膜残留所致。

(2)胎盘剥离不全:宫缩乏力或过早牵拉脐带刺激子宫,使胎盘部分剥离,影响宫缩,剥离面血窦开放出血。

（3）胎盘剥离后滞留：宫缩乏力、膀胱充盈等可致胎盘剥离后滞留在宫腔内，影响子宫收缩。

（4）胎盘粘连：指胎盘全部或部分粘于宫壁，不能自行剥离，可由子宫内膜炎或刮宫造成的子宫内膜损伤所致。当胎盘部分粘连时，部分剥离的胎盘剥离面血窦开放，影响宫缩且导致出血。

（5）胎盘植入：指由于子宫蜕膜发育不良等原因的影响，胎盘绒毛植入子宫肌层。根据植入面积的不同可将胎盘剥离分为完全性胎盘剥离和部分性胎盘剥离。完全性胎盘剥离可不出血，部分性胎盘剥离易引发大出血。

（6）胎盘嵌顿：由于使用宫缩剂不当或粗暴按摩子宫，引起宫颈内口附近肌肉痉挛性收缩，形成狭窄环，使已剥离的胎盘嵌顿于宫腔内，影响子宫收缩。

（三）软产道裂伤

子宫收缩过强、产程进展过快、胎儿过大、接产时未保护好会阴或阴道手术助产不当等均可致会阴、阴道及宫颈裂伤，重者可达阴道穹隆、子宫下段，甚至盆壁，形成腹膜后或阔韧带血肿。

（四）凝血功能障碍

（1）原发性血液疾病：如血小板减少症、白血病、再生障碍性贫血等。

（2）妊娠并发凝血功能障碍：如重度妊娠期高血压疾病、胎盘早剥、羊水栓塞、死胎滞留过久等引发 DIC。

三、临床表现

（一）阴道出血的量、性状、色泽和频率

（1）子宫收缩不良：阴道出血阵发性增多，血色暗红，有血凝块。

（2）软产道裂伤：累及小动脉可出血如注，血色鲜红。

（3）胎盘滞留：出血持续不停，血色暗红。

（4）凝血功能障碍：出血多少不等，重者持续出血不停，无血凝块，有 DIC 诱发因素；其他因素有出血性疾病史。

（二）注意子宫的软硬、缩复情况

一般产后子宫缩复好，均位于脐下，而且可从腹部触及呈球形的子宫。文献报道产后子宫收缩乏力占产后出血的 $70\% \sim 80\%$，子宫较软，不易触及宫底，但不可只专注于子宫收缩情况，应充分检查，全面考虑出血原因，以免延误治疗。

四、诊断

（一）子宫收缩乏力

（1）胎盘娩出后，出血阵发性增多，血流呈暗红色，子宫柔软，按摩子宫变硬，并有阴道流血增多，停止按摩后子宫再次松软，压宫底可见血流如注并有凝血块。

（2）随子宫反复松弛，出血增多，或子宫收缩不呈球形，子宫底下降不明显。患者有面色苍白、表情淡漠、脉率增快、头晕、出冷汗等，提示出血量多，有时阴道流血不多，但可能有大量宫腔内积血。

（3）分娩前可有宫缩乏力的表现，常导致产程延长、胎盘剥离缓慢、阴道流血增多等。

（二）胎盘因素

对一般胎盘娩出前阴道多量流血，应首先考虑为胎盘因素所致。胎盘娩出、宫缩改善后出血多停止。

（1）胎盘部分粘连或植入时，未粘连或植入部分剥离出血。

（2）胎盘剥离不全或剥离后滞留子宫腔，表现为胎盘娩出前阴道流血量多，同时伴有子宫收缩乏力。

（3）胎盘嵌顿时在子宫下段可发现狭窄环。

（三）软产道裂伤

出血发生在胎儿娩出后，持续不断，血色鲜红，出血多能自凝。出血量与裂伤部位、程度以及是否累及血管有关。检查时见子宫收缩良好，仔细检查软产道可明确裂伤及出血部位。

（1）宫颈裂伤多发在两侧，也可呈花瓣状，甚至延及子宫下段。

（2）阴道裂伤多发生在侧壁、后壁和会阴部。

（3）会阴裂伤分四度：Ⅰ度指会阴皮肤及阴道黏膜撕裂，未达肌层，出血较少；Ⅱ度指裂伤已达会阴肌层，累及阴道后壁黏膜，也可沿阴道后壁两侧沟向上撕裂，原解剖结构不易辨认，出血多；Ⅲ度指肛门外括约肌已断裂，直肠黏膜尚完整；Ⅳ度指肛门、直肠和阴道完全贯通，直肠肠腔外露，组织损伤严重，出血量可不多。

（四）凝血功能障碍

在孕前或妊娠期已有出血倾向，表现为全身不同部位出血，常见子宫大量出血或少量持续不断出血，血液不凝，不易止血。可根据病史、出血特点及血小板计数、凝血酶原时间、纤维蛋白原等有关凝血功能的实验室检查结果做出诊断。

五、治疗

为减少出血过多而致产妇发生不可逆性休克甚至死亡，应加强产前保健，积极处理诱发因素，普及新法接生，正确处理产程，正确估计出血量，一般目测的出血量应按双倍计算。对有产后出血者，应积极补充血容量以纠正休克，针对出血原因采取相应止血措施，同时应用广谱抗生素，以防治感染。

（一）子宫收缩乏力

治疗子宫收缩乏力的关键是加强宫缩，但应注意首先要排空膀胱，防止充盈的膀胱影响子宫收缩。

（1）按摩子宫止血：具体方法如下。

腹部按摩法：首先用右手按摩子宫底并压宫底，使宫腔内的积血流出。然后一手置于下腹部子宫位置，拇指和其余四指分别置于下腹两侧，将子宫向上抬举，防止按摩时子宫体降至盆腔内；另一手在宫底部，拇指在前壁，其余四指在后壁，均匀、有节律地按摩宫底，直至宫缩良好。

阴道压迫按摩法：经腹按摩效果不佳时可用。一方面，可探查宫颈有无裂伤及宫腔内有无积血；另一方面，可将阴道内的手握拳置于阴道前穹窿，顶住子宫前壁，另一手自腹壁按压子宫后壁使宫体前屈，双手相对紧压子宫并轻轻做按摩。

(2)应用宫缩剂止血:具体用法如下。

催产素:胎盘娩出后用 10 U 加入 5％葡萄糖液 500 mL 内静脉滴注(3～4 小时滴完),以维持子宫良好的收缩状态。

麦角新碱:0.2 mg 肌内注射、宫体注射或静脉注射,心脏病、高血压病患者慎用。麦角新碱可引起宫体肌肉及子宫下段的强烈收缩,对前置胎盘胎儿娩出后的产妇应用效果较好。

前列腺素:500～1000 μg 直接注入肌层,可以再静脉滴注维持;也可用米索前列醇 200 μg 舌下含化或卡前列甲酯栓 1 mg 直接置于肛门内。

(3)葡萄糖酸钙:子宫平滑肌收缩依赖三磷酸腺苷分解产生能量,此过程需钙离子参与始能活化,故注射葡萄糖酸钙有助于维持肌肉神经的兴奋性,加强宫缩。

(4)填塞宫腔止血:应用无菌纱布条填塞宫腔,有明显局部止血作用。术者一手在腹部固定宫底,另一手持卵圆钳将无菌纱布条填入宫腔,自宫底由内向外填紧。24 小时后取出,取前用宫缩剂。填后密切注意生命体征及宫底高度,防止因填塞不紧,出血积于宫底流不出,造成止血的假象。

(5)结扎盆腔血管止血:主要用于以上止血方法无效,由于子宫收缩乏力、前置胎盘及 DIC 等所致较严重的产后出血,而又迫切要求保留生育功能者。其具体方法有以下几种。

经阴道结扎子宫动脉上行支:消毒后以两把鼠齿钳钳夹宫颈前后唇,轻轻向下牵引,在宫颈阴道部两侧上端用 2 号肠线缝扎双侧壁,深入组织约 0.5 cm。此法适用于经阴道分娩者。

经腹结扎子宫动脉上行支:开腹后在宫颈内口平面距宫颈侧壁 1 cm 处,避开输尿管进针,缝合宫颈侧壁,进入宫颈组织约 1 cm,用同法处理对侧。此法适用于剖宫产术中及经阴道结扎无效者。

结扎髂内动脉:打开后腹膜,分离出髂内动脉起始点,以双 7 号丝线相隔 0.5 cm 结扎,效果较好,剖宫产时易于实行。此法适用于以上处理无效者。

(6)髂内动脉或子宫动脉栓塞止血:行股动脉穿刺插管至髂内动脉或子宫动脉,注入明胶海绵栓塞动脉,栓塞剂可于术后 2 或 3 周吸收,血管复通。此法适用于产妇生命体征较稳定时。

(7)切除子宫:适用于难以控制出血并危及产妇生命时。切除子宫后应积极输血,补足血容量,手术可行次全子宫切除术或全子宫切除术,对于出血部位在宫体者可行次全子宫切除术,对于子宫下段出血者可行全子宫切除术。

(二)胎盘因素出血的处理

(1)若胎盘已剥离但未排出,用手按摩使子宫收缩,另一手轻轻牵拉脐带,协助胎盘排出。术前应无菌导尿,排空膀胱。

(2)当胎盘剥离不全或粘连时,应人工徒手剥离胎盘。

(3)若胎盘植入,徒手剥离胎盘时发现胎盘与宫壁关系密切,界限不清,难以剥离,牵拉脐带时子宫壁与胎盘一起内陷,则应考虑为胎盘植入。此时应立即停止剥离,考虑行子宫切除术。相关文献报道显示,将保守治疗用于出血较少且又需保留子宫者,同时用甲氨蝶呤效果甚佳。

(4)对残留胎盘胎膜组织徒手取出困难者,可用大号刮匙刮出。

(5)对胎盘嵌顿在子宫狭窄环以上者,可在全身麻醉的情况下,待子宫狭窄环松解后用手取出胎盘。

(三)软产道裂伤的处理

(1)宫颈裂伤:消毒后以两把卵圆钳钳夹宫颈,向下牵拉,顺时针方向检查。若裂伤浅、无明显出血,可不予缝合;若裂伤深、出血多,则应用肠线缝合。第一针应从裂口顶端稍上方开始,最后一针应距宫颈外侧端0.5 cm,以避免日后发生宫颈狭窄。若裂伤累及子宫下段,难以经阴道修补,则可开腹行裂伤修补术。

(2)阴道裂伤:缝合时应注意缝至裂伤底部,避免遗留无效腔;同时注意避免穿透直肠黏膜,达到组织对合好且止血的目的。

(3)会阴裂伤:按解剖部位缝合肌层及黏膜下层,最后缝合阴道黏膜及会阴皮肤。

(四)凝血功能障碍的处理

(1)如患全身出血性疾病,则应在内科医师的帮助下,尽早行孕早期人工流产术。如在妊娠中晚期发现,则应积极治疗,争取去除病因,减少术后并发症。

(2)对分娩期凝血功能障碍者,应在积极止血的同时,注意明确病因,针对病因进行治疗。

(五)出血性休克的处理

正确估计出血量,判断休克程度,对于休克者应注意排除羊水栓塞的可能,注意出血有无血凝块,对于可疑羊水栓塞者及时给予地塞米松预防性治疗,及时进行相关的凝血功能化验,明确出血的病因,针对病因进行治疗;建立有效的静脉通道,必要时进行锁骨下静脉插管,即可准确判断血容量,也可快速输液,防止发生心力衰竭、肺水肿等,同时进行一般治疗,包括吸氧、升压、纠正酸中毒、应用抗生素等,密切注意肾功能及心功能的情况,防止发生肾衰竭及心力衰竭。

(孙国栋)

第二节 产褥感染

一、概述

产褥感染是指分娩及产褥期生殖道受病原体侵袭,引起局部或全身的感染,发病率约为6%。产褥感染应与产褥病率相鉴别。产褥病率是指分娩24小时后至10天内(即产后第2～10天),按标准方法用口表测量体温,每日至少4次,间隔时间4小时,凡体温有2次达到或超过38 ℃者。产褥病率常由产褥感染引起,也可由生殖道以外的感染(如上呼吸道感染、急性乳腺炎、泌尿系感染、血栓静脉炎等)引起。随着细菌学的发展、无菌技术的建立、抗菌药物的问世、输血的普及以及创伤性手术的减少,使产褥感染引起的死亡明显减少。但由于细菌耐药菌株的出现,使得在处理产褥感染方面又增加了新的困难。目前,产褥感染、产科出血、妊娠合并心脏病及严重的妊娠期高血压仍是导致孕产妇死亡的四大原因。

二、病因与发病机制

(一)诱因

(1)一般影响因素:贫血、营养不良,同时有慢性消耗性疾病、免疫功能低下者,易发生产褥感染。邻近预产期性交及盆浴也会增加产褥感染的风险。

(2)与分娩有关的因素:具体包括以下几点。

胎膜早破:完整的胎膜是阻止细菌侵入的重要屏障。胎膜早破后羊水流出,羊膜腔与阴道相通,阴道酸碱环境发生改变(正常阴道 pH 值为 4.5～5.5,羊水偏碱性,pH 值为 7～7.5),细菌易繁殖且上行,进而引发羊膜腔感染及产褥感染,且产褥感染随破膜距分娩时间越长,则发生率越高。

产程中过多的肛查,或消毒阴道检查、滞产、产程过长等:均易造成羊膜腔感染。

子宫内胎儿电子监护的应用:有可能将细菌带入羊膜腔而致感染。

(3)与手术有关因素:具体包括以下几点。

会阴、阴道、宫颈等软组织损伤,缝合后组织缺血坏死:均有利于细菌滋生,导致感染。

经阴道助产手术:如胎头吸引器、产钳术等,由医务人员的手进入阴道内操作,故易增加细菌侵入子宫的风险。

剖宫产时腹腔内操作:比经阴道自然分娩产褥感染的发生率高,尤其是胎膜早破、滞产、产程较长的难产,最后以剖宫产结束分娩时,产褥感染的发生率比未临产宫口未扩张的选择性剖宫产的感染率高。

全身麻醉:能增加产褥病率,如吸入性肺炎等。

(4)产后出血:产妇失血过多,抵抗力下降,产后易患产褥感染,尤其是处理产后出血时所做的阴道操作,如宫腔探查、手取胎盘、刮宫、子宫内填塞等,都可能增加产褥感染的风险。

(二)病原体的种类

孕期及产褥期妇女生殖道内有大量需氧菌、厌氧菌、真菌、衣原体及支原体等寄生,以厌氧菌为主,许多非致病菌在特定环境下可以致病。

(1)需氧性链球菌:是外源性产褥感染的主要致病菌,特点为发热早,体温超过 38 ℃,有寒战、心率快、腹胀、子宫复旧不良、子宫旁或附件区触痛,甚至并发败血症。

(2)厌氧性链球菌:存在于正常阴道中,以消化链球菌和消化球菌最常见。当产道损伤、胎盘残留、局部组织坏死缺氧时,细菌迅速繁殖,与大肠埃希菌混合感染,释放出异常恶臭的气味。

(3)大肠埃希菌:大肠埃希菌与其相关的革兰氏阴性杆菌、变形杆菌是外源性感染的主要致病菌,是菌血症和感染性休克最常见的病原菌。它寄生在阴道、会阴、尿道口周围,在不同环境中对抗生素的敏感性有很大差异,用药前需行药物敏感试验。

(4)葡萄球菌:主要致病菌是金黄色葡萄球菌和表皮葡萄球菌。金黄色葡萄球菌多为外源性感染,容易引起伤口严重感染。表皮葡萄球菌存在于阴道菌群中,引起的感染较轻。

(5)厌氧类杆菌:为一组厌氧的革兰氏阴性杆菌,有加速血液凝固的特点,可引起感染邻近部位的血栓性静脉炎。

(6)其他:梭状芽孢杆菌、淋病双球菌均可导致产褥感染,但较少见;支原体和衣原体也可能是产褥感染的病原体。

(三)感染途径

(1)内源性感染:正常孕妇生殖道或其他部位寄生的病原体,一般不致病,当抵抗力降低等感染诱因出现时可致病。

(2)外源性感染:被污染的衣物、用具、各种手术器械、物品等均可造成感染。

三、临床表现

发热、疼痛、异常恶露为产褥感染的三大主要症状。产褥早期发热的最常见原因为脱水，正常产妇在分娩后 24 小时内可有轻度体温升高，一般不超过 38 ℃。若在产后 2 天低热后突然出现高热，则应考虑有感染的可能。感染部位、程度、扩散范围不同，其临床表现也不同。产褥感染患者，在发热时同时有会阴、阴道伤口疼痛，局部红肿、压痛或腹痛，恶露混浊、有臭味，宫底或下腹部压痛。直肠指检发现盆腔内触痛，或可触及不规则包块。根据感染发生部位的不同，可将产褥感染分为会阴、阴道、宫颈、腹部切口、子宫切口局部感染，急性子宫内膜炎，急性盆腔结缔组织炎，腹膜炎，血栓静脉炎，脓毒血症及败血症等。

（1）急性外阴、阴道、宫颈炎：分娩时会阴部损伤或手术导致的感染，以葡萄球菌和大肠埃希菌感染为主。会阴部伤口感染表现为局部灼热、疼痛、下坠，坐位困难，局部伤口红肿、发硬、裂开、压痛明显，可有脓液流出。阴道裂伤及挫伤感染表现为黏膜充血、水肿、溃疡、脓性分泌物增多，严重者日后可导致阴道壁粘连甚至闭锁。宫颈裂伤感染向深部蔓延，可达宫旁组织，引起盆腔结缔组织炎。

（2）急性子宫内膜炎、子宫肌炎：病原体经胎盘剥离面侵入，扩散至子宫蜕膜层称子宫内膜炎，侵入子宫肌层称子宫肌炎。两者常并发。子宫内膜炎主要表现为阴道内大量脓性分泌物并有臭味；子宫肌炎主要表现为腹痛，恶露增多、呈脓性，子宫压痛明显，子宫复旧不良，可伴发热、寒战、头痛，白细胞计数明显升高等全身感染症状。

（3）急性盆腔结缔组织炎、急性输卵管炎：病原体沿宫旁淋巴结和血行达宫旁组织，出现急性炎症反应而形成炎性包块，同时波及输卵管系膜、管壁，形成急性输卵管炎。患者表现为下腹痛伴肛门坠胀，可伴寒战、高热、脉速、头痛等全身症状。体征为下腹部压痛明显、反跳痛、肌紧张；宫旁一侧或两侧结缔组织增厚、压痛和（或）触及炎性包块，严重者整个盆腔形成"冰冻骨盆"。淋病奈瑟菌沿生殖道黏膜上行感染，达输卵管与骨盆腔，形成脓肿后高热不退。患者白细胞计数持续增高，中性粒细胞计数明显增多，核左移。

（4）急性盆腔腹膜炎及弥漫性腹膜炎：炎症继续扩散至子宫浆膜层，形成盆腔腹膜炎，继而发展成弥漫性腹膜炎，出现全身中毒症状，如高热、恶心、呕吐、腹胀。查体：下腹部明显压痛、反跳痛。腹膜面分泌大量炎性渗出液，可引起肠粘连，也可在子宫直肠陷凹形成局限性脓肿。若脓肿波及肠管与膀胱，可出现腹泻、里急后重与排尿困难。急性期治疗不彻底可发展成慢性盆腔炎而导致不孕。

（5）血栓静脉炎：盆腔内血栓静脉炎常侵及子宫静脉、卵巢静脉、髂内静脉、髂总静脉及阴道静脉，常见的病原体为厌氧菌。这类细菌分泌肝素酶分解肝素，促进凝血。病变以单侧居多，多见于产后，表现为寒战、高热，症状可持续数周或反复发作。局部检查不易与结缔组织炎鉴别。下肢血栓静脉炎多发生在股静脉、腘静脉及大隐静脉，表现为弛张热、下肢持续性疼痛、局部静脉压痛或触及硬索条状物，血液回流受阻，引起下肢水肿，皮肤发白，又称"股白肿"。

（6）脓毒血症及败血症：感染血栓脱落，进入血液循环，可引起脓毒血症，随后可并发感染性休克和迁徙性脓肿（肺脓肿、左肾脓肿）。若病原体大量进入血液循环并繁殖，则形成败血症，表现为持续高热、寒战、全身明显中毒症状，严重者可危及生命。

病情危重指标：①持续高热、超过 39 ℃，畏寒，寒战，头痛，嗜睡；②腹痛严重，伴恶心、呕吐，不能进食；③脉搏细弱，呼吸急促，血压下降，四肢发凉；④腹部检查发现腹部膨隆，肠鸣音减弱,腹肌紧张,压痛、反跳痛明显,有急性腹膜炎表现;⑤直肠指检发现盆腔局部形成脓肿、膈下脓肿或腹腔局部肠曲形成脓肿;⑥明显的白细胞计数升高及核左移;⑦血培养示有细菌生长。

四、辅助检查

(一)血液分析

产妇于产褥早期白细胞计数可高达 $20 \times 10^9/L$,但白细胞计数明显升高伴核左移往往提示感染。但应注意,在严重感染时,由于骨髓抑制,白细胞总数及中性粒细胞计数可不升高。

(二)C 反应蛋白检测

血清 C 反应蛋白浓度＞8 mg/L 有助于早期诊断感染。

(三)尿液检查

若发现脓尿或菌尿,则应同时针对泌尿系统感染进行治疗,并对尿液进行培养。

(四)病原体确定

通过宫腔分泌物、脓肿穿刺物、后穹隆穿刺物做细菌培养和药物敏感试验,必要时需做血培养和厌氧菌培养。病原体抗原和特异性抗体检测可作为快速确定病原体的方法。

(五)影像学检查

B 超、彩色多普勒超声、CT、MRI 等检测手段能够对感染形成的炎性包块、脓肿做出定位及定性诊断。

五、治疗

(一)治疗原则

产褥感染救治的关键是在用抗生素控制感染的同时,针对病因进行治疗,避免炎症扩散危及患者生命。

(二)治疗方法

(1)支持治疗:加强营养并补充足量维生素,进食高蛋白、易消化的食物,增强全身抵抗力,纠正水、电解质紊乱。对伴有贫血或病情严重者,可多次少量输新鲜血或血浆,以增加抵抗力。对低蛋白血症者可给予白蛋白。高热时给予物理降温。患者取半卧位,有利于恶露排出或使炎症局限于盆腔。

(2)抗生素应用:未能确定病原体时,应根据临床表现及临床经验选用广谱高效抗生素。然后依据细菌培养和药敏试验结果调整抗生素的种类和剂量,保证有效血药浓度。对中毒症状严重者,短期加用肾上腺皮质激素,提高机体应激能力。

(3)切开引流:会阴切口或腹部切口感染者,应及时拆除缝线,彻底引流;盆腔脓肿可经腹或阴道后穹隆切开引流。

(4)清除宫腔残留物:对宫内有胎盘、胎膜残留者,应在控制感染后行清宫术。对患者急性感染伴高热者,应有效控制感染,体温下降后再彻底清宫,避免因刮宫引起感染扩散和子宫穿孔。

(5)适量选用肝素钠:对于血栓静脉炎,在给予大量抗生素的同时,可加用肝素。用法:

150 U/(kg·d)肝素加入5‰葡萄糖注射液500 mL静脉滴注,每6小时1次,体温下降后改为每日2次,连用4～7天;尿激酶40万U加入生理盐水,或5‰葡萄糖注射液500 mL,静脉滴注10天,用药期间监测凝血功能;也可给予低分子肝素5000 U,皮下注射,1次/天,连用5～7天,不用常规监测凝血功能;也可口服双香豆素、阿司匹林等,或用活血化瘀的中药治疗。

(6)手术治疗:当子宫严重感染,经积极治疗无效,炎症继续扩散,出现不能控制的出血、败血症或脓毒血症时,应及时通过手术切除子宫,清除感染源,抢救患者生命。

(孙国栋)

参 考 文 献

[1] 于学忠,陆一鸣.急诊医学[M].北京:人民卫生出版社,2020.

[2] 王东晓.现代实用急诊医学[M].长春:吉林科学技术出版社,2020.

[3] 史兴卫.实用急诊与急救[M].哈尔滨:黑龙江科学技术出版社,2020.

[4] 任占良.临床急诊医学[M].青岛:中国海洋大学出版社,2020.

[5] 张文燕.急诊常见病诊断与护理[M].北京:科学技术文献出版社,2020.

[6] 高明.急诊医学技术与临床实践[M].北京:科学技术文献出版社,2020.

[7] 牛杏果.现代急危重症与急诊医学[M].南昌:江西科学技术出版社,2019.

[8] 郭向杰.临床急诊治疗学[M].上海:上海交通大学出版社,2019.

[9] 福山.现代急诊急救[M].成都:四川科学技术出版社,2019.

[10] 杨芳.危急重症临床诊断与治疗[M].北京:科学技术文献出版社,2019.

[11] 李健,梁海龙.脓毒症休克中西医诊疗研究[M].北京:科学出版社,2019

[12] 刘艳.急危重症诊疗与护理[M].汕头:汕头大学出版社,2019.

[13] 张伟.现代急危重症中西医诊治对策[M].天津:天津科学技术出版社,2019.

[14] 曲海.新急危重症疾病临床诊治[M].北京:科学技术文献出版社,2019.

[15] 王丽霞,王洪萍.妇产科急危重症救治手册[M].郑州:河南科学技术出版社,2019.

[16] 于凯江,李文雄.急性肾损伤与血液净化[M].北京:人民卫生出版社,2018.

[17] 黄东胜,杨向红.危急重症急救技术规范和实践[M].杭州:浙江大学出版社,2017.

[18] 陈光裕,徐岩松.外科危急重症诊疗手册[M].昆明:云南科技出版社,2017.

[19] 方邦江.中西医结合急救医学[M].北京:中国中医药出版社,2017.

[20] 王振杰,何先弟,吴晓飞.实用急诊医学[M].北京:科学出版社,2016.

[21] 李丽君,赵晓静.急诊重症救治[M].西安:陕西科学技术出版社,2016.

[22] 巫小平.危急重症急救技术与护理实用手册[M].昆明:云南科技出版社,2016.

[23] 于学忠,黄子通.急诊医学[M].北京:人民卫生出版社,2015.

[24] 张国强,柴枝楠.临床急诊科经典问答1000问[M].北京:人民卫生出版社.2015.

[25] 张蕊,孙宗丕,孙燕茹.急诊科常见症状处理程序[M].北京:人民军医出版社,2015.

[26] 王丽云.临床急诊急救学[M].青岛:中国海洋大学出版社,2015.

[27] 王建国,张松峰.急诊医学[M].西安:第四军医大学出版社,2015.

[28] 李奇林,王永剑,梁子敬.急诊科医师查房手册[M].北京:化学工业出版社,2015.